AF513937

Kurzschaftendoprothesen an der Hüfte

Jörg Jerosch
Hrsg.

Kurzschaft-endoprothesen an der Hüfte

Mit über 406 Abbildungen

Mit einem Geleitwort von Prof. Dr. med. Carsten Perka

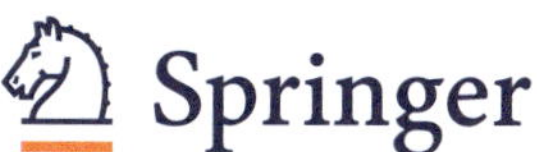

Herausgeber
Jörg Jerosch
Klinik für Orthopädie und Unfallchirurgie
Johanna-Etienne-Hospital
Neuss
Deutschland

ISBN 978-3-662-52743-6 ISBN 978-3-662-52744-3 (eBook)
DOI 10.1007/978-3-662-52744-3

Die Deutsche Nationalbibliothek verzeichnet diese Publikation in der Deutschen Nationalbibliografie; detaillierte bibliografische Daten sind im Internet über http://dnb.d-nb.de abrufbar.

Umschlaggestaltung: deblik, Berlin
Umschlagbild: © Corin Ltd (www.coringroup.com)

Gedruckt auf säurefreiem und chlorfrei gebleichtem Papier

Springer ist Teil von Springer Nature
Die eingetragene Gesellschaft ist Springer-Verlag GmbH Deutschland
Die Anschrift der Gesellschaft ist: Heidelberger Platz 3, 14197 Berlin, Germany

Geleitwort

Die Endoprothetik des Hüftgelenks ist eine der erfolgreichsten Operationen überhaupt. Die Verbesserung der Lebensqualität ist eine der höchsten, die durch einen operativen Eingriff erreicht werden kann, weshalb der Eingriff in der Literatur zu Recht als Operation des Jahrhunderts gewürdigt wird. Die Hüftendoprothetik ist eines der herausragenden Beispiele, wie die Entwicklung von Wissen, Technologie und Implantaten in den letzten Jahrzehnten zu immer besserer Funktionalität, höherer Belastbarkeit und gleichzeitig längerer Haltbarkeit geführt haben.

Dennoch ist keineswegs der Zustand erreicht, in dem keine Verbesserung mehr möglich ist, wenngleich jede Veränderung einer kritischen Abwägung der weiteren Verbesserungsmöglichkeiten einerseits und der möglicherweise resultierenden Risiken andererseits bedarf.

Das vorliegende Werk stellt diese Gesichtspunkte akzentuiert in den Mittelpunkt. Die Kurzschaftendoprothetik hat in den letzten Jahren gerade im deutschsprachigen Raum immer mehr an Bedeutung gewonnen. Inzwischen existiert eine kaum noch überschaubare Zahl von Kurzschaftprothesen mit unterschiedlichen Geometrien, Oberflächen und Verankerungsphilosophien, die zudem noch als Monoblock oder modulare Prothesen angeboten werden. Die Autoren haben sich die Aufgabe gestellt, dem Leser eine kompakte Übersicht über die verschiedenen Implantate und Verankerungsphilosophien zu geben, aber bei aller optischen Ähnlichkeit auch die Unterschiede der einzelnen Implantate exakt herauszuarbeiten. Dies ist mit dem vorliegenden Buch vorbildlich gelungen.

Die differenzierte Darstellung der spezifischen Besonderheiten der Implantate, basierend auf der gemeinsamen Operationsphilosophie (muskelschonende Implantation in Kombination mit möglichst kurzstreckiger Verankerung), ist als besonderer Verdienst der Autoren zu bewerten und macht dieses Werk zu einer hervorragenden Entscheidungshilfe im klinischen Alltag.

Ausgehend von der Systematik der Kurzschaftprothesen umfasst das Buch eine detaillierte Darstellung der Anatomie des Hüftgelenks, der für die Integration so wichtigen biomechanischen Bedingungen sowie der osteologischen Prozesse, die eine dauerhafte Verankerung erst möglich macht. Darüber hinaus werden Planung, Operationstechnik und Ergebnisse der Kurzschaftendoprothetik mit ähnlicher Ausführlichkeit und gleich hoher Qualität dargestellt.

Es ist den Autoren zu gratulieren, dass es ihnen gelingt, nicht nur die positiven kurzfristigen Ergebnisse der Kurzschaftendoprothetik zu würdigen, sondern auch die offenen Fragen darzustellen. Der interessierte Leser bekommt mit diesem Buch einen exzellenten Überblick über die Kurzschaftendoprothetik und die Möglichkeit, die Ursachen für die Erfolge, aber auch die seltenen Fehlschläge korrekt zu interpretieren. Damit ermöglicht dieses Werk den zweifelsohne schwierigen Vergleich der verfügbaren Systeme. Die Bewertung der langfristigen Ergebnisse ist zum gegenwärtigen Zeitpunkt noch nicht möglich, sodass hier erst der Rückblick in 15–20 Jahren zeigen wird, welche Konzepte sich durchgesetzt haben.

Prof. Dr. med. Carsten Perka
Centrum für Muskuloskeletale Chirurgie, Charité Berlin

Vorwort

Kurzschaftprothesen im Bereich des Hüftgelenks finden in den letzten Jahren zunehmendes Interesse im Markt. Der Anteil der Kurzschaftprothesen wächst in Deutschland und in anderen Ländern kontinuierlich.

Nachdem es in frühen Jahren einige Probleme gab, zum Beispiel mit modularen Kurzschaftprothesen, schenkelhalserhaltenden Prothesen sowie einigen Fehlkonstruktionen bei weit resezierenden Prothesen, hat sich der Markt inzwischen bereinigt und konsolidiert. Die Differenzierung der Kurzschaftprothesen in schenkelhalsresezierende, -erhaltende und -teilerhaltende sowie die dahinter stehenden biomechanischen Konzepte machen es dem Operateur leichter, die Vor- und Nachteile des verwendeten Prothesensystems besser zu verstehen und entsprechend zu handhaben.

Den Schenkelhals komplett erhaltende Systeme sind weitgehend vom Markt verschwunden, daher bleiben vom Grundsatz her schenkelhalsteilerhaltende und schenkelhalsresezierende Kurzschaftsysteme. Beide unterscheiden sich konzeptionell dahingehend, dass bei schenkelhalsteilerhaltenden Systemen Beinlänge und Offset durch die Schenkelhalsresektionshöhe determiniert werden; bei schenkelhalsresezierenden Systemen ist eine höhere Modularität oder eine höhere Anzahl von Prothesengrößen und -formen notwendig. Beide Konzepte sind prinzipiell anwendbar und haben sich zwischenzeitlich bewährt. Der Operateur muss jeweils die zugrunde liegende Philosophie des entsprechenden Systems adäquat verstehen und anwenden.

Das vorliegende Buch bietet dem Leser nicht nur einen aktuellen Überblick über die im Markt befindlichen Systeme, sondern auch ganz allgemeine Hinweise zu Kurzschaftsystemen im einleitenden Teil des Buches. Für die Erstellung und großzügige Ausstattung des Buches danke ich dem Springer-Verlag und insbesondere dem schon sehr bewährten Team von Frau Antje Lenzen und Barbara Knüchel. Es war – wie bei vorherigen Projekten auch – eine große Freude, mit beiden zusammenzuarbeiten und dieses Werk zu erstellen. Den Autoren darf ich für die Zusammenstellung der Beiträge danken. Im heutigen Klinikbetrieb, der geprägt ist durch ökonomische Zwänge, ist es wahrlich nicht selbstverständlich, dass sich Autoren Zeit nehmen für solche Projekte.

Ihnen, dem Leser, wünsche ich eine interessante Lektüre und viel neues Wissenswertes, das Sie zum Wohl Ihrer Patienten einsetzen können.

Prof. Dr. med. Dr. h.c. Jörg Jerosch
Neuss, im September 2016

Inhaltsverzeichnis

Autorenverzeichnis

Dr. med. Jürgen Babisch
Helios Klinikum Erfurt
Orthopädie und Unfallchirurgie
Nordhäuser Str. 74
99089 Erfurt

Dr. med. Björn Birkenhauer
Katholisches Klinikum Koblenz Montabaur
Abt. Orthopädie/Unfallchirurgie/orthopädische Rheumatologie
Koblenzer Str. 11–13
56410 Montabaur

Dipl. Ing. Ulrich Bücken
ImplanTec Deutschland GmbH
Hans-Böckler-Straße 57
59348 Lüdinghausen

Scott J. Dunitz MD
Tulsa Bone & Joint Associates
4802 South 109th East Avenue
Tulsa, Oklahoma 74146-5822
USA

Dr. med. Ilan Elias
Sana Klinikum Offenbach
Chirurgische Klinik II: Unfallchirurgie/Orthopädie
Starkenburgring 66
63069 Offenbach

PD Dr. med. Lars Baron von Engelhardt
Johanna-Etienne-Krankenhaus
Klinik für Orthopädie, Unfallchirurgie und Sportmedizin
Am Hasenberg 46
41462 Neuss
Private Universität Witten/Herdecke
Alfred-Herrhausen-Str. 50
58448 Witten

Dr. med. Ahmet Ercan
Krankenhaus Maria Hilf
Klinik für Orthopädie und Unfallchirurgie
Sandradstr. 43
41061 Mönchengladbach

Prof. Dr. med. Timm Filler
Universitätsklinikum Düsseldorf
Klinische Anatomie
Universitätsstr. 1
40225 Düsseldorf

Mario Frank
ImplanTec Deutschland GmbH
Hans-Böckler-Straße 57
59348 Lüdinghausen

Prof. Dr. med. Thorsten Gehrke
ENDO-Klinik Hamburg
Holstenstr. 2
22767 Hamburg

Prof. Dr. med. Christian Götze
Auguste Viktoria Klinik
Klinik für Orthopädie
Am Kokturkanal 2
32545 Bad Oeynhausen

Dr. med. Andreas Gruner
Herzogin Elisabeth Hospital
Leipziger Str. 24
38102 Braunschweig

Prof. Dr. med. Rolf Haaker
St. Vincenz Hospital
Orthopädische Klinik
Danziger Str. 17
33034 Brakel

Prof. Dr. med. Christian Heisel
Orthopädie Kurpfalz
Bahnhofstr. 51
67346 Speyer

Prof. Dr. med. Karl-Dieter Heller
Herzogin Elisabeth Hospital
Leipziger Str. 24
38102 Braunschweig

Dr. med. Frank Horst
St. Josef-Stift Sendenhorst
Klinik für Orthopädie und Traumatologie
Westtor 7
48324 Sendenhorst

PD Dr. med. Bernd Ishaque
Universitätsklinikum Gießen und Marburg GmbH
Standort Gießen
Klinik und Poliklinik für Orthopädie und Orthopädische Chirurgie
Klinikstr. 33
35392 Gießen

Prof. Dr. med. h.c. Jörg Jerosch
Johanna-Etienne-Krankenhaus
Klinik für Orthopädie, Unfallchirurgie und Sportmedizin
Am Hasenberg 46
41462 Neuss

Prof. Dr. med Thomas Kälicke
St. Josef-Hospital Bonn Beuel
Hermannstr. 37
53225 Bonn-Beuel

Prof. Dr. med. Daniel Kendoff
Helios Klinikum Berlin Buch
Zentrum für Orthopädie und Unfallchirurgie
Schwanebecker Chaussee 50
13125 Berlin

Prof. Dr. med. Franz Walter Koch
St. Josef-Hospital Troisdorf
Orthopädie und Unfallchirurgie
Hospitalstr. 45
53840 Troisdorf

Prof. Dr. med. Georg Köster
Schön Klinik Lorsch
Orthopädie und Unfallchirurgie
Wilhelm-Leuschner-Str. 10
64653 Lorsch

Dr. med. Manfred Krieger
Fachärzte Rhein-Main
Danziger Straße 64
65191 Wiesbaden
Frankfurter Rotkreuz-Kliniken
Königswarterstraße 16
60316 Frankfurt am Main

Dr. med. Harald Kuhn
St. Franziskus Hospital
Klinik Spezielle Orthopädische Chirurgie
Franziskusstr. 6
49393 Lohne

Dr. med. Karl Philipp Kutzner
St. Josefs-Hospital
Klinik für Orthopädie und Unfallchirurgie
Beethovenstr. 20
65189 Wiesbaden

PD Dr. med. Torsten Mumme
Orthopädische Praxisklinik Neuss
Breite Str. 96
41460 Neuss

Dr. med. Steffen Ulrich Oehme
imland Klinik Eckernförde
Gelenkzentrum Orthopädie und Unfallchirurgie
Schleswiger Str. 114–116
24340 Eckernförde

Prof. Dr. med. Joachim Pfeil
St. Josefs-Hospital
Klinik für Orthopädie und Unfallchirurgie
Beethovenstr. 20
65189 Wiesbaden

Dr. med. Thorsten Plaumann
St. Josef-Stift Sendenhorst
Klinik für Orthopädie und Traumatologie
Westtor 7
48324 Sendenhorst

Zisis Poulidis
Klinikum Darmstadt
Klinik für Orthopädie, Unfall- und Handchirurgie
Grafenstr. 9
64283 Darmstadt

Dr. med. Philipp Rehbein
St. Josefs-Hospital
Klinik für Orthopädie und Unfallchirurgie
Beethovenstr. 20
65189 Wiesbaden

Dr. med. Manuel Ribas Fernandez
University Hospital Quiron Dexeus
Sabino de Arana 5–19 (Les Corts)
08028 Barcelona
Spanien

Dr. med. Christian Ries
Universitätsklinikum Köln
Klinik und Poliklinik für Orthopädie und Unfallchirurgie
Kerpener Str. 62
50937 Köln

Dr. med. Michael Schneider
St. Josefs-Hospital
Klinik für Orthopädie und Unfallchirurgie
Beethovenstr. 20
65189 Wiesbaden

Prof. Dr. med. Gabriela von Lewinski
Orthopädische Klinik der MHH im Diakovere Annastift
Dept. Endoprothetik und Rekonstruktive Gelenkchirurgie
Anna-von-Borries-Str. 1–7
30625 Hannover-Kleefeld

Allgemeine Aspekte

Jörg Jerosch, Timm Filler, Franz Walter Koch, Thomas Kälicke, Jürgen Babisch, Bernd Ishaque, Gabriele Lewinski, Thorsten Plaumann, Frank Horst, Ahmet Ercan, Philipp Rehbein, Michael Schneider, Karl Philipp Kutzner, Joachim Pfeil

Die Original-Version dieses Kapitels wurde korrigiert.
Ein Erratum finden Sie unter DOI 10.1007/978-3-662-52744-3_3

J. Jerosch (Hrsg.), *Kurzschaftendoprothesen an der Hüfte,*
DOI 10.1007/978-3-662-52744-3_1

1.1 Klassifikation von Kurzschaftsystemen in der Hüftendoprothetik

Jörg Jerosch

Der endoprothetische Gelenkersatz des Hüftgelenks ist eine extrem erfolgreiche Operation und wurde von Learmonth und Mitarbeitern als Operation des Jahrhunderts bezeichnet (Learmonth et al. 2007). Die Patienten, die eine endoprothetische Hüftversorgung erhalten, sind zunehmend aktiver und anspruchsvoller und haben das Ziel einer guten Hüftfunktion. Während früher das Ziel war, die Mobilität des Patienten zu erhalten (Charnley-Indikation), ist es heute das Ziel, die Lebensqualität des Patienten zu sichern.

Es gibt Statistiken darüber, dass bereits mehr als 20 % der Patienten zum Zeitpunkt der Operation jünger als 60 Jahre alt sind (Jerosch 2013). Dieser Trend führte dazu, dass gerade weichteilschonende und knochensparende Operationstechniken zunehmend vom Patienten nachgefragt werden. Hierbei gilt es, verschiedene Ziele zu erreichen. Zum einen ist der Knochenerhalt während der Operation wichtig. Es darf jedoch nicht ohne Berücksichtigung bleiben, dass auch der Knochenerhalt im Lauf der weiteren Jahre ganz relevant ist („osteogene Kompetenz des Implantats") (Salemyr et al. 2015, Yamako et al. 2015). Manche Implantate sind hier durch ein ausgesprochenes „stress shielding" gekennzeichnet, was im Lauf der Jahre zu erheblichen Knochenverlusten führen kann.

Daneben ist natürlich auch die Rekonstruktion der Beinlänge und des Offsets ein ganz wichtiges Element. Beide Faktoren hängen voneinander ab. Bei guter Rekonstruktion des Offsets ist zur Stabilisierung des Hüftgelenks eine Beinverlängerung nicht notwendig (Weber et al. 2014, Kutzner et al. 2015, Jerosch et al. 2011, Jerosch 2014) und wurde früher bei der Versorgung von Patienten mit Endoprothesen nicht ausreichend beachtet (Jerosch und Funken 2004). Dies führte dazu, dass nach wie vor bei einer Vielzahl von Patienten postoperativ eine Beinlängendifferenz zum Teil mit erheblichen funktionellen Einschränkungen zu erkennen ist (Edeen et al. 1995).

Im Rahmen dieses Trends wurden minimalinvasive Zugänge entwickelt (Basad et al. 2009), welche das Weichteiltrauma, insbesondere den Grad der Muskelverletzung, deutlich reduzierten (Jerosch et al. 2012). Gleichzeitig kam es nach Erkennen der Problematik beim Oberflächenersatz zu einer Weiterentwicklung der Kurzschaftprothesen. Kurzschaftsysteme, wie zum Beispiel die Druckscheibenprothese (Jerosch et al. 2000), sind schon seit mehr als 30 Jahren bekannt. Durch die minimalinvasiven Zugänge sowie aufgrund der Probleme mit dem Oberflächenersatz kam es zu klinisch relevanten Weiterentwicklungen im Bereich der Kurzschaftprothesen (Jerosch 2011).

Das zunehmende Interesse an Kurzschaftprothesen zeigt sich auch an den Verkaufszahlen in Deutschland. Während der Anteil der Standardschäfte mehr oder weniger konstant blieb, kommt es doch zu einem deutlichen prozentualen Anstieg der Kurzschaftprothesen. Im klinischen Alltag, aber auch in der wissenschaftlichen Literatur findet sich jedoch eine große Inhomogenität innerhalb dieser Systeme. Diese reichen von den sehr kurzen, den Schenkelhals nahezu komplett erhaltenden Systemen (Spiron- oder Silent-Prothese) bis hin zu Prothesen, bei denen nur der am weitesten distal gelegene Teil von Standardprothesen gekürzt wurde. Letztendlich handelt es sich bei diesen Schäften um Systeme, die mit Standardschäften vergleichbar sind.

Ein Versuch der Klassifikation wurde verschiedentlich in der Literatur durchgeführt (Khanuja et al. 2014, Falez et al. 2015). Feyen und Shimmin (2014) berücksichtigen bei ihrer Klassifikation vornehmlich die Länge des Schafts und die Fixierung im Knochen. Sinnvoller erscheint es jedoch, die Osteotomiehöhe als diskriminierenden Faktor zu wählen (Jerosch et al. 2011). Eine in der Literatur häufig verwendete Einteilung ist die Klassifikation nach Jerosch (2011). Diese unterscheidet in schenkelhalserhaltende, schenkelhalsteilerhaltende und schenkelhalsresezierende Kurzschäfte. Hierbei werden nicht nur die Länge der Prothese, sondern insbesondere die zugrunde liegende Biomechanik sowie die Implantatverankerung berücksichtigt (◘ Abb. 1.1).

Am meisten Knochen bleibt primär bei den schenkelhalserhaltenden Systemen bestehen. Hierbei ist jedoch eine sehr gute Knochenqualität sowie ein CCD-Winkel (Centrum-Collum-Diaphysen-Winkel) von über 130° notwendig (CUT-Prothese der Fa. ESKA, Silent-Prothese der Fa. DePuy, Spiron-Prothese).

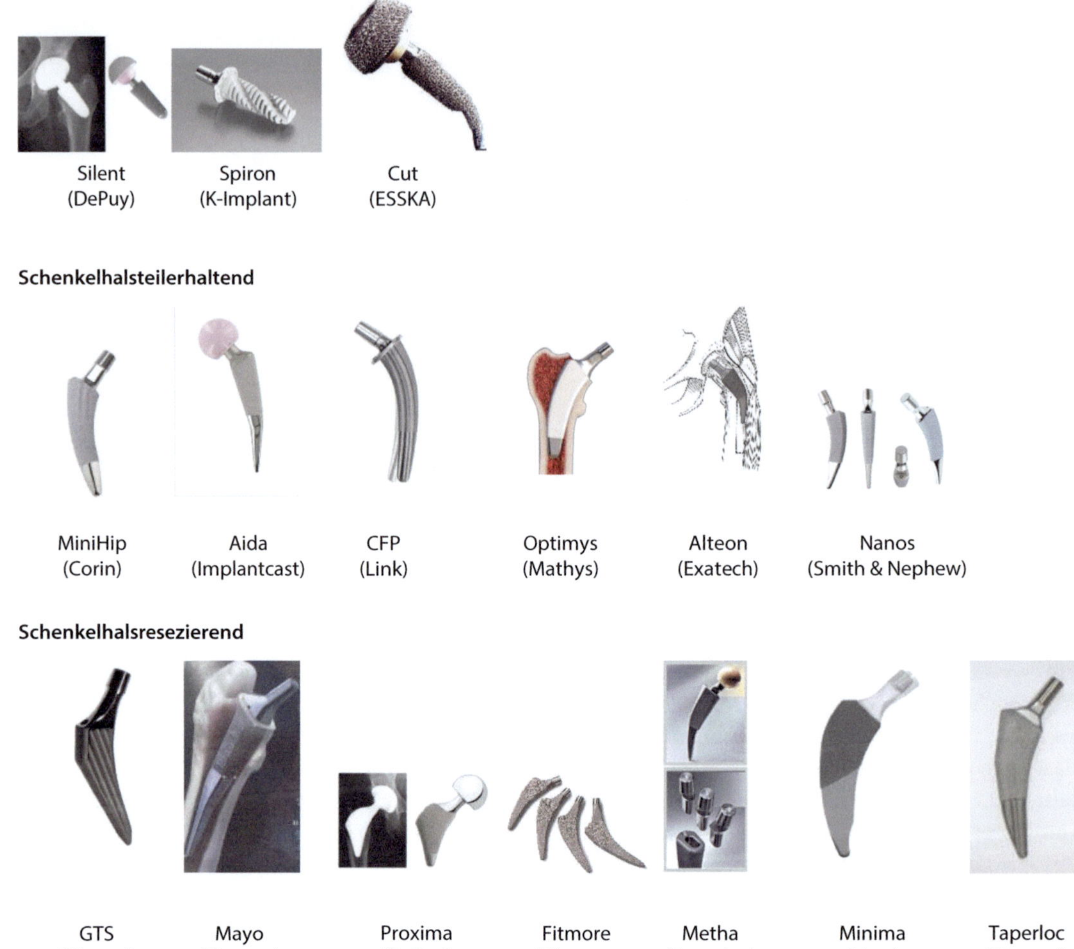

Abb. 1.1 Übersicht über vorhandene Kurzschaftprothesen

Bei den schenkelhalsresezierenden Systemen erfolgt weitestgehend eine Standardresektion des Schenkelhalses. Um die individuelle patientenadaptierte Biomechanik (Offset, Beinlänge) herzustellen, ist es notwendig, entweder mit einer großen Zahl von Schaftgrößen (z. B. Fitmore) oder mit einer modularen Prothese (z. B. Metha) zu arbeiten. Nur so können dann entsprechende Rekonstruktionen von Offset, Beinlänge, Ante- und Retrotorsion durchgeführt werden (Jerosch 2013). Eine der klassischen Prothesen in diesem Bereich, die Mayo-Prothese (1985) der Fa. Zimmer, sie zeigte schon frühzeitig gute klinische Langzeitergebnisse. Aufgrund des hohen CCD-Winkels war sie jedoch nicht in der Lage, Beinlänge und Offset ausreichend zu korrigieren. Diese Prothese wurde zwischenzeitlich vom Markt.

Die ursprünglich konzeptionell ähnliche Metha-Prothese (Aesculap) versuchte, die Nachteile der Mayo-Prothese durch Modularität auszugleichen. Hier kam es jedoch im Bereich des Konus zu Materialversagen, sodass eine Monoblockprothese entwickelt wurde, die auch der Notwendigkeit des reduzierten CCD-Winkels Rechnung trug. Die ebenfalls schenkelhalsresezierende Proxima-Prothese war sehr trochanterausfüllend und führte hier zu erheblichem Knochenverlust; sie ist auch auf dem deutschen

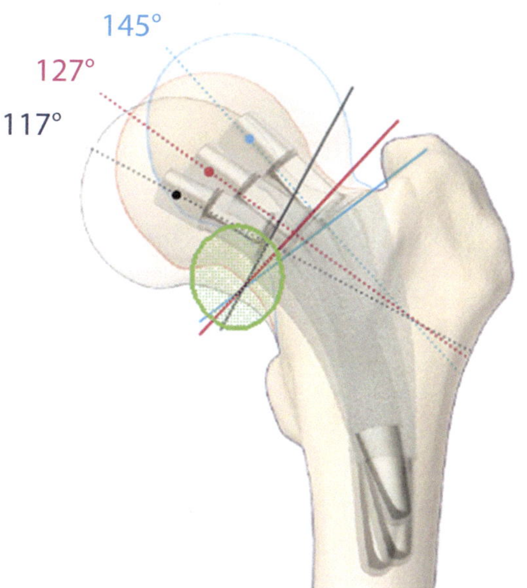

■ **Abb. 1.2** Resektionshöhe in Abhängigkeit vom CCD-Winkel. (Mit freundlicher Genehmigung der Fa. Corin)

Markt nicht mehr erhältlich. Die Fitmore-Prothese der Fa. Zimmer-Biomet benötigt eine hohe Zahl von Designvarianten (56 Schäfte), um mit dieser Prothese Offset und Beinlänge zu rekonstruieren (Jerosch 2012).

Die potenziell größten Möglichkeiten hinsichtlich der Rekonstruktion von Beinlänge und Offset bieten die schenkelhalsteilresezierenden Implantate, welche die Beinlänge und das Offset nicht durch Metall (hohe Anzahl Prothesentypen oder Modularität), sondern durch Knochen (Höhe der Resektion) rekonstruieren (■ Abb. 1.2) (Jerosch 2013, Pfeil 2014).

Für die Positionierung des Implantats wird im Rahmen der präoperativen Planung die Resektionshöhe entsprechend festgelegt. Das Prinzip ist hier eine sogenannte Top-down-Planung. Das bedeutet, dass zunächst das Rotationszentrum der Pfanne festgelegt wird. Dann wird ein Schaft gewählt, der ein „fit and fill" des Schenkelhalses ermöglicht. Dieses legt dann die Resektionsebene fest (■ Abb. 1.3). Entsprechend wird der Schaft intraoperativ individuell gemäß der Anatomie im Varus- und Valgussinn angepasst (■ Abb. 1.4). Eine tiefe Osteotomie ist üblicherweise bei einer valgischen Positionierung notwendig und eine hohe Resektion mit varischer

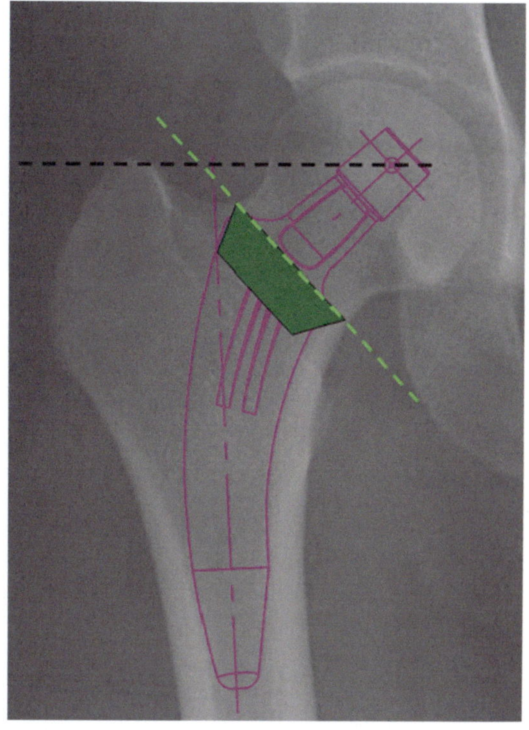

■ **Abb. 1.3** Präoerative Planung „top down"

Positionierung bei einer varischen Hüfte (Kutzner et al. 2015, Jerosch 2012).

Ursprünglich wurde ein Schenkelhalserhalt bereits durch Charnley konzeptionell angestrebt, um ein erhöhtes Offset zu erhalten. In der Kurzschaftendoprothetik sind der Pipino-Schaft von 1978 (Fa. Link) sowie der CFP-Schaft 1999 (Fa. Link) frühe Beispiele für schenkelhalsteilerhaltende Kurzschäfte. Die Philosophie dieser Schäfte konsequent weiter fortgeführt haben unter anderem Schäfte wie der Nanos-Schaft 2004 (Fa. Smith & Nephew) die MiniHip 2007 (Fa. Corin) sowie der Optimys-Schaft 2010 (Fa. Mathys).

Bezüglich der Operationstechnik bieten die schenkelhalsteilresezierenden Prothesen die Vorteile der Weichteil- und Muskelschonung im Vergleich zu den konventionellen Standardgeradschäften (Pfeil und Siebert 2010). Weiterhin wird der Trochanter-major-Bereich ossär geschont. Die Lernkurve ist kurz und beinhaltet insbesondere die adäquate präoperative Planung. Dennoch sollten Firmen das Konzept „no train no use" beachten. Intraoperativ ist sicherzustellen, dass nach Resektion die Prothese im

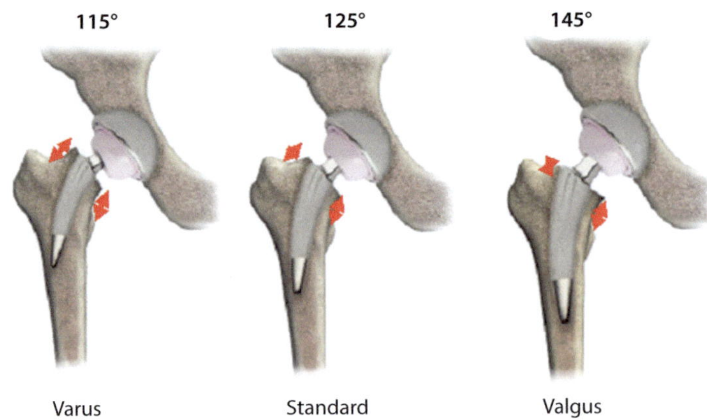

Abb. 1.4 Unterschiedliche Resektionshöhen bei den jeweiligen Geometrien des proximalen Femur

posterolateralen Quadranten der Resektionsebene eingebracht wird (Abb. 1.5). Dieses erlaubt eine „Around-the-corner-Technik" (Jerosch 2013).

Durch den guten Erhalt von Offset und Beinlänge sind klinisch exzellente Ergebnisse zu erreichen (Kutzner et al. 2015, Ettinger et al. 2013). Babisch (2013) zeigte mittels digitaler Planung unterschiedlicher Schenkelhalsgeometrien (varisch, valgisch), wie Beinlänge und Offset präzise mit diesen schenkelhalsteilerhaltenden Kurzschäften rekonstruiert werden können. Es zeigt sich, dass auch schwierige anatomische und biomechanische Situationen des proximalen Femurs, beispielsweise bei angeborenen Anomalitäten, Dyplasien oder nach Trauma, durchaus eine gute anatomische Versorgung mit schenkelhalsteilresezierenden Kurzschaftendoprothesen möglich ist. Dies ist mit Standardschäften gerade nicht der Fall, was sich insbesondere bei erheblich vermehrter Antetorsion auswirkt (Windhagen 2015).

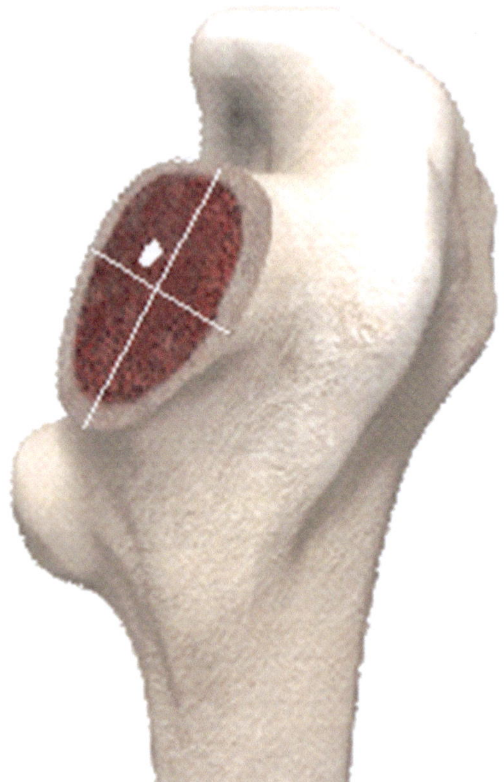

Abb. 1.5 Eingangsbereich zur Schafteröffnung (posterolateral)

Hinsichtlich der Frage der primären und sekundären Stabilität kann man festhalten, dass schenkelhalserhaltende Kurzschaftsysteme eine gleich gute oder sogar verbesserte primäre Stabilität aufweisen im Vergleich zu klassischen Geradschäften (Bieger et al. 2012). Die sekundäre Stabilität mittel DEXA- oder Röntgenuntersuchung zeigt eine stabile Situation (Kutzner et al. 2016, Freitag et al. 2014, Budde et al. 2016, Ercan et al. 2015). Eine initiale femorale Sinterung kann durch eine 6-wöchige Teilbelastung in der Regel verhindert werden (Bishop et al. 2010).

1.2 Anatomische Aspekte

Timm Filler

In diesem Kapitel werden evolutionäre und biomechanische Aspekte zum besseren Verständnis des Hüftgelenks thematisiert, um die zu Arthrose führenden Konsequenzen muskulärer oder sensorischer Störungen einordnen zu können. Dabei wird das Hüftgelenk in der Begrifflichkeit des Arthrons erfasst, zu dem weit mehr Strukturen gehören als nur die klassischen Elemente des Gelenks: Knorpel, Knochen und Gelenkkapsel. Topografische Gesichtspunkte und die versorgenden Leitungsbahnen sind für den Zugang ebenso relevant wie für mögliche Konsequenzen in Pathogenese und Therapie. Ein kleiner Fokus unter den ausgewählten Gesichtspunkten, mit denen nicht nur die bekannte Anatomie wiederholt werden soll, ist daher die Propriosensorik.

1.2.1 Allgemeines

Dass Übergewicht zu Arthrose führen kann, ist mittlerweile eine banale Erkenntnis. Die Relevanz dieses Themas ergibt sich aus den Zahlen der Betroffenen; 66 % der Männer und 50 % der Frauen sind übergewichtig, 25 % haben Adipositas. Allerdings ist die damit typischerweise verbundene Vorstellung, dass es dabei um das Gewicht und folglich um eine Überbelastung geht, unzutreffend. Vielmehr ist es die unterschwellige Entzündungssituation, die sich durch das übermäßige Fettgewebe einstellen kann, die zu einer chondralen Schädigung führt (Masuko et al. 2009, O'Keefe et al. 2008, Gkretsi et al. 2011). Statt Gewicht und Schwerkraft sind es die Muskeln, die am stärksten zur Belastung eines Gelenks beitragen. Die muskuläre Balance in einem Gelenk ist wesentlich für die Vermeidung einer Fehlbelastung. Neben der biomechanisch und topografisch orientierten Betrachtung spielt somit die Propriosensorik eine Rolle. Das Hüftgelenk wird daher als Arthron bezeichnet, wodurch das Gelenk im engeren klassisch-anatomischen Sinne (die Articulatio coxae) um die zu seiner Funktion beitragenden Strukturen erweitert wird (◘ Abb. 1.6).

1.2.2 Becken und Fossa acetabuli

Allgemein wird angenommen, dass die Weite des Beckens eine relevante Rolle für die Konstruktion des Hüftgelenks spielt. Einerseits gehen Anthropologen seit über 50 Jahre davon aus, dass es für den bipedalen Gang vorteilhaft ist, ein kleines Becken zu haben, damit die Beine möglichst dicht an der zentralen Lastachse liegen. Diese Annahme ist allerding nie überprüft worden. Andererseits ist ein

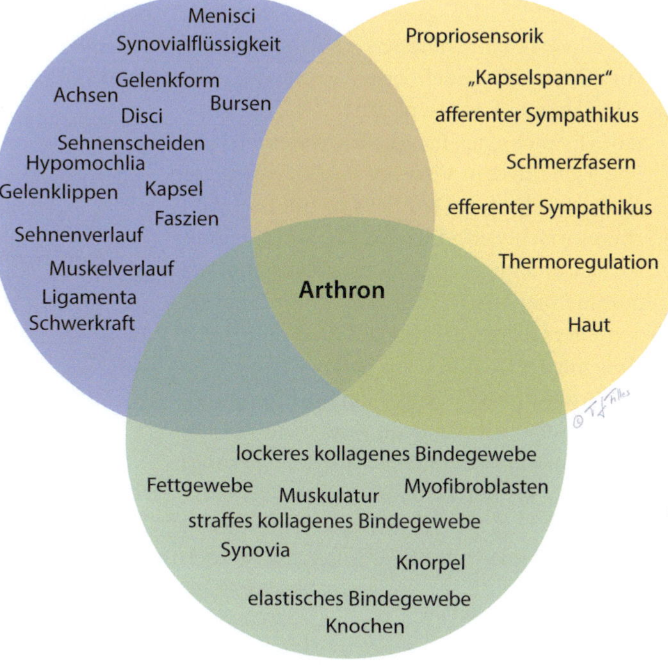

◘ **Abb. 1.6** Elemente des Arthrons gruppiert nach Biomechanik, Sensorik und Gewebe. Alle Elemente können einzeln und in Kombination erkranken oder in Folge einer Erkrankung gestört werden

kleines Becken wegen der kindlichen Kopfgröße ein Geburtshindernis. In diesem Widerstreit evolutionärer Kräfte soll sich die jetzige Weite herausgebildet habe.

Daran sind 2 Dinge falsch. So läuft die Lastachse keineswegs wirklich gerade nach unten und damit zwischen den beiden Femura, sondern die Kräfte werden entlang einer Gliederkette Segment für Segment transportiert, sodass die Bodenauflagekraft vom Fuß aus tatsächlich schräg aufwärts bis zum Becken verläuft. Daher gäbe es überhaupt kein Hindernis, das Becken breiter zu konstruieren, der Gang und die muskuläre Effizienz würden davon nicht beeinflusst. Andererseits ist die Annahme, dass der Mensch ein Geburtsproblem hat, ziemlich sicher nicht so alt wie unsere Aufrichtung und hat eine ganz andere Ursache. Untersuchungen an unseren Vorfahren zu diesem Thema leiden darunter, dass kindliche Skelette kaum zu finden sind, weil sie aufgrund ihrer Weichheit viel schneller vergehen. Der aufrechte Gang entstand jedenfalls viel früher als das Wachstum des Gehirns, wie Australopithecus afarensis zeigt, der bereits vor 3,6 Millionen Jahre aufrecht ging. Sein Hinterhauptloch war ebenfalls bereits verlagert, und seine Wirbelsäule hatte die Doppel-S-Form, er hatte also den modernen aufrechten Gang.

Tatsächlich gibt es Grund zu der Annahme, dass die kindlichen Köpfe erst dann pränatal groß wurden, als der Mensch begann, Ackerbau zu treiben und sich einer wesentlich höheren Kohlehydratzufuhr (und Mast des Ungeborenen) aussetzte. Mit dieser Ernährung konnte gleichzeitig das grobe Skelett des Erwachsenen feingliedriger werden (was vielleicht auch mit dem Vitamin-D-Mangel seit der Zeit der Besiedelung des Nordens zu tun hat), und die Schere zwischen kindlichem Kopf und Becken des Erwachsenen begann sich erst viel später als angenommen zu öffnen. Der aufrechte Gang hat wenig mit der Geburtsproblematik und diese auch nur wenig mit der Evolution des Beckens zu tun. Die Kopfgröße des Kindes ist nicht einmal ein Grund, dass das Becken sich anpassen muss, wie das seit Jahrhunderten (im Sinne einer Effizienzsteigerung) volumenmäßig kleiner werdende Gehirn des Menschen zeigt. Innerhalb der Fortbewegungsmuster von Primaten auf 2 Beinen scheint jedenfalls der Mensch eine eigene Klasse zu besetzen, deren Mechanik bis heute nicht richtig verstanden ist.

Dabei verändert sich die Mechanik mit zunehmendem Alter. Der sagittale Öffnungswinkel der Zugangsebene der Fossa acetabuli nimmt im Lauf des Lebens ungefähr um 10° zu und ist damit nicht in der Lage, die Reduktion der Antetorsion zu kompensieren. Immer mehr Knorpelfläche des Hüftkopfes findet sich ventral außerhalb der Fossa, immer weniger Außenrotation ist möglich. Der bei sagittaler Betrachtung messbare Winkel zwischen dem lateralen Rand der Fossa acetabuli gegen eine Horizontale nimmt dagegen – bedingt durch die Änderung des Winkels zwischen Femurhals und -schaft – im Schnitt um ca. 10° ab und schränkt damit die Abduktion zusätzlich ein, während sich der Kopf zunehmend kaudal gegen die Kapsel stemmt. Damit ändert sich die Relation der beiden Interfaces, die der Gelenkknorpel des Femurkopfes aushalten muss (◘ Abb. 1.7 und ◘ Abb. 1.8).

Das erste Interface ist das Knorpel-Knorpel-Interface zwischen Caput femoris und Facies lunata der Fossa acetabuli. Hier wird die bei Belastung als Schmierung notwendige Synovia abhängig von der Belastung direkt aus dem Knorpel an den Stellen des Lastübergangs gedrückt. Die Zusammensetzung der flüssigkeitsbindenden Matrixsubstanz des Knorpels steht in einem physiologischen Gleichgewicht mit der üblichen Druckbelastung, und der Wechsel zwischen Belastung und Entlastung ernährt den Knorpel beim Wiedereinstrom aus der freien synovialen Flüssigkeit. Das Wechselspiel funktioniert nur bei Intaktheit der Knorpeloberfläche, der richtigen

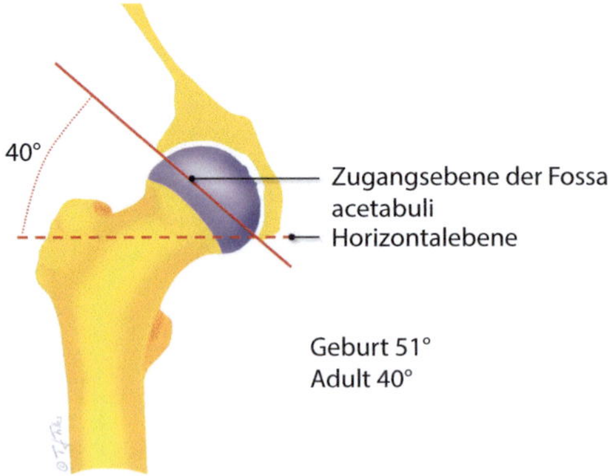

◘ **Abb. 1.7** Ansicht des Azetabulums von ventral mit Tangente durch die äußeren Punkte der Pfanne gegen eine Horizontale

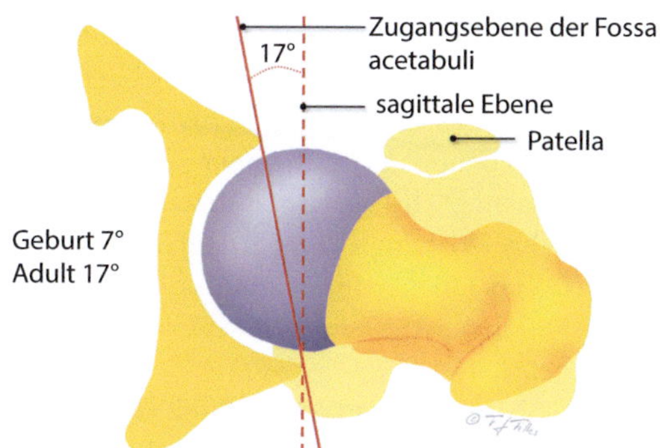

Abb. 1.8 Ansicht des Azetabulums von kranial mit Tangente durch die äußeren Punkte der Pfanne gegen eine Sagittale

Zusammensetzung der synovialen Flüssigkeit (Entzündungen führen zu wesentlichen Veränderungen – demnach ist es nicht egal, welches Hyaluronpräparat beispielweise bei einer Gelenkinjektion verwendet wird) und bei einem physiologischen Wechsel zwischen Be- und Entlastung.

Das zweite Interface zwischen Knorpel und Gelenkkapsel wird im Lauf des Lebens immer bedeutsamer, ist aber für die Ernährung des Knorpels weniger hilfreich. Hier ist die freie Flüssigkeit im Gelenk für die Schmierung verantwortlich. Immer mehr Anteile des Femurkopfes geraten mit der Zeit in Kontakt mit der ventralen und kaudalen Gelenkkapsel, also den beiden schwächeren Kapselarealen.

Die (bio)mechanischen Ursachen einer Hüftgelenkarthrose können sowohl aus einem „Zuwenig" als auch aus einem „Zuviel" an Überdachung bzw. Gelenkflächenkontakt hervorgehen. Während das „Zuwenig" (Minusvariante = „Hüftdysplasie") zu den am längsten und intensivsten beforschten Pathomorphologien in der Orthopädie gehört, wurde dem „Zuviel" (Plusvariante = „femoroazetabuläres Impingement") bisher verhältnismäßig wenig Beachtung geschenkt.

Häufiges Erstsymptom eines „Zuviel" an Überdachung (sog. Über-Überdachung) ist eine Bewegungseinschränkung; dabei stehen die Beugefähigkeit und die Rotationsfähigkeit im Vordergrund. Welche Rotationseinschränkung vorliegt, hängt damit zusammen, wo das Dach zu groß ist. Es entsteht das der Hüftgelenkendoprothetik analoge Problem des femoroazetabulären Impingements. Konsequenz ist im Vorfeld einer Arthrose eine verminderte mechanische Clearance des Gelenks. Der konchoide Femurkopf hat außerdem ein Gleitproblem, er entrundet und wird phalloid. Ein ähnlicher Impingementeffekt kann auch dadurch entstehen, dass das Offset zwischen Kopf und Hals, also die Taillierung des Halses, aufgehoben ist, was besonders oft ventrolateral zu beobachten ist.

Neben der klassischen Pfannendysplasie findet man ferner „kurze" Pfannen: Diese weisen zwar eine hinreichende horizontale, aber eine etwas zu geringe seitliche Überdachung (normgrenzwertige LCE-Winkel = lateraler Zentrum-Ecken-Winkel oder CE-Winkel nach Wiberg) auf.

1.2.3 Femur und Caput femoris

Die generelle Vorstellung vom Bau des Hüftgelenks ist die einer Kugel in einer Pfanne. Im Detail berücksichtigen die tatsächlichen anatomischen Verhältnisse jedoch mehr als nur das Ziel eines technischen Kugelgelenks. Die Form des gesunden Femurkopfes ist die eines Konchoids (Concha ist die Muschel), d. h. die Radien werden zur Knorpel-Knochen-Grenze hin kleiner. Die Begründung für einen solchen Gelenkbau besteht in der optimalen Verteilung der Gelenkschmiere. Deren Verteilung wie auch die Beseitigung von Temperatur- und Belastungsspitzen sind wesentliche Architekturfaktoren. Alle 3 Größen sind bei Störungen, zum Beispiel durch die alterskorrelierten Veränderungen von Kopf, Kapsel und Pfanne, verdächtig, einer Arthrose Vorschub zu leisten. Bei dieser Form ist es auch nicht mehr egal, welcher Teil wie oft mit der Pfanne interagiert.

Die Bedeutung der Gefäßversorgung für den Femurkopf und die Haltbarkeit eines Implantats sind Gegenstand intensiver wissenschaftlicher Diskussion. Dorsal wird teilweise eine Gefährdung der dort bedeutenden extraossären Blutversorgung gesehen. Dem wird entgegengehalten, dass die intraossäre Blutversorgung entscheidender ist. Wahrscheinlich ist, dass beide Blutkontingente gemeinsam oder alternierend wichtig sein können, weil die Situation variiert. Die Blutversorgung ist außerdem nicht nur für die Ernährung, sondern auch zum Abtransport von Temperatur, die bei Endoprothesen reibungsbedingt schnell auf über 43 °C und mehr ansteigen kann, relevant. Ohne einen adäquaten Blutfluss kann damit dauerhaft das umliegende Gewebe geschädigt werden. Zudem kann ein möglicher Auswascheffekt von Schmerzeffektoren verloren gehen.

1.2.4 Biomechanik

In einer ersten Näherung lassen sich die durch Muskeln auf das Hüftgelenk einwirkenden Kräfte wie folgt beschreiben: Auf die Hüfte eines Beins wirkt beim Gehen primär das Gewicht abzüglich des Gewichts des Standbeins, weil dieses unterhalb des zugehörigen Hüftgelenks liegt und nicht mitgetragen werden muss, also zum Beispiel 63 kg bei einem 70 kg schweren Menschen. Durch das Heben des Schwungbeins verlagert sich allerdings der Schwerpunkt des Körpers in Höhe des 3.–4. Lendenwirbelkörpers von der Mitte und dem Standbein weg auf die kontralaterale Seite. Die Hebelwirkung auf das Gelenk wird mit der daraus resultierenden Verlängerung des Hebelarms größer. Die Abduktoren der Standbeinseite wirken dem entgegen, die Länge ihres Hebelarms, um das Körpergewicht auf der Spielbeinseite zu halten, beträgt jedoch nur 30 %. Daher muss ihre Kraft dreimal so hoch sein. Die beiden Kräfte haben dabei einen Summenvektor, der genau auf den Kopf zielt. Insgesamt wirkt also ein Druck auf den Gelenkkopf, der viermal so hoch ist wie das Körperabschnittsgewicht. Das entspricht einer Druckkraft von 2000 N und nicht nur 630 N.

Ändert sich der laterale Hebelarm durch Veränderungen am Femurhals, verändert sich auch der Lasteintrag , etwa wenn die Abduktoren mehr Kraft zur Stabilisierung aufwenden müssen, wobei dann die Last exzentrisch einwirkt. Ändert sich der Winkel des Femurhalses gegen den Schaft und wird zum Beispiel im Lauf des Lebens kleiner, ändert sich auch die Zugrichtung sowie der Hebel der Abduktoren. In der Folge müssen die Muskeln mehr Kraft aufwenden, und der Lasteintrag wird größer.

Die Verhältnisse sind jedoch noch etwas komplizierter. Auf der Innenseite des Femurs wirken starke Adduktoren der Varisierung durch den Abduktorenzug entgegen. In der Summe machen diese Kräfte das Femur oben innen stabil, zum Beispiel für einen Druckeintrag durch eine Prothese. Anders ausgedrückt festigt der Zug der Ab- und Adduktoren das Femur knöchern vor allem kranial. Kaudal ist das Femur lateral nicht mehr mit solchen Drucken belastbar, sondern medial durch den Zug der langen Adduktoren, was ein Pluspunkt für Kurzschaftprothesen bedeutet. Das heißt aber auch, dass die Abduktoren möglichst wenig gestört werden sollten, damit sie ihre Wirkung auf den Knochen nicht einbüßen (◘ Abb. 1.9).

Das physiologische Bewegungsausmaß des Hüftgelenks beträgt:

- 10–15° Extension und 130–140° Flexion
- bis 30–50° Abduktion und bis 20–30° Adduktion
- bis 40–50° Innenrotation und bis 30–45° Außenrotation

1.2.5 Kapsel

An der Kapsel lassen sich noch Schritte der Evolution zum bipeden Stand nachvollziehen. Die Kapsel ist bei Flexion (Anteversion) durch Aufhebung der Bänderschraube am meisten entspannt. Diese Position wird daher auch bei Gelenkerguss zur Reduktion der Spannung durch die intrakapsuläre Raumforderung vom Patienten eingenommen und schafft den meisten Platz bei der Endoprothetik. Bei Aufrichtung des Körpers im Hüftgelenk und noch mehr bei Streckung (Retroversion) der Hüfte wird die von hinten über das Gelenk nach vorne laufende Bänderschraube immer weiter zugezogen und begrenzt damit den Bewegungsausschlag nach hinten.

Da der Mensch nach vorne orientiert ist, führt die Extensionsbegrenzung zu keinen Beschränkungen, erlaubt aber umgekehrt ein passives Halten des Beckens. Im Hüftgelenk nach hinten abzusinken ist die natürliche Tendenz des Beckens, da das Schwerlot hinter der Flexions-Extensions-Achse liegt. Dadurch wirken die Bänder synergistisch zum M. iliopsoas, was es diesem erlaubt, anders als bei den dorsalen gegen die Schwerkraft wirkenden Streckern nur etwa ein Viertel ihrer Kraft aufbieten zu müssen. Auch hier zeigt sich bei isolierter (und damit unvollständiger) Betrachtung der Muskeln eine Imbalance der aktiven Kräfte (Verhältnis 1:4), wobei es insbesondere der M. iliopsoas ist, der durch seinen Verlauf vor und unter dem Gelenk der weiter unten beschriebenen Änderung der Position des Hüftkopfes Paroli bieten muss.

16°

Zug

Druck

Abb. 1.9 Zug- und druckbelastete Knochenanteile des Femurs

Die Kapsel verfügt kranial über eine besondere Einrichtung des M. rectus femoris des M. quadriceps in Gestalt des Caput reflexum. Diese Sehne läuft nahezu rechtwinklig von den Ansatzfasern zur Spina iliaca anterior inferior in die obere Kapsel. Mechanisch spielt sie damit weder für die Kapsel noch für den M. rectus femoris eine erkennbare Rolle und dürfte eher mit ihren Muskelfasern als ein propriozeptives Element anzusehen sein (Abb. 1.10).

Der englische Orthopäde James Cyriax beschrieb unspezifische, aber immer gleiche Bewegungseinschränkungen an Gelenken im Rahmen von verschiedenen Gelenkpathologien, die durch die Kapselveränderung eines Gelenks verursacht sein sollen. Man spricht von Kapselmustern. Ursächlich kommen neben mechanischen Gründen wie Schrumpfungen wohl auch propriozeptive Störungen infrage. Dafür sind die zuerst auftretenden Verluste einer der Bewegungen eines Gelenks typisch. Bei der Hüfte sind zunächst die Innenrotation, dann die Extension, später die Abduktion und schließlich die Außenrotation betroffen. Entsprechend ist am Anfang eine Entlastung in Außenrotation und Abduktion zu erreichen. Es kommt zu Schmerzen bei aktiver oder passiver Bewegung. Bei isometrischer Muskelspannung ist das Gelenk jedoch schmerzfrei, was die kapsuläre Ursache gegen Tendopathie abgrenzt.

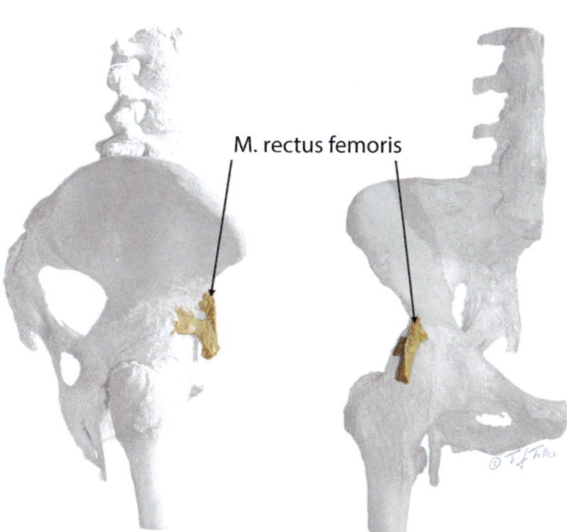

Abb. 1.10 Laterale und ventrale Ansicht eines Präparats des Caput reflexum am Oberrand der Hüftgelenkskapsel

1.2.6 Muskulatur

Muskeln können eine Gelenkdegeneration verstärken. Umgekehrt führt jedoch Gelenkdegeneration auch dazu, dass die Muskeln schlechter kontrolliert werden und vermehrt fehlbelasten. Im Rahmen einer Arthrose kommt es zu einer selektiven Zunahme der Typ-1-Muskelfasern. Diese reagieren grundsätzlich verzögert auf einen Stimulus. Möglicherweise ist ein Teil der klinisch bekannten „Steifigkeit" der Gelenke darauf zurückzuführen. Fest steht auch, dass es bei Arthrotikern zu ausgeprägtem Muskelschwund und -schwäche kommt (Ekdahl et al. 1989). Insgesamt stellt sich die Frage, ob nicht der Verlust der muskulären Kontrolle zu Arthrose führt (Herzog et al. 2003). Für die Normalfunktion eines Gelenks ist nicht nur seine eigene Mechanik, sprich die Intaktheit von Knorpel, Subchondralregion, Synovialis und Durchblutung mit gleichmäßiger Gewichtslastverteilung wichtig, sondern auch die muskuläre Balance, mithin die unversehrte Funktion aller Muskeln (und Sehnen) sowie deren propriozeptive und trophische Innervation.

Das Hüftgelenk ist asymmetrisch von Muskeln und Bändern umgeben. Areale relativer Kapselschwächen liegen unten und als nächstes ventral. Interessanterweise wandert ein Hüftkopf bei Spätstadien einer Arthrose jedoch am häufigsten in Richtung der größten Bandmassen nach dorsokranial. Bänder sind dort stark, wo ihre Belastung stark ist. Ein Gelenk ist an den Stellen starker Beanspruchung sowohl hinsichtlich seiner elastischen wie auch seiner propriozeptiven Komponenten dementsprechend ausgestattet. Daher sind hier auch die Verluste dieser Einrichtungen, wie sie bei chronischen Prozessen auftreten, umfangreicher und schwerwiegender.

Da die Muskeln in Ihrem Tonus unter anderem von den Bändern gesteuert werden, über die sie ziehen, entsteht eine Störung, die zu Fehlbelastungen führt. Dieser Aspekt ist bei Verlust der Propriosensorik nicht mehr durch höhere Sinnesorgane kompensierbar. Hintergrund ist, dass das Spannen eines Gelenkbands von denjenigen Muskeln am besten kompensiert werden kann, die in gleicher Richtung verlaufen. Daher sind diese direkt an die Propriosensoren des Bands gekoppelt. Fallen die Sensoren aus, sind die Muskeln nicht mehr zu einer richtig dosierten, balancierten Kraftentfaltung in der Lage. Die durch die Muskeln ausgelöste Belastung erfährt dann eine zunehmende und erhebliche Veränderung. Reduktion des sensorischen Feedbacks mit Verlust der muskulären Kontrolle geht wie beim altersbedingten allgemeinen Verlust propriozeptiver Elemente einher mit einer gesteigerten Rate von Gelenkdegenerationen.

1874 wurde von Rauber erstmals die Existenz von Vater-Pacini-Körperchen in Gelenkkapseln beschrieben (Zimny 1988). In den letzten Jahren wurde das Thema etwas populärer, die Kenntnisse über die physiologische und insbesondere pathophysiologische Bedeutung der Mechanosensoren mündeten jedoch noch lange nicht in ein kausaltherapeutisches Konzept. Gemäß den wenigen vorliegenden Untersuchungen zu Veränderungen der Propriosensoren der Hüfte nimmt deren Zahl – und vor allem die Zahl der freien Nervenendigungen – unter Arthrose ab. Klar ist, dass die Leistungsfähigkeit des propriosenorischen Systems nicht nur für die Gelenkstabilität verantwortlich ist, sondern auch im Fall einer inadäquaten Performance zur Bildung von Knorpelschäden beitragen kann. Beiträge zur postendoprothetischen Situation der Propriosensorik fehlen, obwohl propriozeptives Training in der Orthopädie nicht nur in der Prävention eine wesentliche Rolle spielt (Moraes et al. 2011).

1.2.7 Topographie und relevante Leitungsbahnen

Ventral liegt die Region der Flexoren und Gefäße. Knöcherne Landmarken sind die Spina iliaca anterior superior, das Tuberculum pubicum und der Trochanter major. Zwischen der Spina und dem Tuberculum spannt sich das Lig. inguinale, das einen verstärkten Faserzug der allgemeinen Körperfaszie darstellt. Das Band kann bei größeren Mengen Fettgewebe deutlich kranial der zugehörigen Hautfalte der Region liegen. Bei schlanken Menschen kann außerdem der M. sartorius sichtbar sein, der von der Spina iliaca anterior superior entspringt.

Anders als der dorsale N. ischiadicus zerfällt der N. femoralis distal des Lig. inguinale sofort in zahlreiche Muskel- und Hautäste. Das heißt, Verletzungen betreffen meist nur einzelne Äste und führen lediglich zu kleineren Schäden. Die Gefäße und Nerven versorgen von ventromedial das Hüftgelenk, den M. rectus femoris, den M. sartorius (kranialer Anteil) und den M. iliopsoas. Durch ihren Verlauf sind die Strukturen nach medial mobil und werden bei einer Lateralisation gefährdet.

Epifaszial können ventral 2 variierende Arterien gefunden werden: die A. circumflexa ilium superficialis und die A. pudenda externa, deren Ästen von zahlreichen Venen begleitet werden. Der N. cutaneus femoris lateralis und die Rr. cutanei femoris anterior aus dem N. femoralis sowie der R. femoralis des N. genitofemoralis mit seinen Ästen sorgen für eine gute kutane Versorgung. Letzterer tritt durch die Lacuna vasorum unterhalb des Lig. inguinale in die Leistengegend und kann sehr ausgiebig mit dem N. cutaneus femoris lateralis Fasern austauschen, sodass einerseits dieser gelegentlich auch für die obere Oberschenkelinnenseite mit zuständig ist und andererseits der R. femoralis laterale Gebiete übernehmen kann. Der als typisch geltende Durchtritt des N. cutaneus femoris lateralis durch die Faszie am Ursprung des M. sartorius ist nur in ca. 60 % der Fälle zu finden. In den übrigen Fällen läuft der Nerv durch die Bauchwand in das subkutane Fettgewebe oder mit vielen Einzelästen durch die Fascia lata.

Knöcherne Landmarken auf der Rückseite sind die Spina iliaca posterior superior und inferior, das Tuber ischiadicum und der Trochanter major. Die Mm. gluteus medius und maximus formen das Gesäß und bilden starke Faszien, besonders der M. gluteus medius. Die Falte am Unterrand des Gesäßes wird durch bindegewebige Züge aus der Haut an die verstärkten Fasern der Faszie des M. gluteus maximus, das sog. Sitzhalfter, gebildet. Dadurch wird das epifasziale Kompartiment der Regio glutea nach unten begrenzt.

Dorsal sind nur wenige ventrale Äste der Spinalnerven für die Hautversorgung zuständig (Nn. clunium inferiores am Unterrand des M. gluteus maximus). Die übrigen zeigen noch einen Rest segmentaler Innervation aus den Nn. clunium superiores, die aus den höhere lumbalen Segmentnerven stammen und in ihrem Verlauf gleich mehrfach ein Entrapment erfahren können, zuletzt beim Durchtritt durch die Faszien des M. gluteus medius. Die N. clunium medii sind eher klein und ergänzen medial das Gebiet der Nn. clunium superiores.

Die Hauptmasse der dorsalen Hüftmuskulatur wird aus der A. glutea superior, verstärkt durch Anastomosen mit der A. circumflexa femoris lateralis (unter dem M. tensor fasciae latae), versorgt. Einzig die Innervation und Blutversorgung des M. tensor fasciae latae durch Äste der genannten Gefäße und des N. gluteus superior sind wegen ihrer langen Wegstrecke etwas problematischer. Insgesamt liegt dorsal die Blutgefäßversorgung und Innervation kranial des Hüftgelenks. Demnach sind die Muskeln nach dorsokranial mobil. Über dem Trochanter major finden sich typischerweise keine großen Hautnervenstämme.

Besondere Beachtung verdient die komplizierte Blutversorgung des Femurkopfes. Sie ist bedingt durch die intrakapsuläre Lage der Epiphysenfuge, die sich zudem erst mit dem 19. (Frauen) oder 21. (Männer) Lebensjahr schließt. Nach dieser Zeit werden nur noch langsam neue Versorgungswege aufgebaut. Um den Femurkopf zu erreichen, müssen die Gefäße an die Knorpel-Knochen-Grenze extraossär herangeführt werden, denn die avaskuläre, knorpelige Epiphysenfuge selber ist eine intraossäre Gefäßverteilungsbarriere. Damit ist ein intrakapsuläres, aber extraartikuläres Portal erforderlich. Tatsächlich existieren typischerweise 2 Gefäßkontingente. Ventral gibt es nahezu keine Gefäßversorgung. Lateral findet sich das Hauptkontingent, wobei die Größe der Foramina nutricia durchaus geeignet ist, mit größeren Kanülen wie bei einer intraartikulären Injektion von lateral erreicht zu werden. Ein weiteres, etwas schwächeres Gefäßkontingent tritt von dorsal in den Femurhals ein. Beide Eintritte liegen innerhalb des Ansatzbereichs des fibrösen Kapselanteils, sodass die Gefäße am Femurhals mit umgeschlagener Synoviabedeckung entlanglaufen.

Die Femurkopfgefäße werden von ventral durch den aufsteigenden Ast der A. circumflexa femoris anterior (medialis) aus der A. femoralis profunda (oder A. femoralis) und dorsal durch die A. circumflexa femoris posterior aus der A. femoralis gespeist. Landmarke ist der untere Rand des M. obturatorius externus, dem der Gefäßkranz aus beiden Gefäßen um den Femurhals folgt. Er unterkreuzt dann den M. piriformis, bevor seine Abgänge schräg in die Kapsel eintreten.

Das Azetabulum wird an seinem Rand (Limbus acetabuli) ebenfalls von einem Gefäßkranz begleitet, der eine Anastomose zwischen der A. circumflexa femoris lateralis (von oben) und dem supraazetabulären Ast der A. glutea superior (von unten) darstellt. Es gibt zahlreiche weitere Anastomosen zu den azetabulären Ästen der glutealen Arterien. Insgesamt ist das Azetabulum arteriell relativ gut ausgestattet und mit Anastomosen hinreichend versorgt. Bei den ebenfalls ausreichenden intraossären Anastomosen ist hinsichtlich der Einbringung von Endoprothesen zu bedenken, dass jede Gefäßdurchtrennung auch immer einer Störung der begleitenden vegetativen Versorgung bedeutet, die anschließend für Schmerzen mit trophischen Störungen verantwortlich sein kann. Das kann bis zu einem Jahr anhalten.

Eine wichtige anatomische Variante, die in der Chirurgie der Hüftendoprothetik eine Rolle spielt, ist die mit einer Häufigkeit von ca. 1:40 auftretende hohe Spaltung des N. ischiadicus. In der Regel tritt dabei das peroneale (fibulare) Nervenkontingent durch den M. piriformis. Bei Kontraktion des Muskels öffnet sich dieser Spalt, bei Dehnung wird er zugezogen und führt zu nutritiver Mangelversorgung. Sind während der Operation eine Innenrotation, Adduktion und Flexion über längere Zeit vorherrschend, kann es zu irreversibler Schädigung kommen.

1.2.8 Innervation des Hüftgelenks

Bis zu 60 % der Hüftleiden werden initial nicht als Hüftprobleme erkannt, wofür eine sensorische Fehlinterpretation des Patienten, zum Beispiel durch überlappende Innervation mit dem Kniegelenk, verantwortlich sein kann. Die Innervation der Hüfte ist außer für die Propriozeption auch aus nozizeptiver Sicht bedeutsam. Sowohl die propriozeptive als auch die vegetative Versorgung können zu Schmerzen prä- wie postoperativ beitragen.

Neben den regelmäßigen Rami articulares an das Gelenk aus den Nn. obturatorius und femoralis und Muskelästen der die Kapsel direkt berührenden Muskeln, wie zum Beispiel des M. quadratus femoris, finden sich auch häufig Äste des N. gluteus superior und manchmal des N. ischiadicus. Die Ausschaltung nur eines dieser Nerven reduziert Schmerzen unvollständig und führt zu einer asymmetrischen propriozeptiven Rückkopplung. Es ist bekannt, dass eine Denervierung der Hüfte zwar den Schmerz mindert,

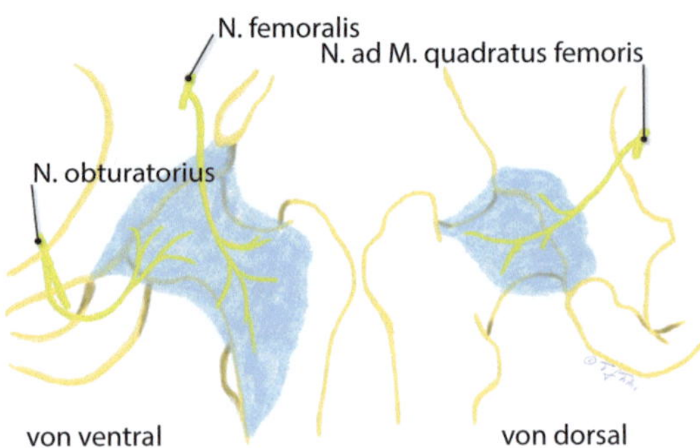

Abb. 1.11 Ventrale und dorsale schematische Ansicht der versorgenden Nerven des Hüftgelenks, Äste mit intramuskulärem Verlauf exemplarisch

aber auch zu einer Beschleunigung der Hüftkopfdeformierung führt (Abb. 1.11).

1.3 Osteologische Aspekte

Franz Walter Koch, Thomas Kälicke

Der Übergang von langzeitbewährten konventionellen Standardhüftschäften auf immer kürzer gestaltete Implantate bis hin zu den Ultrakurzschaftprothesen mit Erhalt des Schenkelhalses stellt die osteologische Frage nach der Gewährleistung einer ausreichenden Primärstabilität und der sicheren Langzeitstandfestigkeit. Die osteologische Kompetenz eines kurzen lasttragenden Implantats im Hüftbereich wird begründet durch 5 osteologische Grundforderungen an den technischen Fremdkörper im Knochen. Die proximale Krafteinleitung des Implantats soll die natürlichen biomechanischen Bedingungen des proximalen Femurs nachahmen. Die Schaftgeometrie und das verwendete Material sollen eine günstige Implantatsteifigkeit gewährleisten, welche mechanische Dehnungsreize oberhalb des Schwellenwerts der Aktivierung des mechanosensorischen Systems zulässt. Eine passgerechte Vorbereitung des Implantatlagers zur vollflächigen Anbindung mit Kontaktosteogenese und nur geringem Reparationsvolumen soll die Primärstabilität verstärken und sichern. Eine Oberflächenvergrößerung des kurzen Implantats mit osteotroper Beschichtung der Implantatoberfläche soll die Osseointegration verbessern. Eine gegenüber der kompaktären Verklemmung bevorzugt spongiöse Einbettung des Implantats zur Schaffung eines rasch knochenadaptiven Um- und Anbaus soll die Langzeitstandfestigkeit sichern.

1.3.1 Einleitung

Das indikatorische Dilemma der Einbringung von lasttragenden Implantaten unterschiedlicher Größe und Formgebung in den Knochen wird in keinem Bereich so spürbar wie in der heutigen Hüftendoprothetik. Den zahlreichen und mittlerweile schwer überschaubaren Kurzschaftsystemen stehen bewährte konventionelle Standardschäfte gegenüber. Deren im Lauf der letzten 3 Jahrzehnte bewiesene Langzeitstandfestigkeit macht unter der Vorrausetzung eines verschleißstabilen Pfannengleitlagersystems ab einem gewissen Lebensalter einen nochmaligen Eingriff zur Schaftrevision unter Berücksichtigung der statistischen Lebenserwartung der Patienten unwahrscheinlich.

Es bedarf oft hoher Überzeugungskraft, den Einsatz knochensparender Hüftimplantate mit ihren noch ausstehenden Langzeitergebnissen den konventionellen Standardschäften gegenüber zu bevorzugen. Die hier geforderte medizinische Innovationsfähigkeit muss sich dabei auf gut erarbeitete fundamentale osteologische Prinzipien stützen. Unabdingbar sind neben der wissenschaftlichen Erarbeitung der aus osteologischer Sicht günstigen Materialeigenschaften und des Designs die kurz-und mittelfristigen Untersuchungen in Anwenderkliniken, sodass auf osteologisch sichtbare Fehlschläge rasch reagiert werden kann. Unabdingbar ist aber auch, insbesondere unter dem Einfluss des neuen Patientenrechtegesetzes, den Patienten in Form der partizipativen Entscheidungsfindung in eine wissentliche Mitverantwortung bei der Entscheidung zu einer innovativen Hüftprothetik einzubinden.

Die osteologische Grundfrage der Kurzschaftprothetik zielt auf den Konflikt zwischen der erforderlichen hohen Primärstabilität eines in seiner Implantatoberfläche reduzierten Kurzschafts und der späteren Gewährleistung seines bioharmonischen Langzeitverhaltens durch Verringerung des „strain shielding" und der Lastabschirmung hin. Heutzutage gebräuchliche und sehr unterschiedliche Schaftgestaltungen, Materialien, Oberflächenbearbeitungen und Implantationstechniken zeigen deutlich, dass sich die Kurzschaftprothetik im Spannungsfeld osteologisch oft schwer begründbarer und teils widersprüchlicher Ansichten über die möglichen Optimierungspotenziale befindet.

1.3.2 Störung der Mechanobiologie während der Implantation

Die ausreichende Primärstabilität ist wie bei allen Prothesen Voraussetzung einer ungestörten Osseointegration von Kurzschaftprothesen. Die Mechanobiologie des Kurzschafts im vorbereiteten Wirtslager wird beeinflusst von der Implantatgeometrie und dem daraus resultierenden Kraftfluss im Knochen, einer bestimmten Implantatsteifigkeit als Voraussetzung der ruhigen Einheilung und der Oberflächenstruktur mit ihren zahlreichen mechanischen und chemischen Oberflächenmodifikationen.

Intramedulläre Verletzungen des proximalen Femurs durch Raspelung, Impaktion oder Fräsung sind immer verbunden mit Verletzungen des Endosts, einer Durchblutungsstörung und der Schädigung des Knochenmarks. Sie setzen auch in Gegenwart eines eingebrachten technischen Fremdkörpers eine ähnlich der Frakturheilung auftretende Kaskade zur Reparatur in Gang (Davies 2005). Die mechanischen Wechselwirkungen zum Wiedererhalt der periprothetischen knöchernen Funktionalität sind bis heute ungeklärt (Claes und Heigele 1999, Cowin 2007). Das lakunär-kanalikuläre Netzwerk, vermutlich das für die mechanische Sensibilität des Knochens entscheidende System, wird bei der operativen Schaftlagerpräparation zentral zerstört. Die Verbindung der Osteozyten untereinander wird unterbrochen. Die Lakunen als mineralisierte Höhlen der Osteozyten und die als Canaliculi bezeichneten mineralisierten Kanäle der Zellausläufer, welche die benachbarten Osteozyten miteinander verbinden, werden bis zur subkortikalen Zone direkt durch Raspelung oder durch die Impaktion von eingepresster Spongiosa oft völlig zerstört.

Das osteonale Remodelling (Havers-Umbau) als ständige Erneuerung im intrakortikalen Umbau muss sich dem durch das Implantat hervorgerufenen veränderten Belastungsmuster neu anpassen.

Für den nach Prothetik belastungsadaptiven Knochenan- und -umbau sind, wie bei der Frakturheilung, die „basic multicellular units" (BMU) von zentraler Bedeutung (Frost 2004). Unter mechanischer Belastung kommt es zur Neubildung von Osteonen in Ausrichtung zur Vollbelastung. In der implantatnahen Spongiosa finden die Umbauvorgänge der BMU an der Trabekeloberfläche statt. Auf Röntgennativaufnahmen sind diese in Form der belastungsorientierten Trabekelausrichtung zum Prothesenschaft hin zu erkennen.

Durch das intraoperative Einbringen eines starren technischen Körpers in den Knochen wird der Regelkreis des mechanosensorischen Systems als ein angenommener Bestandteil des ossären Regelwerks für die funktionelle Anpassung des Knochens zunächst unterbrochen. Der ehemals lasttragende Knochen wird infolge des „strain shielding" durch das starre Implantat entlastet. Die reduzierte Belastung führt funktionell zur Atrophie des Knochens. Die Minderbeanspruchung infolge der fehlenden Übertragung von Verformungen des metallischen Schafts auf das noch nicht osseointegrierte Knochengewebe am Knochen-Implantat-Interface führt zum Versiegen der spannungsinduzierten Flüssigkeitsströme. In der Folge werden zunächst keine Belastungen mehr durch das mechanosensorische System registriert, und der adaptive Knochenumbau kommt zum Erliegen. Erst mit der Osseointegration des Implantats im Knochen tritt die Kraftübertragung wieder ein.

1.3.3 Frühphase der Implantateinheilung

Die erste Phase der knöchernen Reaktion auf das Einbringen eines technischen Fremdkörpers in vivo ist in Analogie zur Frakturheilung die zelluläre Infiltration des ortsständigen Hämatoms durch Granulozyten, Mastzellen und Zellen der Monozyten-Makrophagen-Reihe mit entzündlicher Reaktion durch Freisetzung von Entzündungsmediatoren. Die Revaskularisierung schließt sich an, und im Hämatom befindliche Knochenvorläuferzellen beginnen ihre Differenzierung. Nahezu alle neueren Kurzschaftsysteme verfügen über spezielle mikrostrukturierte Oberflächen, teils mit Beschichtungen analog der biogenen Mineralisation, die den für die später stoffschlüssige Verbindung entscheidenden initialen Anbindungsprozess gewährleisten. Das Substrat für die Anhaftung der Knochenvorläuferzellen ist eine an der Oberfläche absorbierte Proteinschicht. Die Zellen haften über Ligand-Rezeptor-Bindungen fest an der degradierten Proteinschicht, welche das Implantat bedeckt. Im Gefolge kommt es zur Differenzierungskaskade der Proliferation mit Auftreten der Osteoblasten am Knochen-Implantat-Interface.

Die weitere Knocheneinheilung erfolgt nun in Abhängigkeit von der Implantatgeometrie und der instrumentellen Vorbereitung des Implantatlagers in Form der Distanzosteogenese oder der direkten Kontaktosteogenese. Beide sind an konventionellen zementfreien Schaft- und Revisionsschaftsystemen nachgewiesen (Schenk und Wehrli 1989, Koch et al. 2015b).

Lediglich die Schaftlagervorbereitung durch Impaktion (CFP-spongiosaverdrängende Kompressoren, Mayo-Kompaktoren, Nanos-Impaktoren, Aida-Verdichter) lässt, bedingt durch die mechanische Zerstörung von zuvor intakten Trabekeln durch Einpressen von Spongiosatrümmern, eine Knochenbildung nach dem Prinzip der „osteogenic jumping distance" erwarten. Dem vordergründig dichten Knochen mit ortsständigem Erhalt avitaler mineralisierter Knochensubstanz steht im Falle der Wirtslagerkompaktion der aufwendigere Reparationsprozess am Interface gegenüber. Avitale Spongiosatrümmer müssen abgebaut werden, und die durch Kompression erheblich gestörte Vaskularisation der mechanisch stabil verbliebenen Resttrabekel am Implantatbett muss rasch wieder hergestellt werden.

Zunächst wird das Implantat durch die avitale Schicht von zerstörten Trabekeln unterstützt, deren mechanische Festigkeit dem umgebenden Knochenlager entspricht. Es fehlt ihr jedoch die Fähigkeit zur Reparation am Interface. Gelingt es dem vitalen Knochen nicht, die nekrotische Knochenschicht zu resorbieren und rasch umzubauen, so steigt nach der natürlichen Setzung des Schafts die Gefahr der weiteren Migration und aseptischen Lockerung. Dass dieser Vorgang der Reparatur auch größerer nekrotischer Schichten klinisch und radiologisch nicht von Bedeutung zu sein scheint, deutet auf das enorme

Regenerationspotenzial des geschädigten Knochens und eine hochredundante Blutversorgung hin. Im Tierversuch war die „Compaction-Technik" der konventionellen Schaftimplantation nicht unterlegen (Green et al. 1999, Kold et al. 2005).

In Abhängigkeit von der instrumentellen Vorbereitung des Implantatlagers und der daraus resultierenden Passungenauigkeit von Implantat und aufnehmendem Knochenlager wird bei der Osseointegration des Implantats generell die Distanzosteogenese von der Kontaktosteogenese unterschieden. Bei der Distanzosteogenese entsteht der neugebildete Knochen im aufgeraspelten Knochenlager mit meist fingerartiger Entwicklung durch das Begleitbindegewebe zur inaktiven Implantatoberfläche hin. Der Kontakt findet dann in Form der Anlagerung der Osteoidmatrix mit nachfolgender biogener Mineralisation an der Implantatoberfläche statt (◘ Abb. 1.12).

Die Kontaktosteogenese hingegen impliziert eine beginnende Knochenneubildung unmittelbar auf der Implantatoberfläche. Zwangsläufig sind hier herausragende Finnen und Grate des Implantats wegen ihrer Nähe zum Implantatbett als bevorzugte Orte der Kontaktosteogenese zu vermuten (◘ Abb. 1.13). Die Möglichkeit der direkten appositionellen Knochenneubildung setzt hier jedoch die möglichst dichte Besiedelung mit Osteoblasten und damit eine knochenfreundliche Beschichtung des Implantats voraus. Befindet sich der Osteoblast in der Phase der Matrixsekretion mit anschließender biogener Mineralisation, so verliert er die für eine osteokonduktive Beinflussung an der Implantatoberfläche wichtige Fähigkeit der Migration. Er wird unbeweglich.

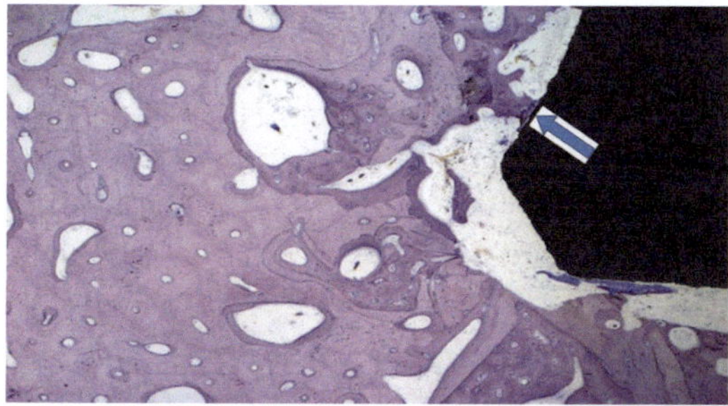

◘ **Abb. 1.12** Distanzosteogenese mit kleinflächigem Knochenanwuchs auf das entfernt liegende Implantat, das von Bindegewebe umschlossen wird. Färbung: Toluidinblau, Vergrößerung: 25-fach. (Aus Koch et al. 2015b)

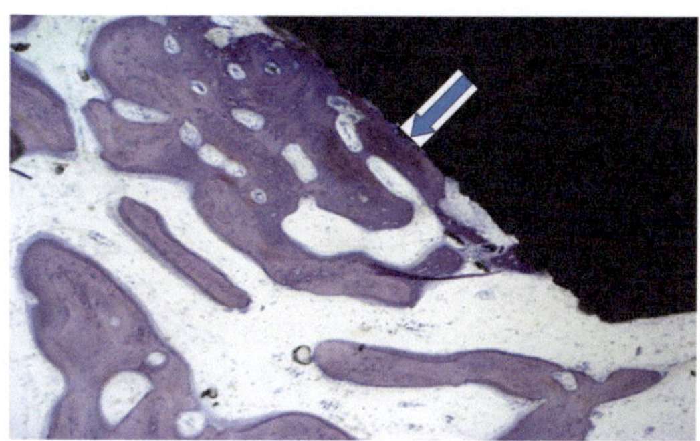

◘ **Abb. 1.13** Kontaktosteogenese im Bereich der exponierten Implantatoberfläche bei bereits intraoperativ erreichtem direkten Kontakt von Knochen und Implantat. Färbung: Toluidinblau, Vergrößerung: 50-fach. (Aus Koch et al. 2015b)

Ist die an der lastübertragenden Fläche adhärente Knochenzelle durch Kontakt- oder Distanzosteogenese erst einmal in den Lastfluss am Interface eingebunden, dann greifen die Induktionsmechanismen des mechanosensorischen Systems in Form des langzeitigen adaptiven An- und Umbaues ein. Oberflächenvergrößerungen durch mechanische Bearbeitung der Kurzschaftprothesen können diesen Effekt um ein Vielfaches fördern. Neben der Primärstabilität durch Modifikation der Oberflächenbeschaffenheit potenziert die Beschichtung einer Vielzahl von Kurzschaftprothesen die Mechanoinduktion des anhaftenden Knochengewebes mit der Folge einer verstärkten Osseointegration des Implantats. Oberflächenrauigkeiten kleiner 10 µm beeinflussen die zellulären Reaktionen, während eine Rauigkeit von über 10 µm bereits Einfluss auf die mechanische Stabilität des Implantats hat (Thomsen und Ericson 1991). Starke Scherspannungen und Mikrobewegungen in der Frühphase der Osseointegration des Implantats unterbinden die Adhäsion von Fibrin, verzerren die Zellgeometrie und nehmen den Knochenvorläuferzellen die Möglichkeit der Anhaftung am Implantat. Die Folge ist die Entwicklung eines funktionell minderwertigen Bindegewebes mit Einkapselung des Implantats und Verhinderung seiner knöchernen Einheilung (Rohlmann et al. 1988). Der Grenzwert einer für eine Osseointegration noch tolerablen Mikrobewegung am Interface beträgt 100–150 µm (Albrektsson und Johansson 2001, Morscher 1998).

1.3.4 Optimierung der Materialwahl und Oberflächenaktivierung

Warm geschmiedetes Titan in Form der Legierung TI-6Al-4V Protasul-64 WF mit hoher Korrosionsermüdungsfestigkeit ist seit 1979 in der Hüftschaftprothetik in der breiteren klinischen Anwendung (Zweymüller und Semlitsch 1982). Titan ist im Vergleich zu rostfreiem Stahl und Chrom-Kobalt-Verbindungen weitaus korrosionsbeständiger. Sein Elastizitätsmodul ist im Vergleich zu diesen um etwa 30–50 % geringer und nähert sich mehr dem E-Modul des kompakten Knochens.

Die Reintitane der Grade 1–4 mit einer korrosionsbeständigen Passivierungsschicht und nachweislich unterschiedlicher osteogenetischer Potenz (Ahmad et al. 1999) finden sich auch als bioinerte Beschichtungen seit 1971 im klinischen Einsatz (Galante et al. 1971). Erste Versuche zur Optimierung und Vergrößerung der Knochenanwuchsfläche als kompensatorische Maßnahme zur intendierten Implantatverkleinerung von Kurzschaftprothesen wurden durch zahlreiche, zunächst beschichtungsfreie Methoden der Oberflächenbearbeitung („grit blasting") mit dem Ziel der Oberflächenvergrößerung und der Erhöhung der Rauigkeit unter Berücksichtigung des Reibekoeffizienten („grip") bewerkstelligt.

Bioinerte Beschichtungen von Kurzschäften

Seit über 25 Jahren befinden sich orthopädische Implantate mit plasmagespritzten, porösen Titanoberflächen im klinischen Einsatz. Mit der Beschichtung von Implantatoberflächen mittels Plasmaspritzen von Titanpulver auf den Titan- oder Co-Cr-Lastträger konnten enorm haftfeste, mikroporöse und biokompatible Implantatoberflächen hergestellt werden (Luedemann 1996, Zhu et al. 2004). Die Vakuumplasmaspraytechnik ermöglicht im Kurzschaftbereich eine individuelle Oberflächengestaltung mit einer variablen Schichtdicke von 30–800 µm, einer Haftfähigkeit von über 40 MPa, einer Porosität von 20–40 % und einer hohen Bandbreite der Rauheit Ra von 3,5–80 µm. In Abhängigkeit von diesen Parametern ändert sich das Verhalten der Osteoblasten (Anselme et al. 2000, Ponsonnet et al. 2003).

Bioaktive Beschichtungen von Kurzschäften

Sieht man einmal von den nicht im breiten Anwendereinsatz befindlichen bioaktiven und biomimetischen Molekülbeschichtungen (BMP [„bone morphogenetic protein"], Kollagen) ab, so befinden sich zurzeit zahlreiche mit Hydroxylapatit und anderen Kalziumphosphaten beschichtete Kurzschäfte im Einsatz. Die mit diesen anorganischen Substanzen beschichteten Implantatoberflächen sind weder an ihren prominenten Ecken noch in den Implantatexkavationen osteoinduktiv. Ihre bioaktive Wirkung war lange Zeit unklar.

Der vielfach verwendete Hydroxylapatit ist ein Mineral aus der Mineralklasse der Phosphate. Er ist insgesamt außerhalb des Knochens wenig verbreitet. Hydroxylapatit kristallisiert im hexagonalen Kristallsystem mit der chemischen Formel $Ca_5(OH)(PO_4)_3$ und entwickelt in der freien Natur meist kurz- bis langprismatische Kristalle von bis zu 30 cm Länge. Als mechanisch stabiles Endprodukt der biogenen Mineralisation um den Osteoblasten herum stellt es die Grundlage der Hartsubstanz (Knochen, Zähne) aller Wirbeltiere dar.

Das Vorkommen des Hydroxylapatits im Knochen veranlasste zahlreiche Untersucher, diese Substanz auf Implantatoberflächen im Sinne einer „Bioaktivierung" zu verwenden. Eine Verbesserung des Knochenimplantatverbunds konnte experimentell nachgewiesen werden (Ducheyne et al. 1980, Søballe et al. 1993, Schmidmaier et al. 2002).

Nach Einbringen von porösen Biokeramiken in Bindegewebe, die im Gegensatz zu hydroxylapatitbeschichteten technischen Fremdkörpern einer vollständigen Lastabschirmung unterlagen, ließ sich die osteokonduktive Bioaktivität mineralischer Oberflächen von dem simultan an gleicher Stelle experimentell eingeleiteten Prozess der Osteoinduktion abgrenzen und nachweisen.

Durch Einbringen von BMP-Induktorzellen in die Nähe der Kalziumphosphatoberflächen konnte nach Eindringen der ubiquitär invadierenden Bindegewebezellen und der Transformation dieser induzierbaren Osteoprogenitorzellen in die poröse Biokeramik dort simultan der Nachweis der osteokonduktiven Potenz dieses Materials erbracht werden. Der hier von mechanischer Krafteinwirkung unabhängig eingeleitete Prozess der Osteoinduktion

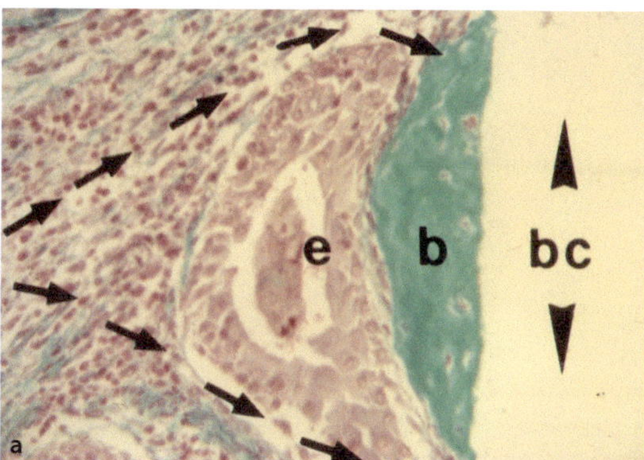

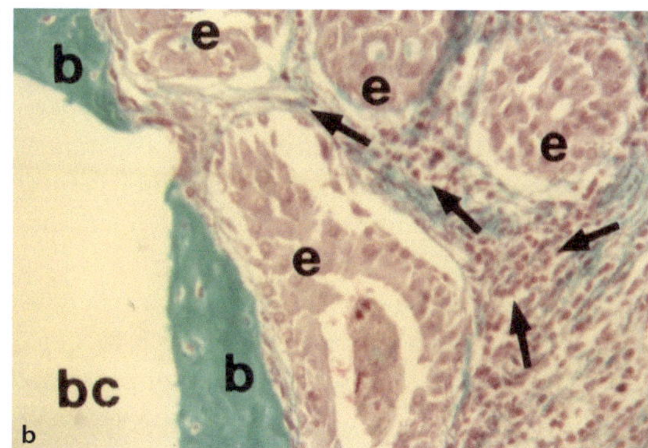

Abb. 1.14a,b Migration von Bindegewebezellen (Pfeilrichtung) nach Transformation durch epitheliale BMP-Induktorzellen (e) auf die Biokeramik (bc) mit osteokonduktiver Anlagerung und Ausbreitung von Osteoblasten (b). Färbung: Masson-Goldner, Vergrößerung: 100-fach. (Aus Koch et al. 1994)

(ähnlich dem evolutionären Stimulus der Frakturheilung) konnte klar abgegrenzt werden von der osteokonduktiven Eigenschaft der Mineraloberfläche (Abb. 1.14). Kam es in der Folge der experimentellen Osteoinduktion zu einer breitflächigen Migration von Knochenvorläuferzellen nur auf die Mineraloberfläche, so handelte es sich bei diesem Vorgang um eine Osteokonduktion (Koch et al. 1994, Albrektsson et al. 2001).

Der migratorische Stimulus zur Zellbewegung auf die Mineraloberfläche, die Zelladhäsion der Osteoblasten und die weitere Knochenapposition auf dieser Fläche werden von Molekülen aus der extrazellulären Matrix (RGD-Peptide) gesteuert (Shin et al. 2005). Bioinerte Zellulosemischestermembranen als nicht osteokonduktive Leitstrukturen führten bei gleicher Versuchsanordnung nur zu rundlichen ektopen Ossifikation in der Nähe der Membranen (Koch 1993b).

Dem Nachweis einer physiologischen Integration des Implantatwerkstoffs Hydroxylapatit in das Knochengewebe (Osborne 1985) und der Impaktion eines mit Hydroxylapatit beschichteten Implantats (Osborne 1987) folgte 1985 erstmals die Implantation des hydroxylapatit-beschichteten Furlong-Schafts (Fa. JRI). Mit einer ursprünglichen Schichtdicke von 200 µm, einer Oberflächenrauigkeit von 55 µm und einer zum Abreißen der Schicht erforderlichen Scherspannung von 20 MPa zeigte die Prothese kurz- und mittelfristig gute Ergebnisse (Koch 1993a). In Revisionsfällen zeigten sich jedoch Absplitterungen der Beschichtung. Die Modifikation von Rauigkeit und Schichtdicke im Vakuumplasmasprayverfahren (Supravit) zeigten eine enorme Langzeitbeständigkeit (Shah et al. 2009). Die bioaktive Beschichtung führte zu einer beschleunigten Osseointegration (Dumbleton und Manley 2004, Jaffe und Scott 1996). Dem Einwand einer verminderten Haftfähigkeit der Hydroxylapatitbeschichtung (Cameron 1994) kam die technische Entwicklung der elektrochemischen Hydroxylapatitbeschichtung entgegen (Szmuckler-Moncler et al. 2000, Schmidmaier et al. 2002). Im Vergleich zum Plasmasprayverfahren konnte die Schichthaftung verbessert werden (Schlegel 2004). Zudem konnte der sehr dünne Auftrag der bioaktiven Schicht das bearbeitete Implantat so bedecken, dass die erwünschte Unebenheit einer aufgerauten Implantatoberfläche nicht verloren ging.

1.3.5 Langzeitstandfestigkeit von Kurzschaftprothesen

Eine sichere Primärfixation der Prothese mit ungestörter knöcherner Einheilung ist die Grundvoraussetzung für die Möglichkeit einer Langzeitverankerung. Ist Erstere gewährleistet, so tritt der Knochen-Implantat-Verbund über die Einheilphase hinaus in die Langzeitphase des adaptiven Knochenumbaus ein. Bei nun intaktem Interface mit zunächst festem Implantat-Knochen-Verbund ergeben sich wegen der unterschiedlichen E-Module von Implantat und Knochen Relativbewegungen an der Grenzzone und Stress-shielding-Erscheinungen

(„strain shielding“). Durch den veränderten Kraftfluss kommt es zu oft regional begrenzten Knochenatrophien, aber auch zu unvorhersehbaren Hypertrophien, die dem Phänomen der Lastabschirmung, etwa bedingt durch die Prothesengeometrie und Oberflächengestaltung, oft nicht zuordenbar sind (Pepke et al. 2013).

Die Lastübertragung in das steifere Implantatmaterial führt zur Minderbelastung des Knochens mit der Folge der Atrophie. Die Dehnungsreduktion im ausgesteiften Knochen führt zur Verminderung von Dehnungsreizen („strain shielding“) (Mommsen 2002). Der Reiz auf das dehnungsempfindliche mechanosensorische System geht verloren. Im Langzeitverlauf resultiert die aseptische Lockerung des Implantats. Der Konflikt zwischen einem primär stabilen und damit von ungünstigen Scherbewegungen abgeschirmten Knochen-Implantat-Interface in der Einheilphase und einem für den Knochenerhalt auf Dauer wiederum erforderlichen mechanischen Reiz mündeten zwangsläufig in der Entwicklung eines osteologisch geforderten Schaftdesigns.

1.3.6 Osteologische Kompetenz in der Kurzschaftendoprothetik

Als Klassiker erfüllt die Mayo-Prothese die ersten 3 osteologischen Grundforderungen von Primärstabilität und Langzeitstandfestigkeit eines Kurzschafts. Die Berücksichtigung der proximalen, kurzstreckigen Krafteinleitung, die Minderung der Implantatsteifigkeit über eine kraftdämpfende Beschichtung von Teilflächen und die in der zweiten Generation intendierte zusätzliche Vielpunktabstützung des proximalen Implantatabschnitts kamen den theoretischen Forderungen zur Herstellung eines primär ausreichend stabilen, aber gleichzeitig längerfristig knochenadaptiven technischen Fremdkörpers mit Langzeitstabilität in Form der von Morrey entwickelten Mayo-Prothese entgegen.

Der Mayo-Schaft als heute kaum noch im Einsatz befindlicher „Klassiker“ beschränkte in der ersten Generation seine Implantatgeometrie und den Kraftfluss im metadiaphysären Knochen auf eine möglichst spongiöse „Aufhängung“ durch 3 Fiber-mesh-Flächen, in welche der Knochen einwachsen konnte.

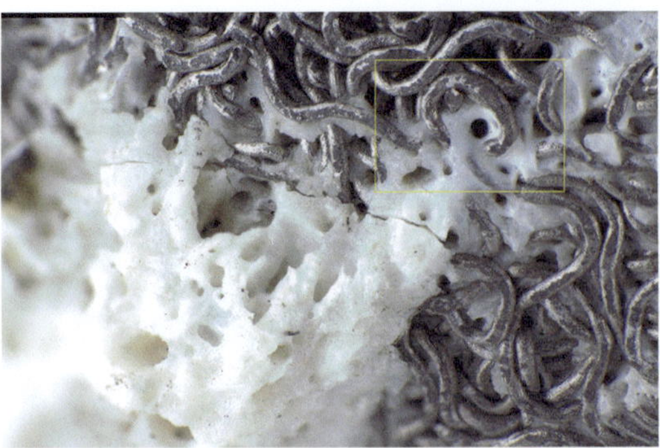

Abb. 1.15 Interkonnektierendes Porensystem von aufgeschweißten Reintitandrähten mit 300 µm Durchmesser und unterschiedlicher Porosität

Die Primärstabilität des Schafts wurde durch eine doppelt konische Schaftgeometrie mit Vielpunktverankerung erzeugt. Der polierte und nicht osseointegrative distale Schaftanteil trug kaum auf und hatte die Funktion eines Führungselements. Die mittels „diffusion bonding“ aufgebrachte Fiber-mesh-Beschichtung ragte insbesondere in der Region des Kalkars wenig über den in der ersten Mayo-Generation nicht osseointegrativen Prothesengrundkörper und fand bei der vorgeschriebenen Präparation des Implantatbetts durch Impaktion infolge seines geringen Übermaßes unmittelbaren Kontakt zur metaphysären Spongiosa. Es handelte sich bei dieser Beschichtung um ein energieabsorbierendes Interface (Abb. 1.15).

Unregelmäßig lange Reintitandrähte (Ø 300 µm) wurden durch hohen Druck und eine Temperatur nahe dem Schmelzpunkt zu einem vorgeformten Titannetz miteinander verbunden. Ein interkonnektierendes Porensystem mit einer Porosität von 30–50 % und einer reproduzierbaren Porengröße von durchschnittlich 300 µm wurde angestrebt. Verfahrenstechnisch waren aber diese Vorgaben nicht durchgehend erfüllbar (Abb. 1.16).

Tierexperimentelle Ergebnisse bei nur kurzer Verweildauer des Implantats hatten Hinweise darauf gegeben, dass bei einem kleinporigen Beschichtungsareal von etwa 100–300 µm aufgrund der eher hypoxischen Zellversorgung am Interface mit einer Osteogenese über eine enchondrale Vorstufe zu rechnen war. Ab einer Porengröße von 300 µm ließ die begleitende und ungestörte

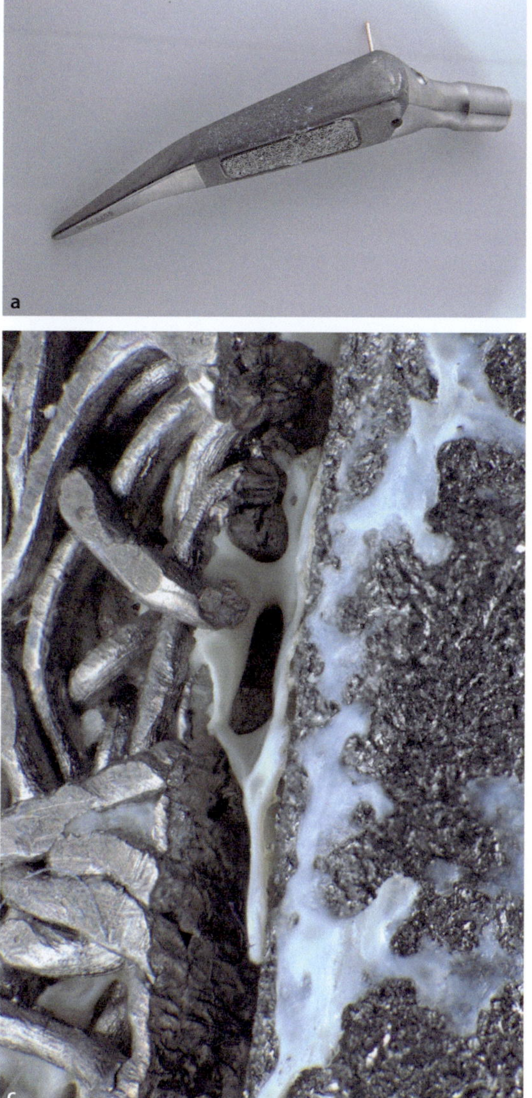

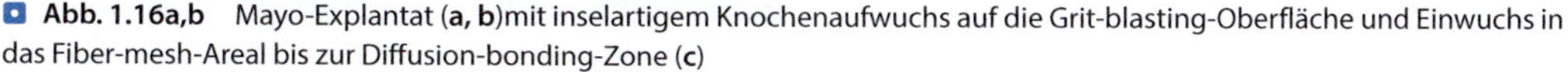

Abb. 1.16a,b Mayo-Explantat (**a, b**)mit inselartigem Knochenaufwuchs auf die Grit-blasting-Oberfläche und Einwuchs in das Fiber-mesh-Areal bis zur Diffusion-bonding-Zone (**c**)

Einsprossung von Kapillaren eine direkte Osteogenese ohne chondrale Vorstufe zu (Galante et al. 1971). Die von Morrey verwendete Beschichtung ist auf intakten Hüftpfannen bis zu einer Standzeit von 27 Jahren stabil (Koch et al. 2015a). In der zweiten Generation der Mayo-Prothese wurde der proximale Schaftanteil durch ein abrasives „grit blasting" (Ra 3–5 µm) und später mit einer Hydroxylapatitbeschichtung für eine zusätzliche Osseointegration modifiziert, nachdem histopathologische Einzelbefunde einen flächigen Knocheneinwuchs von nur 17 % der Mesh-Titanoberfläche ergeben hatten (Meldrum et al. 2003).

Drei osteologische Hauptforderungen zur Verbesserung der Langzeitstandfestigkeit von Hüftkurzschaftprothesen wurden durch das Mayo-Implantat erstmals angestrebt und waren wegweisend für weitere Designmodifikationen der Folgegeneration von Kurzschäften:

- Die möglichst proximale Krafteinleitung mit einer wenig versteifenden metaphysären Primärfixation führte zu einer Verlagerung eines größeren Kraftflussanteils auf den proximalen Knochen. Die Dehnungsverteilung näherte sich den physiologischen Verhältnissen eines nicht ausgesteiften Knochens und veranlasste das mechanosensorische System zum adäquaten adaptiven Knochenumbau.
- Die Reduktion des Einflusses der Implantatsteifigkeit auf den umgebenden metaphysären Knochen wurde durch die Mehrpunkte-(Vielpunkte-)Abstützung und die 3-flächig aufgetragene, lastdämpfende Fiber-mesh-Beschichtung anstelle eines vollständigen Implantat-Knochen-Verbunds erzeugt. Der Festigkeitsunterschied von technischem Implantat und biologischem Knochengewebe wurde über diese Art der Anbindung mehr ausgeglichen („vergleichmäßigt"), da die anisotrope Mesh-Beschichtung die unterschiedlichen Elastizitätsmodule von Knochen und Implantatkern durch den aufliegenden schwammartigen Knochen-Metall-Netzverbund dämpfte. Dem osteologischen Ziel einer Annäherung an die präoperativ implantatfreie Spannungsverteilung im Knochen kam man so durch Verringerung des anteiligen Kraftflusses durch die Prothese entgegen. Die elastische Beschichtung mit interkonnektierenden Poren gewährleistete eine mechanische Stimulation für einen ständigen knochenadaptiven Umbau bis an die Diffusion-bonding-Zone heran.
- Die Vermeidung einer kompaktaorientierten Fixation war durch Verlagerung der Schaftverankerung in das metaphysäre, lastverteilende Trabekelwerk der Spongiosa zu bewerkstelligen.

Die höhere Umbauaktivität der Spongiosa führte zur schnelleren knöchernen Adaptation an den veränderten Kraftfluss. Eine gut mineralisierte Spongiosa war bei der „Vergleichmäßigung" von Spannungen zur Vermeidung von lokal überlastenden Spannungsspitzen dem kompaktären Knochen des

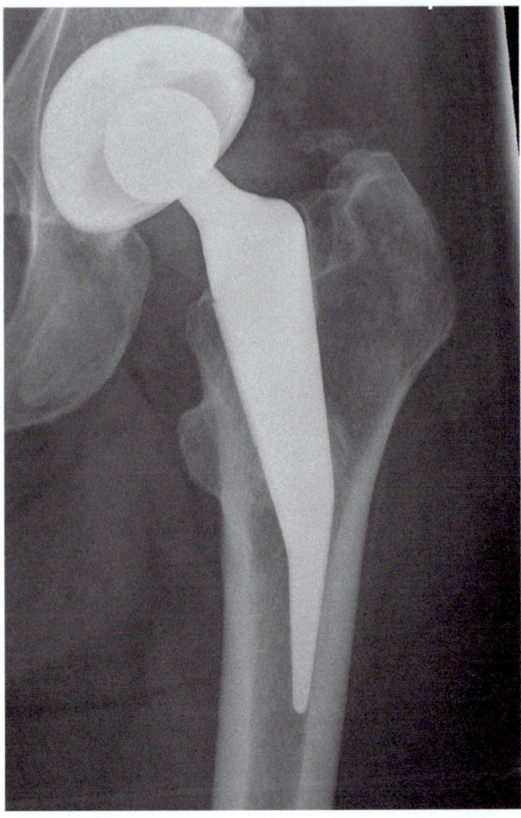

Abb. 1.17 Mayo-Prothese 14 Jahre nach Implantation mit leichter Kalkaratrophie und Knochenverdichtung im mittleren Schaftbereich („spot welds")

Schenkelhalses überlegen. Nach 6–12 Jahren zeigte der Mayo-Schaft neben einer mäßigen Atrophie des Kalkars eine Zunahme der Knochendichte im mittleren Schaftbereich mit der Ausbildung von „spot welds" als trabekulär zum Schaft hin ausgerichtete Neubildung von Osteonen (Abb. 1.17). Die osteologische Forderung einer auf Dauer proximalen Kraftübertragung war hier nur bedingt erfüllt worden (Chen et al. 2009).

1.3.7 Konstruktionsmerkmale der Nachfolgegeneration und ihre osteologische Kompetenz

In der Folge wurden nun zahlreiche Kurzschaftprothesen entwickelt, die sich in der Implantatgeometrie, der Steifigkeit ihres Querschnitts, dem flächigen Ausmaß und der osteotropen Wirkung ihrer Beschichtung und Rauigkeit sowie ihrer Fähigkeit zur Wiederherstellung der anatomischen Hüftgeometrie und ihrer Modularität unterscheiden. FEM-Untersuchungen (Finite-Elemente-Methode), Steifigkeitsmessungen, CT-Serien zur Erarbeitung des idealen Prothesenkörpers und Messungen der Primärstabilität mündeten in die Entwicklung von derzeit über 40 gängigen Prothesentypen mit teils völlig unterschiedlichen Implantatgeometrien und Anbindungsmustern.

Einige Kurzschäfte sind in ihrer Konzeption nahe den Standardschäften angesiedelt. Hinzu kommen 4 epiphysäre Schaftprothesen, die als Ultrakurzschäfte oder „schenkelhalserhaltende" Hüftprothesen bezeichnet werden und den osteologischen Idealforderungen der Proximalisierung der Krafteinleitung immer näher kommen. Zahlreiche kurz- und mittelfristige Ergebnisse einschließlich periprothetischer Knochendichtemessungen und Migrationsanalysen liegen vor.

In bewusster Beschränkung auf die osteologisch erkennbaren Phänomene der Kurzschaftprothesen und in Ermangelung einer eindeutigen Definition des Kurzschafts wird im Folgenden ein spezielles Augenmerk nur auf auffällige knöcherne Anbindungsmuster gerichtet, die den gängigen Vorstellungen auf den ersten Blick nicht entsprechen und daher hier gesondert dargestellt werden sollen.

Schenkelhalserhaltende Kurzschaftprothese CUT A

Der massive, querovaläre und sich nach distal verjüngende Schaftkern der CUT-A-Kurzschaftprothese (Fa. Eska) aus einer Kobaltbasislegierung (◻ Abb. 1.18) hat ein im Vergleich zu

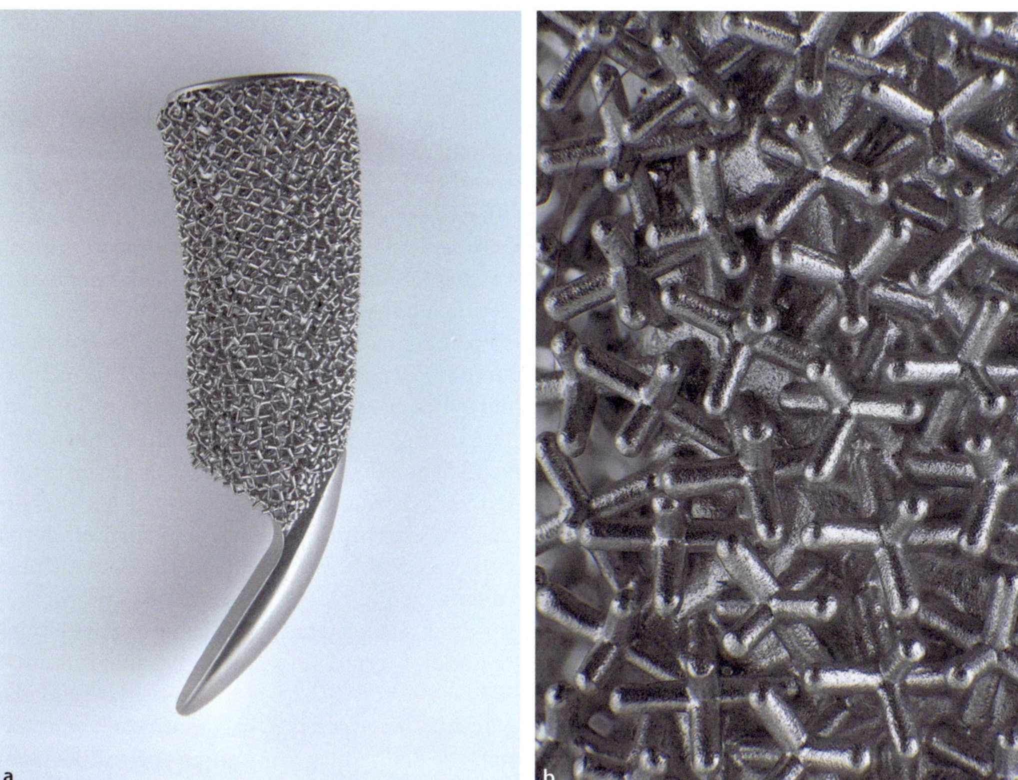

◻ **Abb. 1.18a,b** CUT-A-Kurzschaft (Fa. Eska) aus einer Kobaltbasislegierung mit hoher Steifigkeit und einer ausgleichenden Tripodenbeschichtung (**b**)

Titanlegierungen doppelt so hohes E-Modul von 220.000 N/mm². Findet die Schaftverankerung bei der CUT-A-Prothese, großvolumig intendiert, im endostal-kompakten Knochen mit seinem E-Modul von 10.000–20.000 N/mm² statt, so wäre beim Aufeinandertreffen von ausgesteiftem Prothesengrundkörper und dem flexiblen Knochen nach einer primär stabilen Einwuchsphase ein erhebliches „strain shielding" zu erwarten. Durch das Auftragen einer interkonnektierenden und vom Knochen dreidimensional erschließbaren Struktur der Spongiosa-Metal-II-Beschichtung gelingt nun jedoch die Dämpfung und Vergleichmäßigung von Kräften am Interface. Die gegossene Oberfläche des Spongiosa-Metal II weist ein effektives E-Modul von etwa 400 N/mm² auf und nähert sich damit den Werten des spongiösen Knochens.

Die hier verwendete Tripodenbeschichtung mit Maßtreue und exakter Reproduzierbarkeit ihrer Maschenweite und Porosität löste als Spongiosa-Metal II nach Grundei 1990 die zuvor bei Hüftschäften verwendete Spongiosa-Metal-I-Oberflächenstruktur ab. Die Tripoden als variable, solitäre Bausteine ermöglichten durch Variation der räumlichen Orientierung, Bauhöhe und Dichte eine differenzierte, graduierte Oberflächengestaltung dieses Kurzschafts (Mittelmeier et al. 1997).

Die recht aggressive Beschichtung führte zwangsläufig bei gleicher Größe der Endraspel und des Originalschafts zu einem erhöhten Reparationsvolumen im Implantatlager. Wächst der Knochen bei ausreichender Vaskularisation durch die interkonnektierenden Raumstrukturen bis zum Prothesengrundkörper des CUT-Schafts ein, so war bei einer Aufbauhöhe der Tripoden von 1,0–3,0 mm mit einer annähernd isoelastischen Zwischenschicht des Knochen-Tripoden-Verbunds zu rechnen, welcher den enormen E-Modul-Sprung von Festkörper und Knochen ausgleichen konnte. Er gab somit die Dehnungsreize für den dauerhaft knochenadaptiven An- und Umbau frei (Abb. 1.19). Der in die Tripodenschicht tief eingewachsene Knochen erzeugt eine kraftdämpfende und ausgleichende Zone von Knochen und steifem Implantat.

Während die CUT-Prothese von den meisten Anwendern wegen der Problematik der Wiederherstellung der anatomischen Hüftgeometrie (Beinlänge, Offset, Impingement) verlassen wurde, kommt das hochwertige osteologische Potenzial dieser speziellen Beschichtung zurzeit in der Primär- und Revisionsprothetik der Cranialsockelpfanne (Fa. Orthodynamics) zum Einsatz.

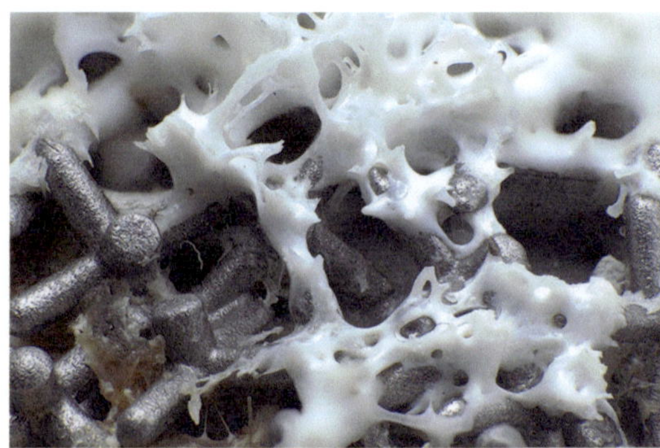

Abb. 1.19 Mit Knochen umwachsene Tripodenschicht zur Kraftdämpfung des steifen Implantats am Interface

Fitmore-Prothese

Stanford (1999) wies darauf hin, dass eine Verankerung eines kurzen Implantats im trabekulären Knochen für die Osseointegration günstiger war als ein rein kompaktäres „press-fit". Die Primärverankerung des Fitmore-Schafts tendierte in die intertrochantäre metaphysäre Region mit einem dort deutlich höheren Spongiosaanteil und löste sich so von dem kompaktaorientierten Design vieler Geradschaftprothesen. Er war der Klassifikation der Kurzschaftprothesen nur bedingt zuzuordnen. Der lasttragende und auch lastverteilende („lastvergleichmäßigende") Effekt der in der proximalen Verankerungszone vorliegenden Architektur der Trabekel wurde jedoch kompromittiert durch den proximal hohen trapezoidalen Querschnitt und die Triple-taper-Geometrie, welche vorwiegend zur mediolateralen Verklemmung des Fitmore-Schafts führte. Die Geometrie des aus Protasul 64 WF bestehenden Schafts ist im Vergleich zu anderen Kurzschäften so gestaltet, dass eine recht kompaktanahe mediale Anlagerung durch den mediolateral nur schwach konischen Zulauf des Schafts bestand (Abb. 1.20).

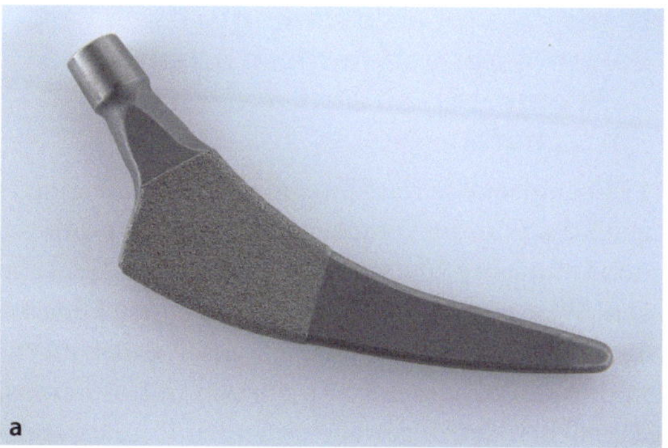

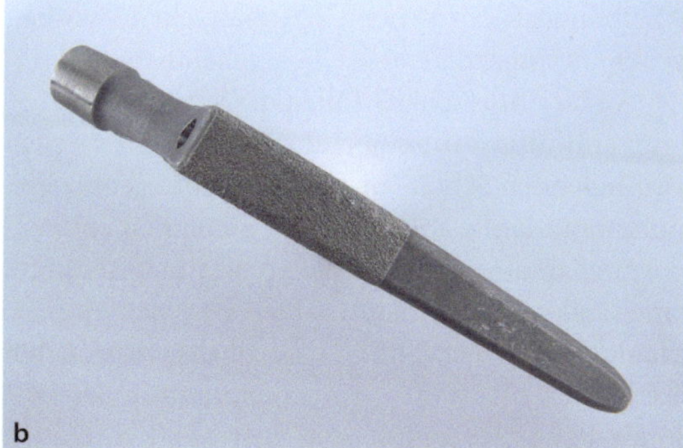

Abb. 1.20a,b Schaftgeometrie und Oberflächengestaltung des Fitmore-Implantats

Er gewährleistet mit 3 kalkarorientierten Monoblock-Designs mit 4 Offsets in idealer Weise die beabsichtigte Wiederherstellung der Hüftgeometrie in der Frontalebene mit kalkarorientierter kompaktärer Anbindung. Die anwendbaren Klemmkräfte sind hoch, die Primärstabilität ist dementsprechend sicher. Die grobe Porolock-Ti-Plasmabeschichtung (Ti-VPS) zeigt eine weit über der von der FDA (Food and Drug Administration) geforderten Schichthaftung von 22 MPa. Mit nur leichtem Übermaß bricht sie 40 mm unterhalb der Schulter (Typ B6) abrupt ab (Abb. 1.21).

Der aufgeraute Restschaft ist so klein dimensioniert und gebogen, dass er einen lateralen Konflikt mit der Diaphyse und eine Sagittalverkippung des Schafts in dorsoventraler Richtung, etwa durch diaphysäre Zwangsführung, verhindern soll. Der wesentliche Unterschied soll im Vergleich zu anderen Kurzschäften in der geringeren „anteroposterioren Invasivität" liegen, sodass durch eine schlankere Gestaltung die maximale mediolaterale Größe eingesetzt werden kann. Die Primärstabilität dieses Schafts ist hinsichtlich seiner Rotationsstabilität einem gängigen zementfreien Geradschaftmodell sowie dem Klassiker der Kurzschäfte (Mayo) vergleichbar (Bieger et al. 2012). In seinen Bending-Eigenschaften (Varus-valgus-Stress) hingegen ist er rigider (Pepke et al. 2013).

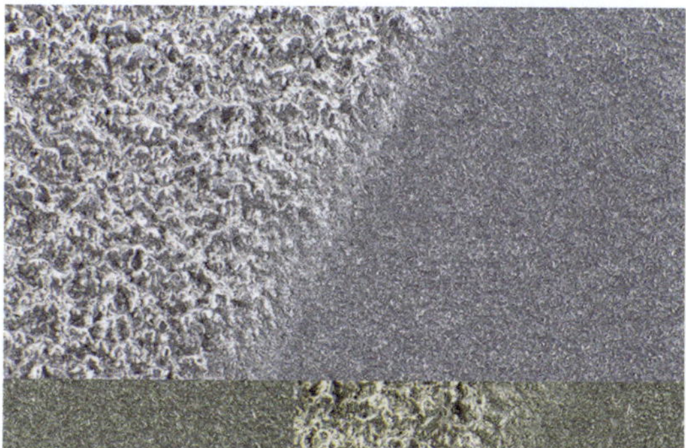

Abb. 1.21 Abrupter Übergang von der proximalen extra groben Porolock-Ti-Plasmabeschichtung (100–200 µm, 25–30 % Porosität) zur Grit-blasting-Oberfläche des distalen Fitmore-Schaft-Anteils (rechts im Bild)

Die Querschnittskonfiguration des Fitmore-Schafts gibt die Einbettung in die lastdämpfende und lastverteilende Umgebung der Spongiosa mit einer lateralen Schulterbreite von 13 mm (medial 10 mm für Schaft B6) auf. Er ist sehr primärstabil und zeigt dementsprechend das primär orthotope Einwachsverhalten eines kompaktaorientierten Schafts. Damit gehen ihm aber die nachgewiesenen osteologischen Vorteile der Spongiosabettung mit ihrer Fähigkeit zu einer schnelleren Anpassung an die veränderte Lastsituation verloren. Ob die auffällige, von mehreren Autoren beschriebene Hyperkortikalisation (Hypertrophie) im Bereich des distal aufgerauten Schaftanteils ihren Grund in der rascheren Osseointegration des sehr primärstabilen proximalen Schaftanteils mit dann unphysiologisch hoher Krafteinleitung in den noch nicht versteiften diaphysären Teil des Implantatbetts hat („secondary load transfer"), bleibt unklar (Gustke 2012, Thalmann et al. 2012). Klinisch ist dieses Phänomen belanglos. Ein direkter Einfluss des distalen Schaftabschnitts auf seine eigene

Anbindungszone erscheint in Anbetracht der vorliegenden Röntgendaten eher wahrscheinlich.

Andere Kurzschäfte füllen die Schenkelhalsregion vollfüllig auf, zeigen aber wegen ihrer meist verjüngenden Schaft- und Querschnittsgeometrie mit zwangsläufig abnehmender Steifigkeit entlang der Implantatachse zur Schaftspitze hin und durch einen anderen Flächenauftrag ihrer Beschichtung das Phänomen der distalen Hyperkortikalisierung nicht.

Keinesfalls ist diese Knochenreaktion des Fitmore-Schafts vergleichbar mit der Knochenhypertrophie von ab und zu distal verklemmend einwachsenden Geradschaftprothesen (Typ Zweymüller-Endler), die nachfolgend zu einer irreversiblen Knochenatrophie im proximalen Schaft führen können.

Die ersten mittelfristigen radiologischen Befunde der in zunehmender Zahl implantierten, klinisch robusten Prothese zeigen, dass das Wechselspiel von nicht vorhersagbaren knochenadaptiven An- und Umbauvorgängen nach mehreren Jahren in einen knochenadaptiven Gleichgewichtszustand tritt (◘ Abb. 1.22). Diese Befunde lassen eine Langzeitstandfestigkeit der Fitmore-Prothese erwarten (Thalmann et al. 2012).

Blade-Design als osteologische Variante der geometrisch orientierten Verklemmung eines (funktionellen) Kurzschafts

1980 entwickelte Karl Zweymüller einen blattartigen Schaft für die Verankerung einer Hüftprothese, den er im Jahre 2000 modifizierte. 1985 entwickelte Dan Weill ein ähnliches Modell mit einem klingenartigen Schaft, der nur lateral konisch zulief. Zweymüller stellte bei seiner Konstruktion klar heraus, dass neben der zu gewährleistenden Primärstabilität und Osseointegration die nicht erwünschte sog. Schlussrotation mit der Verwendung eines schlanken, schmalen und klingenartigen Schafts zu vermeiden war. „Beim Einschlagen konventioneller Prothesenschäfte kommt es durch die erforderliche Mindestdicke des Schafts zu dieser Schlussrotation, wenn infolge der Mehrfachkrümmung des proximalen Femurendes ein gerader oder auch leicht gebogener Gegenstand von der Wand des Oberschenkels abgelenkt wird. Der Schaft sucht sich den Weg des geringsten Widerstands, sofern nicht der Schenkelhals zum Großteil oder zur Gänze entfernt wird" (Zweymüller, Patentschrift, Veröffentlichungsnummer EP 0032165 B1).

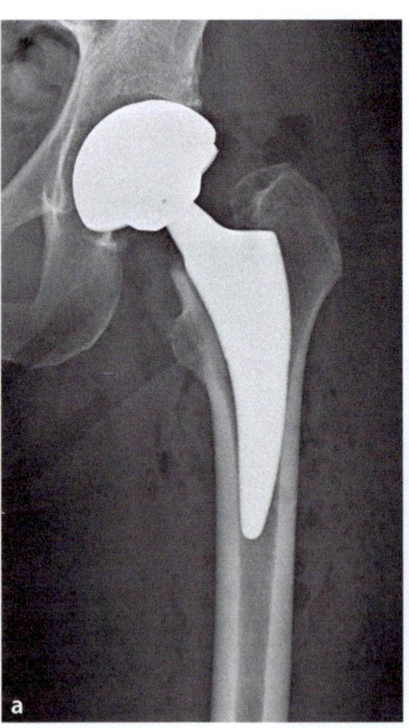

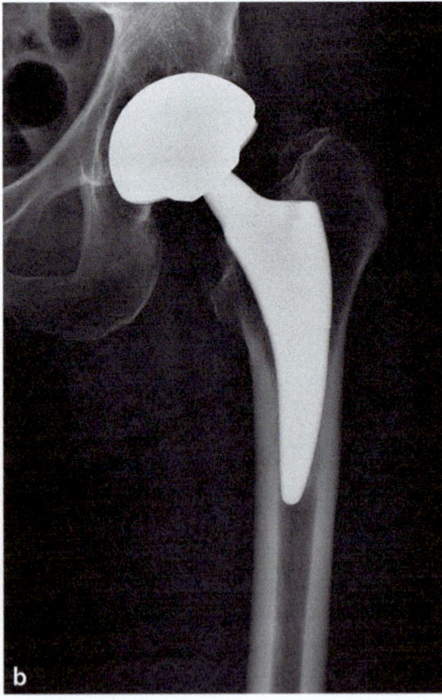

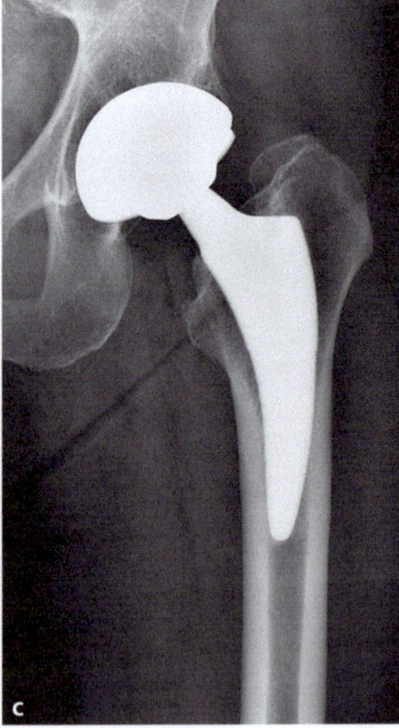

◘ **Abb. 1.22a–c** Distale diaphysäre Hypertrophie mit knochenadaptiver Stabilisierung des Fitmore-Schafts ohne Hinweis auf ein proximales„strain shielding". **a** Postoperativ, **b** nach 2 Jahren, **c** nach 5 Jahren. (Mit freundlicher Genehmigung von C. Thalmann, Kantonsspital Graubünden, Chur)

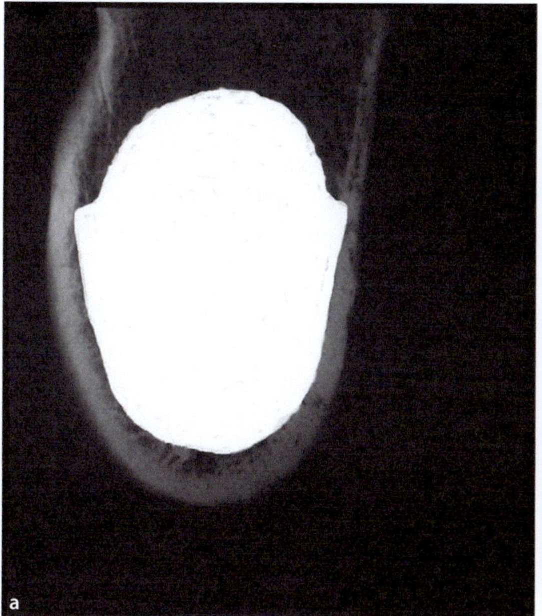

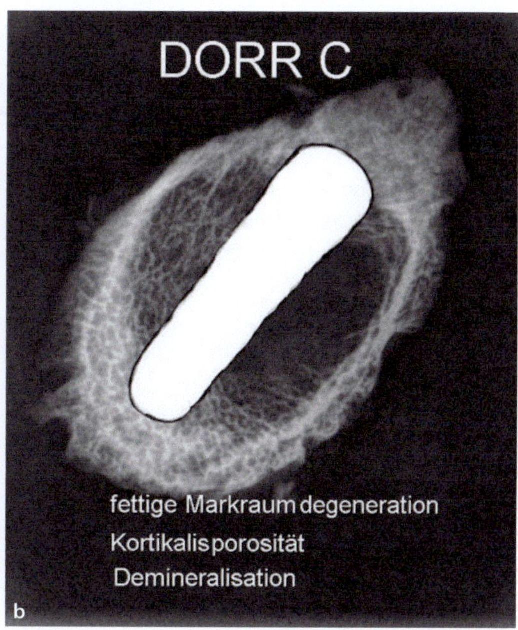

Abb. 1.23 **a** Schemazeichnung eines vollfülligen Schaftkontakts mit Beseitigung der Spongiosa am Beispiel des Typs Collo-MIS mit radiärer Verteilung der Klemmkraft in der Kompakta. **b** Schmalgradiger Verklemmungskontakt eines klingenartigen („blade") Schafts bei Osteoporose mit Erhalt der Spongiosa

Ein Jahr nach der Patentanmeldung kam 1981 nahezu zeitgleich erstmals mit dem Tri-Lock-Konzept der Fa. DePuy das Blade-Design als einer Messerklinge ähnelnder schmaler Schaft in der Hüftprothetik zum klinischen Einsatz. In der Fortentwicklung blieb dieser noch aus Chrom-Kobalt bestehende Schaft der Grundidee einer nahezu ausschließlich mediolateralen Verklemmung bei klingenblattähnlicher Verschmälerung des a.-p.-Durchmessers treu. Seit 2008 wird der Tri-Lock-Schaft in einer Designoptimierung als sog. Kurzschaft Tri-Lock BPS (Bone Presevation Stem, Fa. DePuy) implantiert. Spätere Entwicklungen ähnlicher Blade-Design-Schäfte folgten mit dem heutigen Accolade-II-Schaft (Fa. Stryker; Accolade = das Ritterschlagschwert des Templerordens) und dem TriFit-TS-Schaft (Fa. Corin).

Wie sehr sich die osteologischen Anforderungen des primär stabilen Anwachsens beim Blade-Design in der Kurzschaftprothetik gegenüber anderen Schaftformen unterscheiden, mag eine Gegenüberstellung einer an der Kompakta orientierten Fit-and-fill-Technologie (Collo-MIS, Fa. Lima) mit dem Tri-Lock BPS verdeutlichen. Der vollfülligen Aussteifung des proximalen Schenkelhalses mit einem ovalären und trapezförmig überlagerten Schaftquerschnitt vom Typ des Collo-MIS-Kurzschafts steht die schmale mediolaterale Verklemmung des Tri-Lock-BPS-Schafts gegenüber, der auch bei einem Femurtyp Dorr C eine Fixation zulässt (Abb. 1.23). Letztere stellt nun erhebliche Ansprüche an eine erfolgreiche Primär- und Sekundärstabilität (Burt et al. 1998).

Die mediolaterale Verklemmung mit einer Verlagerung der Krafteinwirkung auf 2 schmale Zonen der Kortikalis führt so lange zur Lastabschirmung der intraoperativ gut erhaltenen dorsalen und ventralen Spongiosa, bis diese durch knöchernen Einwuchs am Interface wieder mit in die Kraftübertragung eingebunden ist. In dieser Phase kann das schmale Blade-Design durch die hohen Klemmkräfte in der schmalgradigen Anbindungszone mediolateral überfordert werden, wenn es nicht durch geeignete Verstärkungen seiner proximalen Einwuchsfläche unterstützt wird. Es ist unklar, ob die anfänglich hohen Belastungsspitzen zur Knochennekrose der medialen und lateralen Anbauflächen mit anfänglich geringem Stabilitätsverlust führen. Nach Migrationsstudien von White et al. (2012) kam es bei einem

Blade-Design-Schaft in über 30 % zur Sinterung von 1,5 mm. Die irreversible und stabilisierende Migration eines Schafts in den Femurkanal unter dynamischer Belastung fällt in die erste postoperative Periode der Implantation und Setzung.

Der kritische Schwellenwert von Mikrobewegungen am Knochen-Implantat-Interface, der eine erfolgreiche Osseointegration eines Implantats noch zulässt, liegt bei 150 µm (Engh et al. 1987 und 1992, Jasty et al. 1997, McKellop et al. 1991, Pilliar et al. 1986). Hingegen war allgemein eine irreversible Schaftmigration in axialer Richtung von mehr als 1,5 mm innerhalb der ersten 2 postoperativen Jahre verbunden mit einer Revisionsrate bis zu 50 % (Karrholm et al. 1994).

Da für alle Schaftprothesen mit Blade-Design messtechnische Begründungen aus Daten der Schenkelhalsgeometrie vorlagen, war eine Optimierung des schmalen Schafts nur in seiner beschichteten proximalen Einwachszone zu erreichen. Die Tri-Lock-Modifikation (Tri-Lock-BPS, Fa. DePuy) zeigte 2 aus osteologischer Sicht wichtige Änderungen am Implantat. Zum einen wurde seit 2008 der Schaft gekürzt und die mechanischen Größen der Oberflächenrauigkeit, des Reibekoeffizienten und der Steifigkeit mit einem geringeren E-Modul zur Dämpfung der Lastspitzen durch Verwendung einer Titanlegierung verändert (◘ Abb. 1.24). Zum anderen bewirkte die Gription-Beschichtung die Oberflächenvergrößerung des Interfaces mit einer Porengröße von 300 µm und einer Porosität von 63 %. Eine solch osteotrope Oberfläche verstärkte die Osteokonduktivität und führte zu einer raschen Revaskularisation mit Knochenneubildung. Weiterhin entscheidend für das ungestörte Verklemmen des Schafts war ein Auftrag der Beschichtung mit Übermaß zum glatten Schaft (◘ Abb. 1.25). Mit der Methode der Übermaßbeschichtung wurde das Problem der kompromittierenden distalen Frühverklemmung jedoch weitgehend beseitigt.

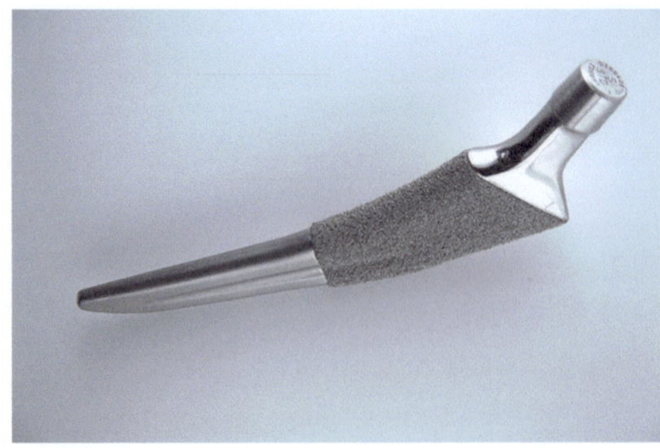

◘ **Abb. 1.24** Die Klinge des Tri-Lock-Schafts ist proximal im Übermaß beschichtet und distal glatt poliert

Schenkelhalserhaltender Ultrakurzschaft Silent

Der Ultrakurzschaft Silent (Fa. DePuy) versucht, als eine den Schenkelhals erhaltende Prothese alle osteologischen Anforderungen eines ultrakurzen Implantats zur Gewährleistung einer raschen Primärstabilität und einer Langzeitstandfestigkeit zu erfüllen. Von einer Federbalkenvariante über 3 verschiedene Design- und Beschichtungsvarianten gelangte man

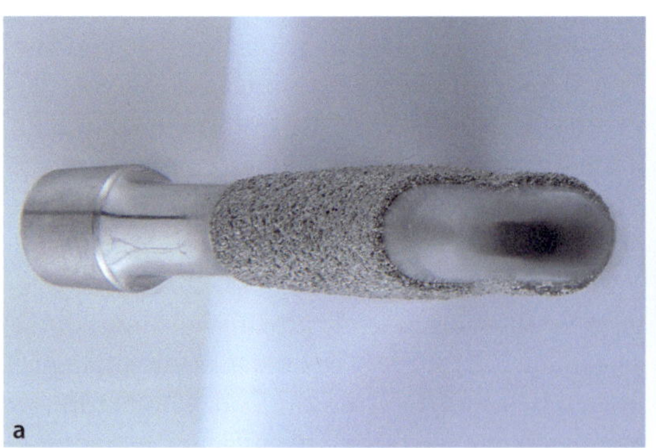

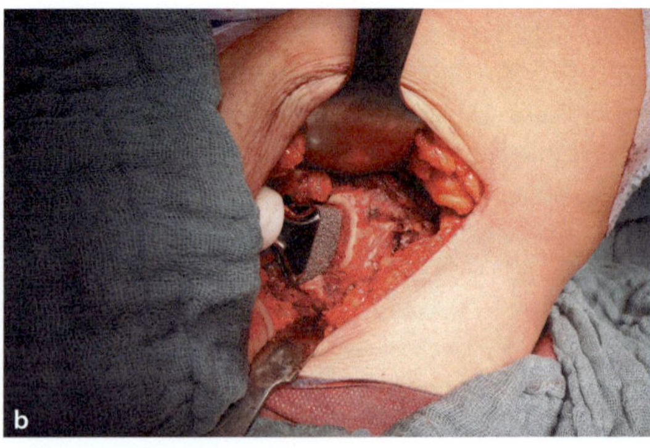

◘ **Abb. 1.25a,b** Die Beschichtung der schmalgradigen Klinge mit Übermaß (**a**) erhält die Spongiosa ventral und dorsal. Diese nimmt während der Phase der Schafteintreibung (**b**, noch nicht vollständig durchgeführt) an der Verklemmung nur wenig teil

zur vollflächigen Duofix-Beschichtung unter Aussparung der runden Prothesenspitze. Sieht man einmal von den Problemen des möglichen Schenkelhalsimpingements und der Medialisierung des Hüftkopfzentrums zur Gewährleistung eines anatomiegerechten Offsets bei streng subkapitalem Erhalt des Schenkelhalses ab, so führt die sehr proximale Schaftposition mit weitgehendem Erhalt des Schenkelhalses zur größtmöglichen proximalen Krafteinleitung.

Die Einbindung des Schafts in eine auf neue Lastverhältnisse rasch reagierende Spongiosa ist für diesen Schaft eine Grundbedingung für einen späteren („bioharmonischen") knochenadaptiven Umbau. Dieser ist nur bei einem Femurtyp A nach Dorr sicher durchführbar. Die höhere Elastizität des gut mineralisierten und kleinwabigen Trabekelwerks ermöglicht bei diesem Femurtyp eine höhere Energieabsorption, bevor es zur plastischen Deformation der umbauträgen Kompakta kommt. Nach den Ergebnissen von Morgan et al. (2005) und Westphal et al. (2006) ist ein gut mineralisierter Knochen zum Aufrechterhalten der Kontaktspannung (knöcherner Gegenhalt) kleiner Implantate unabdingbar. Der biomechanisch sehr sensible Ultrakurzschaft erfüllt unter Beachtung der von Bishop et al. (2010) dargestellten implantationsabhängigen hebelmechanischen Einflüsse, der strengen Beschränkung der Indikation auf Normalgewicht, normale Hüftanatomie, Femurtyp A nach Dorr und einer behutsamen Nachbehandlung mit anfänglicher Teilbelastung alle aus osteologischer Sicht notwenigen Voraussetzungen der Langzeitstandfestigkeit.

Drei Besonderheiten führen bei dem extrem kurzen Prothesenschaft zu einer sicheren Primärstabilität. Die orthograde, konische Fräsung mit implantatgleichen Fräsen lässt ein passgerechtes Einfügen des geraden Schafts zu. Reparationsvolumina entfallen weitgehend. Das Implantat mit einer drehsymmetrischen Konusgeometrie und einer Konussteigung von 6° wird durch seine Beschichtung im leichten Übermaß eingesetzt und verklemmt im Gegensatz zu allen anderen Kurzschaftprothesen vollflächig, noch bevor das proximale Schaftende intraoperativ die Ebene der Osteotomie erreicht und die Prothese sich der lateralen Kortikalis nähert (▣ Abb. 1.26). Damit wird die vollflächige Verklemmung als Voraussetzung für eine primärstabile Kontaktosteogenese

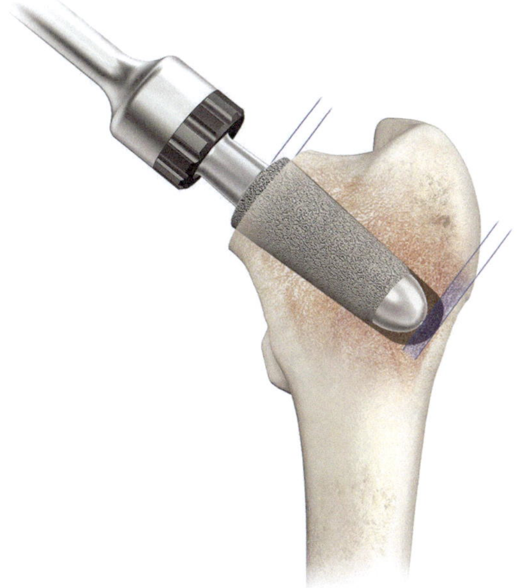

▣ **Abb. 1.26** Die durch eine orthograde, konische Fräsung gewährleistete vollflächige Implantatverklemmung ohne Kontakt zur lateralen Kortikalis begünstigt die primärstabile Kontaktosteogenese. (Mit freundlicher Genehmigung der Fa. DePuy)

bewerkstelligt. Jeglicher Kontakt der abgerundeten Prothesenspitze mit der lateralen Kompakta würde das konische Implantat an seiner vollständigen Verklemmung hindern und bereits kurzfristig zum Versagen führen.

Zur Verbesserung der Primärstabilität des Ultrakurzschafts wird die Oberfläche mit einer Porous-coating-Auflage rau gestaltet, die Implantatoberfläche somit vergrößert und durch eine weitere Beschichtung mit amorphem Hydroxylapatit (Duofix) die Osteokonduktivität verstärkt. Der Hauptversagensgrund dieser sehr anspruchsvollen und in den mittelfristigen klinischen und radiologischen Ergebnissen sehr zufriedenstellenden Prothese liegt in dem osteologischen Unverständnis der notwendigen spongiösen „Aufhängung". Tendiert der Hüftschaft zu einem Dorr-Typ B, dann ist zur Erlangung einer Primärstabilität die konische Auffräsung bis zur (trabekularisierten, spongioisierten) Kompakta dieses Femurtyps erforderlich. Nur die Kompakta hält dann in Ermangelung einer gut mineralisierten endokortikalen Spongiosa (Dorr-Typ A) den Klemmkräften des konischen Silent-Implantats noch

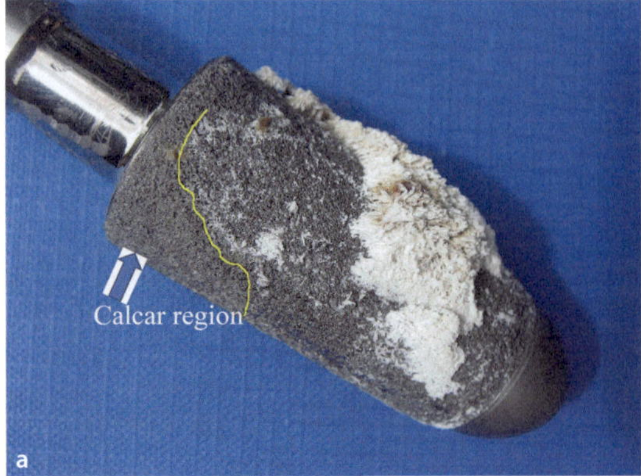

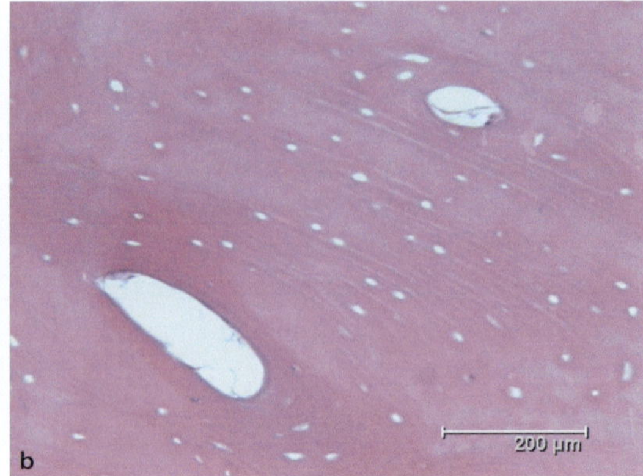

Abb. 1.27a,b Ausgebrochenes Silent-Implantat nach Osteonekrose des Kalkars. **a** Proximal keine Osseointegration in der Kalkarregion bei distal gutem Knochenaufwuchs. **b** Ein Ausschnitt aus Serienschnitten des gebrochenen Kalkars zeigt über 90 % leere Osteozytenhöhlen im Kalkarquerschnitt

stand. Die vaskuläre Versorgung im Kalkargebiet ist dann jedoch durch die ausgedehnte endokortikale Fräsung von innen her erheblich gefährdet.

Die periostale, externe Durchblutung (letzte Wiese), die bei jeder operativen Freilegung des Schenkelhalses zwangsläufig mitgeschädigt wird, trägt kaum zur Vaskularisation des Restkalkars bei. Während die Prothese dann im distalen Bereich rasch einwächst, erleidet der Kalkar eine Osteonekrose. Er nimmt an der für die Stabilität der Ultrakurzschaftprothese essenziellen Osseointegration nicht mehr teil. Das biologisch aktive spongiöse intertrochantäre Knochenlager hingegen wächst an. Ohne die Unterstützung des Kalkars hält das Knochenlager den hebelmechanischen Kräften nur auf kurze Zeit stand und es kommt zum Ausbruch (Abb. 1.27).

Das Implantat zeigt an seiner Kontaktfläche zum Kalkar keinerlei Knochenanbau. Der Kalkar zeigt histopathologisch alle Zeichen der Osteonekrose und damit die Unfähigkeit zu einer osseointegrativen Reaktion am Interface. Die konsequent proximale Krafteinleitung, die orthograde, konische Gestaltung des Implantatbettes mit geringem Reparationsvolumen und sofortiger konischer Verklemmung zur Förderung der Kontaktosteogenese und die Oberflächenvergrößerung durch eine bioaktive Doppelbeschichtung führen in der überwiegenden Mehrzahl der Fälle nach Einstellen eines Gleichgewichts der knochenadaptiven Umbauvorgänge nach 4–6 Jahren

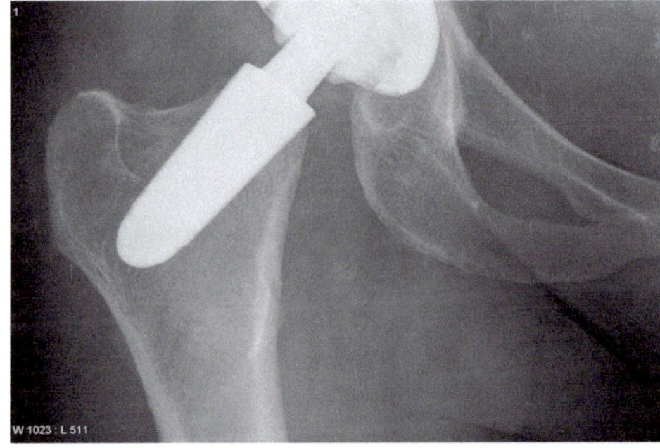

Abb. 1.28 Silent-Ultrakurzschaft 6 Jahre postoperativ mit einem knochenadaptiv „bioharmonischen" periprothetischen Implantatlager

zu einer radiologisch gleichförmigen Knochenarchitektur am Schenkelhals (Abb. 1.28).

Für die im biologischen Gleichgewicht befindliche Knochendichteverteilung wurde der Begriff des bioharmonischen Einwachsens geprägt. Bei strenger Indikationsstellung und Beschränkung der Anwendung auf wenige Anwenderkliniken mit osteologischer Erfahrung war die hochwertige Prothese nur in ausgesuchten Fällen mit hoher Sicherheit zu implantieren. Den Ansprüchen der robusten und frequenten Versorgung in der allgemeinen Hüftendoprothetik konnte sie zahlenmäßig nicht genügen und wurde vom Hersteller 2015 vom Markt genommen.

Prinzip der segmentalen Dehnungsverteilung am Interface: Spiron-Prothese

Das konisch selbstschneidende Schraubenimplantat Spiron (Titan-Vanadium-Legierung) erzeugt eine hohe Primärstabilität durch Klemmkräfte in einem Schrauben-Knochen-Verbund. Ein Überschreiten der Vorspannung sollte vermieden werden. Die Art der Implantatlagervorbereitung mit orthograder konischer Fräsung mit Untermaß reduziert die Intrusion von Trabekeltrümmern in die Zone der spongiösen Implantataufnahme während des Eindrehens. Sie reduziert somit nachteilige Vaskularisationsstörungen am Interface sowie das Reparationsvolumen. Der vorgeschriebene Eindrehmechanismus mit 10° Rückdrehung nach jeweils 1½ Vorwärtsdrehungen soll der spongiösen Spanbrechung dienen. Die in das Schraubenlager eingearbeitete Wendelnut öffnet einen druckentlastenden Raum zur Aufnahme der anfallenden Spongiosa. Die abradierten Trabekeltrümmer stehen dann nach dem Prinzip der autologen Spongiosaplastik als avitales Material über ihre Matrixinduktion für den Implantatlageraufbau wieder zur Verfügung. Eine zusätzliche Steigerung der Primärstabilität durch das anfallende Füllmaterial ist bei einer kraft- und formschlüssigen Gewindeverklemmung mit allfälligem Primärkontakt der Gewindegänge zum Knochen eher zweitrangig.

Die Oberflächenrauigkeit der korundgestrahlten Oberfläche beträgt 10–30 µm. Die darüberliegende kristalline Beschichtung mit Bonit, einer elektrochemisch aufgetragenen 20 µm dicken Kalziumphosphatbeschichtung der zweiten Generation, kleidet die Oberfläche aus, ohne deren Rauigkeit zu vermindern oder auszugleichen. Die Implantatgeometrie einer Schraube mit konischen Grundkörper führt zusammen mit der hier durchgeführten Oberflächenbearbeitung und der bioaktiven Beschichtung im Vergleich zu einem konischen Vollimplantat gleicher Größe zu einer 2,65-fachen Vergrößerung der potenziellen Knocheneinwuchsfläche. Ob der an der Unterseite des Kragens angebrachte Zahnkranz bei einer derart stabilen Verklemmung die Rotationsstabilität fördert oder gar einer Nachvarisierung entgegenwirkt, bleibt unklar.

Osteologisches Ziel des konischen Schraubendesigns ist die durch die Gewindeflanken

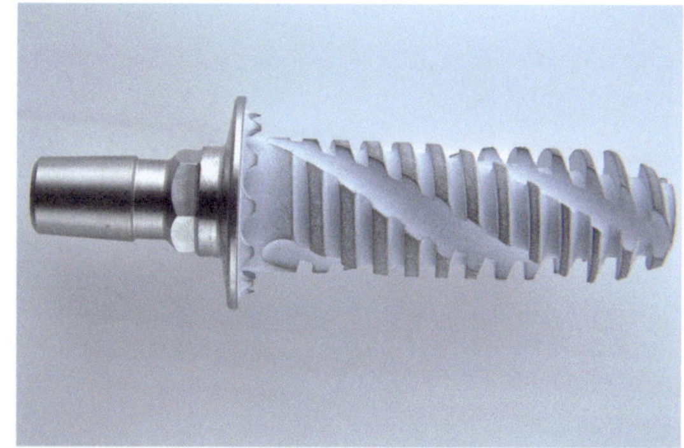

Abb. 1.29 Das Spiron-Schraubenimplantat segmentiert durch seine Gewindeflanken die Weglänge am Interface und reduziert so die nachteiligen Scher- und Schubspannungen

hervorgerufene Segmentierung der nachteiligen Scher- und Schubspannungen am Interface. Sie führt zu einer mehr physiologischen Dehnungsverteilung des Gesamtimplantats durch Verkürzung der freien Weglänge und damit zur Reduzierung von überstarken, schädlichen Mikrobewegungen am Interface. Durch die Tiefe der Gewindeflanken, deren funktionelle Oberfläche sich für die Krafteinleitung bei der Spiron-Prothese konstruktionsbedingt nach distal stetig vergrößert, wird die axiale Kraft auf die zahlreichen longitudinalen Gewindeflächen der Schraube verteilt (Abb. 1.29). Die so erreichte Dehnungsreduktion am Gesamtimplantatlager auf Segmente mit nur kurzer, freier Weglänge darf jedoch den Dehnungsreiz nicht unter den für die knochenadaptiven Um- und Anbauvorgänge notwendigen Grenzwert der mechanischen Stimulation absinken lassen. Konstruktiv kommt die Spiron-Prothese diesem Umstand entgegen, indem der Schraubenkern sich konisch verjüngt. Im Gegensatz zu einem konischen starren Vollimplantat strebt die Spiron-Schraube nach distal eine E-Modul-Angleichung zum Knochen an und lässt damit die geforderte knochenstimulierende Dehnungsverteilung zur Osseointegration auch im Bereich der segmentierten Flächen zu.

Nach Einwuchs der Prothese wird der Kraftfluss allmählich wieder auf den Knochen des Schenkelhalses übertragen. Die radiologischen Daten zeigen dann sehr früh, dass das Schraubenimplantat eine verstärkte Knochenbildung am Kalkar und

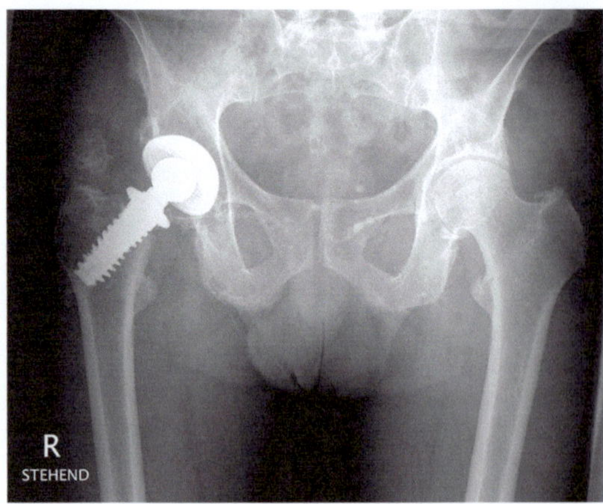

Abb. 1.30 Fester Sitz einer Spiron-Prothese 12 Jahre postoperativ mit knöchernem Einwuchs im Schraubengewinde und einer zirkulären Resorption unter dem Tellerkranz, einer Knochenverdichtung an der Prothesenspitze mit außenseitiger periostaler Ossifikation nach florider Periostitis und einer ektopen Ossifikation über dem Trochanter major bei Beschwerdefreiheit. (Mit freundlicher Genehmigung von Dr. med. B. Birkenhauer, Katholisches Klinikum Koblenz, Montabaur)

an der Prothesenspitze hervorruft, ohne dass es zu Resorptionen an anderer Stelle kommt. Das Implantat verhindert das „strain shielding". Bei einer nicht zu hohen Steifigkeit des Schraubengrundkörpers ist davon auszugehen, dass die für die Funktion des mechanosensorischen Systems erforderlichen Stimuli dieses Ultrakurzimplantats zu einem sehr langzeitbeständigen und stabilen periprothetischen An- und Umbau führen (Abb. 1.30).

1.3.8 Schlussbemerkung

Die bewusste Beschränkung auf die hier dargestellte Auswahl von ungewöhnlichen osteologischen Phänomenen, unabhängig vom Aspekt der Wiederherstellung der anatomischen Hüftgeometrie, verdeutlicht, dass nicht alle Reaktionen des Organs Knochen aus osteologischer Sicht verständlich sind. Umso mehr ist bei einer innovativen Einstellung zum Gelenkersatz die langjährige Nachuntersuchung erforderlich. Einfache nativradiologische Aufnahmen sind bei Eintritt des Gleichgewichts der adaptiven Knochenumbauvorgänge ausreichend. Klinisch relevante Kalksalzminderungen, Hyperkortikalisation, Migration und Atrophie sowie unmittelbare Knochenauflösungen am Interface werden nativradiologisch meist sicher genug entdeckt.

In Anbetracht der sehr guten Langzeitergebnisse von Standardschäften auf eine innovative Kurzschaftprothetik zu verzichten würde bedeuten, den Kurzschäften den für die konventionellen Schäfte im Lauf der letzten 3 Jahrzehnte zugestandenen Erfahrungszuwachs zu nehmen. Der jüngere Patient hat einen Anspruch auf knochenschonende Verfahren mit allen Vorteilen der Gewebeschonung und des später leichteren Prothesenwechsels. Er sollte als mündiger Patient im Sinne der partizipativen Entscheidungsfindung in die Problematik der Kurzschaftprothetik einbezogen werden. Ältere Patienten, die nach statistischen Berechnungen eine Lockerung des konventionellen Schafts nicht mehr erleben werden, sind demzufolge mit einem konventionellen Hüftschaft in zementfreier oder zementierter Technik so lange sicher zu versorgen, bis für die Kurzschaftprothetik ähnlich gute Langzeitergebnisse nachgewiesen sind. Zu einer solch verantwortungsbewussten und komplementären Einstellung mag die hier dargelegte osteologische Sichtweise beitragen.

1.4 Kann man mit Kurzschaftprothesen besser planen und rekonstruieren?

Jürgen Babisch

Kurzschaftprothesen gehören zu den vielversprechendsten Innovationen der Gelenkendoprothetik, deren Entwicklung auf eine im Vergleich zu Standardprothesen noch knochenschonendere Implantation bei erhoffter gleichwertiger oder sogar besserer Haltbarkeit ausgerichtet ist. Im dennoch eintretenden Versagensfall durch Lockerung oder Infektion soll die Revision zum Standardschaft anstatt zum noch längeren Revisionsimplantat eine zusätzliche Behandlungsoption bieten. Da es bisher keine einheitliche Definition der Kurzschaftprothesen mit klarer Abgrenzung zum Standardschaft gibt, werden derzeit unter dem Begriff „Kurzschaft" unterschiedliche Prothesentypen subsummiert, die sich sowohl hinsichtlich der Verankerung im proximalen Femur als auch der Rekonstruktion der extramedullären Gelenkgeometrie und damit in der biomechanischen Umsetzung des Prothesenkonzepts unterscheiden. Im folgenden Beitrag werden die Möglichkeiten der Hüftgelenkrekonstruktion bei der Implantation von 38 Kurzschäften im Vergleich zu 4 bewährten Standardschäften dargestellt. Aus zweidimensionalen digitalen Operationsplanungen und den digitalen Auswertungen der Schaftgeometrie wird eine mögliche erweiterte Klassifikation der Kurzschaftprothesen mit Bezug zur Schenkelhalsresektionshöhe, zur Schaftlänge und zur Art der Femur-Offset-Rekonstruktion vorgesellt.

1.4.1 Konzeptionelle Besonderheiten der Kurzschaftprothesen

Im Bereich der Hüftendoprothetik sind Kurzschaftprothesen von zunehmendem Interesse. Nachdem mit den „Klassikern" dieses Prothesentyps, der Mayo-Prothese und dem CFP-Schaft, mittelfristig gute klinische Ergebnisse erreicht wurden, ist es besonders in den letzten 10 Jahren zu zahlreichen Neuentwicklungen, aber auch zu Modifikationen und Marktrücknahmen bei insgesamt steigenden Implantationszahlen dieses Prothesentyps gekommen. Als Vorzügen des Prothesenkonzeptes werden vor allem genannt:

- die metaphysäre Knochenverankerung mit partieller Schonung der proximalen Femurknochenstruktur
- die proximale Kraftübertragung und damit Vermeidung einer periprothetischen Knochenatrophie
- die Möglichkeit einer minimalinvasiven, weichteilschonende Implantationstechnik
- die optimale Rekonstruktion der Gelenkgeometrie

Das Konzept der Kurzschaftprothese soll eine Alternative zum Oberflächenersatz auf der einen und zur modernen Standardprothese auf der anderen Seite bieten, indem es die Vorteile dieser beiden Prothesentypen, das knochensparende Prothesendesign und die Anwendbarkeit bewährter, verschleißarmer Gleitpaarungen, auf sich vereint. Bisherige Erfahrungen unterstützen wie bei keinem anderen Prothesenmodell die Option einer vergleichsweise wenig invasiven, muskelschonenden Implantationstechnik. In der aktuellen Literatur wird über Erfolg versprechende Frühergebnisse und inzwischen auch längerfristige, revisionsfreie Überlebensraten berichtet, sodass die Implantation von Kurzschaftprothesen besonders für junge Patienten mit guter Knochenqualität und längerer Lebenserwartung favorisiert wird (Ettinger et al. 2011, Morrey et al. 2000, Nowak et al. 2011). Im Fall einer dennoch notwendigen Revision wegen Lockerung oder Infektion besteht bei Kurzschaftprothesen die Aussicht auf einen möglichen Wechsel zum Standardschaft anstatt zum längeren Revisionsschaft.

Den erhofften Vorteilen der Kurzschaftprothesen stehen dennoch auch Bedenken gegenüber, die sich aus der kurzen Verankerungsstrecke und den damit verbundenen besonders hohen Anforderungen an die intramedulläre (intraossäre) Fixation ergeben. Mit der optimalen intramedullären Ausrichtung soll langfristig eine weit proximale metaphysäre Verankerung und Krafteinleitung im Femur erreicht und die bei Standard- und Langschäften teilweise beobachtete Knochenatrophie verhindert werden. Voraussetzung ist eine bereits bei der Implantation hergestellte hohe Primärstabilität, eine sichere Knochenfixation und optimale Prothesengrößenauswahl. Implantationstechnisch sind Kurzschäfte „weniger fehlerverzeihend" (Bishop et al. 2010).

Die zum Standardschaft vergleichsweise kurzstreckige metaphysäre Verankerung bedarf hierfür einer individuell flexiblen Anpassung des Kurzprothesendesigns an die Geometrie der intertrochantären Region, besonders des Schenkelhalses und des Calcar femoris. Je nach Philosophie des Herstellers wird dies bei den Kurzschäften durch ein markraumfüllendes „form fit" (Proxima, MiniMAX, Revalation microMAX) oder eine mehrpunktuelle Verklemmung und Press-fit-Verankerung erreicht. Wird der Schenkelhals zumindest partiell erhalten, wird eine höhere Rotationsstabilität erwartet (Whiteside et al. 1995).

Zugleich sind Anforderungen an die extramedulläre (extraossäre) Ausrichtung der Kurzschaftprothese zu stellen. Unter dieser Forderung ist eine biomechanisch sinnvolle individuelle Rekonstruktion der Gelenkgeometrie zu verstehen, welche möglichst optimale Hebelverhältnisse der hüftübergreifenden Muskulatur herstellt und somit auf die Muskelfunktion, die gelenkresultierenden Kräfte, die Luxationssicherheit, das Gangbild und die Langzeitfunktion Einfluss nimmt (Lecerf et al. 2009, Pagnano et al. 1996)

Untersuchungen der proximalen Femuranatomie haben das Problem des metaphysär und diaphysär stark variierenden Markraumdurchmessers zwischen „Sektglasform", Standard- und „Ofenrohrform" aufgezeigt (Noble et al. 1988). Analoge Untersuchungen zur Femurgeometrie und Knochenqualität wurden von Dorr et al. (1993) fortgeführt und eine Klassifikation der Femuranatomie in Dorr-Typ A, B und C vorgeschlagen. Die variierende Femuranatomie mit unterschiedlichen Markraumdurchmessern korreliert oft nicht mit der Größe der extramedullären Parameter, so ist die Gelenkrekonstruktion mit nur einem Schafttyp schwierig und bei Standardprothesen nur durch eine Variabilität des Offsets für jede Schaftgröße zu erreichen (Jerosch und Funken 2004, Lecerf et al. 2009, Massin et al. 2000).

Bedingt durch die vorwiegend metaphysäre, kurzstreckige Verankerung sollten bei Kurzschäften individuell große Abweichungen zwischen dem proximalen und distalen Markraumdurchmesser eine untergeordnete Rolle spielen. Dennoch muss das Implantat besonders proximal die individuelle Markraumgeometrie respektieren und gleichzeitig eine Gelenkrekonstruktion ermöglichen. Je nach Prothesendesign wird dies unterschiedlich berücksichtigt, und eine Unterteilung in 4 Offset-Typen ist möglich (Babisch 2013). Bei einigen Kurzschäften kann die Gelenkgeometrie analog zu den bekannten Standardprothesen durch Standard- und Lateralschäfte oder modulare Hälse variiert werden. Bedingt durch die kurze Schaftlänge und die oft dem Calcar femoris angepasste Form bieten einige wenige Kurzschäfte die zusätzliche Option einer variablen Schaftausrichtung in der Frontalebene im Sinne einer Varus- oder Valgusposition, um Variationen des femoralen Offsets zu erzielen. Verkippungen des Kurzschafts werden aber auch in den axialen Hüftaufnahmen in der Sagittalebene beobachtet, besonders bei schenkelhalsteilresezierenden Schäften. Die Kippwinkel sind bezüglich ihrer Ausprägung schwer vorhersehbar, aber typisch für den Verklemmungsmechanismus schenkelhalsteilresezierender Prothesen.

1.4.2 Indikation und Kontraindikationen

Erwartungen und Ergebnisse von Kurzschaftprothesen müssen sich in der Zukunft an den Langzeitergebnissen von bewährten Standardprothesen messen. Die genannten Forderungen an die intraossäre Fixation und extraossäre Ausrichtung beeinflussen die knöcherne Integration und sind bei Prothesen mit partiellem Erhalt der Schenkelhalsregion besonders schwer umsetzbar, wenn steile, flache und stark torquierte Schenkelhälse oder andere anatomische Besonderheiten die korrekte Implantation erschweren und zu einer ungewünschten, nur schwer vorhersehbaren Verkippung in der horizontalen oder auch sagittalen Richtung führen. So empfehlen die verschiedenen Entwickler von Kurzschaftprothesen derzeit eine teilweise unterschiedliche, im Vergleich zum Standardschaft aber übereinstimmend eingeschränkte Indikation, welche anatomische Extreme ausschließt. Die Indikationsgrenzen sind bei fehlenden Langzeitergebnissen noch nicht exakt definiert, Hoffnungen für eine Ausweitung in Bezug auf Körpergewicht und Alter werden beschrieben und sind teilweise in die Indikationsempfehlung eingegangen.

- **Indikationen**
  - primäre und sekundäre Koxarthrosen (CCD-Winkel 120–145°, normale Schenkelhalsantetorsion)
  - Kopffrakturen, Arthrosen und Hüftkopfnekrosen ohne Destruktion des Schenkelhalses
  - Revision des Oberflächenersatzes

- **Kontraindikationen**
  - CCD-Winkeln <120° und >145°
  - erhöhte Antetorsion des Schenkelhalses
  - manifeste Osteoporose und andere Einschränkungen der Knochenqualität
  - Knochendefekte
  - Fehlformen des proximalen Femurs (posttraumatisch, andere Voroperationen)
  - BMI >35

1.4.3 Erweiterte Klassifikation der Kurzschaftprothesen

Unter dem Begriff „Kurzschaftprothesen“ werden bis heute verschiedene Prothesenschäfte subsummiert, ohne dass bisher eine per Definition klare Abgrenzung und Zugehörigkeit zu diesem Prothesenkonzept möglich ist. Inzwischen wurden verschiedene Möglichkeiten einer Klassifikation beschrieben.

Eine eigene Einteilung der Prothesenschäfte nach der Länge der Verankerungsstrecke in epiphysäre, metaphysäre, metadiaphysäre und diaphysäre Verankerung mit einer Unterklassifikation der Kurzschäfte in schenkelhalserhaltende, schenkelhalsteilresezierende und schenkelhalsresezierende Systeme wurde von uns bereits im Jahr 2011 vorgeschlagen (Babisch 2011). Die Einteilung und Philosophie von Kurzschäften nach der Höhe der Resektionslinie wurde später von Jerosch weiter präzisiert (Jerosch 2011). McTighe und Mitarbeiter (2012 und 2013) analysierten die auf dem Markt befindlichen Prothesensysteme und beschrieben eine Klassifikation nach der Schaft- und Verankerungsstreckenlänge. In dieser von der Joint Implant Surgery & Research Foundation (JISRF) empfohlenen Typisierung wird zwischen folgenden Prothesen unterschieden:

- Gruppe 1: kopfstabilisierte Prothesen (1a: Oberflächenersatz, 1b: Mid-head-Prothese)
- Gruppe 2: schenkelhalsstabilisierte Prothesen (2a: kurz kurvierte Schäfte, 2b: kurze anatomische, trochanterfüllende Schäfte, 2c: Schenkelhals-Plug-Prothesen)
- Gruppe 3: metaphysär stabilisierte Prothesen (3a: konusförmige Schäfte, 3b: anatomische Fit-and-fill-Prothesen)
- Gruppe 4: konventionelle metaphysär bis diaphysär stabilisierte Schäfte

Eine weitere Präzisierung der eigenen Klassifikation untergliedert 4 Klassen von Kurzschäften (Babisch 2013) mit einer je nach Art der Rekonstruktion des Femur-Offsets zusätzlichen Unterteilung in 4 verschiedene Offset-Typen:

- Klasse A: schenkelhalserhaltende Kurzschäfte (Schenkelhalsprothesen)
- Klasse B: metaphysär und metadiaphysär verankerte Kurzschäfte
  - Klasse B1: Kurzschäfte mit partiellem Schenkelhalserhalt (Resektion oberhalb der Schenkelhalsschulter/Fossa piriformis)
  - Klasse B2: schenkelhalsresezierende Kurzschäfte (Resektionshöhe an der Schenkelhalsschulter)
- Klasse C: kurze und gekürzte Standardschäfte (trochanterschonende Resektion an oder unter der Schenkelhalsschulter)

Die Definition der 4 Offset-Typen der Schaftlängen wird in ► Abschn. 1.4.4 („Bewertung und Diskussion der Planungsergebnisse“) dargestellt.

Mit dieser eigenen Unterteilung in A-, B1-, B2- und C-Kurzschäfte nahezu identisch ist die sich ebenso auf das Kriterium des Knochenerhalts stützende Unterteilung von Falez et al. (2015):

- Gruppe 1: schenkelhalserhaltende Schäfte
- Gruppe 2: partiell schenkelhalserhaltende Schäfte
- Gruppe 3: trochanterschonende Schäfte (schenkelhalsresezierend, Schonung der Fossa piriformis)
- Gruppe 4: trochanterteilresezierende Prothesen („trochanter harming“, Resektionslinie unterhalb der Fossa piriformis)

Weniger bekannt und komplexer erscheint die Typisierung der Schaftlänge von Feyen und Shimmin (2014). Zu den Kurzschäften werden nur Prothesen gezählt, deren endostale Schaftlänge die doppelte Distanz der Strecke von der Trochanter-major-Spitze zur Tochanter-minor-Basis überschreitet, womit ein individueller anatomischer Bezug zur femoralen Verankerungsstrecke hergestellt wird. Je nach Anatomie kann aber nach dieser Einteilung ein Schaft bei dem einen Patienten als Kurzschaft, bei einem anderen als Standardschaft gelten, was die Übersicht etwas erschwert.

Alle genannten Klassifikationen erlauben leider keine eindeutige Zuordnung einzelner Prothesensysteme zur Kategorie Kurzschaft, da die Grenze zum Standardschaft unscharf und bisher nicht beschrieben ist. Eine klarere **erweiterte Definition des Kurzschaftbegriffes** erscheint darum sinnvoll.

Ein Vergleich des Designs verschiedener Prothesenschäfte in ◘ Abb. 1.31 verdeutlicht, dass besonders die Unterscheidung zwischen einem

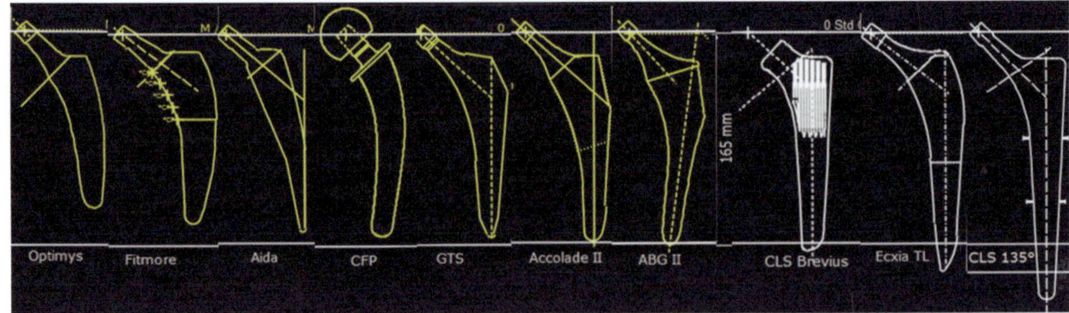

Abb. 1.31 Vergleich der Schaftlänge verschiedener Kurzschaftprothesen bis 165 mm und von Standardschäften über 165 mm Schaftlänge (Messung am jeweils längsten Schaft des Modells vom mittleren Kopf bis zur Schaftspitze)

schenkelhalsresezierenden Kurzschaft (Klasse B2), einem schenkelhalsreszierenden Standardschaft und einem etwas tiefer, unter dem Schenkelhalsring und der Fossa piriformis resezierender Schaft (Klasse C) nicht ohne Längendefinition möglich ist.

Kurze und gekürzte Standardschäfte wie ABG II Monoblock oder Accolade II sind tatsächlich nicht länger als der CFP-Schaft, der „Klassiker" der Kurzschäfte, zeichnen sich aber mit ihrer tiefen Resektionslinie durch etwas weniger Kontaktfläche zum Calcar femoris und zum Schenkelhals aus. Das daraus resultierende modifizierte Verankerungskonzept verlässt aber noch nicht die kurzschaftspezifische Philosophie der knochensparenden Fixation. So sollte und kann man die Prothesen der Klasse C der eigenen Klassifikation und analog der Gruppe 4 der Falez-Einteilung wegen ihrer kurzen Verankerungsstrecke noch als „Kurzschäfte" bezeichnen, obwohl sie teilweise nur gekürzte Modifikationen eines vorbestehenden Standardschafts sind (Tri-Lock BPS, Taperloc Microplasty) oder zumindest dem Design „kurzer Standardschäfte" gleichen (GTS). Es ist jedoch zur Abgrenzung gegenüber klassischen Standardschäften eine Analyse der auf dem Markt einschlägig bekannten Prothesen erforderlich.

Eigene Auswertungen der aktuellen Schaftgrößen anhand des jeweils längsten Schafts je Prothesentyp, gemessen vom mittleren Kopfzentrum bis zur Schaftspitze, ergaben eine willkürlich getroffene, aber sinnvoll erscheinende Grenze bei 165 mm Schaftlänge. Damit werden Prothesen wie Fitmore, CFP und GTS gerade noch in die Kategorie Kurzschaft eingeschlossen, es müssen dann aber gekürzte und kurze Standardschäfte wie Accolade II oder ABG II genauso wie Privelop oder Taperloc Microplasty zu den Kurzschäften hinzugezählt werden, während neuere Prothesen wie CLS Brevius oder Excia T mit in die Gruppe der klassischen „Standardschäfte" wie CLS, SL Plus, Corail und Bicontact einzustufen sind (Abb. 1.31).

1.4.4 Planungsstudie zur Gelenkrekonstruktion mit Kurzschaftprothesen

Material und Methoden

Nach Präzision des Kurzschaftbegriffs mittels der vorgestellten erweiterten Klassifikation der Kurzschaftprothesen mit Unterteilung in die Schaftklasse A, B1, B2 und C, der Begrenzung auf eine maximale Länge von 165 mm vom Kopf bis zur Schaftspitze sowie der Berücksichtigung von 4 Offset-Typen führten wir Untersuchungen zur Gelenkgeometrie bei Prothesenschäften durch, deren Prothesendesign diese Kriterien erfüllt. Um eine Abgrenzung zu Spezialprothesen wie Dysplasieschäften (Wagner-Konusprothese), zu Spezialanfertigungen für den asiatischen Markt und zu zementierten Prothesenmodellen (Exeter-Kurzschaft) einzuhalten, werden auch diese Prothesen trotz Unterschreitung der 165-mm-Schaftlänge nicht zu den Kurzschaftprothesen hinzugezählt.

Obwohl einige Prothesen inzwischen nicht mehr auf dem Markt angeboten werden (Mayo, CUT, Silent, Proxima) und einige Prothesen nach eigener

Kenntnis bisher nicht in Europa zur Anwendung gekommen sind (Alteon NPS, Profemur Preserve, Profemur AM, I-Hip GT, Revalation microMAX, ARC Monoblock, Apex ARC modular), wurden sie in dieser Studie mit berücksichtigt.

Insgesamt ermittelten wir 38 Prothesenmodelle, welche den genannten Klassifikationskriterien entsprechen und für die uns digitale Röntgenschablonen aller Größenvarianten zur Verfügung standen. In Anbetracht der Flut von Neuentwicklungen verschiedener Hersteller in den letzten Jahren erscheinen eine Analyse und eine Beurteilung des Designs einzelner Kurzschäfte bezüglich der Gelenkrekonstruktion und der Vergleich zu klassischen Standardschäften sinnvoll. Dabei sind die folgenden Parameter der Gelenkgeometrie von Bedeutung:

- Position des Hüftrotationszentrum (HRZ)
- Femur-Offset (FO) als Abstand der Femurlängsachse zum Hüftkopfmittelpunkt (FOprä) oder zum postoperativ erreichten Prothesenkopfmittelpunkt (FOpo)
- azetabularer Offset (AO) als Abstand des HRZ zur Mittellinie des Beckens
- Gesamt-Offset (GO) als Abstand der Femurachse zur Mittellinie des Beckens (GO=FO+AO) und Maß für die Femurlateralisation
- Korrektur von Beinlängendifferenzen (BLDiff)

Bei gewünschten Veränderungen des HRZ ist eine Rekonstruktion des FOprä nicht immer ausreichend. Bedeutender ist das FOpo, welches eine für die Funktion der Abduktoren bedeutsame Rekonstruktion des Gesamt-Offsets und damit der Femurposition erreicht, eine Medialisierung des Femurs aber verhindern soll (Bonnin et al. 2011, Kamada et al. 2011). Postoperative Veränderungen des Gesamt-Offsets im Sinne einer Medialisierung des Femurs zum Becken können die muskelbedingte Gelenkstabilität kompromittieren, eine postoperative Lateralisation des Femurs kann dagegen zu Trochanterschmerzen führen. Für die Gelenkrekonstruktion benötigt der Operateur darum intraoperative Optionen zur Korrektur mit Anpassung des FOpo und der Beinlänge, was mit verschiedenen Kurzschaft-Offset-Typen unterschiedlich umgesetzt werden kann (Babisch 2013)

In einer digitalen Planungsstudie untersuchten wir die Möglichkeit der Gelenkrekonstruktion für jedes Prothesenmodell unter Verwendung der Planungssoftware mediCAD (Fa. Hectec) an jeweils den gleichen skalierten a.-p.-Beckenübersichtsaufnahmen. Um die in der täglichen Praxis oft breite Variabilität der Ausgangsanatomie zwischen einer Coxa valga und Coxa vara abzubilden, wählten wir präoperative Röntgenbilder von 3 verschiedenen, inzwischen operierten Koxarthrosepatienten mit präoperativ unterschiedlichem CCD-Winkel aus (◘ Abb. 1.32).

Die Patientenlagerung auf dem Röntgentisch war durch eine vorgegebene 10°-Innenrotation des Beins und die Positionierung einer 25-mm-Metallkalibrierungskugel auf Höhe des Trochanter majors gekennzeichnet. Aus den Operationsberichten und axialen Röntgenaufnahmen war bekannt, dass keine auffällig erhöhten Antetorsionswinkel des Schenkelhalses vorlagen.

Die Planung und damit die „virtuelle Implantation" erfolgten bei den 3 Patienten mit jeweils

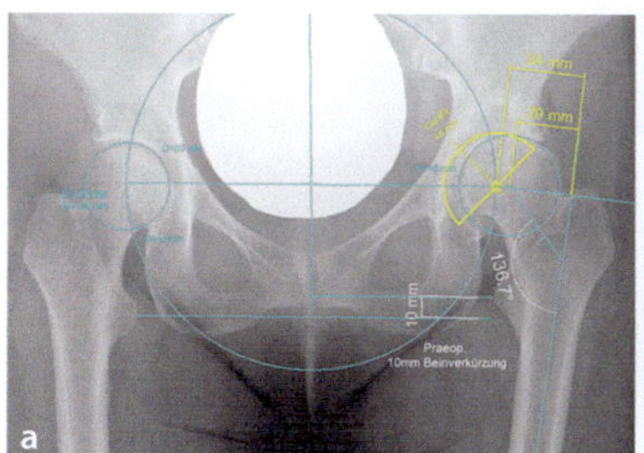

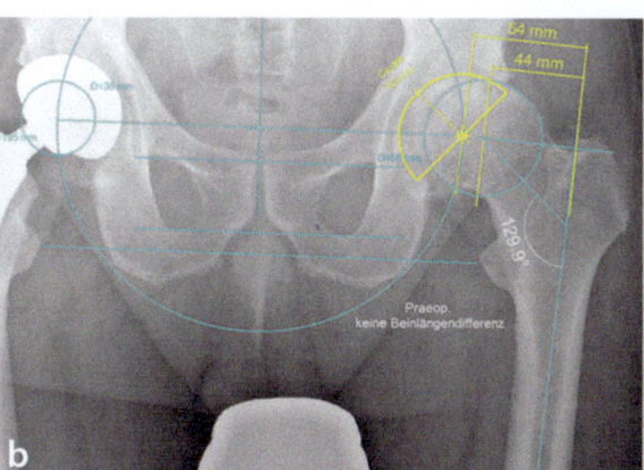

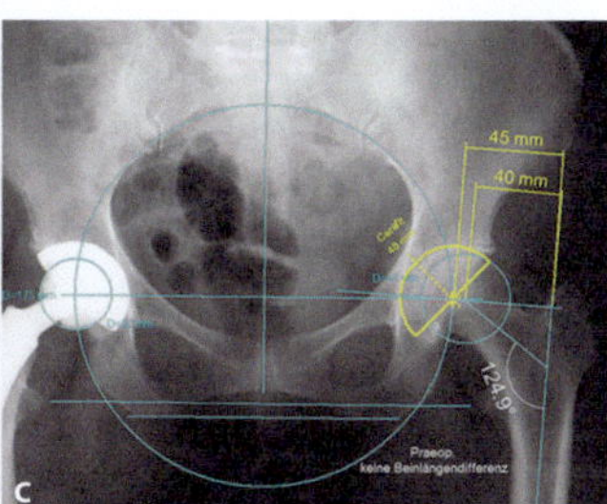

◘ **Abb. 1.32a–c** Präoperative a.-p.-Beckenübersichtsaufnahmen mit Planung der Pfannenposition links bei Coxa valga (**a**), Coxa norma (**b**) und Coxa vara (**c**) mit Medialisierung des Hüftrotationszentrums gegenüber der präoperativen Position des Hüftrotationszentrums und Spiegelung zur rechten Gegenseite konstanter Pfannenposition, welche sich aus der symmetrischen Spiegelung des gegenseitigen HRZ und zusätzlich aus einer biomechanischen Analyse mittels der mediCAD Biometriesoftware (Babisch 2002) ergab. So resultierte bei allen 3 Patienten eine geringe Medialisierung des HRZ gegenüber dem präoperativen Hüftkopfzentrum (◘ Abb. 1.32). Aus biomechanischen Analysen mit dem mediCAD Biometrieplanungsmodul ist bekannt, dass eine Pfannenmedialisierung häufig zu einer Optimierung der Hebelverhältnisse und zur Reduktion der präoperativ erhöhten gelenkresultierenden Kraft R beiträgt. Positionsänderungen des HRZ sollten jedoch mit der Schaftimplantation kompensiert werden, indem sowohl eine wesentliche Reduktion als auch die Vergrößerung des Gesamt-Offsets vermieden wird, insbesondere wenn gleichzeitig keine wesentliche Beinverlängerung vorgesehen ist. Ein Ausgleich von Beinlängendifferenzen ist simultan mit dieser Offset-Rekonstruktion anzustreben.

In den Planungen mit den einzelnen Prothesenmodellen wurde die größtmögliche Annäherung an das Rotationszentrum der konstant implantierten Pfanne unter Ausnutzung eventuell vorhandener Designbesonderheiten (unterschiedliche Schaftkrümmungsradien, Offset-Typen) und Beachtung oben genannter Planungsprinzipien angestrebt. Als Maß für die Gelenkrekonstruktion konnten Abweichungen zur geplanten Position des HRZ am kalibrierten Röntgenbild gemessen werden. Die Offset-Differenz (OffsetDiff) bestimmt dabei die Abweichung zum gewünschten FOpo, die Beinlängendifferenz (BLDiff) die Abweichung zum gewünschten Beinlängenausgleich (◘ Tab. 1.1 und ◘ Tab. 1.2). Um möglichst vergleichbare Daten zwischen den Prothesenmodellen zu garantieren, wählten wir bei der Planung der Schaftposition immer die vom Hersteller angebotene zweitkürzeste Prothesenkopflänge aus, was vorwiegend der Kopflänge „M" entsprach. Nach möglichst optimaler Größenauswahl und Prothesenpositionierung jedes Prothesenmodells bewerteten wir die genannten verbliebenen Abweichungen des Prothesenkopfes zum postoperativ gewünschten

◘ **Tab. 1.1** Ergebnisse der Operationsplanung für Kurzschaftprothesen mit guter Gelenkrekonstruktion bei allen 3 Ausgangsanatomien (OffsetDiff und BLDiff zum Idealwert ≤5 mm)

Typ	Coxa valga		Coxa norma		Coxa vara	
Metha-/Diaphyse (Klasse B1, B2 und C)	OffsetDiff	BLDiff	OffsetDiff	BLDiff	OffsetDiff	BLDiff
A2	0	0	−5	3	−5	2
CFP	2	3	−2	2	0	0
Furlong Evolution	1	−1	−4	−3	0	0
MiniHip	1	−1	−1	0	−3	−2
Minima S	1	0	−5	−1	−4	4
MiniMIS	0	0	−5	1	−5	3
Optimys	−1	3	−2	0	−1	3
Profemur Preserve	−2	−1	0	0	−2	4
Proxima	4	−1	−3	1	−1	1
SMF	−2	2	−4	0	1	−1
Fitmore	0	0	−2	0	−2	1
GTS	4	1	−2	0	−3	0
Profemur AM	−1	0	−3	3	−1	4
Taperloc Microplasty Complete	−2	3	−3	2	−5	5

Tab. 1.2 Ergebnisse der Operationsplanung für Kurzschaftprothesen mit Abweichungen von der gewünschten Gelenkrekonstruktion bei mindestens einer der 3 Ausgangsanatomien (OffsetDiff und/oder BLDiff zum Idealwert >5 mm)

Typ	Coxa valga		Coxa norma		Coxa vara	
Metha-/Diaphyse Klassifikation B1, B2, C	OffsetDiff	BLDiff	OffsetDiff	BLDiff	OffsetDiff	BLDiff
Accolade II	0	0	−10	0	−9	−1
Aida	0	0	−1	7	−5	5
Alteon NPS	1	−1	−10	4	−6	5
ANA.NOVA proxy	2	0	−7	5	−5	5
ARC Monoblock	0	0	−12	-1	−4	1
Apex ARC modular	2	-2	−10	-1	−3	1
BreXis	−5	2	−4	3	−7	2
Collo-MIS	0	0	−11	3	−11	2
Mayo	0	0	−8	7	−12	4
Metha	1	3	−7	−1	−5	7
MiniFit	3	0	−9	−1	−6	2
Nanos	−5	2	−2	2	−7	2
Promise	0	0	−6	7	-8	4
ABG II	4	2	−7	1	−8	2
AMI Schaft	8	−1	−4	−1	−1	0
I-Hip GT	2	0	−6	2	−5	3
MiniMAX	7	−1	−8	3	−6	1
Privelop	5	1	−11	1	−7	1
Revalation microMAX	4	2	−4	5	−8	2
Tri-Loc BPS	1	−1	−6	0	−5	1
Schenkelhalsprothesen Klassifikation A	**OffsetDiff**	**BLDiff**	**OffsetDiff**	**BLDiff**	**OffsetDiff**	**BLDiff**
Silent	−1	6	−3	6	−1	6
Spiron	−1	6	−5	9	−1	6
CUT	4	3	−5	4	−7	1
Just	−3	0	−14	2	−8	2

HRZ (OffsetDiff und BLDiff) von über 5 mm als unzureichend.

Um zumindest einen tendenziellen Vergleich zwischen den Kurzschäften und langjährig bewährten Standardschäften zu ermöglichen, führten wir die Planung in gleicher Weise auch für die Prothesenmodelle Bicontact, Corail, CLS und SL Plus durch (Tab. 1.3).

Ergebnisse

Mit den Kurzschaftprothesen wurden insgesamt 114, mit den Standardprothesen 12 digitale Operationsplanungen erstellt und analysiert. Die gemessenen Werte sind in den Tab. 1.1, Tab. 1.2 und Tab. 1.3 und stellvertretend für einige Prothesenmodelle in den Abb. 1.33, Abb. 1.34, Abb. 1.35, Abb. 1.36, Abb. 1.37, Abb. 1.38 und Abb. 1.39 dargestellt.

Tab. 1.3 Ergebnisse der Operationsplanung für ausgewählte Standardschäfte und deren Abweichungen von der gewünschten Gelenkrekonstruktion bei 3 differenten Ausgangsanatomien (OffsetDiff und BLDiff)

Typ	Coxa valga		Coxa norma		Coxa vara	
Standardschaft	OffsetDiff	BLDiff	OffsetDiff	BLDiff	OffsetDiff	BLDiff
Bicontact	0	0	−7	−2	−7	4
Corail	3	−2	−10	−2	−4	2
CLS	0	0	−5	−4	−5	−1
SL Plus	2	−9	−10	−2	−3	−1

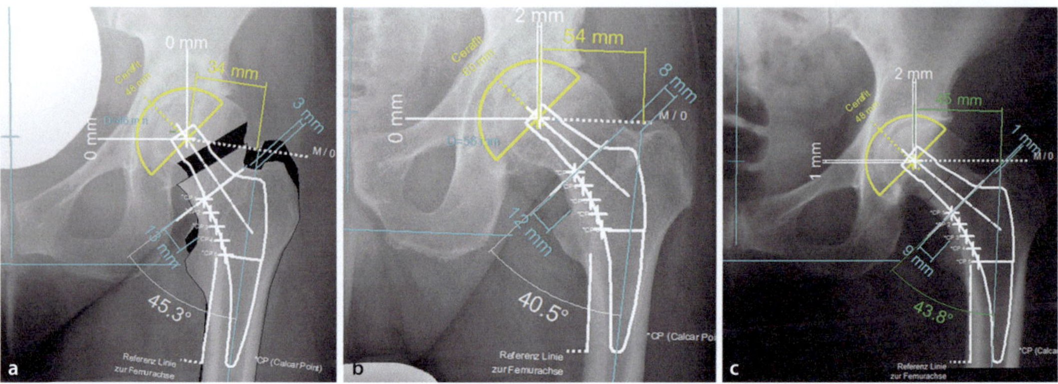

Abb. 1.33a–c Präoperative Planung einer Fitmore-Kurzschaftprothese (Fa. Zimmer) bei Coxa valga (**a**), Coxa norma (**b**) und Coxa vara (**c**)

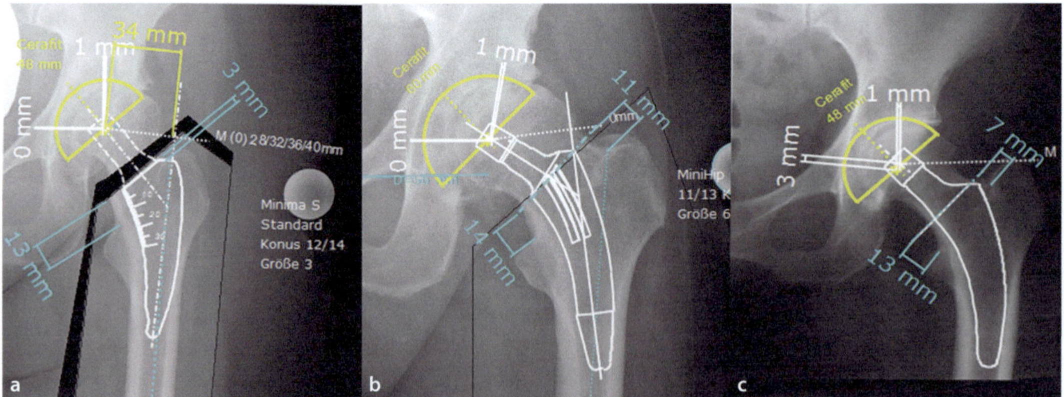

Abb. 1.34a–c Präoperative Planung mit den Kurzschaftprothesen Minima Standard (Fa. Lima) bei Coxa valga (**a**), MiniHip (Fa. Corin) bei Coxa noma (**b**), Optimys lateral (Fa. Mathys) bei Coxa vara (**c**)

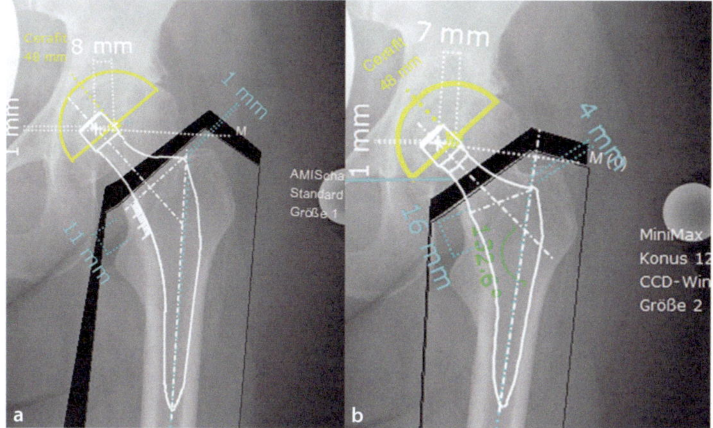

Abb. 1.35a,b Präoperative Planung mit den Kurzschäften AMI Standard (Fa. Medacta) bei Coxa valga (**a**) und MiniMAX (Fa. Medacta) bei Coxa valga (**b**)

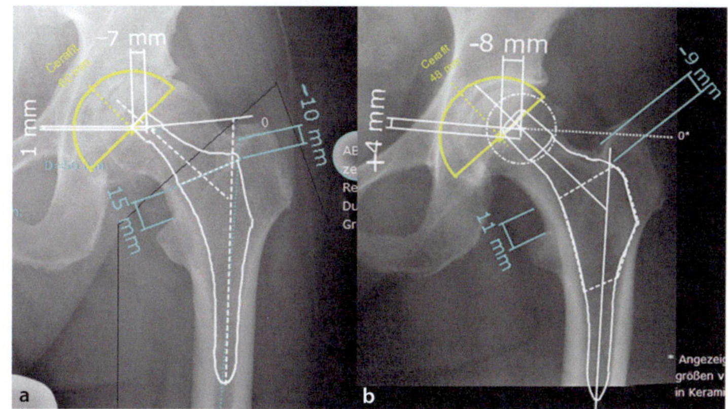

Abb. 1.36a,b Präoperative Planung mit den Kurzschäften ABG II Monoblock (Fa. Stryker) bei Coxa norma (**a**) und Revalation microMAX (Fa. DJO) bei Coxa vara (**b**)

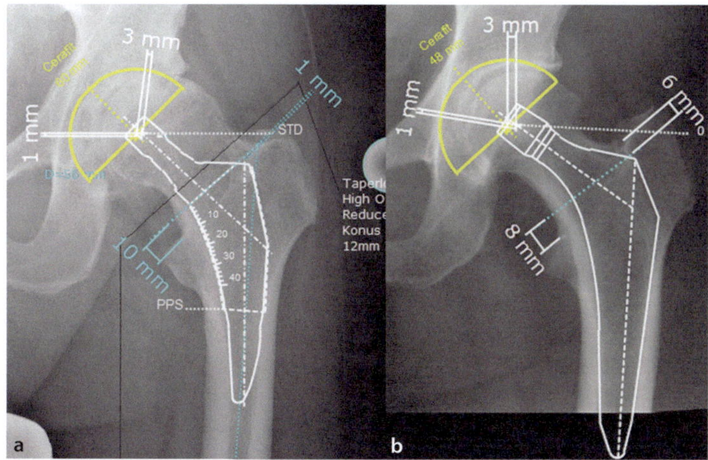

Abb. 1.37a,b Präoperative Planung mit den Kurzschäften Taperloc Microplasty Complete High Offset (Fa. Biomet) bei Coxa norma (**a**) und GTS lateral (Fa. Biomet) bei Coxa vara (**b**)

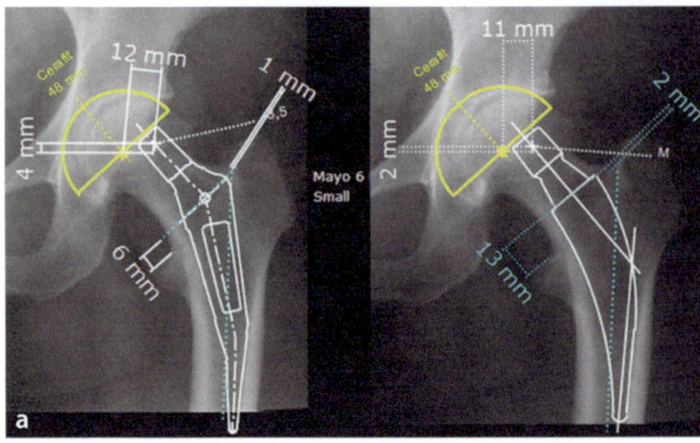

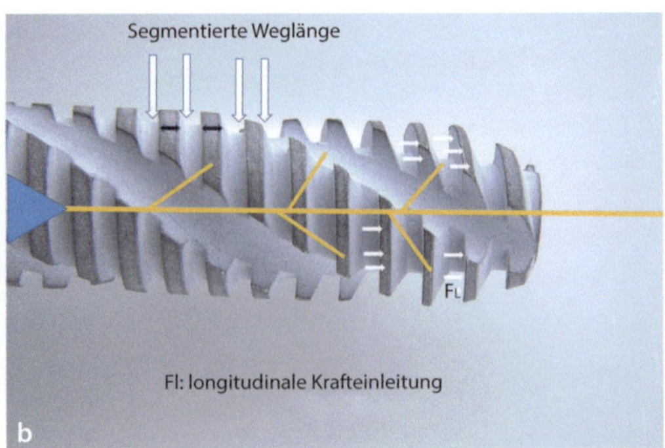

■ **Abb. 1.38a,b** Präoperative Planung mit den Kurzschäften Mayo small (Fa. Zimmer) bei Coxa vara (**a**) und Collo-MIS (Fa. Lima) bei Coxa vara (**b**)

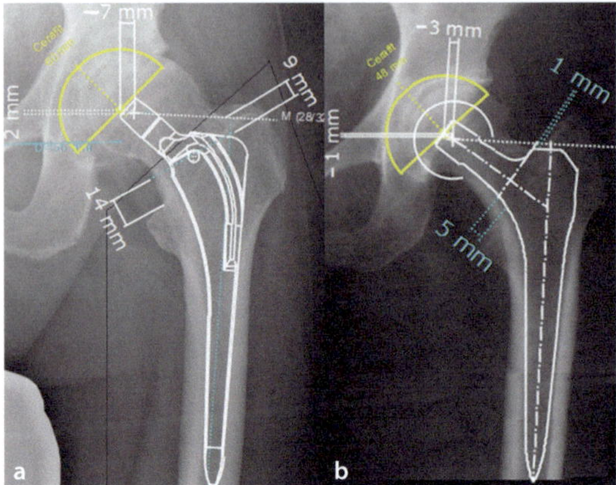

■ **Abb. 1.39a,b** Präoperative Planung mit den Standardschäften Bicontact H (Fa. Aesculap) bei Coxa norma (**a**) und SL Plus (Fa. Smith & Nephew) bei Coxa vara (**b**)

Bewertung und Diskussion der Planungsergebnisse

Von 38 Kurzschäften war es nur bei 14 Prothesen möglich, für alle 3 Ausgangsanatomien eine gelenkgeometrisch ideale Planung durchzuführen (■ Tab. 1.1, ■ Abb. 1.33 und ■ Abb. 1.34). Die restlichen 24 Kurzschaftmodelle zeigten bei mindestens einem der 3 Ausgangsbilder eine Offset- oder Beinlängendifferenz von mehr als 5 mm (■ Tab. 1.2). In dieser Gruppe überzeugte die virtuelle Implantation in nur 32 von 72 Fällen mit einer guten Gelenkrekonstruktion. Bei den Planungen konnte damit bei 74 von insgesamt 114 virtuellen Implantationen das Ziel einer biomechanisch günstigen Rekonstruktion erreicht werden, was einer „Erfüllungsrate" bei Kurzschaftprothesen von 65 % entspricht.

Problematisch ist das Ergebnis der Gelenkrekonstruktion besonders dann, wenn

- das mit dem Implantat erreichte Femur-Offset zu klein ist (OffsetDiff mit negativem Wert in ■ Tab. 1.1, ■ Tab. 1.2 und ■ Tab. 1.3) und
- sich die Beinlänge mit dem gewählten Prothesenkopf zur Offset-Differenz „gegensätzlich" verändert, in diesem Fall also verlängert (BLDiff mit positivem Wert in ■ Tab. 1.1, ■ Tab. 1.2 und ■ Tab. 1.3),

In dieser „gegensätzlichen" Kombination käme es mit der Reposition zur Verringerung des Gesamt-Offsets mit Femurmedialisierung und prinzipiell möglicher Instabilität bei gleichzeitiger Beinverlängerung. Je nach Muskelbefund und Prothesenausrichtung müsste eine instabile Situation durch einen längeren Kopf kompensiert werden, was die ohnehin resultierende Beinverlängerung weiter vergrößern würde. Das Problem wäre also auch mit einer anderen Prothesenkopflänge nicht zu korrigieren. Sind dagegen die erreichten Werte für OffsetDiff und BLDiff „gleichgerichtet", also beide zu groß oder zu klein, ist eine intraoperative Optimierung beider Größen über eine Änderung der Kopflänge möglich.

Bezüglich der Resektionshöhe am Schenkelhals bieten schenkelhalserhaltende Kurzschäfte der Klasse A (Schenkelhalsprothesen) die theoretisch besten Voraussetzungen für eine knochenschonende Operationstechnik. Fixation und Lastübertragung finden nur im Schenkelhals statt, sofern kein Kontakt zur lateralen Femurkortikalis besteht. Schwierigkeiten der exakten Implantation, bisherige Erfahrungen und vereinzelt gute Anfangsergebnisse konnten jedoch Rücknahmen vom Markt nicht verhindern. Aus den Planungszeichnungen bei Schenkelhalsprothesen war in fast allen Planungen ein Trend zur Beinverlängerung abzuleiten (◘ Tab. 1.2).

Besonders bei der **Coxa valga** waren die Planungen mit virtueller Implantation gut umsetzbar. Sie sind eine gute Indikation für die Mehrzahl der Kurzschäfte, jedoch nur, wenn keine vermehrte Schenkelhalsantetorsion besteht und eine gute Verklemmung die Gefahr eines Einsinkens der Prothese verhindert. Probleme bereiteten hier die kurzen Schäfte der Klasse C (AMI und MiniMAX), die unerwartet für die Valgussituation ein zu großes FO aufwiesen (◘ Abb. 1.35), bei der Coxa norma und Coxa vara aber oft unterdimensioniert sind. Generell war bei Prothesen der Klasse C der Trend zu einer ungenügenden Gelenkrekonstruktion mit Überschreitung der 5-mm-Abweichung zum Idealwert festzustellen (AMI, MiniMAX, ABG II, Accolade II, Revelation microMAX, Privelop). Als Ursache muss die Kombination aus einer tiefen Resektionslinie und einem unzureichendem Offset der Prothese bei wenig Toleranz für eine individuelle Varus-/Valgusposition genannt werden (◘ Abb. 1.36). In dieser Klasse C stellen nur die Schäfte GTS, Taperloc Microplasty Complete und Profemur AM eine positive Alternative mit ausgewogenem Design für alle 3 Ausgangsanatomien dar (◘ Abb. 1.37).

Für die Coxa valga ist somit weniger die Rekonstruktion des Femur-Offsets und des CCD-Winkels, sondern die bei diesen Patienten häufig vorkommende vermehrte Antetorsion des Schenkelhalses der limitierende Faktor. Dies gilt besonders für Prothesen der Klasse B1 mit hoher Resektionslinie. Bedingt durch die verbleibende Schenkelhalslänge ist mit einer vermehrten Rotation und zugleich einer besonders erhöhten, bei Kurzschäften ohnehin typischen Verkippung des Prothesenschafts in der axialen Ebene zu rechnen, deren nachteilige Folgen für die dreidimensionale Prothesenausrichtung nicht immer vorhersehbar sind. Für die Indikationsstellung sollten darum generell bei allen Eingriffsplanungen durch Kontrolle der präoperativen Hüftaxialaufnahmen erhöhte Antetorsionswinkel ausgeschlossen werden.

Die Rekonstruktion der **Coxa norma und Coxa vara** war auch bei den Kurzschäften der Klasse B überraschend schwierig. Bei der Coxa norma handelte es sich um einen männlichen Patienten mit athletischem Konstitutionstyp, was die so nicht erwartete Zahl der „Ausreißer" erklären könnte, bei der Coxa vara dagegen um eine normgewichtige weibliche Patientin. In den Planungsergebnissen der Varusdeformität wurden die numerisch größten Abweichungen zum idealen Offset gemessen (◘ Abb. 1.38). Die Offsetrekonstruktion ist bei der Coxa vara der limitierende Faktor. Neben dem hohen Femur-Offset zeichnet sich die Varusposition oft durch eine tiefe Position des Hüfkopfzentrums in Relation zur Trochanter-major-Spitze aus. Daraus resultiert entweder eine tiefe Resektionslinie oder eine normale Resektion mit dem Kompromiss einer unerwünschten Beinverlängerung.

Aus den Werten in ◘ Tab. 1.1 und ◘ Tab. 1.2 mit den Abweichungen von Offset und Beinlänge ist abzuleiten, dass es bezüglich der Gelenkrekonstruktion bei 14 von 38 Kurzschäften möglich war, für alle 3 Ausgangssituationen (CCD-Winkel 137°, 130° und 125°) gleichermaßen eine gute Rekonstruktion von Offset und Beinlänge zu erreichen. Aus Herstellerinformationen und den digitalen Planungsanalysen konnten erneut verschiedene Lösungsvarianten zur Rekonstruktion des Offsets abgeleitet werden. Sie sind die Grundlage für eine zusätzliche Einteilung der Kurzschäfte in 4 Offset-Typen:

- **Offset-Typ 1:** Offset und Beinlänge werden wie bei den modernen Standardprothesen ausschließlich mit der Offset-Variabilität im Design(Lateralschäfte, differente CCD-Winkel) rekonstruiert (Beispiele: GTS, Aida).
- **Offset-Typ 2:** Das Offset-Problem kann durch eine Offset-Variabilität im Design des Prothesenschafts und zusätzlich durch patientenindividuelle Variabilität der Resektionshöhe mit Änderungen der Varus-/Valgusposition gelöst werden (Beispiele: A2, Optimys, CFP, Fitmore).
- **Offset-Typ 3:** Die Gelenkrekonstruktion wird mit einem dem Calcar femoris angepassten, kurvierten Schaftdesign nur durch die patientenindividuelle Variabilität der

Schenkelhalsresektionshöhe mit Änderungen der Varus-/Valgusposition gelöst (Beispiele: BreXis, MiniHip, Nanos, ANA.NOVA, Collo-MIS).

- **Offset-Typ 4:** Der medial wenig oder nicht kurvierte Kurzschaft verfügt bisher über keine Offsetvariabilität im Design. Eine Varus-/ Valgusvariabilität der Schaftposition ist nicht vorgesehen (Beispiele: Privelop, MiniMAX).

Bei den 4 Standardschäften entsprach die Gelenkrekonstruktion in 7 von 12 Planungsanalysen dem gewünschten Zielkriterium, die „Erfüllungsrate" liegt damit bei 58 % (◘ Tab. 1.3 und ◘ Abb. 1.39). Hervorzuheben ist die Besonderheit, dass bei den verbleibenden 5 unzureichend rekonstruierten Gelenken in 3 Fällen die Unterdimensionierung von Offset und Beinlängenausgleich „gleichgerichtet" und immer bei der Coxa norma auftrat, durch einen langen Prothesenkopf also hätte optimiert werden können. Eine solche günstige Konstellation war bei den Kurzschäften mit unzureichendem Rekonstruktionsergebnis in keinem Fall vorzufinden.

Zusammenfassend erscheint die Indikationseinschränkung bei Kurzschäften auf präoperative CCD-Winkel zwischen 120 und 145° berechtigt, im Einzelfall ist die virtuelle Gelenkrekonstruktion auch bei anatomischen Grenzfälle nach sorgfältiger Prüfung möglich.

Der Vergleich zwischen der Gelenkrekonstruktion bei Kurzschäften und den bewährten Standardschäften kann in Anbetracht der kleinen Fallzahl nur einen ersten Eindruck liefern. Die vorgestellte **erweiterte Klassifikation der Kurzschäfte** mit den Klassen A, B1, B2 und C, der Begrenzung auf eine Kopf-Schaftspitzen-Länge von 165 mm sowie der Berücksichtigung von 4 Offset-Typen erlaubt eine genauerer Definition und Zuordnung einzelner Prothesenmodelle mit Abgrenzung zum klassischen Standardschaft. Das Konzept einer Variabilität im Femur-Offset der Prothese ist inzwischen bei zahlreichen klassischen Standardschäften verwirklicht. Mit den Offset-Typen 2 und 3 verfügen einige Kurzschaftprothesen der Klasse B1 und B2 jedoch über zusätzliche Optionen, sodass wir eine biomechanisch sinnvolle Gelenkgeometrie hier in vielen Fällen tatsächlich besser, zumindest aber genauso gut wie bei Standardschäften rekonstruieren können.

Eine Planung des Eingriffs ist heute bei jeder Operation zu fordern. Bei den Kurzschäften ist die Operationsplanung besonders anspruchsvoll, da neben der Prothesengröße, den anatomischen Besonderheiten bezüglich CCD-Winkel, Markraumgeometrie und Knochenqualität die Position der Resektionslinie in Relation zur Fossa piriformis genau bestimmt und intraoperativ entsprechend umgesetzt werden muss (Mihalko et al. 2009). Wenn mit einem Prothesenmodell die patientenindividuelle, ideale Gelenkgeometrie als Zielgröße schon in der Planung nicht abzubilden ist, können auch intraoperative Hilfsmittel wie intraoperative Röntgenkontrollaufnahmen oder ein Navigationssystem ein solches Defizit in der Regel nicht kompensieren. Die präoperative Akzeptanz von Indikationsgrenzen erscheint dann ratsam.

Die Rekonstruktion einer biomechanisch guten Gelenkgeometrie ist für die Funktion einer Hüftprothese unerlässlich, jedoch spielen zahlreiche weitere Faktoren wie die Tribologie der Gleitpartner, Knochenqualität, Primärstabilität, eine muskelschonende Operationstechnik, die Erfahrung des Operateurs und die Beanspruchungen des Patienten für den Langzeiterfolg eine Rolle; sie sind darum bei der Indikationsstellung, der präoperativen Aufklärung und operativen Umsetzung zu berücksichtigen. Die getroffenen Aussagen zur Gelenkrekonstruktion mit einzelnen Prothesenmodellen können ferner nur einen Trend widerspiegeln, da sie sich stellvertretend aus nur 3 prinzipiell unterschiedlichen Hüftausgangsanatomien ergeben haben und nicht die wirkliche individuell anatomische Vielfalt abbilden. In dem hier verwendeten digitalen mediCAD-Planungssystem waren alle Prothesenmodelle integriert und die Planungen zuverlässig ausführbar.

Erste Langzeitergebnisse und Kalkulationen mittelfristiger Revisionsraten nach Implantation von Kurzschaftprothesen sind ermutigend (Ettinger et al. 2011, Nowak et al. 2011, Oldenrijk et al. 2014) und decken sich mit bisherigen eigenen Erfahrungen. Künftige Untersuchungen müssen zeigen, ob sich für alle neuen Kurzschaftprothesen gleichermaßen die Erwartungen auf ein knochensparendes, für den Patienten funktionell erfolgreiches und zugleich langzeitstabiles Prothesenkonzept erfüllen, welches im Versagensfall einen Wechsel zum Standardschaft zulässt und damit besonders für junge Patienten eine neue Option darstellt.

1.5 Indikationen für die Kurzschaftendoprothetik

Bernd Ishaque

Die Kurzschaftendoprothetik hat in den vergangenen Jahren stark an Bedeutung gewonnen. Dennoch ist das Indikationsspektrum noch immer uneinheitlich, und es werden auch seitens der Hersteller zum Teil sehr unterschiedliche Empfehlungen hierzu erteilt, die weniger aufgrund einer belastbaren Datenlage entstanden sind, als vielmehr gut gemeinten Ratschlägen gleichen. Welche Unterschiede und Hintergründe sollte man bei der Indikationsstellung für oder gegen den Kurzschaft berücksichtigen und welche Vor- und Nachteile gegeneinander abwägen? Der nachfolgende Beitrag hat das Ziel, hierzu etwas mehr Licht ins Dunkel zu bringen. Er zeigt neben generellen Aspekten die spezifischen Probleme im Fall von avaskulären Nekrosen, postrheumatischen Hüftgelenksalterationen und Dysplasiekoxarthrosen auf, soll aber auch die Möglichkeiten zur Indikation und die dabei zu berücksichtigenden Anforderungen bei älteren und fettleibigen Patienten sowie bei absurden Fehlstellungen des proximalen Femurs nach Morbus Perthes, Epiphysiolysis captitis femoris und posttraumatischen Zuständen aufdecken und vermitteln.

1.5.1 Hintergrund

Trotz hervorragender Standzeiten zementfreier Standardschäfte mit Überlebensraten von über 95 % für 15 Jahre konnten langfristige Studien eindrucksvoll zeigen, dass die Implantation dieser Schaftsysteme zu einer nachhaltigen Veränderung der Lasteinleitung verbunden mit unphysiologischen Knochenumbauprozessen im Sinne des „stress shielding" führen kann und neben der Resektion des Schenkelhalses im Zuge der Erstimplantation vor allem die für die Funktion und Stabilität des Gelenks so wichtige Trochanterregion einen Knochensubstanzverlust verzeichnet. Zudem führt diese Demineralisierung des Knochens im Bereich des koxalen Femurendes mit den Trochanteren, die als Ansatzpunkte der hüftstabilisierenden Muskulatur dienen, dazu, dass es zur Zunahme von Relativbewegungen der Zugknochenareale um den starren Prothesenkörper kommt und so ein Prozess von Lysesaumbildungen eingeleitet werden kann. Im Fall eines nachfolgenden Wechseleingriffs ist eine zusätzliche knöcherne Traumatisierung vorprogrammiert, und somit sind in der Regel langstielige Revisionssysteme zur diaphysären Verankerung erforderlich, womit die Ansprüche an Stabilität und Funktion sowie auch an die Standzeit nicht adäquat erfüllt werden (Iorio et al. 2008).

Neben höheren knöchernen Substanzverlust im Zuge der Erstimplantation ist die Geometrie von Standardprothesen häufig auch problematisch in Hinblick auf minimalinvasive Operationstechniken, sodass mit einer größeren weichteiligen Traumatisierung zu rechnen ist. Angesichts der demographischen Entwicklung in Deutschland muss ferner davon ausgegangen werden, dass die Bedeutung der Hüftendoprothetik aus soziokultureller wie auch aus ökonomischer Sicht weiter zunehmen wird. Die steigende Lebenserwartung erhöht die Anforderungen an den künstlichen Hüftgelenkersatz und verlangt differenzierte Konzepte, um den Erwartungen an eine weitgehende Wiederherstellung von Funktion und Belastbarkeit der häufig noch sehr aktiven Patienten gerecht zu werden.

Laut statistischem Bundesamt nimmt nicht nur die Lebenserwartung heute Geborener ständig zu, sondern auch die der bereits älteren Menschen. Gemäß der Sterbetafel 2010/2012 des statistischen Bundesamts beläuft sich die Lebenserwartung von 60-jährigen Männern auf weitere 21,3 Jahre, 60-jährige Frauen können statistisch gesehen mit weiteren 25 Jahren rechnen. Parallel zu dieser Entwicklung haben sich auch die Fallzahlen von Hüftgelenkersatzoperationen entwickelt. So wurden im Jahr 2011 in Deutschland nach DRG-Statistik 284 Hüftprothesenimplantationen pro 100.000 Einwohner vorgenommen, in Summe waren es 232.320 Prothesen insgesamt, davon knapp 67 % (ca. 155.000) elektive Erstimplantationen. Auch wenn der Altersmedian 70 Jahre beträgt, so betreffen immerhin 26 % dieser Eingriffe Patienten unter 65 Jahre. Das bedeutet, dass die Indikation zum Hüftgelenkersatz zunehmend Patienten betrifft, die einerseits altersnumerisch, andererseits aber vor allem auch altersbiologisch jung sind. Vor dem Hintergrund begrenzter Standzeiten von Hüftendoprothesen muss bei dieser Patientengruppe mit mindestens einer, oftmals aber auch mit zwei oder mehr Wechseloperationen gerechnet werden.

Es verwundert deshalb nicht, dass die stärksten Zuwächse mit 22 % beim Hüftgelenkersatz im Zeitraum zwischen 2005 und 2011 auf den Prothesenwechsel entfielen (+4300 Fälle) (Wengler et al. 2014). Springer et al. (2009) analysierten retrospektiv Versagensgründe und Standzeiten nach erstem Hüftendoprothesenwechseleingriff an 1100 Patienten, die zuvor zementierte und zementfreie Standardschäfte erhalten hatten. Rezidivierende Luxationen und aseptische Rezidivlockerungen waren die Hauptursachen des erneuten Versagens und mitverantwortlich für eine begrenzte 10-Jahresüberlebensrate von 82 %. Dagegen besteht im Fall geringer Lockerungsdefekte die Möglichkeit, mithilfe des Einsatzes primärer Hüftendoprothesenschäfte sowohl das funktionelle Ergebnis als auch die zu erwartende Standzeit zu verbessern (Thorey et al. 2008).

Das Bestreben der orthopädischen Chirurgie liegt daher darin, eine hüftendoprothetische Primärversorgung möglichst knochensparend und weichteilschonend durchzuführen, um so den Grundstein einer erfolgreichen Revisionsoperation möglichst unter Verwendung einer Standardprothese zu legen. Um dieser Herausforderung besser als bisher gerecht zu werden, sind in den letzten 3 Jahrzehnten zunehmend Prothesen entwickelt worden, deren Implantationsmodus darauf abzielt, das Collum femoris vollständig bzw. partiell zu erhalten und für ihre Verankerung zu nutzen. Die Lasteinleitung dieser Kurzschaftprothesensysteme soll neben der Intertrochantärregion vor allem über die medialen Anteile der Schenkelhalskortikalis vermittelt werden, um so den physiologischen Gegebenheiten besser zu entsprechen und Stress-shielding-Prozesse zu vermeiden. Betrachtet man die Marktsituation, verwundert es daher nicht, dass der Marktanteil solcher Kurzschaftimplantate zunimmt. Nach Herstellereinschätzung wurden im Jahr 2015 in Deutschland etwa 20 % der zementfreien Primärimplantationen mit Kurzschäften durchgeführt. Das bedeutet, dass bei 5 zementfreien Schaftimplantationen ein als Kurzschaft klassifiziertes Implantat eingesetzt wurde.

1.5.2 Implantatgruppen

Aufgrund der rasanten Entwicklung immer weiterer Modelle ist es für die Erörterung der jeweiligen Indikationen unumgänglich, sich mit der Nomenklatur und Einteilung der verschiedenen Kurzschäfte auseinanderzusetzen. Abhängig von der jeweiligen Resektionshöhe können Kurzschaftprothesen in schenkelhalserhaltende, schenkelhalsteilerhaltende und schenkelhalsresezierende Systeme unterteilt werden (Jerosch 2011). Nach ihrem Design lassen sie sich auch in anatomische Kurzschäfte, dem „Mayo-Prinzip" folgende Kurzschäfte und solche, die gemeinhin als gekürzte Geradschäfte gelten, unterscheiden. Nach dem Ort der Verankerung können die Prothesen auch unterteilt werden in rein metaphysäre, metaphysär und kurz diaphysäre sowie metadiaphysäre Systeme.

Das Ziel schenkelhalserhaltender Implantate ist es in aller Regel eine rein metaphysäre Lasteinleitung zu bewirken. Klassisches Beispiel dieser Prothesengruppe ist die Druckscheibenprothese, die von Huggler und Jacob entwickelt und bereits 1978 erstmals implantiert wurde. Als weitere Vertreter dieser auch als Schenkelhalsprothesen bezeichneten Gruppe gelten CUT-, Spiron- und Silent-Prothese.

Schenkelhalsteilerhaltende Prothesen erzielen ihre Verankerung größtenteils meta- und kurz diaphysär. Hierunter subsummiert man eine Vielzahl der modernen Kurzschaftimplantate, die als Designmodifikationen der auch als „Urkurzschaft" bezeichneten und von Morrey entwickelten Mayo-Prothese anzusehen sind. Anders als bei der zementfreien Standardprothese besteht das gemeinsame Merkmal dieser dem Mayo-Prinzip folgenden Kurzschaftprothesen darin, dass ein mehr oder minder langer, zirkumferenziell geschlossener Schenkelhalsring nach der Resektion des Hüftkopfes wesentliche Voraussetzung einer stabilen, besonders torsionsstabilen, Implantatverankerung ist (Whiteside et al. 1995). Die Lasteinleitung dieser nach dem Mehrpunkteprinzip fixierenden Prothesen erfolgt meta -und kurz-diaphysär, wodurch eine möglichst physiologische Beanspruchung des proximalen Femurs bewirkt wird und Versteifung und „stress shielding" vermieden werden sollen. Neben der Mayo-Prothese selbst sind dies unter anderem die Prothesen Metha, Aida, Nanos,

BreXis, Optimys und MiniHip. Die CFP-Prothese, die zusammen mit der Mayo-Prothese konzeptionell als Vorreiter der modernen Kurzschaftphilosophie gilt, stellt insofern eine Ausnahme dar, als dass sie eine den Schenkelhals größtenteils konservierende metaphysäre mit einer etwas längeren diaphysären Verankerung kombiniert und ähnlich wie die Druckscheibenprothese und Spiron-Prothese eine Halsauflage besitzt.

Schenkelhalsresezierende Implantate zählen streng genommen nicht zu den Kurzschäften im eigentlichen Sinn, da es sich überwiegend um gekürzte Geradschäfte handelt und sie zwar häufig über eine proximale Beschichtung eine dementsprechende meta-diaphysäre Lasteinleitung anstreben, im Prinzip die Resektion und der Knochenverlust aber dem einer Standardprothese entspricht. Häufig besitzen solche Modelle eine abgeschrägte Prothesenschulter, sodass die Traumatisierung der Trochanterregion vermieden wird und die Implantation über minimalinvasive Zugänge erleichtert ist. Als Vertreter dieser Prothesengruppe können unter anderem angesehen werden SMF, Fitmore, GTS, Profemur Preserve, Balance, Tri-Lock. Eine Besonderheit stellt die Proxima-Prothese dar, bei der nach Resektion des Schenkelhalses die Prothese die kortikale Region des Trochanter major für ihre Verankerung nutzt und diese Region entsprechend stark ausgehöhlt wird.

1.5.3 Indikationen

Allgemeine Vorbemerkungen

Grundsätzlich ist es für die richtige Wahl der jeweiligen Prothese entscheidend, sich mit den individuellen Anforderungen und Zielen auseinanderzusetzen. Hierbei ist es die Aufgabe des Operateurs, im Zuge des Erstkontakts die jeweiligen Probleme und Ansprüche des Patienten exakt zu evaluieren, die klinische und radiologische Physiognomie zu analysieren und basierend hierauf sowie auf einer exakten Operationsplanung, die heutzutage computergestützt erfolgen sollte, das am besten geeignete Implantat auszuwählen (Schmidutz et al. 2012). Dabei müssen prinzipielle Anforderungen an den Hüftgelenkersatz Berücksichtigung finden: das Realisieren einer möglichst weichteilschonenden und knochensparenden Operationstechnik sowie die exakte und stabile Platzierung der Prothesenkomponenten zur Rekonstruktion der Hüftgeometrie und Etablierung einer möglichst belastungsstabilen Primärverankerung.

Die Kenntnis der Tatsache, dass zwar viele positive kurz- bis mittelfristige Untersuchungen zu den Standzeiten von Kurzschaftimplantaten und nur wenige längerfristige Analysen der Vorreitermodelle vorliegen, sollte bei der Frage zementfreie Standardprothese oder Kurzschaft ebenfalls Berücksichtigung finden; im Einzelfall sollte entsprechend abgewogen werden. Generell darf auch nicht unerwähnt bleiben, dass die Erfolgsaussichten im Umgang mit Kurzschaftprothesen stark davon abhängig sind, wie vertraut der jeweilige Operateur mit dieser Art der Implantate ist. Dies sollte auch bei der Patientenselektion bedacht werden.

Da die Verankerungsstrecke der meisten Kurzschaftimplantate deutlich geringer ist als die von Standardgeradschäften, ist es für das Erreichen einer stabilen Primärverankerung von entscheidender Bedeutung, ein adäquates „fit and fill" herzustellen. Insofern kommt der Beachtung der präoperativen Femurkonfiguration eine große Bedeutung zu. Dabei konnten eigene Untersuchungen am Beispiel der Metha-Prothese zeigen, dass bei Patienten mit „normaler" bzw. „Ofenrohrkonfiguration" (Noble et al. 1988) in den meisten Fällen ein gutes „fit and fill" erzielt werden kann, während eine „Champagnerglaskonfiguration" eher zu einem unerwünschten distalen „fit and fill" verleitet und dementsprechend die Anforderungen bei der Präparation der Metaphyse in solchen Fällen größer sind. Es sollte dabei unbedingt Wert auf eine kortikale metaphysäre Verankerung durch Wahl einer ausreichend groß dimensionierten Prothese gelegt werden (Jahnke et al. 2015) (▪ Abb. 1.40). Generell muss auch erwähnt werden, dass kurze und weite Schenkelhalskonfigurationen als relative Kontraindikationen für schenkelhalserhaltende und -teilerhaltende Kurzschäfte anzusehen sind, da eine ausreichende Primärstabilität in diesen Fällen kaum erreichbar und zudem die Gefahr einer Beinverlängerung groß ist (▪ Abb. 1.41).

Unabhängig von der jeweiligen Ausgangsdiagnose kommt der Knochenqualität für die Etablierung

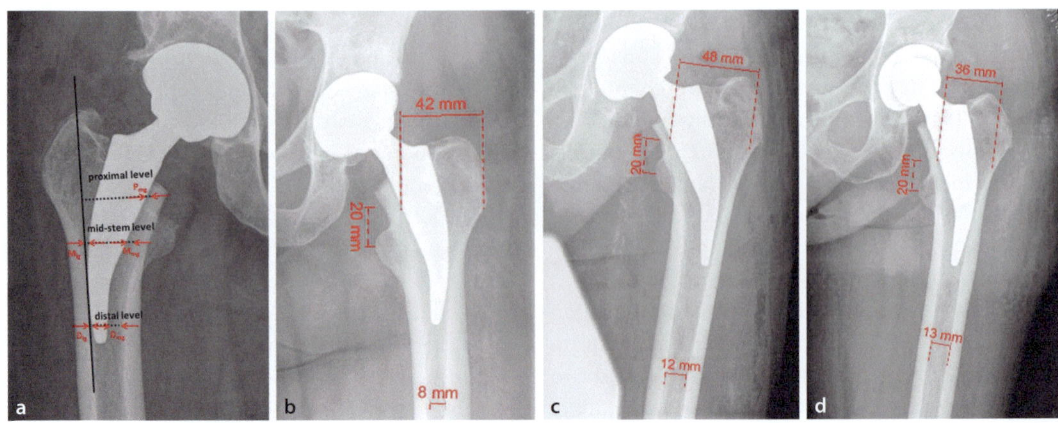

Abb. 1.40 **a** Vermessung der Fit-and-Fill-Ratio proximal, Schaftmitte und distal nach Issa et al. (2014), **b** Champagnerglaskonfiguration, **c** normal Konfiguration, **d** Ofenrohrkonfiguration nach Noble

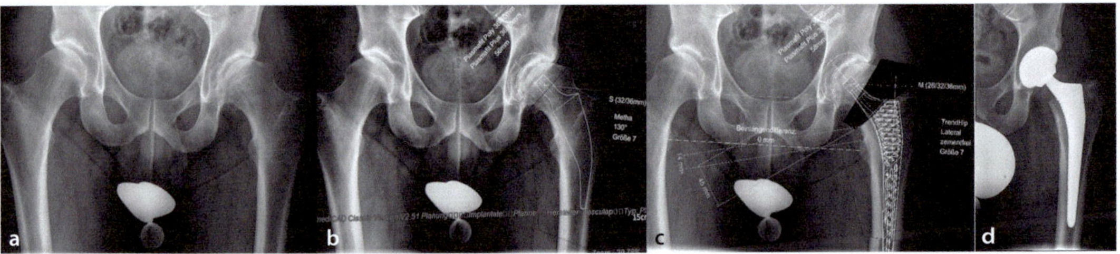

Abb. 1.41a–d Weiter, kurzer Schenkelhals (**a**). Die Planung (**b**)zeigt, dass eine sichere Verankerung der Kurzschaftprothese auch bei Wahl der größten Größe nicht möglich ist. Daher Planung (**c**) und Resultat (**d**) unter Verwendung eines Corail-Schafts

eines Kurzschaftprothesensystems eine übergeordnete Rolle zu. Dies bedeutet im Umkehrschluss nicht zwangsläufig, dass zur Indikationsstellung generell eine Knochendichteanalyse notwendig ist, jedoch sollte bei berechtigtem Zweifel an der Tragfähigkeit des Knochens des proximalen Femurs eher in Richtung einer Standardprothese indiziert werden, die dann ggf. auch zementiert verankert werden kann. In der eigenen Routine wird deshalb im Rahmen der Aufklärung zur Kurzschaftprothese immer auch auf die Möglichkeit des intraoperativen Systemwechsels hingewiesen. Der direkten intraoperativen Beurteilung der Knochenqualität kommt dabei entscheidende Bedeutung zu. Es hat sich bewährt, eine kortikale Verankerung der Kurzschaftprothese anzustreben, und dementsprechend sollte mit der letzten Raspelgröße bereits eine sichere Torsionsstabilität erzielt worden sein. Ist diese nicht zu erreichen, wird auf eine Standardprothese konvertiert.

Neben der Knochenqualität muss zur richtigen Indikationsstellung einer Kurzschaftprothese besonders auch die Femurgeometrie gewürdigt werden. CCD-Winkel unter 125° stellen in aller Regel für schenkelhalserhaltende und -teilerhaltende Implantate Grenz- bzw. Kontraindikationen dar. Wird die Resektion des Schenkelhalses in solchen Fällen sehr basisnah vorgenommen, kann zwar eine adäquate Größe realisiert werden, jedoch wird zumeist der kortikale Schenkelhalsring, der eine Grundvoraussetzung der Verankerung darstellt, geopfert, und die Prothese taucht in die Spongiosa des Trochanters ein. Wird dagegen ein Teil des Schenkelhalses belassen, so geht dies zulasten des „fit and fill“, die Prothese ist häufig unterdimensioniert und stellt sich ebenfalls varisch ein. Es kommt so regelhaft zu einem ungünstigen punktuellen Kontakt der Prothesenspitze gegen die laterale Kortikalis.

Demgegenüber ist die Versorgung der Valgushüfte besser möglich. Dabei kommt es bei schenkelhalsteilerhaltenden, nach dem Mayo-Prinzip fungierenden Prothesen oft dazu, dass die Prothesenspitze

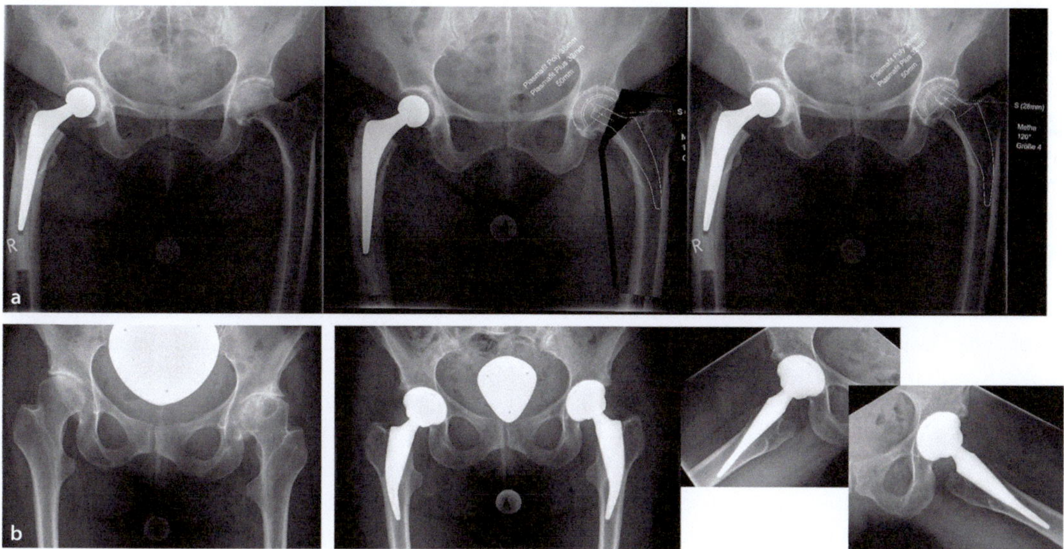

◘ Abb. 1.42 **a** Coxa vara: Die Planung zur Kurzschaftprothese verdeutlicht die Unterdimensionierung der Prothese mit punktuellem Kontakt der Prothesenspitze gegen die laterale Kortikalis bei Belassen des zirkumferenziell geschlossenen Schenkelhalsrings (Mitte) bzw. das Eintauchen der Prothese in die Trochanterspongiosa bei zu basisnaher Resektion im Falle einer korrekten Größenwahl (rechts). **b** Coxa valga et antetorta beidseits: Bei basisnäherer Schenkelhalsresektion kommt es zu einer mehr diaphysären Verankerung der Kurzschäfte und die Prothesen stellen sich auf, sodass die Prothesenspitzen nach madial zeigen.

in Richtung der medialen Kortikalis ausläuft, diese mitunter berührt, da sie den knöchern vorgegebenen Valgus nachvollzieht und sich dementsprechend aufrichtet. Da wie bereits erwähnt unbedingt auf eine ausreichende Dimension des Implantats zu achten ist, ist in diesen Fällen häufig eine basisnähere Schenkelhalsresektion notwendig, und die Prothesenverankerung verlagert sich mehr in Richtung Diaphyse (◘ Abb. 1.42). Im Fall einer zusätzlich vermehrten Antetorsion kann mit diesen Prothesen in gewissen Grenzen eine Korrektur dadurch erzielt werden, dass die Osteotomie in der a.-p.-Ebene nach posterior abfällt. Eine solche Korrektur ist mit einer schenkelhalserhaltenden Prothese, die einer rein metaphysären Verankerungsphilosophie folgt, dagegen nicht möglich. Für schenkelhalsresezierende Systeme gelten in Bezug auf die Femurgeometrie im Grunde die gleichen Indikationskriterien wie für Standardschäfte.

Avaskuläre Nekrose (AVN)

Die idiopathische Hüftkopfnekrose betrifft in der Regel Patienten in der dritten bis fünften Lebensdekade, Männer sind etwa 5-mal so oft betroffen wie Frauen. Die Erfolgsaussichten einer gelenkerhaltenden operativen Maßnahme wie die retrograde Anbohrung zur Dekompression sind ab dem Nekrosestadium ARCO III (Association Research Circulation Osseous) und aufwärts sehr unsicher und führen nur etwa bei jedem vierten Patienten zu einem (Teil-) Erfolg (Smith et al. 1995). Ist ein Sphärizitätsverlust des Hüftkopfes erst eingetreten, kommt es nachfolgend zur sekundären Osteoarthrose, und es bleibt für die Aufrechterhaltung einer aktiven Hüftfunktion nur noch die Möglichkeit eines endoprothetischen Ersatzes.

Bei der Wahl des Implantats müssen hierbei die Ausdehnung des Nekroseareals sowie das in der Regel junge Patientenalter Berücksichtigung finden. Weiterhin sollte auch die Ätiologie der Hüftkopfnekrose in die Überlegungen miteinbezogen werden, da gezeigt werden konnte, dass diese die Standzeit der Endoprothese und die Komplikationsrate maßgeblich beeinflusst (Fink und Rüther 2000). Die Analyse der Knochenmatrix und trabekulären Spongiosaarchitektur der Metaphyse zeigt dabei, dass grundsätzlich mit einer Veränderung des Metabolismus und der Mikroarchitektur zu rechnen ist und dass dies die Tragfähigkeit der Spongiosa herabsetzt

(Tingart et al. 2009). Die Reduktion der biomechanischen und biologischen Knochenqualität kann zum Frühversagen einer Endoprothese führen, weshalb die Standzeiten nach posttraumatischer und idiopatischer Hüftkopfnekrose deutlich besser sind als beispielsweise im Fall der alkohol- oder steroidinduzierten avaskulären Nekrose (AVN). Dies trifft umso mehr für schenkelhalserhaltende und schenkelhalsteilerhaltende Kurzschaftprothesen zu, die für ihre Verankerung eine metaphysäre und meta- und kurz diaphysäre Verankerung nutzen.

So konnten Fink et al. (2002) eine hohe Versagerrate der rein metaphysär verankernden Druckscheibenprothese vor allem bei Patienten mit AVN nach Nierentransplantation sowie bei alkoholinduzierter Femurkopfnekrose nachweisen. Demgegenüber fanden Yasunaga et al. (2003) in ihrer Überlebenszeitanalyse eine Standzeit von 96,6 % für 6 Jahre – und das, obwohl immerhin 20 der 50 von ihnen mit Druckscheibenendoprothesen versorgten Hüftkopfnekrosen steroid- oder alkoholinduziert waren. Sie führten bei allen Patienten präoperativ MRT-Kontrollen durch und implantierten die Prothese dann, wenn die Nekrosezone nicht in die Schenkelhalsregion hineinragte.

Eigene Studien mit 62 Patienten, die aufgrund einer Hüftkopfnekrose mit der Druckscheibenprothese versorgt wurden (70 Prothesen), ergaben gute Standzeiten von 95,1 % für 10 Jahre, wobei dies unter anderem auch der kritischen Patientenselektion zugeschrieben wurde (Ishaque et al. 2004). Da zumindest ein Teil des spongiösen Knochens der Metaphyse für die Verankerung von schenkelhalserhaltenden Kurzschaftsystemen benötigt wird, empfiehlt sich im Fall einer präoperativen MR-tomographisch nachgewiesenen metaphysären Ausdehnung der Nekrosezone von der Implantation solcher Implantatsysteme abzusehen.

Schenkelhalsteilerhaltende, dem Mayo-Prinzip folgende Kurzschäfte haben demgegenüber den Vorteil, dass bei einer kortikalen Verankerung mit ausreichendem „fit and fill" in der Metaphyse und gleichzeitiger Verankerung durch Mehrpunkteabstützung in der proximalen Epiphyse die pathologisch veränderte Spongiosa ausgeräumt wird und zudem die Verankerungsstrecke größer ist. Insofern sollte die Beteiligung der Schenkelhalsmetaphyse MR-tomographisch zwar abgeklärt werden, sie ist aber nicht zwangsläufig als Kontraindikation zu interpretieren. Der Einsatz eines solchen Kurzschaftsystems sollte dann in den Kontext der jeweiligen Ätiologie, der Femurgeometrie und der anzunehmenden verbleibenden Lebenszeit gestellt werden; die jeweiligen Vor- und Nachteile sollten dann sorgfältig abgewägt werden (◘ Abb. 1.43).

Die Indikation zum Kurzschaft wird in der eigenen Praxis in solchen Fällen dann großzügiger gestellt, wenn es sich um sehr junge Patienten handelt, bei denen mit hoher Wahrscheinlichkeit noch mit 2 Wechseleingriffen gerechnet werden muss (◘ Abb. 1.44). Aus Sicht des Autors überwiegt dann der Vorteil, mithilfe der Kurzschaftprothese eine Prothesengeneration zu sparen; dies rechtfertigt das etwas höhere Risiko der Frühlockerung in Fällen sekundärer Hüftkopfnekrose, zum Beispiel auf Basis einer Steroidtherapie.

Für die Indikationsstellung schenkelhalsresezierender Implantate gelten die gleichen Kriterien, die auch zur Indikation von Standardprothesen herangezogen werden. In der Regel wird schon mit der Osteotomie das von der Nekrose betroffene Areal entfernt. Während die früheren Ergebnismitteilungen nach

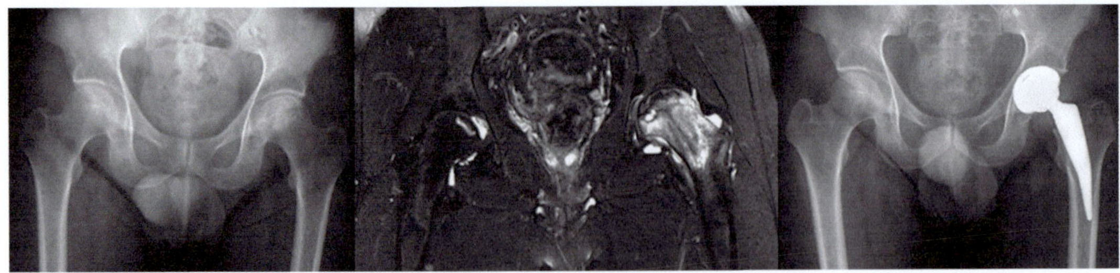

◘ **Abb. 1.43** Idiopathische Hüftkopfnekrose links mit metaphysärer Beteiligung im ARCO-Stadium III–IV. Versorgung mit schenkelhalsteilerhaltender, dem Mayo-Prinzip folgender Kurzschaftprothese

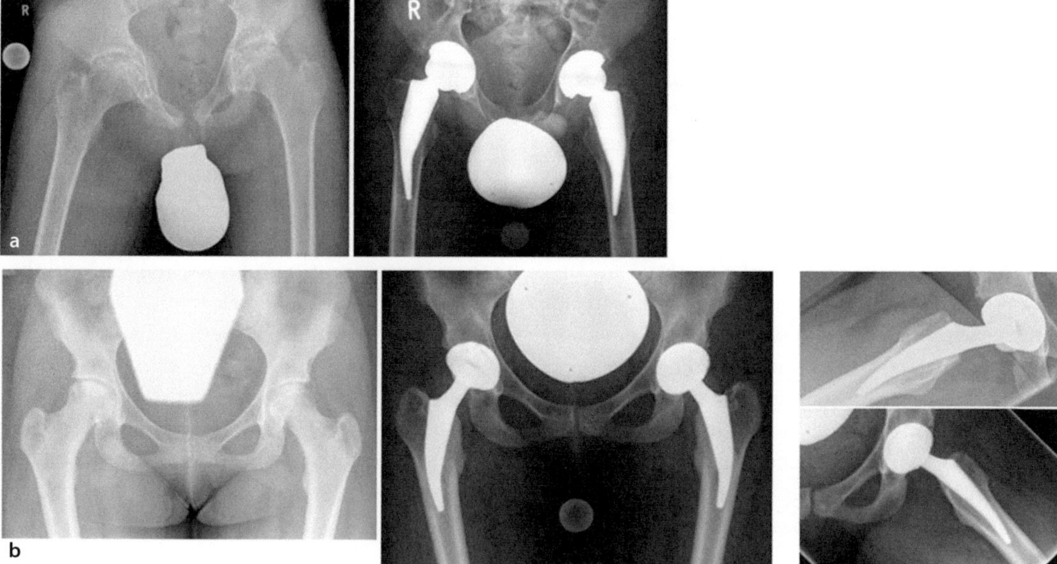

■ **Abb. 1.44** **a** 14-jähriger Junge mit sekundärer AVN und ausgeprägten Kontrakturen beidseits, Radiochemotherapie bei Hodgkin-Lymphom. Trotz osteopener Knochensituation erfolgte in Anbetracht des Alters die erfolgreiche Versorgung mit Kurzschaftprothesen beidseits. **b** 16-jähriges Mädchen mit sekundärer AVN beidseits nach Polychemotherapie und Kortisondauertherapie, sekundäres Cushing-Syndrom, Nickelallergie, Adipositas und akute lymphatische Leukämie (Beckenübersicht links). 4-Jahreskontrolle nach Versorgung mit Kurzschaft beidseits (Beckenübersicht Mitte und Hüften axial rechts)

Hüftprothesenimplantationen bei fortgeschrittener AVN eher als ernüchternd eingestuft wurden, haben sich die Ergebnisse und Standzeiten bei Verwendung von Standardprothesen denen bei primärer Koxarthrose angenähert, was der Verbesserung der Gleitpaarungen, der Implantate und auch der OP-Techniken zugeschrieben werden kann.

So fanden Schneider und Knahr (2004) nahezu gleiche Standzeiten beim Vergleich der Ausgangsdiagnosen Hüftkopfnekrose mit anderen Diagnosen und kamen zu dem Ergebnis, dass lediglich das Design des Implantats einen signifikanten Einfluss auf die Prothesenstandzeit besitzt – unabhängig von der Ausgangsdiagnose. Auch Kim et al. (1995) fanden sowohl für zementierte als auch für zementfreie Implantate gute bis sehr gute Ergebnisse, die mit denen von Patienten mit primärer Koxarthrose vergleichbar waren. Die Autoren sahen hierfür eine verbesserte Zementiertechnik und ein verbessertes Schaftdesign der Zementschäfte wie auch der zementfreien Implantate als wesentliche Gründe an.

Inwieweit es mit den schenkelhalsteilerhaltenden Kurzschäften gelingt, ähnlich gute Ergebnisse langfristig zu erzielen, bleibt abzuwarten. Die wenigen bisherigen Mitteilungen zum Einsatz dieser Implantate zur Versorgung der AVN sind zumindest als vielversprechend anzusehen (Floerkemeier et al. 2012, Zeh et al. 2011, Jerosch et al. 2014). Auch die Analyse der eigenen seit 2007 mit solchen Kurzschaftprothesen versorgten 48 Fälle (46 Metha, 2 Aida; Durchschnittsalter 40,5 [14–66] Jaher) ist sehr ermutigend. So trug die Kombination mit einem minimalinvasiven anterolateralen Zugangsweg (ALMI) (Basad et al. 2009) regelhaft dazu bei, bereits in der 3-Monatskontrolle hervorragende klinische Ergebnisse zu erzielen und die radiologische und DEXA-Analyse über 36 Monate zeigte ohne Ausnahme eine gute Osseointegration der eingesetzten Prothesen mit Knochensubstanzzunahme in den Gruen-Zonen 2–6 und geringer Abnahme in Zone 1 und 7.

Zusammenfassend bleibt festzuhalten, dass die bisherigen Erkenntnisse zeigen, dass im Fall der idiopathischen AVN der Einsatz schenkelhalserhaltender Implantate dann zu reproduzierbar sicheren Ergebnissen führt, wenn eine Beteiligung der

Schenkelhalsmetaphyse MR-tomographisch ausgeschlossen ist. Abzuraten ist der Einsatz dieser Prothesengruppe bei sekundären Nekrosen, die mit einer generellen Reduktion des Knochenmetabolismus einhergehen, wie zum Beispiel in Folge einer Nephropathie, Kortikoiddauertherapie oder auch in Folge immunsuppressiver Behandlungen. Demgegenüber stellt die Beteiligung der Nekrosezone im Schenkelhals für die schenkelhalsteilerhaltenden Prothesen keine Kontraindikation dar. Im Fall einer gleichzeitig bestehenden generellen Reduktion der Knochenqualität des proximalen Femurs sollte der Einsatz dieser Prothesen aber kritisch abgewogen werden und dann von der Wiederherstellbarkeit der Hüftgeometrie einerseits und von der noch zu erwartenden Lebenszeit des Patienten andererseits abhängen. Der Einsatz von schenkelhalsresezierenden Kurzschaftsystemen scheint in solchen Fällen entbehrlich zu sein, da ein wesentlicher Vorteil für den Patienten hiermit nicht zu erzielen ist und dann besser der Einsatz eines Standardschafts erwogen werden sollte.

Rheuma

Die besondere Herausforderung der endoprothetischen Versorgung von Patienten mit rheumatoider Arthritis besteht darin, einerseits dem häufig noch jungen Alter, andererseits der Tatsache gerecht zu werden, dass man es regelhaft mit einer in Bezug auf die Knochenqualität osteopenen Ausgangssituation zu tun hat und darüber hinaus auch die Infektionsgefahr bei dieser Patientengruppe aufgrund der herabgesetzten Immunkompetenz erhöht ist. Die pathologisch veränderte biologische und biomechanische Kompetenz des Knochens bei diesen Patienten wurde lange Zeit als Argument dafür verwendet, eine zementierte Schaftversorgung vorzunehmen. Als besondere Gefahr des veränderten Knochenstoffwechsels für die Verwendung einer zementfreien Prothese wurden das größere Risiko der intra- und postoperativen periprothetischen Fraktur sowie die größere Gefahr einer aseptischen Frühlockerung angesehen. Darüber hinaus wurde als Argument gegen die Wahl eines zementfreien Standardimplantats die zusätzliche prothesenvermittelte Gefahr der durch „stress shielding" bedingten von proximal nach distal fortschreitenden Lysesäume herangezogen, die ihrerseits zum Versagen dieser Prothesen beitragen könnten.

In der Zwischenzeit konnten demgegenüber viele Studien zeigen, dass unter Verwendung zementfreier Standardgeradschäfte eine sichere Osseointegration und eine hohe Standzeit erreichbar sind (Zwartele et al. 2008, Loehr et al. 1999). Auch die Analyse von Eskelinen et al. (2006) von 2557 hüftendoprothetischen Versorgungen im finnischen Endoprothesenregister kommt zu dem Ergebnis, dass der nicht zementierte proximal beschichtete Standardschaft als Implantat der Wahl für die Versorgung junger Patienten mit rheumatoider Arthritis anzusehen ist. Wie lassen sich diese Erkenntnisse nun auf die Indikation zur Kurzschaftprothese übertragen, wo es doch an Ergebnismitteilungen zum Einsatz dieser Prothesen bei Patienten mit rheumatoider Arthritis mangelt?

Fink et al. (2000) berichteten über den Einsatz der metaphysär verankernden, schenkelhalserhaltenden Druckscheibenprothese bei 42 Patienten mit Polyarthritis und einem Durchschnittsalter von 40,8 Jahren. Sie fanden eine nachhaltige Verbesserung der klinischen Scores, jedoch auch eine Versagensrate von knapp 15 % innerhalb eines mittleren Follow-up von 26,1 Monaten. Beim Vergleich mit der zementfreien Standardprothese schnitt die Druckscheibenprothese somit schlechter ab, sodass die Autoren den Einsatz des Implantats nur mit dem Argument eines einfachen Wechsels rechtfertigten. Dass dieser jedoch nicht immer einfach ist und durch Bolzen und Laschenplatte die Subtrochantärregion bereits geschwächt ist, was beim osteopenen Knochen von noch größerer Bedeutung ist und zu Trochanterfrakturen führen kann, konnten eigene Untersuchungen am selben Implantat nachweisen (Ishaque et al. 2009). Da schenkelhalserhaltende, rein metaphysär verankernde Kurzschaftprothesensysteme generell nachhaltig auf die Integrität der biologischen und biomechanischen Eigenschaften der Schenkelhalsspongiosa -und kortikalis angewiesen sind, sollte von der Indikation dieser Implantate bei Patienten mit rheumatoider Arthritis Abstand genommen werden.

Die Arbeit von Bause (2015) ist die bislang einzige, die sich gezielt mit dem Thema der schenkelhalsteilerhaltenden, dem Mayo-Prinzip folgenden Kurzschaftprothesen bei Patienten mit rheumatoider

Arthritis befasst; sie gibt einen Überblick über mittelfristige Erfahrungen unter Verwendung von insgesamt 105 Metha-Prothesen. Um mit diesem Implantat erfolgreich sein zu können, muss im Zuge der Präparation unbedingt auf einen kortikalen Sitz geachtet werden. Das Prinzip der Mehrpunktverankerung und dorsolateralen Anlage der Prothese gegen die Kortikalis ist Grundvoraussetzung für eine rotationsstabile Verankerung und genügend große Primärstabilität. Gerade bei Patienten mit weniger guter Knochenqualität steigen die Anforderungen solcher Prothesensysteme in Bezug auf eine sorgfältige Präparation des knöchernen Prothesenlagers. Daneben muss das peri- und postoperative Regime speziell die Probleme von Patienten mit herabgesetzter Immunkompetenz in Bezug auf deren Infektionsgefahr und Lockerung adressieren. In Anbetracht der mitunter fortgeschrittenen Reduktion der Knochenqualität sollte in Einzelfällen auch eine mehrwöchige Teilbelastung sich dem Eingriff anschließen.

Die Frage, ob eine zementfreie Standardprothese oder eine schenkelhalsteilerhaltende Kurzschaftprothese eingesetzt wird, muss letztlich intraoperativ beantwortet werden. Da grundsätzlich die Anforderungen erhöht sind und die Fehlertoleranz herabgesetzt ist, sollten die Indikation und Implantation der Kurzschaftprothese bei Patienten mit rheumatoider Arthritis im Umgang mit diesen Prothesen erfahrenen Operateuren vorbehalten sein. Der Nutzen einer derartigen Versorgung muss im reduzierten Knochenverlust der Primär- und möglichen späteren Revisionsoperation, der physiologischeren Lasteinleitung sowie im geringeren Weichteiltrauma verglichen mit Standardschäften gesehen werden (◘ Abb. 1.45).

Zum Einsatz schenkelhalsresezierender Kurzschaftprothesen existieren derzeit keine belastbaren Daten. Verglichen mit Standardprothesen, bei denen ein in etwa gleich großer Knochenverlust im Zuge der Primärimplantation erfolgt, könnten das geringere Weichteiltrauma und die proximale Lasteinleitung einen Fortschritt darstellen.

Dysplasie

Die Versorgung der Dysplasiekoxarthrose stellt häufig eine Herausforderung dar, nicht nur in Bezug auf die Wahl und Positionierung der Pfanne, sondern auch bei der Etablierung der richtigen Schaftkomponente, gerade im Fall der höheren Crowe-Grade II, III und IV. Nicht selten handelt es sich um Patienten im mittleren Lebensabschnitt, die bereits knöcherne Korrektureingriffe in der Kindheit oder Jugend erhalten haben, was mit nachhaltigen Veränderungen der Hüftgeometrie und Knochenstruktur verbunden ist und bei der Wahl der Prothese unbedingt berücksichtigt werden muss. Neben der Wiederherstellung des Hüftdrehzentrums sind schaftseitig die häufig vermehrte Antetorsion, ein steiler CCD-Winkel sowie der dysplastische meta-diaphysäre Übergang kritisch zu würdigen; sie spielen für die Indikation eine wichtige Rolle.

Schenkelhalserhaltende Kurzschaftimplantate mit metaphysärer Verankerungsphilosophie können im Fall einer vermehrten Antetorsion (>20°) in der Regel nicht etabliert werden. Auch ein steiler CCD-Winkel von mehr als 140° muss für solche Systeme als ungeeignet angesehen werden. Zudem stellen zurückliegende intertrochantäre Verkürzungs- und Derotationsosteotomien eine relative Kontraindikation für die meisten Implantate dieser Gruppe dar. Klassischen Dysplasieprothesen, wie beispielsweise dem Wagner-Konus oder dem modularen SROM-System, ist hier der Vorzug zu geben. Bei

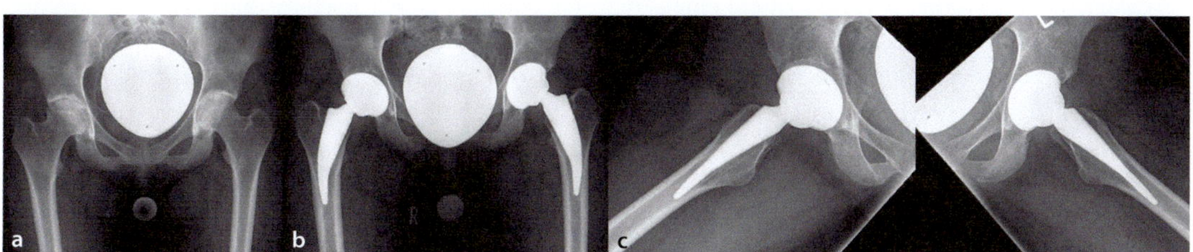

◘ **Abb. 1.45a–c** Juvenile rheumatoide Arthritis bei einem 16-jährigen Mädchen (**a**). Versorgung mit schenkelhalsteilerhaltenden Kurzschäften (**b, c**)

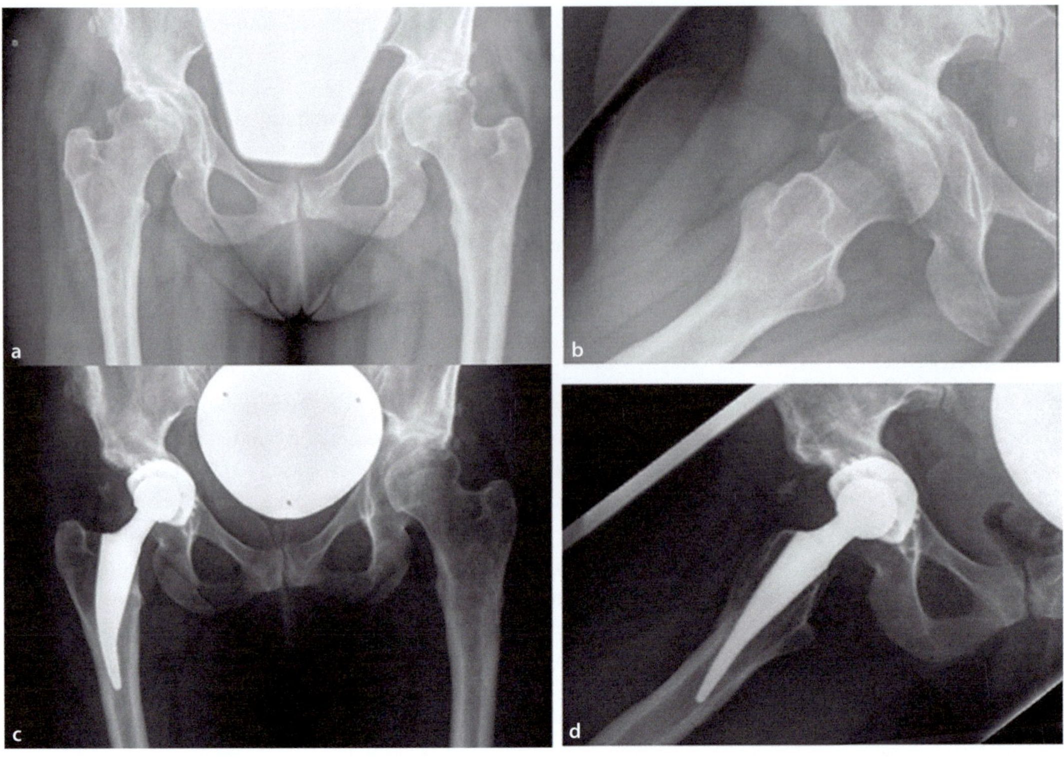

Abb. 1.46a–d 42-jährigen Frau mit sekundärer Dysplasiekoxarthrose bei Zustand nach Salter-Osteotomie und Derotationsvarisierungsosteotomie in der Kindheit (**a, b**). Durch die Pfannenpositionierung in die Ursprungspfanne und Versorgung mit dem Kurzschaft konnten Beinlänge und Offset wiederhergestellt werden (**c, d**)

schenkelhalsteilerhaltenden Kurzschaftprothesen, die nach dem Mayo-Prinzip verankern und eine nach distal sich deutliche verjüngende Schaftgeometrie besitzen, kann in gewissen Grenzen eine Korrektur der Antetorsion mithilfe einer nach posterior abfallenden Osteotomie gelingen (Abb. 1.46).

Der Operateur sollte sich darüber bewusst sein, dass die vermehrte Schaftantetorsion bei Teilerhalt des Schenkelhalses die Gefahr birgt, eine dorsomediale Kortikalispenetration mit einer Via valsa zu bewirken, und dass ferner der enge Schenkelhals für Fissuren prädisponiert. Da andererseits das Erreichen eines guten „fit and fill" sehr wichtig ist, muss die Schenkelhalsresektion basisnah, aber unter Erhalt eines zirkumferenziell geschlossenen Rings erfolgen. Die Verankerung der Prothese verlagert sich dann zwar mehr in Richtung Diaphyse, verglichen mit diaphysären Standardprothesen wird dennoch eine eher proximale Lasteinleitung generiert, und kortikale Hypertrophien und sog. Thigh-pain-Syndrome, wie sie unter anderem von der Konusprothese bekannt sind, werden vermieden. Ein steiler CCD-Winkel bereitet solchen Kurzschaftsystemen häufig keine Probleme, und der dysplastische meta-diaphysäre Übergang und enge Markkanal lässt in manchen Fällen die Implantation einer Standardprothese gar nicht erst zu, sodass entweder eine individualisierte stielverankernde Prothese angefertigt werden muss oder besser ein passendes Kurzschaftprothesensystem zum Einsatz kommt (Abb. 1.47). Das Ausrichten der Schaftspitze nach medial bei der Versorgung von Valgusdeformitäten hat in der eigenen Beobachtung bislang keine Nachteile gezeigt.

Jerosch (2013) berichtete sogar von der Versorgung der hohen Hüftluxation unter Verwendung der MiniHip-Prothese und sah besonders in der Verjüngung der Prothese nach distal und im Bezug zur engen Diaphyse einen Vorteil des Systems im Vergleich zur Standardprothese, bei der häufig ein Aufbohren des Markrohrs erforderlich wird. Nach

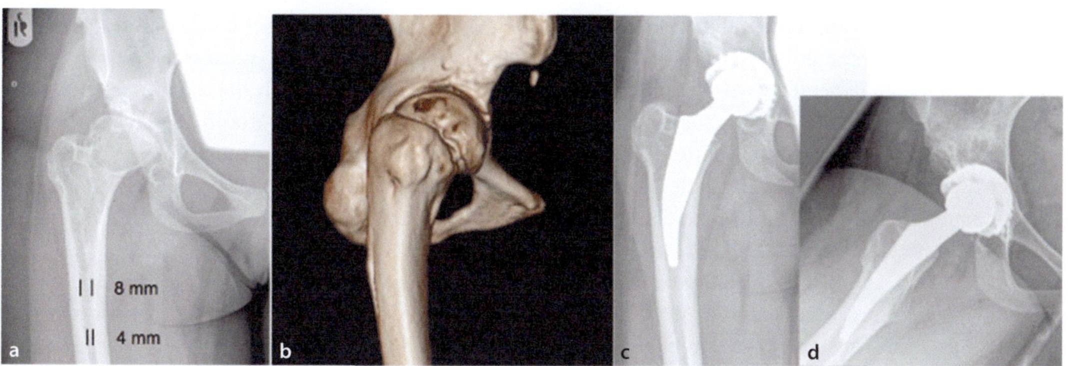

Abb. 1.47a–d 28-jährige Frau mit Sekundärarthrose nach Hüftkorrektur (Rekonstruktionsreposition der Hüfte nach Colonna-Zahradniček) in der Kindheit (**a, b**). Der extrem enge Markkanal und die Retrokurvatur des proximalen Femurs hätten die Implantation einer Standardprothese erheblich erschwert. Mithilfe des Kurzschafts in der kleinsten Größe konnte die endoprothetische Versorgung ohne zusätzliche Maßnahmen realisiert werden (**c, d**)

Implantation der Kurzschaftprothese wurde die Verkürzungs- und Derotationsosteotomie unterhalb der Schaftspitze angelegt und mit einer winkelstabilen Platte gesichert.

Die eigenen Erfahrungen von Dysplasiekoxarthrosen unter Verwendung schenkelhalsteilerhaltender, dem Mayo-Prinzip folgender Kurzschaftprothesen (Metha) sind ebenfalls als durchweg positiv zu werten. Seit 2007 konnten 62 Patienten mit einem Durchschnittsalter von 52 Jahren (19–71 Jahre) erfolgreich versorgt werden. Eine intraoperative Fissur im Bereich des Calcar femoris wurde ohne zusätzliche Cerclage unter einer 6-wöchigen Teilbelastung ausbehandelt. In etwa Zweidrittel aller Fälle kamen kleine Prothesengrößen zum Einsatz. Abhängig vom Bedarf konnte bezüglich Beinlänge und Offset eine gewisse Korrektur durch Auswahl verschiedener CCD-Varianten der Prothese erzielt werden. Keine der vorgenommenen Versorgungen musste im bisherigen Follow-up einer Revision unterzogen werden, und die regelmäßigen klinischen und radiologischen sowie osteodensitometrischen Untersuchungen zeigten hervorragende Ergebnisse mit gelegentlichen Zeichen eines milden „stress shielding" Grad I nach Engh („calcar rounding"). Insofern kann zusammenfassend festgestellt werden, dass die schenkelhalsteilerhaltende Kurzschaftprothese durchaus eine gute Alternative zur Standardprothese bei der endoprothetischen Versorgung der Dysplasiekoxarthrose sein kann. Essenzielle Voraussetzung sind die exakte Einschätzung der vorliegenden Geometrie und eine genaue präoperative Planung. Ferner kommt der Schenkelhalsosteotomie eine große Bedeutung zu, sodass die Indikation und Umsetzung einer solchen Kurzschaftprothese in die Hände des hierin Erfahrenen gehört.

Bei schenkelhalsresezierenden Kurzschäften spielt eine pathologisch erhöhte Antetorsion eine geringere Rolle. Der Einsatz solcher Systeme müsste daher mindestens so Erfolg versprechend sein wie der der schenkelhalsteilerhaltenden Kurzschäfte, und die Indikation müsste schließlich davon abhängen, ob die jeweilige Prothesengeometrie die vorhandene Fehlstellung des proximalen Femurs ausreichend gut adressiert und die Knochenqualität eine möglichst stabile Primärverankerung zulässt.

Alter

Angesichts der epidemiologischen Entwicklung sowie der Erkenntnis, dass das erhöhte Aktivitätsniveau auch zu einer vermehrten Belastung des Kunstgelenks mit der Folge erhöhter Revisionsraten bei unter 50-Jährigen führt (McAuley et al. 2004) und ferner der Anspruch an eine weichteilschonende, knochensparende Primärversorgung gewachsen ist, hat sich die Kurzschaftprothetik in der Zwischenzeit zur endoprothetischen Versorgung jüngerer Patienten fest etabliert. Es stellt sich deshalb die Frage, ob die Vorteile, die in dieser Versorgungsstrategie liegen, auch auf das ältere Patientenklientel übertragbar sind und der Einsatz dieser Prothesensysteme empfohlen und indiziert werden kann. Im Allgemeinen galt bis zuletzt, dass die Implantation einer Kurzschaftprothese dem jüngeren Patienten vorbehalten sein sollte, auch vor dem Hintergrund, dass mit steigendem Alter die Knochenqualität abnimmt. Dementsprechend wurden die Empfehlungen der Hersteller formuliert.

Für schenkelhalserhaltende Kurzschaftprothesen mit rein metaphysärer Verankerungsphilosophie, die auf die Tragfähigkeit der Schenkelhalsspongiosa angewiesen sind, scheint der Einsatz bei älteren Patienten unsicher zu sein. So konnten langfristige Untersuchungen zur Druckscheibenendoprothese zeigen, dass beim Vergleich von Patienten unter und über 50 Jahren die jüngere Patientengruppe signifikant bessere Standzeiten erzielte (94 % für 13,6 Jahre versus 87 % für 13,1 Jahre) (Wienbeck et al. 2011). In Anbetracht sicher reproduzierbarer Standzeiten von über 95 % für 15 Jahre, die bei Verwendung von etablierten Standardschäften erzielt werden, sind die vermeintlichen Vorteile, die mit der Implantation eines solchen Kurzschaftprothesensystems einhergehen, nicht ausreichend, um ihre Verwendung bei älteren Patienten, die eine Wechseloperation im Normalfall nicht mehr erleben würden, zu rechtfertigen.

Schenkelhalsteilerhaltende Kurzschaftimplantate, die eine meta-diaphysäre Verankerung nach dem Mehrpunkteprinzip erzielen und kortikal abstützen, sind nach der derzeitigen Datenlage zementfreien Standardschäften in Bezug auf ihre Primärstabilität gleichwertig (Jerosch 2015). Hinsichtlich ihrer Sekundärstabilität und periprothetischer Knochenumbauprozesse können sie zwar keine physiologischen Ergebnisse erzielen, bewirken aber eine proximale Lasteinleitung und somit deutlich geringere Zeichen von „stress shielding“ als zementfreie Standardschäfte. Eigene DEXA-Untersuchungen des Metha-Schafts zeigen im Verlauf der ersten 12 Monate, dass bei Patienten über 65 Jahren die Knochendichteveränderungen bezüglich ihrer Amplitude sowohl in positiver als auch negativer Richtung abgeschwächt sind und lediglich in der Gruen-Zone 2 ein signifikanter Unterschied im Vergleich zu unter 65-jährigen Patienten vorliegt (Jahnke et al. 2015, Gils et al. 2014) (▣ Abb. 1.48).

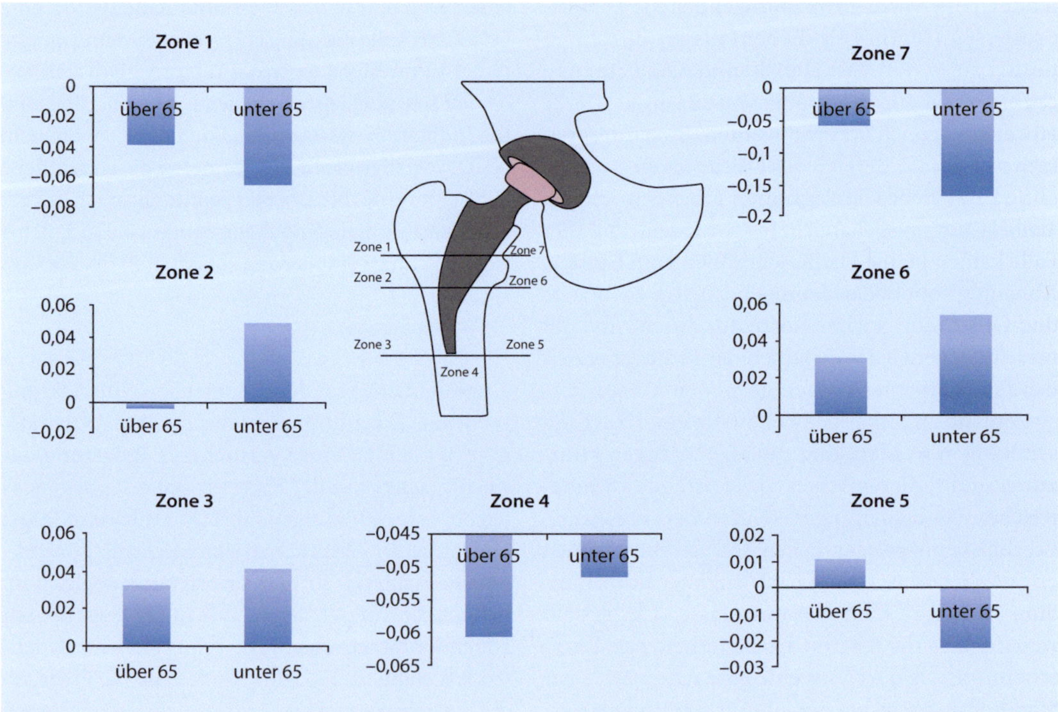

▣ **Abb. 1.48** Vergleichende DEXA-Untersuchung von Patienten über bzw. unter 65 Jahren ein Jahr nach Implantation. Ein signifikanter Unterschied konnte nur in Gruen-Zone 2 nachgewiesen werden. (Aus Gils et al. 2014, mit freundlicher Genehmigung)

Jakubowitz et al. (2008) konnten das Argument, dass die Implantation dieser Kurzschaftprothesen mit einer größeren Gefahr zur Ausbildung intra- oder postoperativer Frakturen verbunden wäre, in ihrer biomechanischen Studie entkräften und fanden ein gleich hohes Risiko solcher Frakturen bei Wahl des CLS- bzw. Mayo-Schafts. Insofern stehen dem Einsatz derartiger Prothesen zur Versorgung älterer Patienten lediglich kürzere Nachbeobachtungszeiträume und noch nicht vorliegende längerfristige Standzeitanalysen entgegen. Die bisher diesbezüglich vorliegenden mittelfristigen Ergebnisse sind aber so ermutigend, dass in der eigenen Routine der Einsatz der schenkelhalsteilerhaltenden Kurzschaftprothese weniger vom numerischen als vielmehr vom biologischen Alter abhängig gemacht wird. Dann rechtfertigen allein die Vorteile, die mit der weichteilschonenden Operationstechnik verbunden sind, die Implantation durchaus, auch wenn in Anbetracht der Implantatpreise damit in der Regel höhere Kosten verbunden sind. Bei Patienten, die sowohl altersnumerisch als auch altersbiologisch vorangeschritten sind, verwenden wir in der Regel zementierte Standardschäfte.

Für schenkelhalsresezierende Kurzschaftprothesen scheinen die genannten Zusammenhänge ebenfalls zuzutreffen. So kommen Kim et al. (2013) zu dem Ergebnis, dass die Verwendung der schenkelhalsresezierenden Kurzschaftprothese Proxima sowohl bei jüngeren als auch bei älteren Patienten zu einer stabilen Verankerung führt und in jedem Fall eine Osseointegration zu verzeichnen war. Der Nachbeobachtungszeitraum betrug in der Gruppe der älteren Patienten (Durchschnittsalter 78,9 Jahre) maximal 9 Jahre. Über diesen Zeitraum musste keine der 114 Prothesen revidiert werden.

Zusammenfassend stellt das höhere numerische Alter kein generelles Ausschlusskriterium zur Indikation einer Kurzschaftprothese dar. Bei rein metaphysären, schenkelhalserhaltenden Prothesen sollte die Indikation hierzu jedoch sehr eng gestellt und im Zweifel lieber zugunsten eines Standardimplantats entschieden werden, da im Abwägeprozess vor dem Hintergrund unsicherer Standzeiten die Vorteile solcher Kurzschaftsysteme nicht ausreichen, ihren Einsatz zu rechtfertigen. Demgegenüber stellen schenkelhalsteilerhaltende und -resezierende Kurzschaftimplatate durchaus eine vernünftige Alternative zur zementfreien Standardprothese dar und unterliegen denselben Indikationskriterien. Ihr Einsatz sollte vor allem vom biologischen Alter und vom Aktivitätsniveau des Patienten abhängen. Für die Versorgung von Patienten, deren Alter sowohl numerisch als auch biologisch vorangeschritten ist, stellen sie indes aus Sicht des Autors keine sinnvolle Alternative zum Standardschaft dar und sollten nicht indiziert werden.

Gewicht

Die Wahrscheinlichkeit einer intra- und postoperativen Komplikation ist bei Patienten mit hohem Körpergewicht und hohem Body-Mass-Index (BMI) grundsätzlich als erhöht anzusehen. Traina et al. (2011) fanden heraus, dass weniger der BMI als vielmehr das erhöhte Absolutgewicht (>80 kg) in Kombination mit dem männlichen Geschlecht die Prothesenstandzeit negativ beeinflusst. Chammai und Brax (2015) verglichen die mittelfristigen Ergebnisse von Patienten mit BMI über und unter 30 kg/m^2 nach Versorgung mit der Metha-Kurzschaftprothese und fanden zwar etwas schlechtere Absolutergebnisse des Harris-Hip-Scores (HHS) in der Gruppe der fettleibigen Patienten, der Zugewinn war jedoch in beiden Gruppen identisch, und auch die mittlere Prothesenstandzeit war in beiden Gruppen gleich (96 %, 50 Monate).

Aufgrund der Gefahr von Adapterbrüchen sollte die Verwendung von modularen Prothesen bei Patienten über 100 kg nicht erfolgen. Die Durchsicht der eigenen ca. 500 Fälle von schenkelhalsteilerhaltenden Kurzschäften zeigt, dass jeder vierte Patient ein Absolutgewicht von 90 kg und mehr aufwies und immerhin jeder zweite von diesen mehr als 100 kg wog. Eine damit verbundene prothesenspezifische Problematik konnte bislang nicht objektiviert werden. Während zu Beginn bei diesen Patienten im Zuge der Lernkurve eine postoperative Teilbelastung von 3–6 Wochen festgelegt wurde, sieht das postoperative Behandlungsregime in der Zwischenzeit die sofortige Vollbelastung vor.

Die bisherigen Erfahrungen sprechen dafür, dass bei schenkelhalsteilerhaltenden oder -resezierenden Monoblockimplantaten mit meta- und (kurz) diaphysärer Verankerung Fettleibigkeit keine Kontraindikation darstellt. Entscheidend für eine sichere Primärverankerung und nachfolgende Osseointegration solcher Kurzschaftprothesen ist das Erreichen eines adäquaten „fit and fill". Hier bestehen insofern keine Unterschiede zu Standardprothesen, was die Indikation betrifft. Grundsätzlich ist aber bei extremer Fettleibigkeit (BMI >40 kg/m^2) im Zuge der ambulanten Vorstellung zu klären, ob nicht ggf. vor einer etwaigen endoprothetischen Versorgung zunächst Maßnahmen zur Gewichtsreduktion eingeleitet werden sollten, um so das grundsätzlich erhöhte Risiko von Infektionen und Prothesenversagen zu senken.

Der Einsatz schenkelhalserhaltender, metaphysärer Kurzschaftprothesen sollte beim stark übergewichtigen Patienten dagegen eher kritisch betrachtet werden, da mit einer erhöhten Unruhe im knöchernen Prothesenlager gerechnet werden muss und dies bei Überschreiten des kritischen Wertes von Mikrobewegungen (>150 μm) eine Osseointegration des Implantats verhindert.

Zustand nach Trauma, Morbus Perthes und Epiphysiolysis capitis femoris

Unabhängig von der jeweiligen Ätiologie können einige Fehlstellungen des proximalen Femurs sehr komfortabel und mit erheblich geringerem Aufwand als mit einer Standardprothese adressiert werden. Dies betrifft insbesondere Achsendeformitäten der proximalen Femurdiaphyse, bei denen zur Verwirklichung von Standardprothesen zuvor eine Korrekturosteotomie notwendig wäre und dann häufig der Einsatz modularer Revisionssysteme unumgänglich ist (▪ Abb. 1.49). Auch im Fall verbliebener Osteosynthesematerialien, die die Diaphyse verlegen, kann mitunter der Einsatz von Kurzschaftprothesen Art und Umfang der

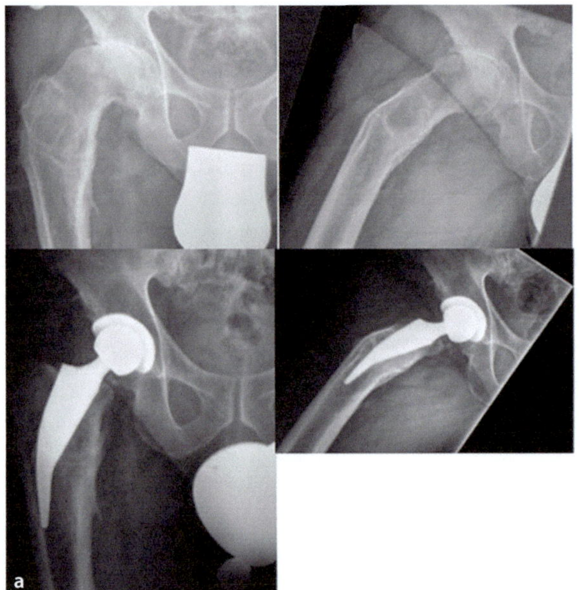

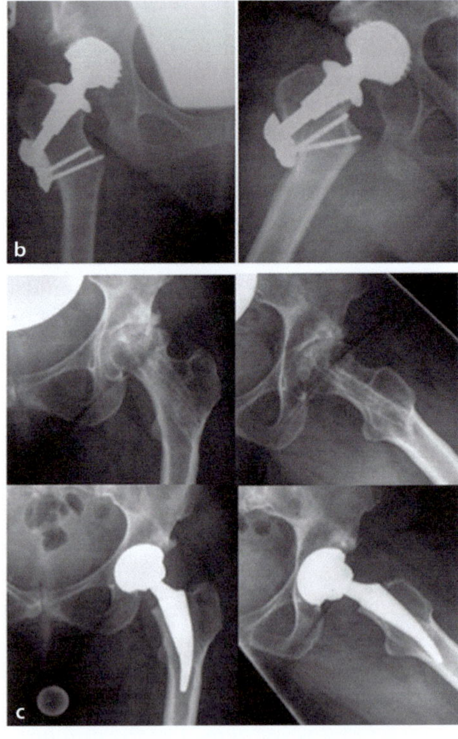

▪ **Abb. 1.49** **a** Posttraumatische Koxarthrose mit angulierender Achsenfehlstellung. Das Einsetzen einer Standardprothese wäre ohne zusätzliche Osteotomie unmöglich gewesen. Die Implantation des Kurzschafts erfolgte ohne Zusatzmaßnahme. **b** Endoprothetische Versorgung mit Druckscheibenprothese bei Zustand nach Schanz-Osteotomie. Auch hier konnte die Versorgung ohne Reosteotomie erfolgen. **c** Posttraumatische Koxarthrose nach Versorgung mit dynamischer Hüftschraube und Antirotationsschraube sowie mit Kurzschaft

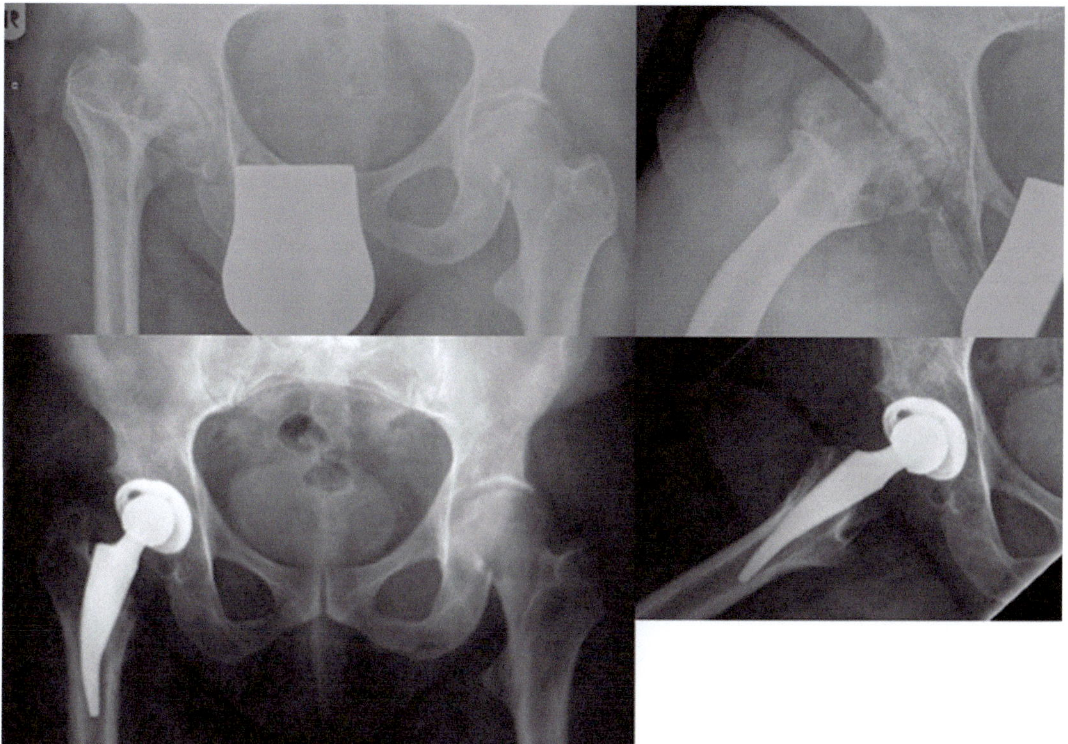

Abb. 1.50 Coxa plana et magna nach kindlichem Luxationsperthes mit erheblicher Beinlängendifferenz und Versorgung mit Kurzschaftprothese

endoprothetischen Versorgung positiv beeinflussen. So berichteten Mont et al. (2013) vom Einsatz der schenkehalsteilerhaltenden MiniHip bei einer Patientin, die aufgrund einer Femurfraktur 7 Jahre zuvor eine retrograde Nagelung erhalten hatte und explizit keinen zusätzlichen Eingriff zur Materialentfernung wünschte.

Auch für die Behandlung einer veralteten Schenkelhalsfraktur kann der Einsatz einer schenkelhalsteilerhaltenden bzw. -resezierende Kurzschaftprothese sich insbesondere dann anbieten, wenn der Patient noch vergleichsweise jung ist und intraoperativ eine stabile Primärverankerung erreicht wird. Schenkelhalserhaltende Systeme scheiden hier in der Regel aus. Im eigenen Krankengut konnten bereits diverse Patienten mit posttraumatischen Fehlstellungen, mit Zustand nach Morbus Perthes oder Epiphysiolysis captitis femoris erfolgreich mit Kurzschäften versorgt werden, sodass die Kurzschaftprothese in einigen dieser Fälle durchaus als Implantat der ersten Wahl angesehen werden kann (Abb. 1.50).

1.6 Versagensmechanismen der Kurzschäfte und ihre Implikationen für die Zukunft

Gabriele Lewinski

In den letzten Jahren sind zunehmend Publikationen über Kurzschaftendoprothesen erschienen. Dennoch gibt es relativ wenig Literatur über die Revisionen, und es werden auch selten die Ursachen der Revisionen beschrieben. Meist handelt es sich bei diesen Publikationen um Zusammenstellungen von klinischen Studien mit unterschiedlichen Prothesentypen und-designs, unterschiedlichen Indikationen und maximal mittelfristigen Nachuntersuchungszeiten, sodass hier mehrheitlich die „Frühversager" betrachtet werden können. In der Orthopädischen Klinik der Medizinischen Hochschule Hannover wurden im Zeitraum 2005 bis 2013 fast 2000 Patienten mit Kurzschaftendoprothesen versorgt. Die Revisionen wurden zusammengestellt und nach ihren Ursachen analysiert. Es zeigte sich, dass Patientenauswahl und operationstechnische Aspekte von Bedeutung sind. Neben der Analyse „Frühversager" sollten auch Möglichkeiten des „Spätversagens" nicht außer Acht gelassen werden. Soweit es die aktuelle Studienlage hergibt, gibt es Hinweise, dass nicht alle Kurzschäfte eine primär metaphysäre Verankerung besitzen, sondern sich auch diaphysär verankern. Dies wirkt sich zwar positiv auf die Primärstabilität aus, kann aber, bedingt durch die weniger physiologische Krafteinleitung, ein „stress shielding" und damit einen proximalen Knochenverlust induzieren. Wie ausgeprägt dies sein wird, können allein die Langzeituntersuchungen zeigen.

1.6.1 Einleitung

Ziel der Kurzschaftendoprothetik

Ziel der Kurzschaftendoprothetik ist es, insbesondere bei jungen Patienten eine knochensparende Versorgungsoption bei der Implantation von Hüfttotalendoprothesen zu erreichen. Dabei sollte sich der Begriff „knochensparend" nicht nur auf die erforderliche knöcherne Resektion bei Primärimplantation oder das Volumen des einzubringenden Schafts beziehen, sondern auch an den langfristigen Knochenerhalt im Sinne einer veränderten Krafteinleitung gedacht werden. Daher ist es für die Kurzschaftendoprothetik von zentraler Bedeutung, dass die Krafteinleitung möglichst proximal erfolgt, um dem „stress shielding" und damit auch langfristig einem Knochenabbau entgegenzuwirken. Weitere Ziele der Kurzschaftendoprothetik sind sowohl die biomechanische Rekonstruktion des Gelenks bezüglich des Offsets und der Anteversion als auch die Option zur ggf. minimalinvasiven und muskelschonenden Implantation.

Stand des Wissens

Seitdem Morrey (1989) mit der Mayo-Prothese den ersten Kurzschaft auf den Markt gebracht hat, sind eine Vielzahl von Kurzschaftprothesen entwickelt worden. Mittlerweile gibt es geschätzt mehr als 40 verschiedene Modelle auf dem Markt. Es stellt sich die Frage, warum es so viele Kurzschaftprothesentypen gibt. Einerseits kann argumentiert werden, dass alle Anbieter erkannt haben, dass es aus den oben genannten Gründen notwendig ist, eine Kurzschaftprothese anzubieten, da Patienten, die mit eine Hüfttotalendoprothese versorgt werden, immer jünger werden. Andererseits sieht man, dass es viele unterschiedliche Designs in der Kurzschaftendoprothetik gibt. Dies kann Zufall sein, kann aber auch daran liegen, dass es zu Problemen und Revisionen mit den bestehenden Kurzschäften kam, welche Veränderungen im Design induzierten. Da im Allgemeinen nicht gerne über Revisionen gesprochen und noch weniger gerne über Revisionen publiziert wird, sind Informationen über Probleme mit Kurzschaftendoprothesen selten.

Falez (2015) berichtet in seiner Publikation, dass von den bisher 40 Kurzschaftendoprothesenmodellen mittlerweile 4 nicht mehr auf dem Markt sind. Dazu zählen die Mayo- (1986), CUT- (1999), Proxima- (2003) und die Silent-Prothese (2003). Nicht immer sind die Gründe hierfür bekannt. Bei der CUT-Prothese gibt es Studien, die zeigen, dass es inakzeptable hohe Revisionsraten, Schwierigkeiten bei der Revision und Valgusveränderungen in der Gelenkgeometrie gab (Ishaque et al. 2009).

Insgesamt ist es schwierig, Literatur über Kurzschaftendoprothesen mithilfe der medizinischen Literaturdatenbanken zu filtern. Je nach Suchbegriff, kann die Anzahl der angezeigten Literaturquellen erheblich schwanken. Weiterhin gibt es große Unterschiede in der Anzahl der Publikationen bezüglich der verschiedenen Prothesentypen. So finden die Fitmore-, die Mayo- und die Metha-Kurzschaftprothese in der Literatur am häufigsten Erwähnung. In ihrer Literaturübersicht über 49 klinische Studien und 51 Kohorten stellten van Oldenrijk et al. (2014) die Standzeiten von insgesamt 19 Kurzschaftprothesentypen zusammen. Ferner fand sich der Nachuntersuchungszeitraum mehrheitlich mit weniger als 5 Jahren. Die „teilweise schenkelhalserhaltenden" und „trochantersparenden" Kurzschaftprothesen bildeten die Mehrheit der analysierten Publikationen und zeigten eine adäquate Standzeit nach dieser mittelfristigen Nachuntersuchungszeit. Die Anzahl der betrachteten „schenkelhalserhaltenden" Kurzschaftprothesen war so gering, dass eine evidenzbasierte Aussage nicht möglich war. Die vorliegenden

Ergebnisse zeigten keine zufriedenstellende Standzeit dieser Kurzschaftprothesen.

Die unterschiedlichen Patientenprofile der einzelnen Kohorten wurden nicht berücksichtigt, was jedoch bei dem jungen Patientengut, die eine Kurzschaftprothese erhalten, eine Rolle spielen kann. Gerade bei jungen Patienten liegen knöcherne Deformitäten, wie zum Beispiel Hüftdyplasie oder eine Hüftkopfnekrose, vor, was einen Einfluss auf die knöcherne Verankerung und Einheilung haben kann. Weiterhin machen die Unterschiede in der Geometrie, dem Design der Prothese, der Verankerungshöhe und der Kraftübertragung eine Vergleichbarkeit der klinischen und der biomechanischen Ergebnisse schwierig. Es wird daher in der Literatur ein einheitliches Klassifizierungssystem gefordert, das unabdingbar ist, um eine Vergleichbarkeit der einzelnen Kurzschaftsysteme zu ermöglichen (Khanuja et al. 2014).

In einigen Publikationen werden Klassifikationssysteme für die verschiedenen Kurzschaftsysteme vorgestellt (Khanuja et al. 2014, van Oldenrijk et al. 2014, Jerosch et al. 2012, Falez 2015). Dennoch gibt es hier Unterschiede zwischen Theorie und Realität, denn Röntgenbilder zeigen, dass es nach einiger Zeit zu einer kortikalen Reaktion im Bereich der Diaphyse kommen kann, was dafür spricht, dass es hier eher zu einer diaphysären und nicht, wie eigentlich von den Kurzschaftprothesen gewünscht, zu einer metaphysären Krafteinleitung kommt. In der Arbeit von Gustke (2012) über den Fitmore-Kurzschaft wird beschrieben, dass diese diaphysäre kortikale Reaktion in 29 % der Fälle auftrat und dass nach 2 Jahren sogar in einigen Fällen eine gewisse proximale Knochenatrophie zu verzeichnen war.

Pepke et al. (2014) untersuchten das radiologische Phänomen der distalen kortikalen Hypertrophie des Fitmore-Kurzschafts zusätzlich in einer biomechanischen Untersuchung und verglichen dabei den Fitmore-Kurzschaft mit einem Geradschaft (CLS). Bei dieser Testung unter Varus-/Valgusdruck zeigte sich, dass beide Schäfte eine unterschiedliche Steifigkeit und Flexibilität aufwiesen. Es wurde vermutet, dass die Steifigkeit und Flexibilität der Implanate ebenfalls einen Einfluss auf die Kraftübertragung haben.

Auch aus verschiedenen DEXA-Untersuchungen, die mit verschiedenen Typen von Kurzschäften durchgeführt wurden, geht hervor, dass die Knochendichte mehrheitlich in den Gruen-Zonen 3, 4 und 5 am höchsten ist. Berücksichtigt werden muss bei der Interpretation der Ergebnisse, dass die Gruen-Zonen bei den Kurzschaftprothesen teilweise unterschiedlich definiert sind. Wichtiger als der absolute Wert der Knochendichte ist die Zunahme der Knochendichte in den Regionen über die Zeit. Lerch (2012) und Jahnke et al. (2014) konnten für die Metha-Prothese eine Zunahme vor allem in der Zone 6 nachweisen, was für die metaphysäre Verankerung in dieser Zone spricht (◘ Tab. 1.4).

Eigenes Patientengut

Im Zeitraum von April 2005 bis Dezember 2013 wurden 1953 Metha-Kurzschaftprothesen (Fa. Braun Aesculap) in der Orthopädischen Klinik der Medizinischen Hochschule Hannover (MHH) implantiert (◘ Abb. 1.51). Dabei kam es insgesamt zu 38 Revisionsoperationen, was einer Revisionsrate von 1,9 % entspricht. Der durchschnittliche Zeitpunkt der Revision betrug 12,6 Monate. Der Anteil der Männer überwog mit 54 %. Entsprechend des jungen Patientengutes, welches mit Kurzschaftprothesen versorgt wird, fand sich mit 16 % ein recht hoher Anteil an Hüftkopfnekrosen. Der Anteil der Patienten mit einem BMI von >35 betrug 30 % (von Lewinski und Floerkemeier 2015). Bei der Analyse der Röntgenaufnahmen der revidierten Metha-Kurzschäfte konnten folgende Versagenstypen (◘ Abb. 1.52) identifiziert werden:

- Konusbrüche (n=12)
- Sinterungen (n=12)
- Lockerungen/Verkippungen in varischer Richtung (n=7)
- Frakturen (n=5)
- Via falsa (n=2)

Bei den Patienten, die in den Jahren 2005 und 2006 (n=190) operiert worden waren, war bei 12 Patienten der Bruch des modularen Titansteckkonus der Grund für eine Revision. Dies entspricht einer Revisionsrate von 6,3 %. Der Zeitpunkt der Revisionen lag bei dieser Untergruppe zwischen 19,5 und 88,3 Monaten mit einem mittleren Zeitpunkt von 57,7 Monaten.

Tab. 1.4 Ergebnisse von DEXA-Untersuchungen in der Literatur

Autor	Prothesentyp	Nachuntersuchung [Jahre postop.]	Höchste Knochendichte postop.
Falez (2008)	Mayo	3	R4 (hier unterhalb Prothesenspitze)
Albanese (2009)	Proxima	3	R4, R5 (hier medial proximal, da nur 5 Gruen-Zonen verwendet)
Götze (2010)	Nanos	1	R2, R6 (hier diaphysär unterhalb Trochantor minor)
Decking (2008)	CUT	1	R4 (hier unterhalb Prothesenspitze)
Chen (2009)	Mayo	5,7	R3, R4 (hier lateral distal, unterhalb Prothesenspitze)
Zeh (2013)	Nanos	1	R3 (hier lateral distal, unterhalb Prothesenspitze)
Jahnke (2014, 2015)	Metha	1	R3 (hier lateral distal, unterhalb Prothesenspitze)
Snyder (2015)	Metha	1	R3 (hier lateral distal, unterhalb Prothesenspitze)

R „region of interest"

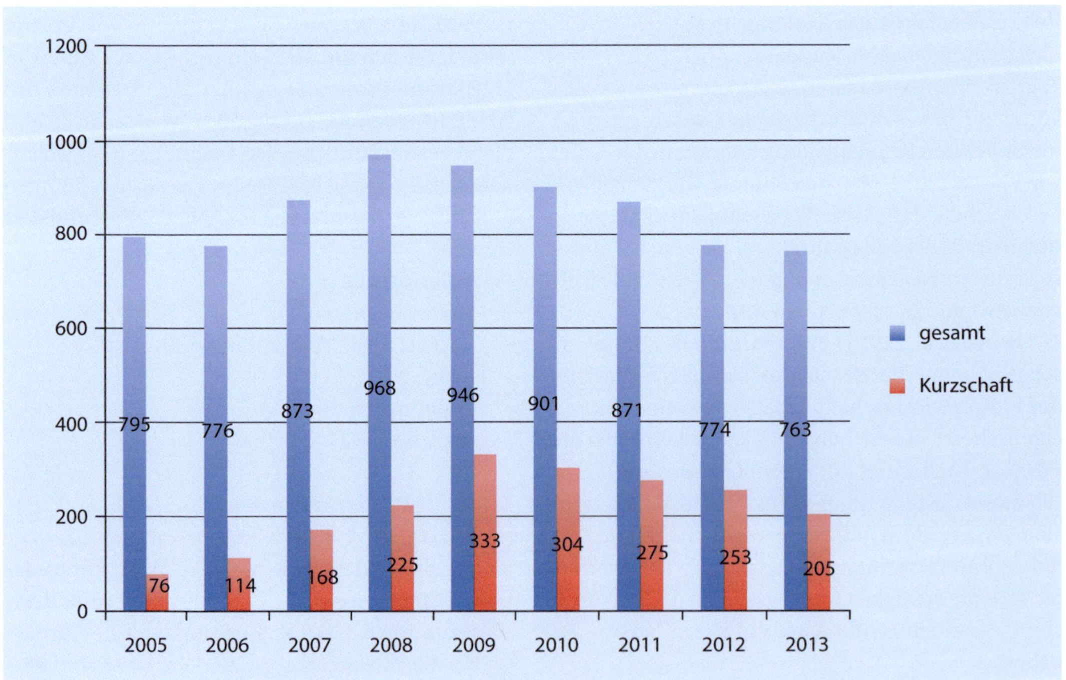

Abb. 1.51 Implantationszahlen der Hüfttotalendoprothesen gesamt und der Metha-Kurzschaftprothesen in den Jahren 2005 bis 2013 an der Orthopädischen Klinik der Medizinischen Hochschule Hannover

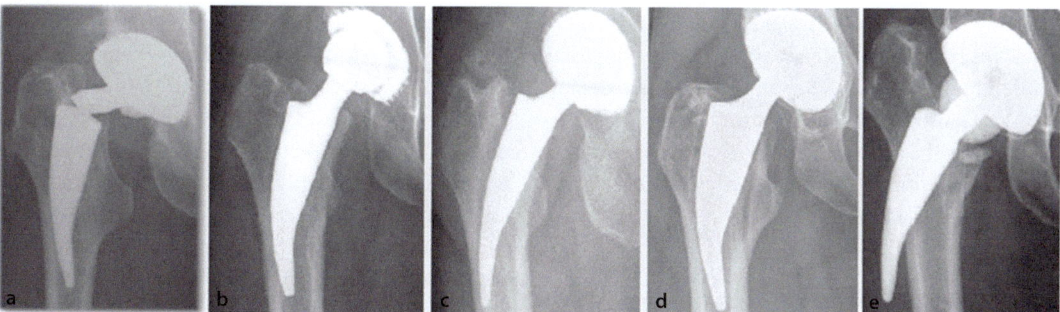

Abb. 1.52a–e Ursachen für aseptische Schaftrevisionen der Metha-Kurzschaftprothese im Zeitraum 2005 bis 2013. **a** Konusbruch, **b** Sinterung, **c** Verkippung in Varuspsoition, **d** periprothetische Fraktur, **e** Via falsa

Bezüglich der Sinterungen der Kurzschaftprothesen ist auffällig, dass sie im postoperativen Verlauf eine zunehmend valgische Position einnehmen. Weiterhin zeigte sich auf den direkt postoperativen Röntgenbildern eine tiefe Resektionshöhe im Bereich des Schenkelhalses. Bei den Lockerungen der Kurzschaftprothesen fand sich kein Sintern oder Einsinken der Prothese, sondern es kam zum Verkippen in varischer Richtung, sodass die Prothese auf die laterale Kortikalis der Femurdiaphyse zeigte. Bei Unterdimensionierung kann die Prothese unter Belastung so instabil sein, dass sie sowohl einsintern als auch in varischer Richtung verkippen kann (Abb. 1.53).

Frakturen (in der vorliegenden Serie n=5) waren in 2 Fällen durch ein adäquates Trauma bedingt. In den anderen Fällen handelte es sich um die Folge des weiteren Sinterns in valgische Position oder – bei Vorliegen einer varischen Position – um eine Überbelastung des Kalkars, der dann frakturierte. In einem weiteren Fall war vermutlich eine intraoperative Fissur des Schenkelhalses nicht erkannt worden, und es kam infolge dessen zu einer periprothetischen Fraktur.

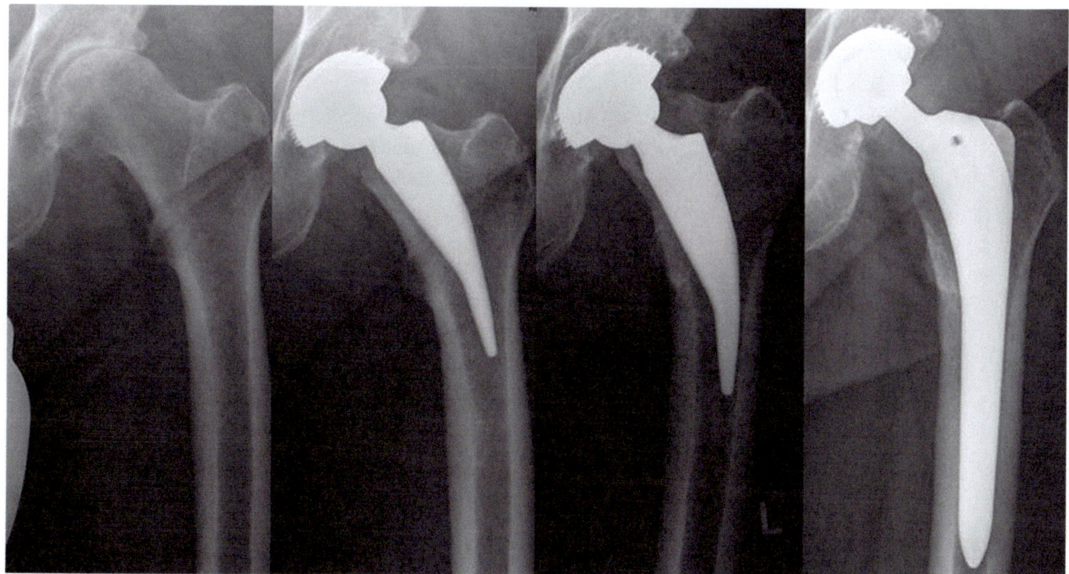

Abb. 1.53 Beispiel einer zu klein gewählten Prothese. Die Resektionebene wurde relativ weit oben gesetzt, dadurch kam es primär zu einer varischen Position. Die Prothese ist eingesunken und in valgischer Richtung verkippt

Intraoperativ wurden 2 Fälle einer Via falsa nicht erkannt. In beiden Fällen war es zu einer dorsolateralen Penetration des Schafts gekommen, die auf den a.-p.-Aufnahmen nicht unmittelbar zu erkennen war. Erst auf den postoperativ durchgeführten axialen Aufnahmen war die Penetration der Prothesenspitze zu erkennen.

1.6.2 Diskussion der Erkenntnisse aus der Literatur

Zwar gibt es mittlerweile Publikationen, die sich mit den Revisionen nach Kurzschaftprothesen auseinandersetzen, jedoch handelt es sich dabei nahezu ausschließlich um Literaturanalysen. Oftmals ist in diesen Arbeiten keine Ursachenanalyse zu finden, um das Versagen der Prothese zu klären. Die Primärstabilität ist eine wichtige Voraussetzung, um eine gute Osseointegration und damit eine Langzeitstabilität des Implantats zu erreichen (Gustke 2012). Je länger ein Schaft ist, desto größer sind der Knochenkontakt und damit die Chance einer guten Primärstabilität. Alle Kurzschäfte haben im Vergleich zu den Standardschäften eine geringere knöcherne Kontaktfläche. Allein aus diesem Grund könnte man annehmen, dass die Primärstabilität bei den Kurzschäften geringer ist.

Aus den schwedischen Registern ist bekannt, dass eine frühe Migration ein aussagekräftiger Indikator für ein Versagen des Implantats ist (Karrholm 2012). Krismer (1999) zeigte in seiner Studie, dass eine Sinterung von mehr als 1 mm innerhalb der ersten 2 Jahre in Verbindung mit einem Implantatversagen steht und eine Migration von mehr als 1,5 mm innerhalb der ersten 2 Jahre mit einem hohen Risiko der Revision verbunden ist. Sinterungen oder Migrationen von Implantaten können anhand von Röntgenaufnahmen, radiostereometrischen Analysen (RSA) und Einzelbild-Röntgenanalyse (EBRA) gemessen werden.

Über Kurzschaftprothesen liegen für den Proxima- (Salemyr et al. 2015) den Nanos- (Budde et al. 2016), den SMF-Kurzschaft (McCalden 2015) und den CFP-Schaft RSA-Studien vor (Rohrl et al. 2006, Lazarinis et al. 2013). Der CFP-Schaft zeigte eine durchschnittliche Migration von 0,13 mm nach 2 Jahren (Lazarinis et al. 2013). Der Proxima-Schaft zeigte 0,77 mm mehr Migration in den ersten 6 Wochen im Vergleich zu einem konventionellen Schaft. Nach 3 Monaten fand keine weitere Migration mehr statt. Der SMF-Kurzschaft wurde ebenfalls mit einem Standardschaft in einer Vergleichstudie von McCalden et al. (2015) untersucht. Hier zeigten sich nahezu keine signifikanten Unterschiede gegenüber dem verwendeten Standardschaft (Synergy) nach 2 Jahren. Der einzige bedeutsame Unterschied fand sich bezüglich des Varus-/Valgus-Tilt, der beim SMF-Kurzschaft mit 0,94 mm gegenüber 0,32 mm signifikant höher war. Interessant war, dass es sowohl beim SMF-Kurzschaft als auch beim Synergy-Standardschaft bei 16 % (Synergy) bzw. 20 % (SMF-Kurzschaft) der Patienten zunächst zu einer Migration kam, die sich dann im Verlauf von 3 bzw. 6 Monaten weiter stabilisierte.

Dieses Phänomen wird auch in anderen Studien sowohl mit Kurz- als auch mit Standardschäften bestätigt (Braun und Sabah 2009, Campbell et al. 2011). Der Nanos-Schaft zeigte eine Migration von 0,46 mm innerhalb der ersten 3 Monate (Budde et al. 2016). Damit liegen alle untersuchten Kurzschäfte unterhalb des angegebenen Grenzwertes von 1 mm. Vorläufige Ergebnisse des Metha-Kurzschafts zeigen eine durchschnittliche Migration von 1,33 mm nach 24 Monaten. Diese Migration trat jedoch fast ausschließlich innerhalb der ersten 3 Monate auf. Im weiteren Verlauf wurde eine gute Sekundärstabilität ohne weitere Migration festgestellt (Floerkemeier 2013).

In 2 der aufgeführten RSA-Studien wurde begleitend auch eine DEXA-Untersuchung durchgeführt. Dabei konnte für den CFP-Schaft gezeigt werden, dass es vor allem in den proximalen Gruen-Zonen zu einem Knochenverlust kommt und die Krafteinleitung vermutlich vor allem in den distalen Abschnitten stattfindet (Lazarinis et al. 2013). Für den Proxima-Schaft konnte im Vergleich zum Standardschaft ein geringerer proximaler Knochenverlust nachgewiesen werden (Salemyr et al. 2015).

Legt man nun diese durchgeführten Untersuchungen als definitive Kriterien für eine erfolgreiche Kurzschaftprothese zugrunde, so wäre der Proxima-Schaft der vielversprechendste Schaft unter den 3 untersuchten Modellen. Wie bereits erwähnt, wurde aber dieser Schaft bereits vom Markt genommen. Als Grund kann vermutet werden, dass sein voluminöses Design zwar eine sichere Primärstabilität und eine proximale Verankerung ermöglicht, dies auf der anderen Seite die Implantation aber erschwert und den Aspekt eines knochensparenden Implantats nicht erfüllt hat. Epasto et al. (2013) konnten mithilfe einer Finite-Elemente-Analyse zeigen, dass es bei Fehlpositionierung eines Proxima-Kurzschafts zu einer erheblichen Überbelastung des proximal-posterioren Knochens kommt, während bei korrekter Positionierung der Prothese keine wesentlichen Kraftänderung, verglichen mit der physiologischen Krafteinleitung, auftritt.

Untersuchungen über die Migration von Kurzschäften mittels Einzelbild-Röntgenanalyse (EBRA) liegen über den Metha- (Schmidutz et al. 2012), Fitmore- (Freitag et al. 2014) und Nanos-Kurzschaft (Kaipel et al. 2015) vor. So wurde bei der Untersuchung des Metha-Kurzschafts eine durchschnittliche Migration von 0,7 mm über einen Zeitraum von 2 Jahren gefunden. Allerdings gab es nach dieser Zeit in der Studiengruppe mit 80 Patienten immerhin 2 Patienten, bei denen die Migration des Schafts weiter andauerte. Freitag (2014) konnte für den Fitmore-Schaft eine Migration von 1 mm nach 24 Monaten zeigen. Zusätzlich ergab sich ein Trend für eine höhere Migrationsrate bei fettleibigen und bei weiblichen Patienten. Der Nanos-Schaft wies sogar eine Migration von 1,5 mm nach 24 Monaten auf.

Untersuchungen bezüglich der Primärstabilität können Hinweise geben, sollten aber nicht allein entscheidend sein. Wie auch bei den hier vorgestellten Publikationen gibt es durchaus Kurzschaftprothesen, die bezüglich der Primärstabilität gute Ergebnisse gezeigt haben, andererseits jedoch in der DEXA-Untersuchung einen proximalen Knochenverlust zu erkennen gaben. Dennoch weisen sie gute klinische Ergebnisse auf (Ettinger et al. 2011). Entscheidend ist, dass es eine ausreichende Stabilität über die ersten 3 Monate gibt, damit die Prothese knöchern integrieren kann. Nach den momentan vorliegenden Erkenntnissen der DEXA-Untersuchungen zeigt sich häufig, dass für diese Stabilität auch eine gewisse diaphysäre Verankerung toleriert und vom metaphysären Verankerungskonzept Abstand genommen wird. Ob und wie sich das auf den Langzeitverlauf und den durch „stress shielding“ bedingten Knochenverlust auswirkt, können letztendlich nur die klinischen Langzeitergebnisse zeigen.

Die korrekte Resektionshöhe spielt bei den Kurzschäften eine entscheidende Rolle. Dies gilt insbesondere für die Kurzschaftprothesentypen, die im distalen Anteil ein schlankes Design aufweisen, das keine diaphysäre Verklemmung erlaubt. Milhako et al. (2009) konnten in einer klinischen Arbeit zeigen, dass die Positionierung der Kurzschaftprothese von der Resektionshöhe abhängt. Je höher die Resektionsebene, desto varischer, je tiefer die Resektionsebene, desto valgischer die Position der Kurzschaftprothese

In einer biomechanischen Untersuchung am Kunstknochen konnten Floerkemeier et al. (2013) demonstrieren, dass eine hohe Resektionsebene nicht nur eine vermehrte varische Positionierung der Prothese und ein vermehrtes Offset bedingt. Vielmehr kam es durch die Positionsänderung zu einer gesteigerten Druckbelastung sowohl im Berreich des medialen proximalen Femurs als auch im Bereich der distalen Spitze der Prothese. Andererseits belegten die Autoren, dass eine tiefe Resektionsebene keine wesentlichen Unterschiede in der Krafteinleitung im Vergleich zum Kunstknochen aufwies. Das bedeutet: So lange der kortikale Schenkelhalsring nicht zerstört wird, ist eine tiefe Resektion zulässig. Weiterhin lässt sich daraus ableiten, dass auch bezüglich des „stress shielding“ eine geringe Gefahr bei dem verwendeten Prothesentyp besteht, welches durch die DEXA-Untersuchungen mit der Metha-Prothese bestätigt wurde (Lerch et al. 2012, Jahnke et al. 2014).

Neben der Resektionshöhe spielt die anatomische Ausgangssituation der Femura eine Rolle. Jahnke et al. (2015) konnten in ihrer Arbeit zeigen, dass die knöcherne Passung der Kurzschaftprothese, das „fit and fill“, von der knöchernen Konfiguration des Femurs abhängt. Es zeigte sich, dass es Unterschiede im „fit and fill“ zwischen „Ofenrohr-“ und „Sektkelchfemura“ geben kann.„ Insbesondere kann es bei den "Sektkelchfemura" aufgrund des schmalen Markraums in der Diaphyse zu einer festen Verklemmung des distalen Anteils der Prothese kommen, was dann auch Einflüsse auf die Kraftübertragung haben kann.

1.6.3 Diskussion der eigenen Erfahrungen

Die hier gezeigten Revisionen der Metha-Kurzschaftprothesen an der Orthopädischen Klinik der MHH zeigen nur die Revisionen, die an der Klinik selbst durchgeführt wurden. Die Gesamtzahl der

Revisionen kann daher noch höher liegen. Nichtsdestotrotz können sie aufgrund der Höhe der Gesamtzahlen schon als repräsentativ für den Metha-Kurzschaft gewertet werden. Es sollte beachtet werden, dass es sich bei dem vorgestellten Patientengut auch um die ersten Implantationen des Metha-Kurzschafts gehandelt hat, sodass eine gewisse Lernkurve bei den Operateuren zu berücksichtigen ist.

Modulare Schäfte in der Kurzschaftendoprothetik haben, insbesondere bei der Verwendung von Titanhalsadaptern, ein Bruchrisiko gezeigt. Bei der Untersuchung der gebrochenen Halsstücke sind verschiedene Risikofaktoren identifiziert worden. Dazu zählen eine intraoperative Verschmutzung der Konussteckverbindung, eine vermehrte Belastung durch ein Körpergewicht von mehr als 100 kg, männliches Geschlecht sowie ein erhöhtes Aktivitätsniveau. Als zusätzliches Risiko wurde die Verwendung des 130° und 135° Konus gesehen (Grupp et al. 2010). Durch die Verwendung von Cobalt-Chrom-Adaptern konnte das Risiko minimiert werden, aber letztlich werden heutzutage nahezu ausschließlich nicht modulare Monoblockkurzschäfte verwendet.

Die korrekte Größenwahl spielt bei der Implantation der Metha-Kurzschaftprothese eine wichtige Rolle. Dies haben bereits die ersten klinischen Arbeiten über den Metha-Kurzschaft gezeigt (Braun and Sabah 2009). Unterdimensionierte Prothesen können keine Primärstabilität erreichen und migrieren (Schmidutz et al. 2012). Aus diesem Grund sind eine präoperative Planung und eine intraoperative Röntgenkontrolle mit Bildverstärker zu empfehlen. Die zu kleine Größenwahl kann außerdem mit einer realtiv hohen Resektionsebene und einer varischen Position verbunden sein. Durch das Auflaufen der Prothesenspitze an der lateralen Kortikalis hat der Operateur das Gefühl, dass die Prothese nicht mehr weiterläuft und die korrekte Größe erreicht ist, obwohl die Prothese sich medial noch nicht abstützt und sich in der axialen Ebene ventral noch nicht anlegt. Diese Positionskontrolle ist nur durch eine intraoperative Röntgenkontrolle möglich.

Die varische Positionierung der Prothese wurde in der hier vorgestellten Revisionsserie vor allem bei männlichen Patienten mit einer präoperativ bestehenden Coxa vara gesehen. Hinzu kommt bei diesen Patienten auch häufig ein Missverhältnis zwischen weit ausgeprägtem metaphysären und engem diaphysären Knochen. Prinzipiell ist bei dieser bereits beschriebenen „Sektkelchkonfiguration“ (Jahnke et al. 2015) die Versorgung mit einem Kurzschaft günstig, denn die Implantation eines Geradschafts ist aufgrund des engen diaphysären Markraums erschwert.

Es kann vorkommen, dass das Kurzschaftimplant selbst in seiner größten Größe zu klein und damit für die vorliegende Anatomie ungeeignet ist. Es kann dann keine Primärstabilität erreicht werden, und die Prothese verkippt oder sintert. Entscheidend ist, die Situation entweder bereits bei der präoperativen Planung oder bei der intraoperativen Bildverstärkerkontrolle zu erkennen, um ggf. auf eine Geradschaftprothese zu wechseln. Für die Zukunft bestünde der Wunsch, dass die Implantate in ausreichend großen Größen hergestellt werden. Das Auftreten einer Via falsa kann durch das intraoperative Röntgen ebenfalls vermieden werden.

Die Versorgung einer Coxa vara ist anspruchsvoll. Die Empfehlung wäre, die Resektionsebene möglichst niedrig zu wählen. Bei zu hoher Resektion nimmt die Prothese selbst noch eine varische Position ein, und die Belastung auf den Kalkar verstärkt sich zusätzlich, bzw. ein Verkippen bei nicht ausreichend großer Prothese kann sich noch verstärken. Anders als die varischen zeigten die „valgischen Versager“ häufig bei der Betrachtung der direkt postoperativen Aufnahmen, dass die Resektionsebene in den meisten Fällen zu tief gewählt worden war. Der Erhalt der lateralen Schulter des Schenkelhalses ist entscheidend für die Abstützung der Metha-Prothese. Zudem ermöglicht der Erhalt des Schenkelhalses eine anatomische Positionierung der Prothese nicht nur in Bezug auf die knöcherne, sondern auch auf die weichteiligen Strukturen (Windhagen et al. 2015).

1.6.4 Implikationen für die Zukunft

Für die Weiterentwicklung von Kurzschaftprothesen ist es wichtig, dass offen und transparent über Revisionen und Versagensgründe von Kurzschaftprothesen berichtet wird. Nur so können mögliche Änderungen im Design vorgenommen werden, die zur Verbesserung der Implantate und damit zur Optimierung des Outcomes für die Patienten beitragen.

Aus den eigenen Erfahrungen können wir weitergeben, dass die Indikationsstellung eine wichtige Rolle spielt. Nicht jeder Patient ist aufgrund von unterschiedlichen anantomischen Konfigurationen für die Versorgung mit einer Kurzschaftprothese geeignet. Bei der Operationstechnik kann zum Beispiel die Wahl der Resektionsebene die Position der Prothese beeinflussen. Im Gegensatz zum Standardschaft werden die Raspeln nicht langstreckig intramedullär geführt, sondern der Teilerhalt des Schenkelhalses spielt für die anatomische Orientierung eine wichtige Rolle. Bezüglich der Verankerungshöhe der Prothese zeigen die aktuell vorliegenden Erkenntnisse, dass es Kurzschäfte nicht nur mit metaphysären, sondern teilweise auch mit diaphysären Verankerungsformen gibt. Das mag Vorteile bezüglich der Primärstabilität haben. Inwieweit die damit verbundene diaphysäre Krafteinleitung Einfluss auf den langfristigen Knochenerhalt hat und möglicherweise dann zu einem späten Versagen der Prothese beiträgt, müssen die Langzeitergebnisse zeigen.

1.7 Mittelfristige Ergebnisse in der Literatur

Thorsten Plaumann, Frank Horst

Das steigende Interesse an Kurzschaftprothesen spiegelt sich auch in der deutlich gestiegenen Zahl an Veröffentlichungen der letzten Jahre zu diesem Thema wider. Es erfolgte eine Literaturübersicht über die mittelfristigen Ergebnisse von Kurzschaftprothesen mit Darstellung der Ergebnisse und zusätzlicher Unterteilung in schenkelhalserhaltende, -teilerhaltende und -resezierende Systeme. Berücksichtigt wurden insgesamt 7000 Fälle aus 35 Publikationen mit einem mittleren Follow-up von 5,2 (3–11,2) Jahren. Das durchschnittliche Patientenalter betrug 52 Jahre. Insgesamt wurden 113 schaftspezifische Revisionen durchgeführt, dies entspricht einer Überlebensrate von 98,4 % (bzw. 98,1 % mit zusätzlich eingeschlossenen 21 Metha-Konusbrüchen). Die Überlebensrate unter Berücksichtigung aller durchgeführten Revisionen aus jeglichen Gründen betrug mit 204 Fällen 97,1 % respektive 96,8 % mit Metha-Konusbrüchen. Der Harris-Hip-Score steigerte sich um durchschnittlich 44 Punkte von präoperativ 49 auf postoperativ 93 Punkte. Zusammengefasst konnten vor allem für die schenkelhalsteilerhaltenden und -resezierenden Kurzschäfte gute, mit Langschäften vergleichbare mittelfristige Überlebensraten und klinische Ergebnisse gezeigt werden.

1.7.1 Einleitung

Betrachtet man die Steigerung der Anzahl von Veröffentlichungen zu Kurzschaftprothesen in den letzten Jahren, so spiegeln sich auch hier das deutlich gestiegene Interesse und auch die zunehmende Verfügbarkeit dieser Prothesenmodelle wider. Allein im Zeitraum von Januar 2014 bis Juli 2015 beschäftigen sich mehr als 50 Veröffentlichungen in einer Medline-Recherche unter den Suchwörtern (short and stem and hip) vollständig oder anteilig mit dem Thema Kurzschaftprothese. Das bedeutet etwa eine Verdopplung der Anzahl von vergleichbaren Publikationen zum gleichen Zeitraum zuvor. Weiter rückblickend finden sich dann beispielsweise von 2005 bis 2010 nur noch 20 vergleichbare Veröffentlichungen. Zu diesem Zeitraum waren entsprechend nur wenige Kurzschaftprothesenmodelle, wie zum Beispiel der Mayo- und der CFP-Schaft sowie die CUT-Prothese, über einen längeren Zeitraum in nennenswerter Anzahl implantiert worden.

Lag das Hauptinteresse zunächst, auch mangels ausreichend verwertbarer klinischer Daten, auf den biomechanischen Eigenschaften der Kurzschaftprothesen, zeigt sich in den letzten Jahren nach entsprechender Steigerung der Implantationszahlen auch eine steigende Zahl von Untersuchungen zu mittelfristigen Ergebnissen von Kurzschaftprothesen. Langfristige Ergebnisse von mehr als 10 Jahren sind bislang weiterhin nur für die oben genannten Prothesentypen vorhanden, welche bis auf den CFP-Schaft im klinischen Alltag allerdings nicht mehr verfügbar sind.

1.7.2 Material und Methoden

Um einen umfassenden Überblick über die Publikationen zu erhalten, wurde eine Medline-Recherche durchgeführt zu den Suchbegriffen (short and stem and hip) und erneute Suchen mit ((fem* or neck) and preserv* and hip)) sowie (trochanter and sparing and hip), jeweils für den Zeitraum von 01/2000 bis 08/2015. Zusätzlich wurde nach folgenden Kurzschaftprothesenmodellen mit dem Zusatzbegriff „hip" gesucht: Aida, Balance Microplasty, Biodynamic, BreXis, CFP, Collo-MIS, CUT, Delfi-M, Fitmore, GTS, Mayo, Metha, MiniHip, Nanos, Optimys, Proxima, Silent, SMF, Spiron, Taperloc Microplasty, Tri-Lock BPS. Hierbei wurden die Prothesenmodelle ausgewählt, von denen aufgrund des Datums der Markteinführung die Publikation von mittelfristigen Ergebnissen bereits realistisch war. Dieser Beitrag erhebt selbstverständlich keinen Anspruch auf Vollständigkeit, trotzdem wurde versucht, möglichst vielen Kurzschaftmodellen gerecht zu werden. Allerdings besteht bezüglich der eindeutigen Definition einer Kurzschaftprothese weiterhin Klärungsbedarf. Zahlreiche Modelle werden von den Herstellern unter dieser zunehmend verbreiteten Kategorie eingeteilt, wobei es sich nicht selten nur um leicht verkürzte Standardschäfte ohne Änderung des Verankerungsprinzips handelt, die Übergänge erscheinen hier fließend.

Die in der Medline-Recherche erzielten Treffer wurden dann auf entsprechende Publikationen geprüft und die Literaturverzeichnisse der eingeschlossenen Studien auf weitere, noch nicht erfasste Publikationen ausgewertet. Des Weiteren erfolgte eine Internetrecherche in englischer und deutscher Sprache zu Veröffentlichungen bzw. Buchbeiträgen über Kurzschaftprothesen und ein Abgleich mit der bereits vorhandenen Recherche.

Eingeschlossen wurden Publikationen von klinischen Studien, Nachuntersuchungen, klinische Fallberichte und Buchbeiträge zur Standzeit von Kurzschaftprothesenmodellen, sofern hierbei ausreichend aussagekräftige Daten zu Fallzahl, Follow-up, Anzahl und Gründen von Studienausscheidern, Anzahl von Revisionen und Revisionsgründen zu erheben waren.

Als mittelfristiges Ergebnis nach endoprothetischem Gelenkersatz wird üblicherweise in der Literatur der Zeitraum von ca. 5–10 Jahren postoperativ bezeichnet. Dies hätte allerdings einen deutlich verringerten Überblick über die aktuelle Datenlage zur Folge gehabt. In diesen Beitrag aufgenommen wurden daher Veröffentlichungen mit einem mittleren Follow-up von mindestens 3 Jahren, sodass neben den 19 bereits eingeschlossenen Publikationen mit einem mittleren Follow-up von mindestens 5 Jahren zusätzliche 16 Publikationen ausgewertet werden konnten. Insgesamt erfüllten somit 35 Publikationen mit zusammengenommen 7000 Fällen und einem mittleren Follow-up von 5,2 (3–11,2) Jahren die Kriterien, wobei 2 Vergleichsstudien mit Kurzschaftmodellen jeweils in 2 individuelle Studien aufgeteilt wurden und somit 37 Datensätze ausgewertet werden konnten (Chammaï und Brax 2015, Patel et al. 2013). Aus einer vergleichenden Studie zu Metha-Kurzschäften von Wittenberg et al. (2015) wurde nur die Gruppe mit CoCr-Adaptern ausgewertet, da die Fälle mit Titanadaptern bereits in der im gleichen Jahr veröffentlichten Untersuchung desselben Autors enthalten waren. Ebenfalls nicht in die Auswertung einbezogen wurde die Studie von Kress et al. (2012), da die klinischen Daten dieser Patienten bereits in der Studie von Nowak et al. (2011) enthalten sind.

Aufgrund zu kurzer Nachuntersuchungszeiträume mit einem mittleren Follow-up von weniger als 3 Jahren konnten folgende Kurzschaftmodelle nicht in die Übersicht mit einbezogen werden: Aida, Balance Microplasty, BreXis, Collo-MIS, Fitmore, GTS, Optimys, Silent, SMF, Spiron, Taperloc Microplasty, Tri-Lock BPS.

Als Bezugspunkt in der grafischen Darstellung der Ergebnisse wurde die Revisionsrate von maximal 10 % in 10 Jahren nach dem National Institute of Clinical Excellence (NICE) gewählt (Dillon 2013). Zusätzlich wurde die Anzahl der Revisionen pro 100 Komponentenjahre berechnet, um der unterschiedlichen Follow-up-Dauer und Fallzahl der Publikationen möglichst gerecht zu werden (Labek 2011). In die Berechnung der Überlebenszeit der Kurzschaftprothesen wurden schaftspezifische Revisionsgründe eingeschlossen, also aseptische Lockerungen, Migrationen und Schaftschmerzen sowie Schaftfehllagen mit Revisionsbedürftigkeit. Ausgeschlossen wurden hierbei Revisionen aufgrund von Infekten, im späteren Verlauf aufgetretenen periprothetischen Frakturen ohne klaren Bezug zur Erstoperation, Luxationen, Weichteilrevisionen bei fester Prothese, alleinige Pfannenrevisionen und die in einer Publikation aufgetretenen zeitgleichen Lockerungen von Schaft und Pfanne aufgrund exzessiven Abriebs in 9 Fällen (Morrey et al. 2000). Zusätzlich erfolgte auch die Berechnung unter Berücksichtigung der Angabe aller Revisionen ohne Differenzierung der Revisionsgründe. Die bei den Metha-Kurzschaftprothesen aufgetretenen Brüche des bis 2006 verwendeten Titankonusadapters (insgesamt 21 von 2700 Fällen) wurden primär exkludiert und ergänzend gesondert mit in die Berechnung einbezogen, sodass entsprechend 2 Berechnungen der Revisionshäufigkeit mit bzw. ohne Konusbrüche durchgeführt wurden.

1.7.3 Ergebnisse

Verschiedene Klassifikationssysteme für Kurzschaftprothesen wurden vorgestellt (Jerosch 2012 und ergänzender Vorschlag durch Falez 2015, McTighe et al. 2012, Feyen und Shimmin 2014). In diesem Beitrag soll die sinnvolle Klassifikation nach Jerosch mit Unterteilung in schenkelhalserhaltende, -teilerhaltende und -resezierende Systeme eingesetzt werden. Eine tabellarische Übersicht aller ausgewerteten Veröffentlichungen mit Ergebnissen findet sich in ◘ Tab. 1.5.

Von den 35 eingeschlossenen Publikationen beschäftigten sich 5 mit schenkelhalserhaltenden, 18 mit teilresezierenden und 12 mit schenkelhalsresezierenden Kurzschäften. Dies entspricht in der Verteilung der aktuellen Marktverfügbarkeit von überwiegend schenkelhalsteilteilresezierenden Systemen. Insgesamt wurden 113 schaftspezifische Revisionen im Gesamtkollektiv von 7000 Fällen mit einem mittleren Follow-up von 5,2 (3–11,2) Jahren

◘ **Tab. 1.5** Zusammenfassung der ausgewählten Publikationen – Ergebnisse

Nr.	Kurzschaft	Kat.	Autor(en), Jahr	n	Follow-up [Jahre]	ÜL [%]	Revisionsrate/ 100 KJ	Studiendesign
1	CUT	SE	Thomas et al. 2004	130	3,5	97	0,88	RSP
2	CUT	SE	Ender et al. 2007	120	5	91	1,83	PB
3	CUT	SE	Ishaque et al. 2009	82	5,5	62	7,3	PB
4	CUT	SE	Steens et al. 2010	99	5,4	98	0,37	PB
5	CUT	SE	Nieuwenhuijse et al. 2012	39	5	93	1,54	PB
6	Biodynamic	ST	Molfetta et al. 2011	153	3,6	99	0,37	PB
7	CFP	ST	Pipino 2004	353	3,6	100	0,1	RSP
8	CFP	ST	Gill et al. 2008	72	3,7	100	0	PB
9	CFP	ST	Briem et al. 2011	155	6,2	99	0,1	RSP
10	CFP	ST	Pons 2010	138	3,2	100	0	PB
11	CFP	ST	Nowak et al. 2011	48	6,8	98	0,31	PB
12	CFP	ST	Kendoff et al. 2013	117	11,2	98	0,31	RSP
13	CFP	ST	Hutt et al. 2014	67	9,3	100	0	PB
14	CFP	ST	Li et al. 2014	142	4,7	100	0	PB
16	Metha	ST	Thorey et al. 2013	151	5,8	98	0,22	RSP
17	Metha	ST	Bause 2015	105	5	99	0,19	RSP
18	Metha	ST	Chammai und Brax 2015 (A)	41	4	95	1,22	PB
19	Metha	ST	Chammai und Brax 2015 (B)	41	4,5	95	1,08	PB
20	Metha	ST	Gruner und Heller 2015	110	4	100	0	PB

Tab. 1.5 Fortsetzung

Nr.	Kurzschaft	Kat.	Autor(en), Jahr	n	Follow-up [Jahre]	ÜL [%]	Revisionsrate/ 100 KJ	Studiendesign
21	Metha	ST	Von Lewinski et al. 2015	1953	5,3	99	0,2	RSP
22	Metha	ST	Wittenberg et al. 2015	204	4,9	97	0,5	PB
23	Metha	ST	Wittenberg et al. 2015	95	5,2	99	0,2	PB
15	MiniHip	ST	Jerosch 2013	181	3	98	0,55	RSP
24	Nanos	ST	Ettinger et al. 2011	72	5,2	100	0	PB
25	Citation	SR	Patel et al. 2012 (<70 Jahre)	60	3	100	0	PB
26	Citation	SR	Patel et al. 2012 (>70 Jahre)	89	3	100	0	PB
27	Citation	SR	Chow et al. 2014	138	5,7	100	0	PB
28	Individual	SR	Patel et al. 2013	69	5,6	100	0	PB
29	Mayo	SR	Morrey et al. 2000	159	6,2	98	0,3	PB
30	Mayo	SR	Falez et al. 2008	160	4,7	98	0,27	RSP
31	Mayo	SR	Hagel et al. 2008	270	7	98	0,26	RSP
32	Mayo	SR	Goebel und Schultz 2009	30	6,8	100	0	PB
33	Mayo	SR	Oehme 2013	1036	5	100	0,04	RSP
34	Mayo	SR	Martins et al. 2014	48	6,1	92	1,37	PB
36	Proxima	SR	Kim und Oh 2012	70	4,1	100	0	PR
35	Proxima	SR	Barreca et al. 2014	74	4	100	0	PB
37	Stanmore	SR	Santori und Santori 2010	129	8	100	0	PB

KJ Komponentenjahre (schaftspezif. Revisionen), *PB* prospektiv beobachtend/Kohortenstudie, *PR* prospektiv randomisiert, *RSP* retrospektiv, *SE* Schenkelhalserhaltend, *ST* Schenkelhalsteilerhaltend, *SR* Schenkelhalsresezierend, *ÜL* Überlebensrate
(A) Vergleichsgruppe mit Adipositas, (B) Vergleichsgruppe ohne Adipositas
(<70 Jahre) Vergleichsgruppe unter 70 Jahre, (>70 Jahre) Vergleichsgruppe über 70 Jahre

durchgeführt, dies entspricht einer Revisionsrate von 1,6 % (bzw. 1,9 % mit zusätzlich eingeschlossenen 21 Metha-Konusbrüchen). Die Rate aller durchgeführten Revisionen aus jeglichen Gründen betrug mit 204 Fällen 2,9 % bzw. 3,2 % mit zusätzlich inkludierten 21 Metha-Konusbrüchen.

Das Durchschnittsalter der Patienten betrug 57 Jahre, 52 % waren weiblich. Häufig wurden ältere Patienten von der Versorgung mittels Kurzschaft ausgeschlossen, wobei die Altersgrenze in den meisten Fällen im Bereich von 65–70 Jahren lag. Nur wenige Studien beschäftigten sich mit der Implantation von Kurzschaftprothesen bei älteren Patienten und osteoporotischem Knochen. Als klinischer Score wurde der Harris-Hip-Score (HHS) am häufigsten erfasst, lediglich 9 Publikationen verwendeten diesen Score nicht bzw. lieferten nicht ausreichende Daten, sodass dieser Score als größter gemeinsamer Nenner ausgewertet wurde. Es zeigte sich in den verbleibenden 26 Veröffentlichungen eine durchschnittliche

Steigerung des HHS um 44 Punkte von präoperativ 49 auf postoperativ 93 Punkte. Diese Steigerung war in allen Kurzschaftsystemen gleichermaßen ausgeprägt vorhanden.

Deutlich unterschiedlich wurde die Aufnahme der Belastung postoperativ gehandhabt, die Spanne reichte hier in weitestgehend gleichen Anteilen von sofortiger Vollbelastung bis hin zu 8-wöchiger Teilbelastungsphase. Auch die Wahl des operativen Zugangs war heterogen. In 31 Publikationen wurden hierzu Angaben gemacht, teilweise wurden mehrere Zugänge in einer Publikation verwendet. Dabei wurde der posteriore in 13 Publikationen, der laterale Zugang in 12, der anterolaterale in 10 und der anteriore Zugang in einer Publikation angegeben. Zur Anzahl der Operateure wurden in nur 17 Veröffentlichungen Angaben gemacht, hierbei zeigte sich in der Mehrzahl der Fälle (14-mal) die Durchführung der Implantation durch einen oder 2 Operateure, in einem Fall von 3 Operateuren und in einem Fall von 9 Operateuren, wobei 73 % der Operationen von 2 Operateuren durchgeführt wurden (Briem et al. 2011). Wittenberg et al. (2015) berichteten in ihrer Conclusio von 14 partizipierenden Operateuren, die genaue Anzahl an Erstoperateuren bleibt allerdings unklar.

Es traten 31 periprothetische Infektionen auf (0,46 % bei Angaben zu 6730 Fällen), von denen 2 konservativ und die restlichen mittels Wechseloperation therapiert wurden. Bei 61 von 4866 Fällen (1,25 %) kam es zu intraoperativen Frakturen, in 17 von 5266 Fällen (0,32 %) zum Auftreten von Schaftschmerzen, von denen 9 Fälle revisionsbedürftig waren.

Heterotope Ossifikationen wurden in 239 von 3401 Fällen gesehen (7 %), wovon allerdings allein 155 (65 %) bei Pipino (2004) auftraten, hier vor allem im Ansatzbereich von M. gluteus minimus und M. vastus lateralis am Trochanter. Der Autor diskutierte daraufhin, vom verwendeten lateralen transglutealen Zugang auf eine weniger invasive Variante des Watson-Jones Zugangs umzusteigen. Luxationen traten in 17 von 5951 Fällen (0,29 %) auf. Eine Übersicht über die klinischen Ergebnisse und ausgesuchte Komplikationen bietet ◘ Tab. 1.6. Im Folgenden sollen die Ergebnisse nach den verschiedenen Kurzschaftprothesensystemen aufgeteilt besprochen werden.

◘ **Tab. 1.6** Zusammenfassung ausgewählter Publikationen – klinischer Score und Komplikationen

Nr.	Schaft	Autor(en), Jahr	n	Alter MW	HHS prä MW	HHS post MW	Revisionen Schaft/ gesamt	Fx intraop	Lux	Ossif.
1	CUT	Thomas et al. 2004	130	54	54	92	4/5	0	1	0
2	CUT	Ender et al. 2007	120	53	51	92	11/13	0	0	2
3	CUT	Ishaque et al. 2009	82	k.A.	k.A.	k.A.	31/35	0	k.A.	k.A.
4	CUT	Steens et al. 2010	99	50	50	98	2/6	0	0	0
5	CUT	Nieuwenhuijse et al. 2012	39	37	26	88	3/3	0	0	1
6	Biodynamic	Molfetta et al. 2011	153	k.A.	52	92	1/3	0	0	10
7	CFP	Pipino 2004	353	60	k.A.	k.A.	1/2	3	0	155
8	CFP	Gill et al. 2008	72	52	50	94	0/1	1	2	13
9	CFP	Briem et al. 2011	155	59	65	96	1/8	0	3	3
10	CFP	Pons 2010	138	57	30	92	0/4	2	0	8
11	CFP	Nowak et al. 2011	48	58	42	94	1/1	0	0	0
12	CFP	Kendoff et al. 2013	117	64	53	93	4/11	0	1	k.A.
13	CFP	Hutt et al. 2014	67	52	50	91	0/2	1	2	k.A.
14	CFP	Li et al. 2014	142	50	51	90	0/0	10	0	4

Tab. 1.6 Fortsetzung

Nr.	Schaft	Autor(en), Jahr	n	Alter MW	HHS prä MW	HHS post MW	Revisionen Schaft/ gesamt	Fx intraop	Lux	Ossif.
16	Metha	Thorey et al. 2013	151	56	46	90	2/3	0	0	2
17	Metha	Bause 2015	105	44	k.A.	k.A.	1/3	0	0	0
18	Metha	Chammai und Brax 2015 (A)	41	55	52	88	2/3	0	0	k.A.
19	Metha	Chammai und Brax 2015 (B)	41	54	52	92	2/4	0	0	k.A.
20	Metha	Gruner und Heller 2015	110	60	56	97	0/0	3	0	k.A.
21	Metha	Von Lewinski et al. 2015	1953	k.A.	k.A.	k.A.	21/45	k.A.	0	k.A.
22	Metha	Wittenberg et al. 2015	204	60	50	97	5/20	2	0	16
23	Metha	Wittenberg et al. 2015	95	56	53	99	1/2	0	0	k.A.
15	MiniHip	Jerosch 2013	181	79	k.A.	k.A.	3/3	k.A.	k.A.	9
24	Nanos	Ettinger et al. 2011	72	63	47	97	0/2	0	0	4
25	Citation	Patel et al. 2012 (<70 Jahre)	60	57	47	93	0/0	1	k.A.	k.A.
26	Citation	Patel et al. 2012 (>70 Jahre)	89	75	55	88	0/0	0	k.A.	k.A.
27	Citation	Chow et al. 2014	138	64	52	94	0/2	1	2	k.A.
28	Individual	Patel et al. 2013	69	56	55	96	0/2	0	2	k.A.
29	Mayo	Morrey et al. 2000	159	51	66	92	4/19	10	k.A.	k.A.
30	Mayo	Falez et al. 2008	160	63	k.A.	k.A.	2/2	4	k.A.	k.A.
31	Mayo	Hagel et al. 2008	270	k.A.	45	94	5/5	14	k.A.	k.A.
32	Mayo	Goebel und Schultz 2009	30	57	k.A.	k.A.	0/3	0	0	k.A.
33	Mayo	Oehme 2013	1036	50	41	k.A.	2/10	5	4	3
34	Mayo	Martins et al. 2014	48	49	35	96	4/5	2	k.A.	k.A.
36	Proxima	Kim und Oh 2012	70	75	k.A.	86	0/1	1	1	k.A.
35	Proxima	Barreca et al. 2014	74	61	k.A.	k.A.	0/0	0	0	4
37	Stanmore	Santori und Santori 2010	129	51	44	95	0/5	7	2	5

Fx. intraop. Anzahl intraoperativ aufgetretener Fissuren o. Frakturen, *HHS prä/post* Hip Score Mittelwert prä- bzw. postoperativ, *Lux.* Anzahl aufgetreter Luxationen, *Ossif.* Ossifikationen Brooker I–III, *Revisionen Schaft/gesamt* Anzahl schaftspezifischer bzw. aller Revisionen

(A) Vergleichsgruppe mit Adipositas, (B) Vergleichsgruppe ohne Adipositas

(<70 Jahre) Vergleichsgruppe unter 70 Jahre, (>70 Jahre) Vergleichsgruppe über 70 Jahre

Schenkelhalserhaltende Prothesen

Aktuell ist als einziges schenkelhalserhaltendes System die Spiron-Prothese auf dem Markt verfügbar, zu der es allerdings noch keine publizierten mittelfristigen Ergebnisse gibt. Diese liegen dagegen für die nicht mehr erhältliche CUT-Prothese (Fa. Eska Implants) als zumindest vergleichbares Konzept vor. Die jeweils ebenfalls mittlerweile nicht mehr verfügbare Druckscheibenprothese und die Zugankerprothese mit einem etwas abweichenden Befestigungskonzept werden in diesem Beitrag nicht berücksichtigt, sie gelten als Vorläufer der heutigen schenkelhalserhaltenden Systeme.

Zu mittelfristigen Ergebnissen der CUT-Prothese konnten 5 Publikationen eingeschlossen werden mit insgesamt 470 Fällen und einem mittleren Follow-up von 4,9 (3,5–5,5) Jahren. Die Überlebensrate betrug über alle Fälle berechnet 89 %, wobei insbesondere die äußerst schlechte Überlebensrate von nur 62 % nach 5,5 Jahren Follow-up der 82 Fälle von Ishaque et al. (2009) das Gesamtergebnis dieses Prothesentyps beeinflusst. Betrachtet man diese Publikation als Ausreißer, ergibt sich für die restlichen 388 Fälle eine Überlebensrate von 95 % nach 4,7 Jahren mittlerem Follow-up. Die Revisionsrate pro 100 Komponentenjahre beträgt 2,28 bzw. 1,12 ohne Ausreißer.

Die Überlebensraten der einzelnen Studien sind in ◘ Abb. 1.54 aufgeführt. Mehrere Schaftmigrationen ohne Revisionsbedürftigkeit wurden beobachtet, wobei Ender et al. (2007) keinen Zusammenhang mit dem Zeitpunkt der postoperativen Belastungsaufnahme fanden (in diesem Fall sofortige Vollbelastung in einer Klinik und 6-wöchige Teilbelastung in der zweiten teilnehmenden Klinik). Intraoperativ aufgetretene Frakturen wurden in keinem Fall, das Auftreten von Schaftschmerzen in 7 Fällen berichtet, welche sämtlich revidiert wurden.

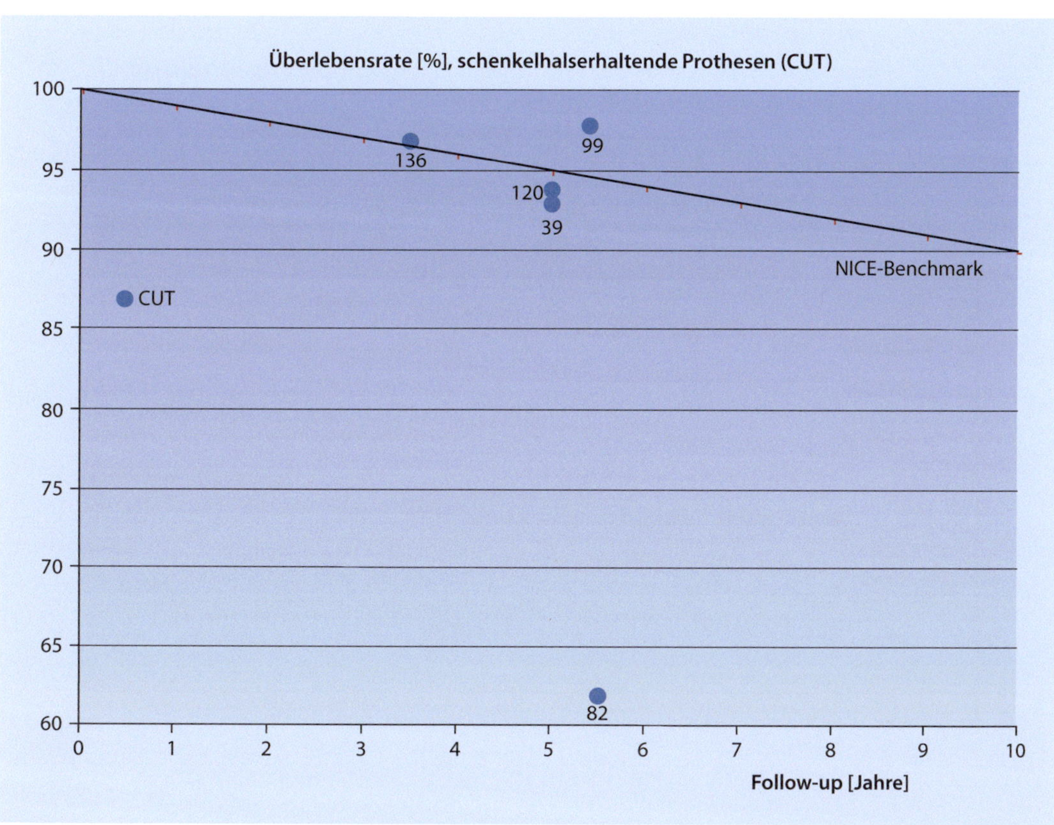

◘ **Abb. 1.54** Überlebensraten in den einzelnen Publikationen zur schenkelhalserhaltenden CUT-Prothese. Die jeweilige Fallzahl ist neben den einzelnen Studien angegeben

Schenkelhalsteilerhaltende Prothesen

Von den 18 eingeschlossenen Veröffentlichungen befassten sich 8 mit dem CFP-, 7 mit dem Metha-Schaft sowie jeweils eine mit dem Biodynamic-, dem MiniHip- und dem Nanos-Schaft. Hiervon ist nur der bereits seit den 1970er-Jahren verwendete Biodynamic-Schaft (erstmals implantiert 1979 durch Pipino), welcher als Vorgänger des CFP-Schafts gilt, nicht mehr verfügbar. Insgesamt konnten somit 4198 Fälle von schenkelhalsteilerhaltenden Prothesen untersucht werden. Die Überlebensrate für schaftspezifische Revisionen (n=66) betrug 98,4 % über ein mittleres Follow-up von 4,6 (3–11,2) Jahren. Exkludiert man die 21 Konusbrüche der Metha-Prothesen, ergibt sich hierdurch zumindest in der Gesamtheit aller Fälle keine signifikante Änderung (98,4 vs. 98,9 %).

Die Überlebensrate für alle Revisionen (n=117) betrug 97,2 % bzw. 97,7 % ohne Konusbrüche. Die einzige Nachuntersuchung mit einem mittleren Follow-up von mehr als 10 Jahren (hier 11,2 Jahre) führten Kendoff et al. (2013) für den CFP-Schaft mit einer Überlebensrate von 98 % durch. Allerdings wurden in dieser Studie 5 Patienten auswärtig revidiert, ohne dass die Revisionsgründe herausgefunden werden konnten, was im „worst case scenario" die schaftspezifische Überlebensrate auf 93 % senken würde.

◘ Abb. 1.55 und ◘ Abb. 1.56 zeigen jeweils die einzelnen Ergebnisse, welche in der überwiegenden Anzahl über dem NICE-Bezugswert von 90 % nach 10 Jahren liegen. Einzig Chammaï und Brax (2015) berichten in ihrer Vergleichsstudie zum Metha-Kurzschaft bei adipösen und normalgewichtigen Patienten von einer etwas geringeren Überlebensrate von 95 % nach einem mittleren Follow-up von 4,5 bzw. 4 Jahren bei jeweils 41 Patienten. Es fand sich hierbei kein Unterschied in der Revisionshäufigkeit

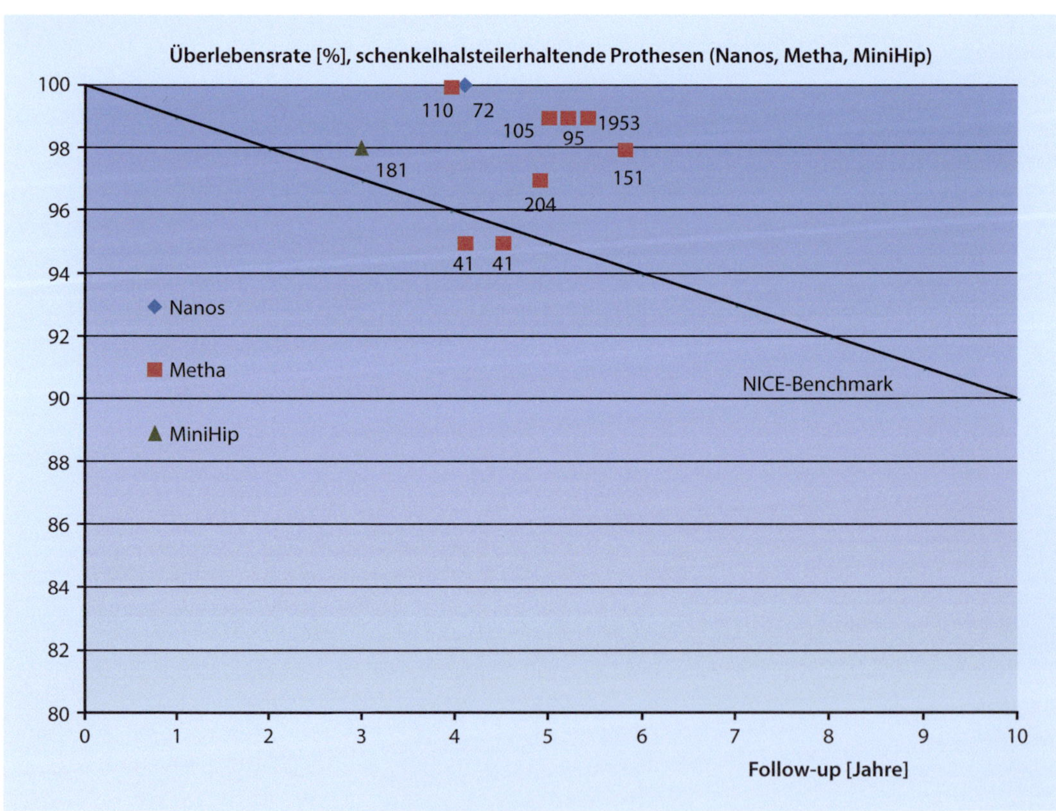

◘ **Abb. 1.55** Überlebensraten in den einzelnen Publikationen zu den schenkelhalsteilerhaltenden Prothesen Nanos, Meta und MiniHip. Die jeweilige Fallzahl ist neben den einzelnen Studien angegeben

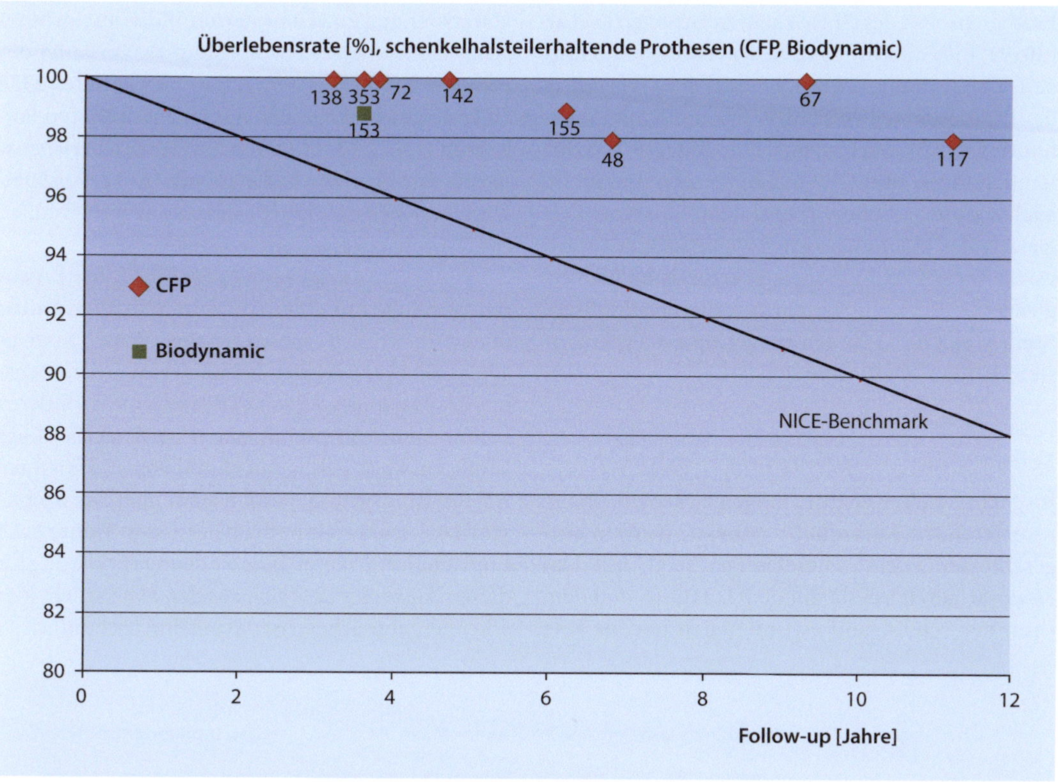

Abb. 1.56 Überlebensraten in den einzelnen Publikationen zu schenkelhalsteilerhaltenden Prothesen CFP und Biodynamic. Die jeweilige Fallzahl ist neben den einzelnen Studien angegeben

zwischen den beiden Gruppen, allerdings bei den Revisionsgründen. In der Adipositasgruppe erfolgten die 2 schaftspezifischen Revisionen aufgrund eines anterioren Impingements und einer Via falsa. In der normalgewichtigen Gruppe kam es zu einer aseptischen Lockerung und zu einer Schaftmigration mit Geräuschentwicklung.

Die insgesamt untersuchten 2700 Metha-Kurzschäfte wiesen eine Überlebensrate von 98,7 % exklusive der Konusbrüche nach einem mittleren Follow-up von 4,9 (4–5,8) Jahren auf. Inkludiert man die Konusbrüche, ergibt sich eine Überlebensrate von 98 %. Die Revisionsrate pro 100 Komponentenjahre beträgt 0,25 bzw. 0,40. Anzumerken ist, dass Gruner und Heller (2015) im Text von insgesamt 7 Revisionen bei 1092 seit 2005 implantierten Metha-Kurzschäften berichten (Revisionsrate 0,64 %), während sie in ihrer publizierten Kohorte von 110 nachuntersuchten Patienten nach 4 Jahren mittlerem Follow-up keine Revision durchführen mussten.

Zur guten Überlebensrate der einzigen eingeschlossenen Studie zum Nanos-Kurzschaft von 100 % nach einem mittleren Follow-up von 5,2 Jahren wurden ergänzende Nachuntersuchungen auf Kongressen präsentiert (Parente 2010: 3–5 Jahre Follow-up, Engelmann 2010: 3–6 Jahre Follow-up, Kuhn 2010). Hier wird von Überlebensraten von 100 % bzw. 96 % berichtet, allerdings wurden keine weiteren Daten veröffentlicht, sodass diese nicht in die Auswertung einfließen konnten.

Über Schaftschmerzen berichteten in der Gruppe der CFP-Schäfte insgesamt 8 Patienten, allerdings bei waren diese 6 Patienten innerhalb eines Jahres vollständig regredient. Kein Auftreten von Schaftschmerzen wurden für die Biodynamic-, MiniHip und die Nanos-Prothese berichtet, ein Fall von gelegentlichen Schaftschmerzen fand sich in der Metha-Gruppe (Bause 2015). Von einem gehäuften Auftreten von insgesamt 10 intraoperativen lateralen Schaftfrakturen (7 % der Fälle) im Bereich der

Prothesenspitze des CFP-Schafts berichteten Li et al. (2014), hier allerdings ohne Revisionsbedürftigkeit. Die Autoren führen dies auf ein Oversizing der Prothesen, teilweise in Verbindung mit einem hohen CCD-Winkel zurück. Die weiteren 7 Veröffentlichungen zum CFP-Schaft nennen dies nicht, auch konnten Jakubowitz et al. (2009) in einer vergleichenden biomechanischen Untersuchung (Mayo vs. Spotorno) kein erhöhtes Frakturrisiko im Vergleich von Kurz- zu Standardschäften nachweisen. Molli et al. (2012) fanden ein geringeres Frakturrisiko bei Kurzschaftprothesen.

Schenkelhalsresezierende Prothesen

Insgesamt 12 Veröffentlichungen zu schenkelhalsresezierenden Kurzschaftprothesen wurden eingeschlossen. Hiervon beschäftigen sich 7 mit dem Mayo-Schaft, jeweils 2 mit dem Citation- und dem Proxima-Schaft, und es findet sich jeweils eine Untersuchung zu CT-basierten Individualprothesen, welche in ihrer Formgebung als Vorläufer der Proxima-Prothese gelten. Zusammen konnten 2332 Fälle ausgewertet werden mit einem mittleren Follow-up von 5,5 (3–8) Jahren und einer Überlebensrate für schaftspezifische Revisionen (n=17) von 99 %. Die Überlebensrate unter Einbezug aller Revisionen (n=56) betrug 98 %.

◘ Abb. 1.57 zeigt jeweils die einzelnen Ergebnisse, welche mit einer Ausnahme in allen Fällen über dem NICE-Bezugswert liegen. Einzig Martins et al. (2014) vermerkten lediglich eine Überlebensrate des Mayo-Schafts von 92 % nach einem mittleren Follow-up von 6,1 (5–7,5) Jahren, bei einer allerdings vergleichsweise geringen Fallzahl von 48 Patienten. Als Revisionsgrund wurden ausschließlich aseptische Lockerungen innerhalb der ersten 3 Jahre nach Implantation genannt. Eine eindeutige Erklärung für diesen Ausreißer lässt sich aus den Daten nicht klar erkennen, abweichend ist das mit durchschnittlich 49

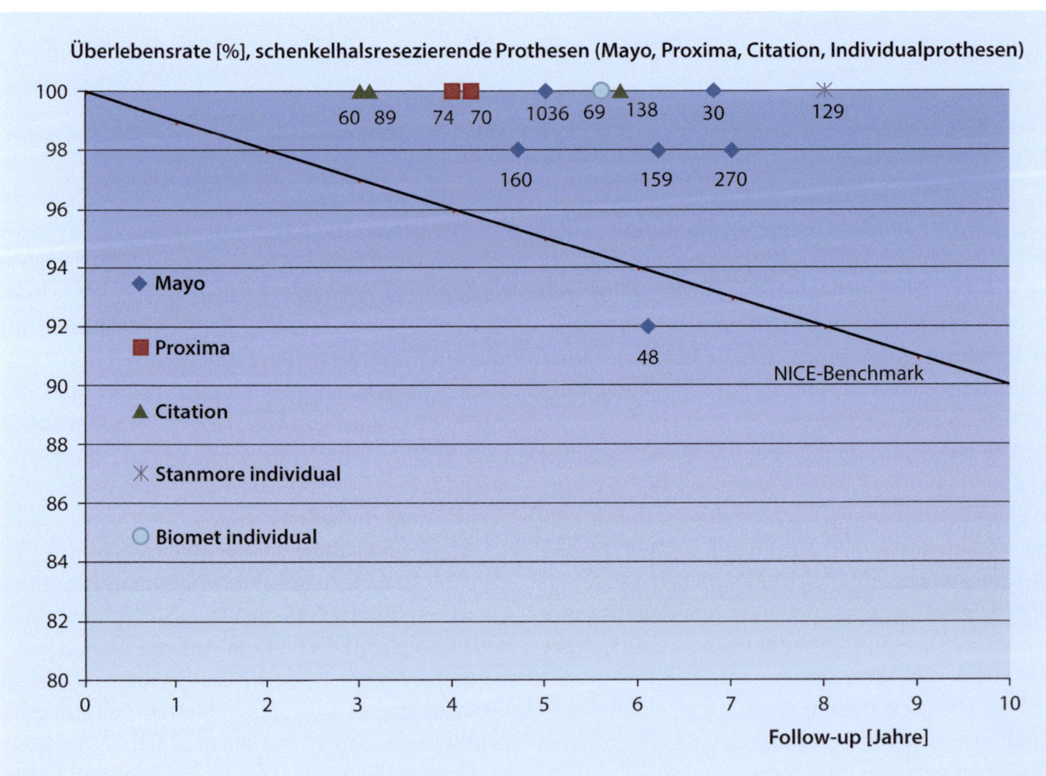

◘ **Abb. 1.57** Überlebensraten in den einzelnen Publikationen zu schenkelhalsresezierenden Prothesen. Die jeweilige Fallzahl ist neben den einzelnen Studien angegeben

Jahren (23–66 Jahre) vergleichsweise junge Patientengut, der relativ hohe Anteil an versorgten Hüftkopfnekrosen (17 Fälle, 39 %) und der hohe Anteil an männlichen Patienten (27 männlich, 17 weiblich).

Die Kurzschaftprothesen mit ergänzender lateraler Abstützung (Proxima und diesem Design vorangehende Individualprothesen) erzielten sämtlich sehr gute Standzeiten mit einer Überlebensrate von 100 % in allen 560 Fällen. Allerdings konnten sich diese Systeme bislang in der klinischen Anwendung nicht durchsetzen. Ebenso zeigte der metaphysär verankernde Citation-Schaft, welcher sich aufgrund seines Designs allerdings bereits in der Grauzone des Übergangs zum klassischen Langschaft befindet, sehr gute mittelfristige Überlebensraten.

Das Auftreten von Schaftschmerzen wurde in nur einem Fall bei einer Mayo-Prothese berichtet, hier ohne Revisionsbedürftigkeit (Falez et al. 2008). Intraoperative Fissuren bzw. Frakturen traten nur beim Mayo-Schaft mit einer Häufigkeit von 2,1 % (36 von 1703) auf.

1.7.4 Diskussion

Die rasante Entwicklung der letzten Jahre im Bereich der Kurzschaftsysteme und das heterogene Verteilungsmuster von verschiedensten Kurzschaftprothesen bestätigt sich in dieser Literaturübersicht erneut. So sind mittelfristige Ergebnisse zwar mittlerweile für einige Prothesenmodelle vorhanden, allerdings sind von diesen insgesamt 11 Prothesenmodellen aktuell nur noch 4 verfügbar, und zwar ausschließlich schenkelhalsteilerhaltende Systeme (CFP, MiniHip, Metha, Nanos). Mag diese Entwicklung bei den schenkelhalserhaltenden Systemen noch den hohen operativen Anforderungen und vergleichsweise schlechten Ergebnissen geschuldet sein, erklärt sich dieser Umstand bei den guten Ergebnissen der schenkelhalsresezierenden Systemen nicht. Allerdings sind in den letzten Jahren einige dieser Prothesenmodelle neu bzw. als Weiterentwicklung von Standardschäften auf den Markt gebracht worden, für die in nächster Zeit wahrscheinlich mittelfristige Ergebnisse zu erwarten sind. Insgesamt zeigen sich vergleichsweise niedrige mittelfristige Überlebenszeiten der schenkelhalserhaltenden Systeme, wobei die Frage nach der Repräsentativität der Ergebnisse gestellt werden muss, da nur zu einem Prothesenmodell – der CUT-Prothese – verwertbare Daten vorlagen. Die häufig berichtete anspruchsvolle Operationstechnik dieser Prothesensysteme mit deutlich verlängerter Lernkurve mag an diesen Ergebnissen einen Anteil haben (◘ Tab. 1.7).

Die überwiegende Anzahl der früh aufgetretenen Lockerungen (in über 90 % der Fälle innerhalb des ersten Jahres) wird in den Veröffentlichungen von den Autoren selbst auf die häufig zu aggressive Schenkelhalsresektion mit dann zunehmender Varusfehlstellung zurückgeführt. Bei zunehmender

◘ **Tab. 1.7** Übersicht über die Ergebnisse der jeweiligen Kurzschaftkategorie

Kurzschaftkategorie	n	Follow-up [Jahre]	ÜL [%]	Revisionen Schaft/ gesamt	Revisionsrate	
					Pro 100 KJ Schaft	Pro 100 KJ gesamt
Schenkelhalserhaltend (SE)	470	4,9 (3,5–5,5)	89	51/62	2,21	2,77
SE ohne Ausreißer	388	4,7 (3,5–5,4)	95	20/31	1,09	1,73
Schenkelhalsteilresezierend (ST)	4198	4,6 (3–11,2)	99	45/96	0,17	0,37
ST mit Metha-Konusbrüchen	4198	4,6 (3–11,2)	98	66/117	0,25	0,45
Schenkelhalsresezierend	2332	5,5 (3–8)	99	17/56	0,14	0,45

ÜL Überlebensrate, *Revisionen/100 KJ Schaft* schaftspezifische Revisionsrate pro 100 Komponentenjahre, *Revisionen/100 KJ gesamt* Revisionsrate 100 Komponentenjahre aus jeglichen Revisionsgründe

Erfahrung wurden deutlich weniger dieser Fehlpositionierungen verzeichnet. Die von Ishaque et al. (2009) berichtete deutlich erschwerte Entfernung der CUT-Prothese mit durch das Einwachsverhalten bei Tripodenoberflächenstruktur resultierend großen Knochenverlusten und mehreren intraoperativen Trochanterfrakturen konnte so von den anderen Autoren nicht bestätigt werden.

Allgemein ist erwähnenswert, dass in über 95 % der durchgeführten Schaftwechsel ein Standardschaft, häufig zementfrei, verwendet werden konnte. In einigen Fällen konnte auch erneut ein Kurzschaft implantiert werden.

Verschiedene Untersuchungen zu mittel- und langfristigen Ergebnissen von konventionellen zementfreien Langschäften konnten durchschnittliche Überlebensraten von >95 % nach 10 Jahren bestätigen (Hailer et al. 2010, Hooper et al. 2009, Troelsen et al. 2013, Wechter et al. 2013, Wyatt et al. 2014). Die schenkelhalsteilresezierenden und die schenkelhalsresezierenden Prothesenmodelle konnten mittelfristige Ergebnisse zeigen, die mit denen von zementfreien Langschäften mindestens vergleichbar waren und in vielen Fällen auch darüber lagen. Es liegen einige vergleichende Untersuchungen von Kurz- und Langschäften mit prospektivem Studiendesign bei teilweise allerdings nur kurzfristigem Follow-up vor (Kim und Oh 2012, Kuhn 2013, Tomaszewski et al. 2013), welche diese Ergebnisse bestätigen. Auffällig war in der Publikation von Kim und Oh (2012) vor allem die hohe Rate an Schaftschmerzen bei den AML-Langschäften (n=11, 16 %) im Vergleich zum ebenfalls untersuchten Proxima-Schaft (n=0) sowie die ebenfalls hohe Rate an pulmonalen Mikroembolien bei den Langschäften (n=11, davon 3 symptomatisch, vs. n=0). Die Autoren untersuchten allerdings die ansonsten eher untypische Versorgung von Schenkelhalsfrakturen der Grade III–IV mittels Kurzschaft, hier mit sehr guten Ergebnissen.

Insgesamt konnte in der aktuellen Literatur ein zunehmendes Interesse an der Ausweitung der Indikation zur Versorgung auch von Hüftkopfnekrosepatienten, Rheumatikern, adipösen Patienten und älteren Patienten von über 70 Jahren mit Kurzschaftprothesen festgestellt werden (Bause 2015, Chammaï und Brax 2015, Patel et al. 2012). Aktuelle Untersuchungen konnten eine gute Osseointegration bei mit Kurzschäften versorgten Hüftkopfnekrosepatienten feststellen (Floerkemeier et al. 2012, Jerosch 2014, Zeh et al. 2011). Auch in den in diesen Beitrag eingeschlossenen Studien wurden teilweise bis zu 39 % der Patienten mit der Diagnose einer Hüftkopfnekrose mittels Kurzschaftprothese versorgt (Ender et al. 2007, Li et al. 2014, Martinset al. 2014, Morrey et al. 2000, Thorey et al. 2013), während in anderen Studien Patienten mit dieser Diagnose primär ausgeschlossen wurden (Ettinger et al. 2011).

Bezüglich der Verwendung von Kurzschäften bei Adipositas konnten Chammaï und Brax (2015) wie bereits beschrieben bei 41 Patienten mit einem mittleren BMI von 35,2 und einer Vergleichsgruppe von 41 Patienten mit einem mittleren BMI von 26,2 nach Versorgung mittels Metha-Kurzschäften über 4 Jahre Follow-up keine signifikanten Unterschiede in der Überlebensrate und dem klinischen Outcome feststellen.

Die Verwendung von Kurzschäften bei Patienten älter als 70 Jahre untersuchten Patel et al. (2012) mit einer Vergleichsgruppe von unter 70-Jährigen jeweils 3 Jahre nach Versorgung mittels Citation-Kurzschaft und konnten keinen signifikanten Unterschied in der Überlebensrate und dem klinischen Outcome feststellen. Aus unserer eigenen Erfahrung mit über 4000 implantierten Metha-Kurzschäften seit 2004 und mehr als 600 Nanos-Kurzschäften seit 2007 sehen wir mittlerweile die Indikation zu diesem Prothesentyp durchaus bis zum 75. Lebensjahr gegeben, bei biologisch deutlich jüngeren Patienten in Einzelfällen auch darüber hinaus. Allerdings sollte hier in besonderem Maße auf ein sehr gutes „fit and fill" der Prothese geachtet sowie die Knochenqualität intraoperativ kritisch beurteilt werden. Gegebenenfalls muss bei nicht ausreichender Spongiosa- bzw. Kortikalisstruktur intraoperativ auf einen konventionellen Langschaft oder einen zementierten Schaft umgeschwenkt werden.

Angaben zu postoperativen Knochendichteveränderungen finden sich in 22 Publikationen, wobei sich vor allem in den Gruen-Zonen 2 und 3 (jeweils 10 von 22 Publikationen) sowie in Zone 6 (12 von 22) eine Zunahme der Knochendichte zeigte, wohingegen in Zone 7 in gleichen Teilen sowohl Zu- als auch Abnahmen der Knochendichte vorkamen. Des Weiteren wurden häufig Sklerosierungs- und Reaktionslinien („radiolucent lines") im Bereich der Prothesenspitze in den Zonen 4 und 5 dokumentiert.

Die Limitierungen dieser Literaturübersicht liegen vor allem in der immer noch geringen Anzahl an mittelfristigen Ergebnissen, vor allem zu noch auf dem Markt befindlichen Prothesenmodellen, den häufig noch zu geringen Fallzahlen und dem oft geringen Evidenzgrad der Publikationen. Auch waren fast ausschließlich ein oder zwei Operateure einbezogen (allerdings fehlten Angaben hierzu häufig), welche teilweise zusätzlich in den Entwicklungsprozess der Prothese involviert waren. Eine Ausnahme hiervon waren Wittenberg et al. (2015) mit 14 Operateuren, hierdurch konnte kein Einfluss auf die Überlebensrate der Prothesen gesehen werden. Die Autoren stellten zusätzlich fest, dass die im Rahmen der vergleichenden Untersuchung 2 Jahre später gestartete Metha-Kurzschaft-Gruppe mit CoCr-Adaptern deutlich weniger Frühkomplikationen und Migrationen bei denselben Operateuren aufzuweisen hatte. Sie führten dies auf die bereits gewonnene Routine mit dem Kurzschaft und die entsprechend fehlende Lernkurve zurück. Auch Kendoff et al. (2013) vermuteten die Ursache für ihre im Vergleich sehr geringe Komplikationsrate beim CFP-Schaft in der bereits in den Jahren vor Studienbeginn gewonnenen Erfahrung mit diesem Prothesenmodell. Hier zeigt sich erneut, dass ein wesentlicher Faktor für den kurz- wie langfristigen Erfolg der Operation unabhängig vom verwendeten Prothesenmodell die Schulung und Erfahrung des Operateurs bleibt.

1.7.5 Zusammenfassung

Wenn auch weiterhin vor allem die klare Definition einer Kurzschaftprothese aussteht, so zeigen sich zumindest für den Bereich der schenkelhalsteilresezierenden und der schenkelhalsresezierenden Kurzschäfte ermutigende, mit Langschäften vergleichbare mittelfristige Ergebnisse mit hohen Überlebensraten und guten klinischen Ergebnissen. Aufgrund der zunehmenden Verwendung, vor allem der schenkelhalsteilresezierenden Modelle, und der mittlerweile hohen Anzahl an Implantationen sind in den nächsten Jahren zunehmend Langzeitergebnisse mit einem mittleren Follow-up von über 10 Jahren zu erwarten und sollten beobachtet werden.

1.8 DEXA-Analysen bei Hüftprothesen

Ahmet Ercan

Die DEXA-Methode („dual-energy absorptiometry X-ray analysis") hat sich zur Beurteilung des periprothetischen Knochenumbaus etabliert. Wenn die möglichen Fehlerquellen beachtet werden, steht damit ein präzises Verfahren zur Beurteilung der Krafteinleitung nach Endoprothesenimplantation zur Verfügung. Das Muster des periprothetischen Knochenumbaus nach Kurzschaftimplantation zeigt einen vor allem in den ersten 3–6 Monaten stattfindenden Abbau nach Operation, bevor eine Erholungsphase einsetzt. Dabei zeigen die Kurzschaftprothesen mit einem geringeren proximalen Knochendichteabbau, insbesondere in der Gruen-Zone 7, Vorteile gegenüber den Standardschaftprothesen. Daneben ist die für den typischen Oberschenkelschmerz als ursächlich geltende distale Knochenhypertrophie nicht nachweisbar. Zusammenfassend wird bei den Kurzschaftprothesen im Gegensatz zu Standardschaftprothesen eine proximalere Krafteinleitung realisiert, ohne dass das „stress shielding" gänzlich verhindert werden kann. Der postoperative Knochenumbau entspricht einem multifaktoriellen Geschehen, welches neben designspezifischen Merkmalen auch operationstechnischen Einflussfaktoren unterliegt. Auch der T-Wert als Indikator der osteogenen Kompetenz beeinflusst die Knochendichteveränderung. Die medikamentöse Prophylaxe hat für den initialen Knochendichtverlust keine Bedeutung.

1.8.1 Einleitung

In den letzten Jahren ist die „dual-energy X-ray absorptiometry analysis" (Synonyme: Zweienergie-Röntgen-Absorptiometrie, kurz DEXA oder DXA) zum Goldstandard zur Beurteilung der periprothetischen Knochendichteveränderung geworden (Mirsky und Einhorn 1998, Cavalli und Brandi 2014). Mit diesem Verfahren wurde es nun möglich, die Reaktion des periprothetischen Knochens auf die Prothesenimplantation genauer zu beobachten. In der In-vivo-Diagnostik wurden bis dahin semiquantitative Verfahren genutzt, um über Röntgenverlaufsaufnahmen den Knochendichteverlust am Femur zu beschreiben (Engh und Bobyn 1984, Engh et al. 1987).

Das grundlegende Problem der konventionellen Röntgenaufnahmen liegt darin begründet, dass Knochendichteveränderungen von über 30 % vorliegen müssen, bis diese auf den Aufnahmen sicher erkannt werden, während mit der DEXA-Methode bereits kleinere Knochendichteunterschiede (4–5 %) sicher quantifizierbar sind (Martini et al. 1996, Reiter et al. 1997, Okano et al. 2002). Damit ist die DEXA-Methode für die Beurteilung der Knochendichteveränderung deutlich besser geeignet. Zudem bietet dieses Messverfahren weitere Vorteile gegenüber anderen Methoden, vor allem in Bezug auf Präzision, Reproduzierbarkeit und Strahlenbelastung. Studien zeigten einen In-vivo-Messwiederholungsfehler von 2–3 % (Kiratli et al. 1992, Trevisan et al. 1993, Cohen und Rushton 1995, Kröger et al. 1996, Martini et al. 1997 und 2000, Okano et al. 2002, Arabmotlagh et al. 2003).

Um den Fehler so gering wie möglich zu halten, müssen bei der Verwendung verschiedene Einflussfaktoren mit berücksichtigt werden. Ein Nachteil ist die Gerätespezifität. Bei Verwendung von Geräten verschiedener Hersteller können Messwertunterschiede bei einer Person von 20 % und mehr resultieren (Fischer et al. 1990). Die wichtigste Rolle für die Reproduzierbarkeit spielt die Lagerung. In Abhängigkeit von der Oberschenkelrotation wurden regionenabhängig Differenzen von ca. 10 % festgestellt (Kiratli et al. 1992, Cohen und Rushton 1995, Martini et al. 1997, 2000), wobei gerade die proximalen Bereiche fehleranfällig auf unterschiedliche Rotationsstellungen sind. Daher ist es erforderlich, Lagerungshilfen zu verwenden, um nahezu identische Untersuchungspositionen schaffen zu können.

Eine weitere Fehlerquelle ist die Kalibrierung des Geräts, die mithilfe eines Referenzkörpers an jedem Untersuchungstag nach Herstellerangaben durchgeführt werden muss. Ein weiterer zu berücksichtigender Faktor betrifft das Studiendesign. Studien mit Seitenvergleichsmessungen präoperativ sowie Kontrollmessungen bei hüftgesunden Patienten konnten eine Knochendichtevarianz von bis zu 20 % regionenabhängig zeigen, wobei die Seitendifferenz bei Arthrosepatienten höher war (Martini et al. 1997, 2000). Daher ist ein Studiendesign mit der Gegenseite als Vergleichsparameter ungeeignet.

Untersuchungen mit Gegenüberstellung von prä- zu postoperativer Knochendichte zeigten regionenunabhängige Dichtezunahmen von durchschnittlich 7,7–9,0 %. Zonenabhängig zeigte der Knochendichtevergleich der präoperativen und postoperativen Messung beim selben Probanden insbesondere in den proximalen Bereichen eine Knochendichtesteigerung von 10–24 % mit dem Maximum in der Trochanterregion, obwohl in diesem Bereich operationstechnisch mit Markraumeröffnung und instrumenteller Manipulation eigentlich im Vergleich prä- zu postoperativ der höchste Knochenverlust zu erwarten gewesen wäre (Martini et al. 2000). Am ehesten als Vergleichsparameter dienen könnte bei so einer Studienanordnung, wenn überhaupt, der Bereich distal der Prothese (Gruen-Zone 4), hier zeigten sich Messwertunterschiede von 1,6 %, die somit im Messfehlerbereich liegen.

Daraus resultierend sollte der Studienaufbau so gestaltet sein, dass postoperativ eine Indexmessung als Basis erfolgt, um diese mit weiteren Verlaufsmessungen vergleichen zu können. Da nachweislich unmittelbar nach Prothesenimplantation in den ersten Wochen die stärkste Veränderung auftritt, sollte die Referenzmessung innerhalb von 2 Wochen nach Operation durchgeführt werden (Kröger et al. 1996, Venesmaa et al. 2001). Im ersten Jahr postoperativ ist die Dynamik in der Dichteveränderung am größten, der stärkste Umbau zeigt sich innerhalb der ersten 6 Monaten, ein Plateau wird innerhalb eines Jahres erreicht (Nishii et al. 1997, Yamaguchi et al. 2000, Roth et al. 2005, Lerch et al. 2012, Ercan 2017). Zusätzliche langsame, biomechanische Anpassungen erfolgen in den folgenden 1–2 Jahren (Bugbee et al. 1997, Lerch et al. 2012).

Neben den offensichtlichen Vorteilen der Messgenauigkeit und guten Reproduzierbarkeit ist die niedrige Strahlenbelastung von ca. 0,3–0,6 μSv für eine Messung zu erwähnen (Njeh et al. 1999). Damit liegt die Strahlenbelastung deutlich unter der natürlichen Strahlenbelastung durch die Umwelt von durchschnittlich 7 μSv pro Tag und ist so gering, dass die Röntgenassistent(inn)en im Untersuchungsraum bleiben können.

Nachteile der Knochendichtemessung nach der DEXA-Methode sind die zweidimensionale

Darstellung und die fehlende Unterscheidbarkeit zwischen kortikalem und spongiösem Knochen. Dennoch hat sich aufgrund der ubiqitären Verfügbarkeit sowie der vielfältigen und deutlich überwiegenden Vorteile diese Methode zur Verlaufsbeurteilung des periprothetischen Knochenumbaus durchgesetzt.

Zusammenfassend lässt sich zur DEXA-Methodik sagen, dass das Verfahren dann am stärksten ist und seine beste Aussagekraft hat, wenn ein Studienprotokoll mit prospektiver Messreihe zur Beurteilung der periprothetischen Knochendichteveränderung mit standardisierter Lagerung angewendet wird.

1.8.2 Lagerung und Durchführung

Für eine Messung liegt der Patient auf dem Rücken, das zu untersuchende Bein wird am Fuß in eine Halterung eingespannt, damit die Hüfte eine konstante Innenrotation von 5° aufweist. Das Knie wird zur Stabilisierung in einer Schaumstoffschiene gelagert (◘ Abb. 1.58). Gemessen wird in einem langsamen Scan-Modus unter Verwendung einer speziellen Hüftsoftware, welche die Metallteile automatisch identifiziert und übergeht. Anschließend kann der Femurschaft in Anlehnung an die Zonen nach Gruen et al. (1979) in 7 Messbereiche („regions of interest" [ROI]) analog zur röntgenologischen Einteilung unterteilt werden und die periprothetische Knochenmineraldichte (KMD = BMD [„bone mineral density"], gemessen in g/cm^2) in den 7 Regionen

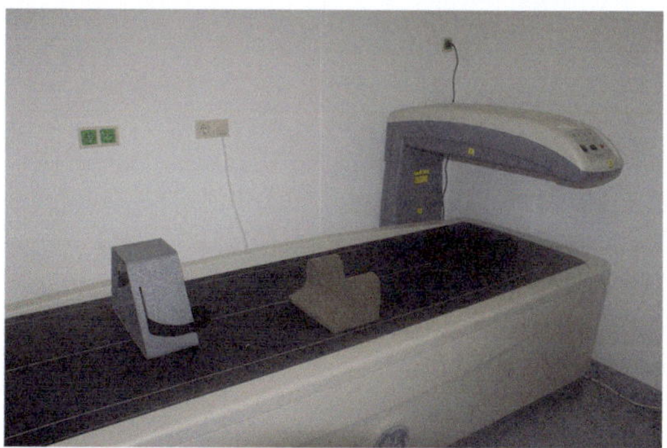

◘ **Abb. 1.58** Schaumstoffschiene zur Stabilisierung des Knies

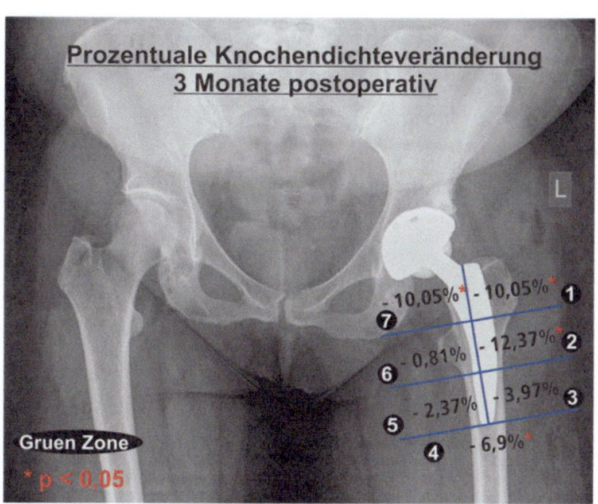

◘ **Abb. 1.59** Prozentuale Knochendichteveränderung 3 Monate postoperativ (Ercan 2017)

präzise angegeben werden, ein Anwendungsbeispiel für die Gruen-Zonen-Einteilung aus der eigenen Studie (Ercan 2017) zeigt ◘ Abb. 1.59. Die Referenzmessung sollte, wenn eine Lagerung möglich ist, kurz nach der Operation durchgeführt werden. Damit ist es durch das DEXA-Verfahren möglich, verschiedene Schäfte bezüglich der Knochenumbauvorgänge und konsekutiv auch ihre Krafteinleitung zu vergleichen.

1.8.3 Angaben zum Knochendichteverlust in der Literatur

Die bisherigen Ergebnisse in der Literatur zeigen in den ersten 3–6 Monaten postoperativ sowohl bei Kurzschäften als auch bei Standardschaftprothesen einen signifikanten Knochendichteverlust, insbesondere in den proximalen Zonen (Reiter et al. 1997, Aldinger et al. 2003, Roth et al. 2005, Chen et al. 2009, Götze et al. 2010, Nowak et al. 2011, Lerch et al. 2012, Lazarinis et al. 2013, Zeh et al. 2013, Parchi et al. 2014, Ercan 2017). Ursächlich für den initialen Knochendichteverlust nach Implantation sind besonders 3 Faktoren:

Ein erster Aspekt betrifft die mechanische Irritation durch den operativen Eingriff und deren Folgen. Abhängig vom Prothesenmodell wird die periprothetische Spongiosa impaktiert oder aufgeraspelt. Nach Implantation der Endoprothese werden dadurch Heilungsprozesse angestoßen, die den entstandenen Schaden beheben sollen. Es entstehen aber auch mechanische und thermische Nekrosen und Hämatome. Der konsekutive Abbau durch Makrophagen aktiviert Kollagenasen und setzt Entzündungsmediatoren frei, die den Abbauprozess verstärken können. Die genauen Kaskaden, die dabei ablaufen, sind bis heute nicht geklärt. Green et al. (1999) zeigten in einer Studie, dass die Impaktion der periprothetischen Spongiosa im Gegensatz zum Aufraspeln die Primärstabilität verbessert und Mikrobewegungen reduziert.

Ein weiterer nicht unerheblicher Faktor stellt die postoperative Immobilisation der Patienten dar, obgleich heutzutage bei den meisten Prothesen eine schmerzadaptierte Vollbelastung erlaubt wird, die zumindest auch ein Teil der Knochendichteminderung mitbedingt (Bryan et al. 1996, Reiter et al. 1997, Rubash et al. 1998).

Der dritte Gesichtspunkt betrifft den veränderten Kraftfluss nach Prothesenimplantation (Huiskes et al. 1992, Hennigs et al. 2002). Für diese Komponente als einen wesentlichen Faktor spricht vor allem der asymmetrische Knochendichtverlust, der proximal höher als distal ausfällt. Das „stress shielding" ist Folge eines veränderten Kraftübertragungsmoments nach Implantation einer Oberschenkelendoprothese: Entsprechend des Wolff-Transformationsgesetzes (Wolff 1892) bewirkt Belastung eine Zunahme der Knochenfestigkeit, während Entlastung zum Abbau führt. Nach Prothesenimplantation werden aufgrund der unterschiedlichen Elastizitätsmodule die Kräfte an der Prothese entlang nach distal weitergeleitet, ohne den proximalen Knochen zu beanspruchen, sodass Atrophie die Folge ist.

Modifikationen am Design sowie an der Oberflächenstruktur versuchen dies zu minimieren. Vergleicht man die periprothetische Knochendichteveränderung bei Standard- und Kurzschaftprothesen nach einem Jahr, wenn die größte Dynamik bereits abgelaufen ist, so stellt man Differenzen fest, wobei Kurzschaftprothesen für eine bessere Beurteilung klassifiziert werden müssen. Dafür hat sich eine Klassifikation, die sich an der Resektionsebene orientiert, etabliert (Jerosch 2012 und 2014, van Oldenrijk et al. 2014). Man unterscheidet schenkelhalserhaltende von -teilerhaltenden und -resezierenden Kurzschaftsystemen. Für die kleine Gruppe der schenkelhalserhaltenden Kurzschäfte sind nur wenige DEXA-Studien publiziert. Hierbei zeigt sich bei der aktuell auf dem Markt nicht mehr verfügbaren CUT-Prothese der Fa. Orthodynamics (ehemals Fa. Eska), die im wesentlichen im Schenkelhals verankert, eine geringe Knochendichteabnahme in der Gruen-Zone 1 sowie Erhalt der Knochendichte in Zone 7 (Decking et al. 2008). DEXA-Ergebnisse von anderen Vertretern dieser Gruppe, insbesondere der aktuell auf dem Markt verfügbaren Spiron-Prothese (Fa. K-Implant), wurden nicht publiziert.

Die Gruppe der schenkelhalsteilerhaltenden Kurzschäfte, wie zum Beispiel die Metha-Prothese der Fa. Braun (Lerch et al. 2012, Brinkmann et al. 2015), die Nanos-Kurzschaftprothese der Fa. Smith & Nephew (Götze et al. 2010, Zeh et al. 2013, Brinkmann et al. 2015) und die MiniHip der Fa. Corin (eigene Studie: Kongressbeiträge VSOU 05/2015 sowie NOUV 06/2015, Dissertation Ercan 2017) zeigt einen moderaten Knochendichteverlust nach einem Jahr in den proximalen Gruen-Zonen. Aus der Gruppe der schenkelhalsteilerhaltenden Kurzschaftprothesensysteme schert lediglich der CFP-Schaft mit Knochendichteverlusten von über 30 % in der Gruen-Zone 7 aus (Lazarinis et al. 2013).

Ebenfalls etwas größere Knochendichteverluste nach einem Jahr in beiden proximalen Gruen-Zonen zeigt die zur Gruppe der schenkelhalsresezierenden Kurzschaftsystemen gehörige Mayo-Prothese (Chen et al. 2009). Die Proxima hingegen zeigt einen positiven Knochenumsatz in beiden Gruen-Zonen nach einem Jahr (Kim et al. 2011). Letztgenannte Resultate der Proxima-Prothese können aber nicht eins zu eins auf die anderen Ergebnisse übertragen werden, da die klassischen Gruen-Zonen nicht nur modifiziert, sondern verändert wurden, d. h. Zone 1–3 und 5–7 wurden jeweils zu einer Region verschmolzen, sodass die Bezeichnung der Gruen-Zone in diesem Fall irreführend ist. Sowohl die Proxima- als auch die Mayo-Prothese ist nicht mehr auf dem Markt vertreten. Über die übrigen Vertreter der schenkelhalsresezierenden Kurzschaftprothesen wurden bisher keine DEXA-Ergebnisse veröffentlicht. Einen Überblick über die Knochendichteveränderungen im proximalen Schaftbereich verschiedener Kurzschaft- und Standardschaftprothesensysteme gibt ◘ Abb. 1.60.

Der Vergleich schenkelhalsresezierenden zu schenkelhalsteilerhaltenden Kurzschaftprothesen zeigt eine leichte Überlegenheit der

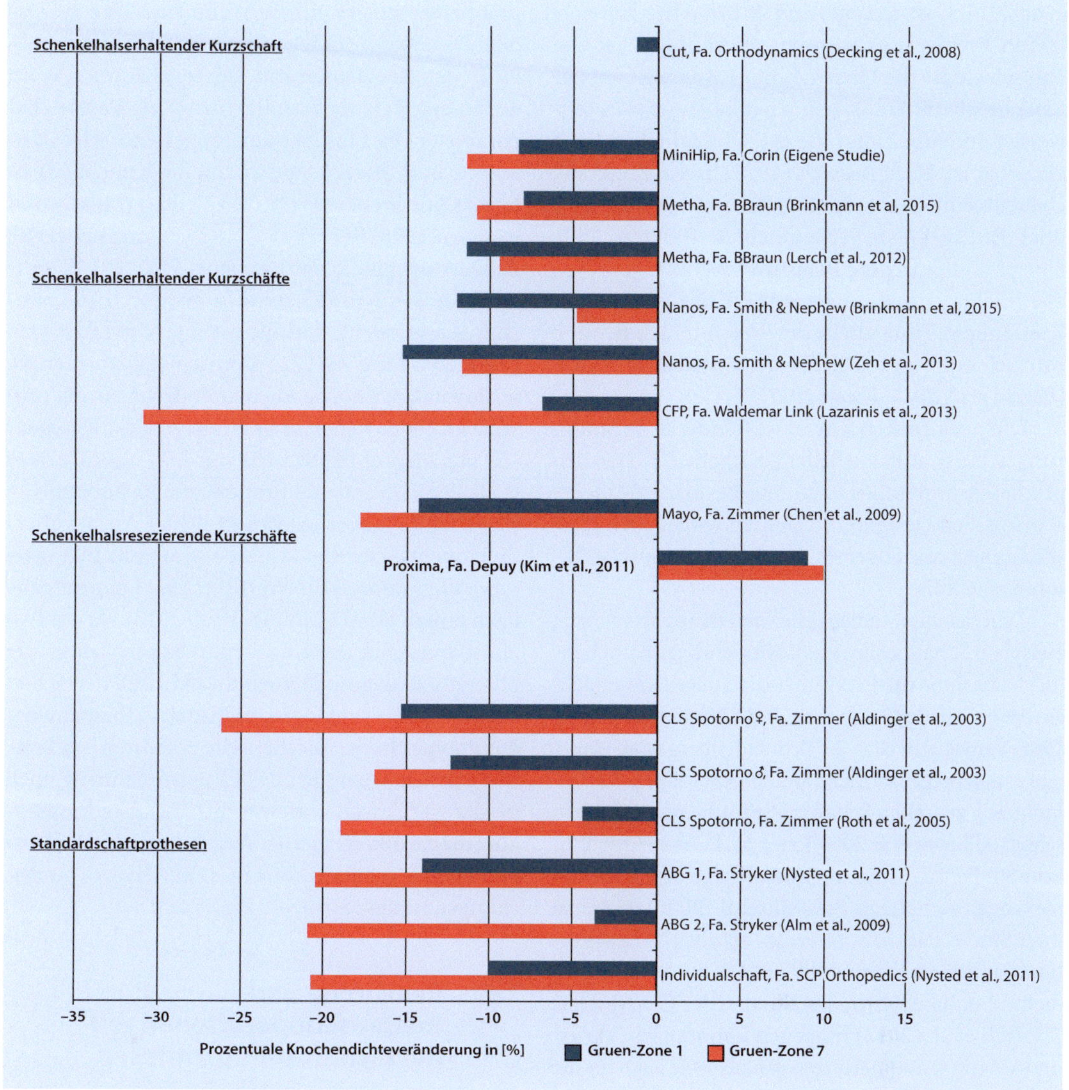

Abb. 1.60 Prozentuale Knochendichteveränderungen 12 Monate postoperativ in den Gruen-Zonen 1 und 7 (Ercan 2017)

schenkelhalsteilerhaltenden Prothesen in Bezug auf die proximale Knochendichteabnahme. Der Hauptunterschied zu den Standardprothesen ist der geringere Knochendichteverlust in Zone 7 bei den Kurzschäften. Dabei ist das Ergebnis unabhängig davon, welche Standardprothese verwendet wird. Die Ergebnisse für die zementfreie Geradschaftprothese CLS Spotorno (Fa. Zimmer), als anatomische Varianten die ABG-I- bzw. -II-Prothese (Fa. Stryker) und die Individualprothese der Fa. SCP Orthopedics zeigen dies an (Aldinger et al. 2003, Roth et al. 2005, Alm et al. 2009, Nysted et al. 2011).

Die Zunahme der Schaftlänge erhöht das „stress shielding" (Arno et al. 2012, Rajakulendran und Field 2012, Stulberg und Patel 2013). Ein weiterer Unterschied liegt darin, dass bei den Standardschäften distal häufiger eine Hypertrophie zu verzeichnen ist, während die Kurzschäfte hier weniger osteokonduktiv wirken und daher der Oberschenkelschmerz bei Kurzschaftprothesen seltener auftritt (Banerjee et al. 2013, Castelli und Rizzi 2014). Allen zementfreien Prothesensystemen gemeinsam ist die Tatsache, dass die Gruen-Zone 1 weniger von der Knochendemineralisierung betroffen ist, was teilweise durch die Zugkräfte der Glutealmuskulatur erklärbar ist. Nach Pauwels (1973) haben Zugkräfte ebenfalls eine osteoinduktive Potenz. Der Überblick über die Ergebnisse verdeutlicht, dass Kurzschäfte eine physiologischere Belastung mit weniger Knochendichteverlust, insbesondere in Gruen-Zone 7, erlauben. Trotz alledem verbleibt auch bei den Kurzschaftprothesen ein Rest an „stress shielding" (Parchi et al. 2014, Ercan 2017).

Die periprothetische Knochendichteveränderung ist ein multifaktorielles Geschehen. Neben den prothesenspezifischen Faktoren, die durch die unterschiedlichen Designphilosophien vorgegeben sind, spielen aber auch operationstechnische Einflussfaktoren eine Rolle.

Differierende Studien geben einen Zusammenhang zwischen Schaftgröße und postoperativer Knochendichteabnahme wieder. Während in einigen diese nachgewiesen wurde (Engh et al. 1987, Engh und Bobyn 1988, Yamaguchi et al. 2000, Skoldenberg et al. 2006), gibt es auch gegensätzliche Studien, die keinen Zusammenhang zwischen Schaftgröße und Knochenabbau sehen (Aldinger et al. 2003, Lerch et al. 2012). Eine ähnliche Studienlage ist für die Varus-/Valgusschaftpositionierungen vorhanden. Panisello et al. (2006) zeigten in ihrer Studie, dass sowohl Varus- als auch Valguspositionierungen zu einer signifikanten Knochenmineraldichteabnahme führte, vor allem in der Gruen-Zone 7. Lerch et al. (2012) hingegen konnten für Varus- und Valguspositionierungen genauso wie auch für die Resektionshöhe keine Korrelation finden.

Auch der operative Zugangsweg verursacht eine gewisse Morbidität. In Abhängigkeit davon, ob ein transglutealer oder ein anterolateraler Zugang verwendet wurde, konnten signifikante Knochendichteunterschiede in den proximalen Gruen-Zonen gezeigt werden, obgleich die klinischen und radiologischen Ergebnisse identisch waren (Perka et al. 2005, Merle et al. 2012). Dabei erwies sich der transgluteale Zugang als nachteiliger.

Auch patientenspezifische Einflussgrößen beeinflussen den periprothetischen Knochenumbau. Hierbei ist insbesondere die Knochenmineraldichte präoperativ zu erwähnen. Wenn eine Osteoporose oder Osteopenie vorliegt, erwies sich dies als nachteilig für den Knochenumbau. Der sogenannte T-Wert, der in der Osteoporosediagnostik als Vergleichsparameter eines Individuums angewandt wird, korrelierte in mehreren Studien mit der Knochendichteabnahme im postoperativen Verlauf (Mirsky und Einhorn 1998, Kerner et al. 1999, Yamaguchi et al. 2000, Alm et al. 2009, Lazarinis et al. 2013). Aufgrunddessen wurde bereits in mehreren Untersuchungen versucht, mithilfe einer prophylaktischen passageren Gabe von Osteoporosemedikamenten die postoperative Knochendichteminderung in der proximalen Femurregion zu minimieren. Postmenopausale Frauen profitieren mehr von der Gabe (Trevisan et al. 2010) – für den unmittelbaren postoperativen Knochendichteverlust bringt dieser Ansatz allerdings nichts (Hennigs et al. 2002). Signifikant unterschiedlich werden die Werte erst bei Langzeitgabe nach einem Jahr (Muratore et al. 2012), da die Bisphosphonatgabe den Knochenumbau erst langfristig unterstützt. Dennoch muss dies kritisch betrachtet werden, da bei prolongierter Bisphosphonatanwendung atypische periprothetische Frakturen beschrieben wurden, wenngleich der Zusammenhang noch unklar ist (Cavalli und Brandi 2014). Um Empfehlung für ein differenziertes Vorgehen bei der Bisphosphonatgabe geben zu können, sind weitere Untersuchungen nötig.

1.9 Revisions- und Austauschoperationen mit Kurzschaftendoprothesen

Philipp Rehbein, Michael Schneider, Karl Philipp Kutzner, Joachim Pfeil

Insbesondere bei Femurdefekten der Typen 1 und 2 nach Paprosky gilt, dass das Revisionsimplantat so lang wie nötig und so kurz wie möglich sein sollte. Die Vorteile der Kurzschaftprothese sind hierbei, dass es sich um eine zementfreie Monoblockprothese handelt. Mit dem uns zur Verfügung stehenden Implantat können aufgrund der Größen- und Offset-Varianten sämtliche biometrischen Situationen für laterales Offset und Beinlänge rekonstruiert werden (Pfeil et al. 2003). Es kann auf Modularität verzichtet werden. Um den Patienten keiner unnötigen Gefährdung, insbesondere von diaphysären Verletzungen oder Frakturen, auszusetzen, sollte das „down-grading" als Strategievariante überlegt werden. Zu berücksichtigen ist jedoch hierbei, dass grundsätzlich die Kurzschaftprothesen von Herstellerseite nicht für Revisionsoperationen entwickelt bzw. empfohlen wurden. Wichtig ist auch die Einschätzung der Ausdehnung des Defektbereichs zum Trochantermassiv. Kalkargeführte Kurzschaftimplantate sparen diesen Bereich aus. Besonders bei varischer Anatomie ist der Defekt nach Entfernung eines zementfreien Geradschafts im Bereich des Trochanters oft so groß, dass eine zementfreie Revision mit einer Kurzschaftprothese kontraindiziert ist.

1.9.1 Einleitung

Bei der Planung einer Endoprothesenwechseloperation gilt es, verschiedene Faktoren präoperativ zu berücksichtigen:

- Welcher Implantattyp muss entfernt werden?
- Ist das zu entfernende Implantat gelockert oder knöchern integriert?
- Welche knöchernen Defekte sind vorbestehend?
- Welche Defekte sind im Rahmen des Prothesenausbaus zu erwarten?
- Welche Tragfähigkeit wird das proximale Femur nach Entfernung der Prothese haben (metaphysär versus diaphysär)?
- Welche implantatspezifischen Risiken birgt die Wechseloperation mit dem Revisionsimplantat (z. B. Frakturrisiko)?

Zur Verfügung steht eine breite Auswahl an Möglichkeiten:

- zementierte Methoden
- zementfreie Methoden
- modulare Implantate
- Monoblockimplantate
- zusätzliche Augmentation mit autologem oder heterologem Knochen
- zusätzliche Augmentation mit Metallaugmenten

1.9.2 Operationsplanung, Defektklassifikation und Implantatauswahl

Essenziell bei der präoperativen Planung ist die Defektklassifikation, wobei zur genauen Einordnung die Situation anhand der präoperativen Röntgenaufnahme oder Computertomographie und anhand der einzuschätzenden Defektentstehung bei Entfernung des Implantats beurteilt werden kann (Bettin und Katthagen 1997, Käfer et al. 2004). Folglich kann die Indikation zur Benutzung einer Kurzschaftprothese für die femorale Revision insbesondere bei Defektklassifikation nach Paprosky-Typ 1 und 2 zur Anwendung kommen. Da die Kurzschaftprothese in der breiten Anwendung grundsätzlich nur als zementfreie Variante zur Verfügung steht, sollten bei der präoperativen Strategie die Vor- und Nachteile einer zementfreien Revision abgewogen werden.

Grundsätzlich ist die zementfreie Revision unabhängig von der präoperativen Situation, ganz gleich, ob das zu entfernende Implantat stabil oder instabil ist oder ob das zu entfernende Implantat zementiert oder zementfrei verankert war. Auch bei Defekten vom Paprosky-Typ 3 und höher, bei denen intraoperative Defekte mit Perforationen oder Fenestrationen zu erwarten sind, ist die zementfreie Verankerung von Vorteil (Sheth et al. 2013). Ebenso ist die zementfreie Verankerung bei der Revision grundsätzlich bei jeglicher Knochenqualität möglich (sklerotischer Knochen, osteoporotischer Knochen, gesunde Spongiosa).

Wenn die Kriterien für eine zementfreie Revision gegeben sind, sollte beurteilt werden, welcher Schaft eine geeignete Option darstellt (Elke und Schwaller 2004). Sinnvoll ist es, zunächst die Möglichkeiten mit Primärimplantaten zu beurteilen. Bezüglich der Größe und Länge der Implantate kann somit ein „ipsi-grading", ein „up-grading" oder ein „down-grading" erfolgen. Der femorale Defekttyp 1 nach Paprosky ist gekennzeichnet durch ein stabiles proximales Femur, welches sowohl metaphysär als auch diaphysär tragfähig ist. Hier können grundsätzlich Planungen mit einem Primärimplantat, welches so kurz wie möglich ist, erfolgen.

Beurteilungskriterien für die Auswahl einer Kurzschaftprothese als Revisionsimplantat

Ideale Situationen dieser Art finden sich zum Beispiel nach Entfernungen von Oberflächenersatzprothesen, Druckscheibenprothesen, metaphysär verankernden Kurzschaftprothesen oder kurzen diaphysär verankernden Geradschaftprothesen. Bei der präoperativen Situation mit einer Oberflächenersatzprothese kann nach operativer Darstellung des Gelenkkompartiments in gleicher Weise wie bei einer Primäroperation die Osteotomie am Schenkelhals erfolgen (◘ Abb. 1.61). Bei einigen Oberflächenersatzprothesentypen kann ein zentraler Stiel bei der Osteotomie hinderlich sein, jedoch lässt sich hier durch verschiedene Drehpositionen des Femurs durch den Assistenten auch an solchen Stielen vorbeisägen, sodass trotzdem eine komplette Osteotomie des Schenkelhalses möglich ist. Im Folgenden kann dann bei den weiteren Operationsschritten analog zur Primäroperation verfahren werden, indem mit einer Eröffnungsahle der Markraum eröffnet wird. Anschließend wird mit den Prothesenraspeln der metaphysär tragfähige Femurmarkraum präpariert und die Situation zunächst mit einer Probeprothese klinisch und radiologisch evaluiert, bevor dann eine Kurzschaftprothese implantiert werden kann.

Bei einer Revision einer Druckscheibenprothese muss zunächst von lateral die Laschenschraube gelockert und entfernt werden. Anschließend kann nach Präparation des Gelenkzugangs die Druckscheibe von endofemoral extrahiert werden. Im Folgenden kann dann wie oben beschrieben analog zur Primärsituation die Kurzschaftprothese präpariert werden.

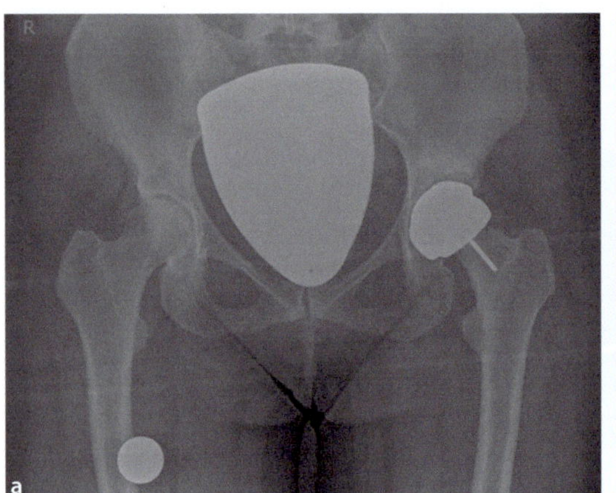

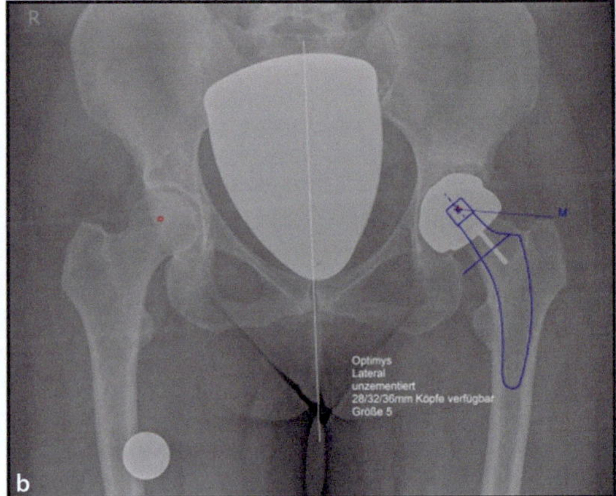

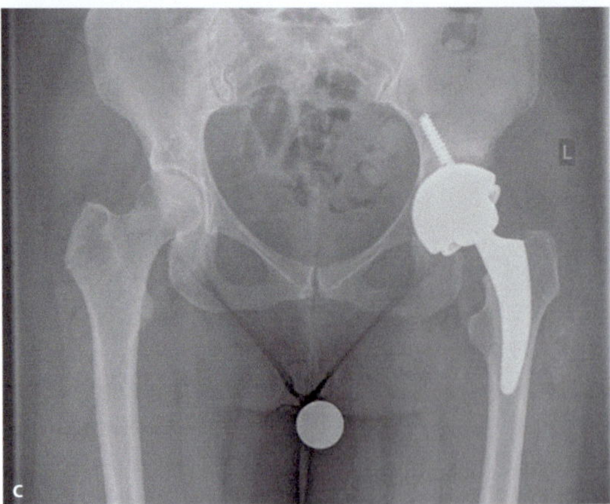

◘ **Abb. 1.61** **a** 52-jährige Patientin, Oberflächenersatz-/Kappenprothese mit 5-jähriger Standzeit, abriebinduzierte Osteolysen und Lockerung, **b** präoperative Planung mit einer Kurzschaftprothese, **c** postoperatives Ergebnis

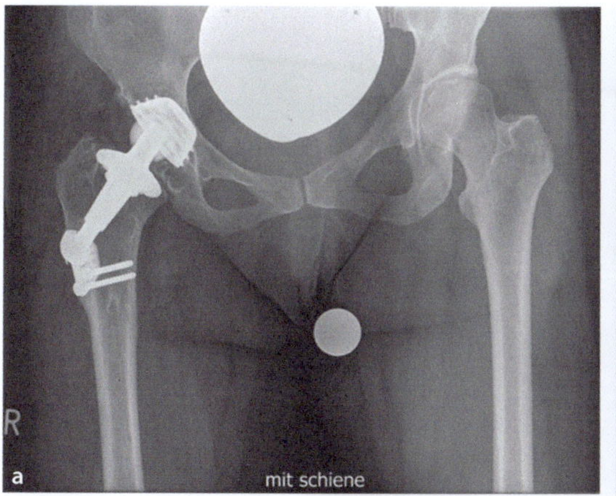

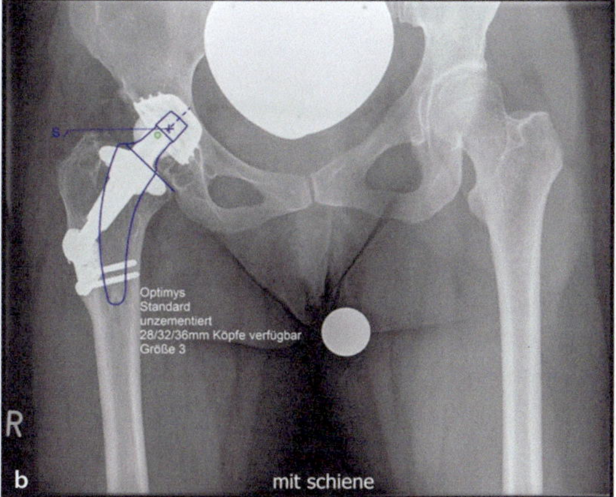

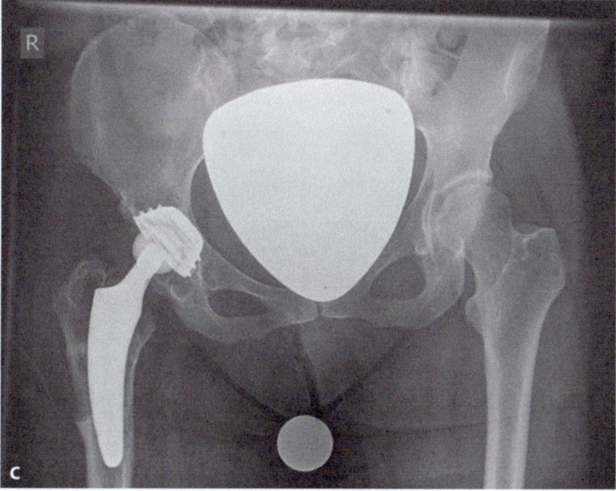

Abb. 1.62 **a** 39-jährige Patientin, Druckscheibenprothese mit 6-jähriger Standzeit, Implantatimpingement, Beinverkürzung und Offset-Verlust, Inlay-Abrieb mit Dezentrierung, **b** präoperative Planung mit einer Kurzschaftprothese, **c** postoperatives Ergebnis nach Schaftwechsel mit Kurzschaftprothese und Inlay-Wechsel

Vorsicht ist jedoch geboten, dass nicht über den Bereich der ehemaligen Laschenschraube eine Via falsa erreicht wird (Abb. 1.62).

Bei einer Situation mit einer metaphysär verankernden Kurzschaftprothese oder einer kurzen diaphysär verankernden Geradschaftprothese ist entscheidend, ob die Prothese gelockert ist. In diesem Fall kann sie entfernt werden, ohne weitere Defekte zu setzen (Abb. 1.63). Sollte die Prothese knöchern integriert sein, ist die weitere Implantatwahl bei der Revision davon abhängig, ob es gelingt, die Prothese zu entfernen, ohne weitere Defekte zu setzen. In diesen Fällen kann nach Entfernen der Prothese auch mit den Primärraspeln begonnen und präpariert werden. Sofern hier präoperativ bestehende oder intraoperativ entstandene Defekte bzw. Insuffizienzen des Knochens auffällig sind, sollten im Rahmen der Nutzung der Raspeln frühzeitig intraoperativ Röntgenkontrollen erfolgen.

Bei besonderen Individualsituationen kann die Kurzschaftprothese auch bei der präoperativen Strategie und Planung mit einbezogen werden: So sollte zum Beispiel bei Veränderungen im diaphysären Bereich, welche die Nutzung einer längeren Geradschaft- oder Revisionsprothese limitieren oder hinsichtlich einer intraoperativen Schaftfraktur gefährden würden (Meek et al. 2004), auch Kurzschaftprothesen geplant werden (Abb. 1.64). Es kann somit beurteilt werden, ob der kritische diaphysäre Bereich nicht präpariert und damit keinem unnötigen Frakturrisiko ausgesetzt werden muss.

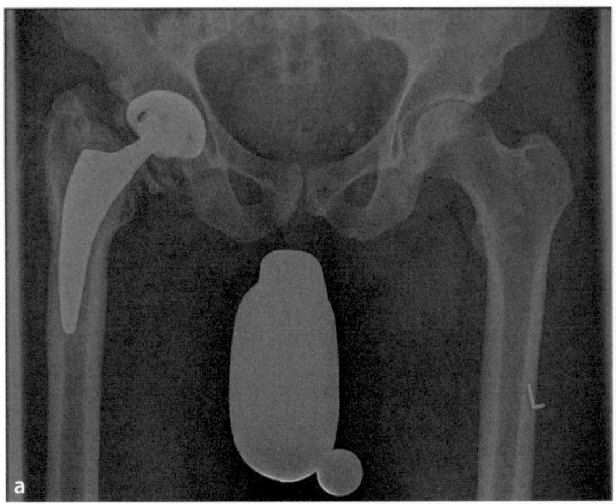

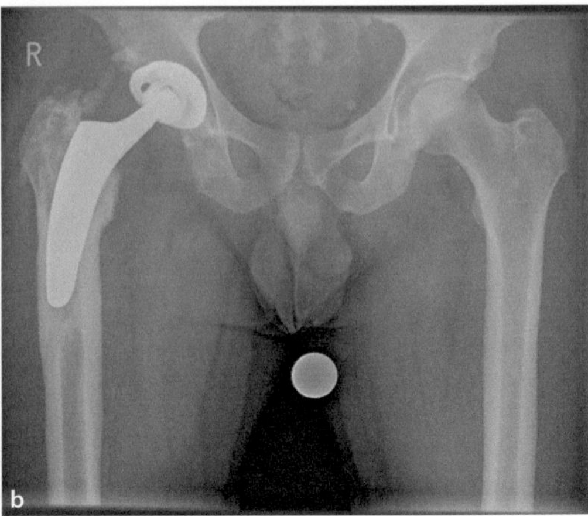

Abb. 1.63 **a** 61-jähriger Patient, Nachsinterung einer diaphysär verankernden Kurzschaftprothese mit Standzeit unter 2 Jahren, Beinverkürzung und Offset-Verlust, **b** postoperatives Ergebnis nach Schaftwechsel mit Kurzschaftprothese und Inlay-Wechsel

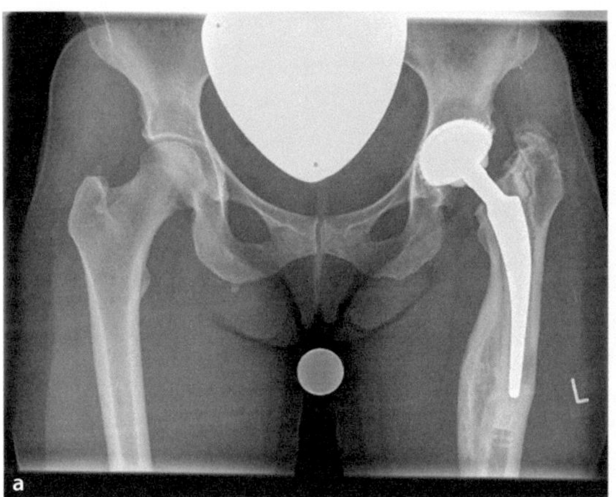

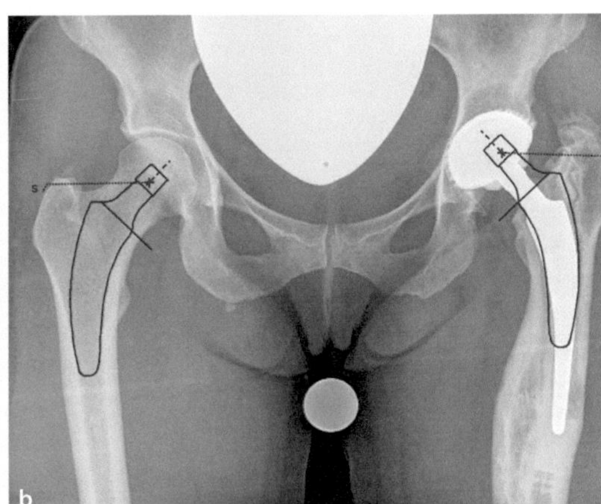

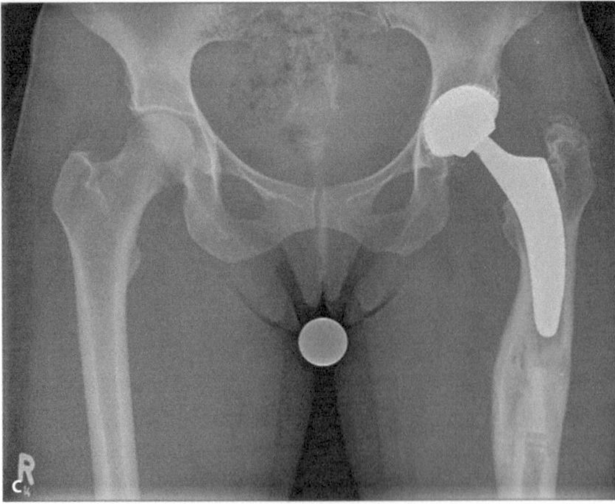

Abb. 1.64 **a** 49-jährige Patientin, zementierte Endoprothese nach posttraumatischer Arthrose mit 3-jähriger Standzeit, konsekutiver Sinterung, Beinverkürzung und Offset-Verlust, **b** präoperative Planung mit einer Kurzschaftprothese, **c** postoperatives Ergebnis nach Schaftwechsel mit Kurzschaftprothese und Inlay-Wechsel

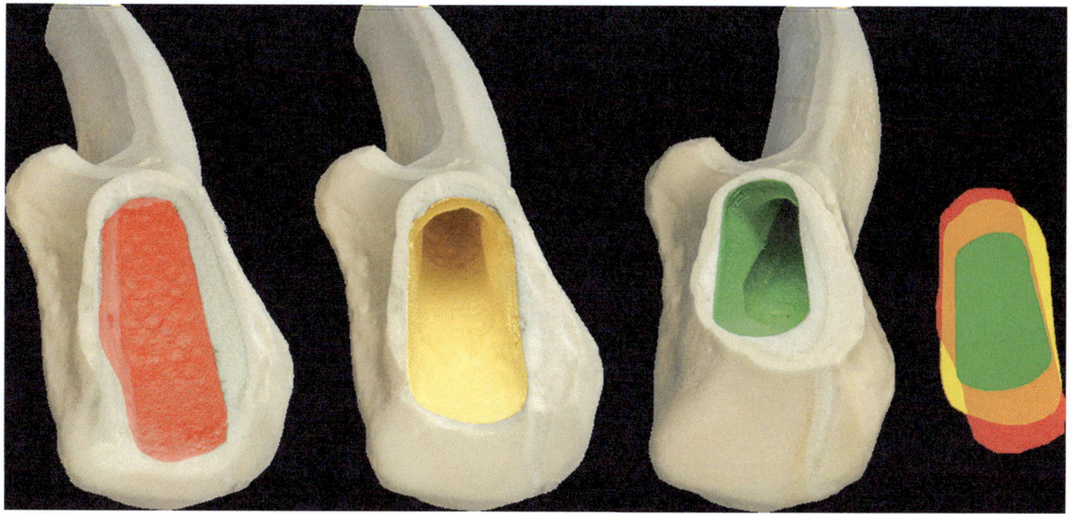

Abb. 1.65 Aushöhlung des Trochantermassivs durch unterschiedliche zementfreie Implantate. **a** Geradschaft CLS Spotorno, **b** kurvierter zementfreier Geradschaft Corail, **c** kalkargeführter Kurzschaft. (Mit freundlicher Genehmigung der Fa. Mathys)

Weitere Überlegungen, die bei der Auswahl eines geeigneten Implantats eine Rolle spielen, betreffen die Wiederherstellungsmöglichkeiten zur Rekonstruierung des lateralen Offsets und der Beinlänge. Folglich sollte die zu implantierende Prothese ein weites Größenspektrum bieten und darüber hinaus die Auswahl von mindestens 2 Offset-Varianten ermöglichen. Abb. 1.65 zeigt die „Aushöhlung des Trochanters" durch durch unterschiedliche zementfreie Implantate. Abb. 1.66 zeigt ein Fasllbeispiel einer posttraumatischen Sinterung.

1.10 Stabilität von Kurzschaftendoprothesen

Jörg Jerosch

Der endoprothetische Ersatz des Hüftgelenks wird zu Recht als die Operation des letzten Jahrhunderts bezeichnet. In zunehmendem Umfang werden auch jüngere Patienten versorgt. Hierbei geht man von einem Anteil von etwa 20 % Patienten aus, die jünger als 60 Jahre sind. Für diese Patienten, bei denen unter Umständen mehrere Revisionsoperationen erwartet werden, wurden die Kurzschaftprothesen ursprünglich entwickelt.

Im australischen Endoprothesenregister (Australian Orthopaedic Association National Joint Replacement Registry 2011) beträgt die 5-Jahresüberlebensrate bei zementlosen Hüftendoprothesen für Patienten mit einer primären Koxarthrose bis zum Alter von 65 Jahren zwischen 96 und 97 %. Im schwedischen Prothesenregister (Swedish Hip Arthroplasty Register 2010) beträgt die 5-Jahresversagerrate bei Patienten unter 60 Jahren lediglich 2 %. Dies sind Ziele, an denen sich auch moderne Kurzschaftsysteme messen lassen müssen. Für einige Kurzschaftsysteme liegen bereits mittelfristige Ergebnisse vor. Die Überlebensrate für schenkelhalserhaltende bzw. -resezierende Kurzschaftprothesen bei 162 Patienten nach 6,8 Jahren wurde mit 98 % angegeben (Morrey et al. 2000), in einer weiteren Studie mit 155 Patienten mit 99 % nach 6,2 Jahren (Ettinger et al. 2011) und sogar mit 100 % nach 5,2 Jahren (Braun und Sabah 2009).

Obwohl Kurzschaftsysteme für die Hüftendoprothetik schon seit mehr als 30 Jahren bekannt sind, erleben sie erst in den letzten Jahren eine zunehmende Verbreitung. Das hat viele Gründe, zum großen Teil liegt es jedoch daran, dass sich die Euphorie bezüglich des Hüftoberflächenersatzes gelegt hat. Während die Nachfrage nach Kurzschaftprothesen nach wie vor deutlich ansteigt (Zunahme

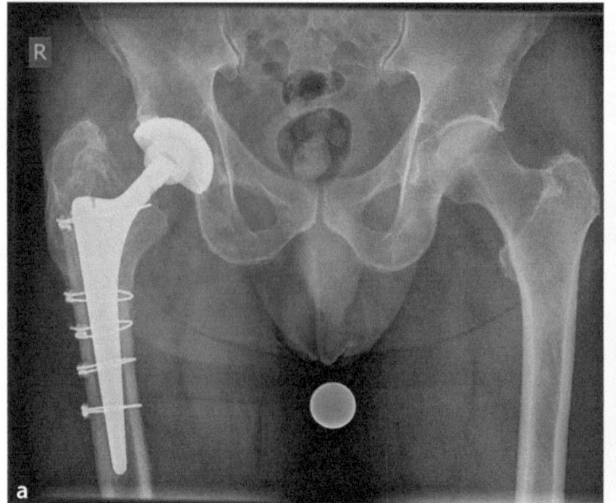

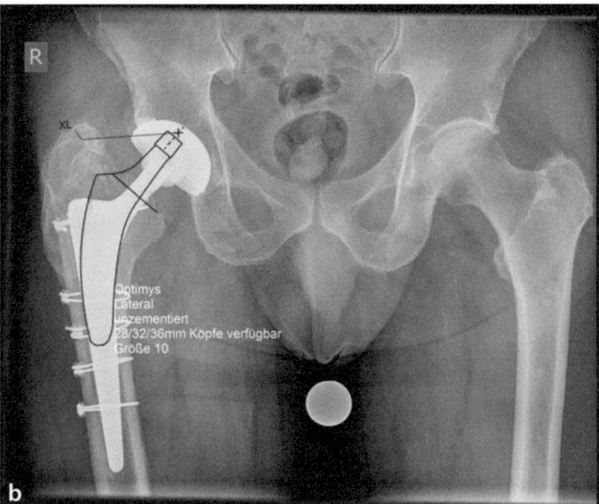

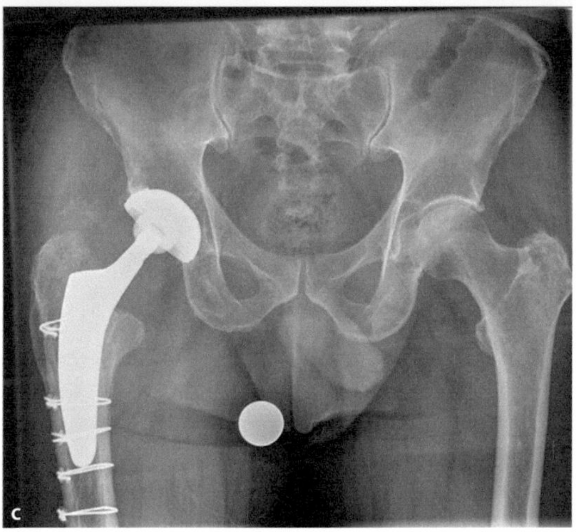

Abb. 1.66 **a** 68-jähriger Patient, posttraumatische Sinterung ein Jahr nach Osteosynthese mittels Cerclagen bei periprothetischer traumabedingter Fraktur (vorher Standzeit von 10 Jahren), **b** präoperative Planung mit einer Kurzschaftprothese, **c** postoperatives Ergebnis

von 8 % im Jahr 2014 im Vergleich zum Vorjahr), ist gleichzeitig das Interesse am Oberflächenersatz faktisch erloschen, wobei im Jahr 2014 die Anzahl der zementfreien Schäfte wie auch schon in den Vorjahren wiederum deutlich abgenommen hat (etwa –2,5 % im Jahr 2014 im Vergleich zum Vorjahr).

Anfangs ging es bei den Kurzschaftdesigns vor allem um „knochensparende Schaftprothesen", vornehmlich für jüngere Patienten, um ein „stress shielding" im proximalen Femurschaft zu verhindern (Hagel et al. 2008). Es war das Ziel der ersten Generation von Kurzschaftprothesen, mit rein im Schenkelhals verankerten Systemen (Druckscheibenprothese, CUT-Prothese, Spiron-Prothese) eine gute Primärstabilität und Osseointegration zu erreichen (Meldrum et al. 2003, Gulow et al. 2007, Chen et al. 2009). Die wesentliche Krafteinleitung erfolgt unter anderem durch eine rotationsstabile mediale Abstützung am Kalkar. Ein Nachteil dieser Systeme ist jedoch, dass intraoperative Anpassungen an die individuelle Anatomie und Biomechnik nur sehr bedingt möglich sind.

Bei der nächsten Generation von Kurzschaftprothesen wurde eine meta-diaphysäre Verankerung gewählt, wobei die Führungsfunktion bei der Implantation unter anderem der distale diaphysäre Schaftanteil übernimmt; zusätzlich dient dieser der primären Stabilisierung durch die Anlage an der dorsolateralen diaphysären Femurkortikalis. Das klassische Beispiel hierfür ist die Mayo-Prothese. Bei manchen Modellen wurde jedoch systembedingt eine Tendenz zur Valgisierung des CCD-Winkels und eine damit einhergehende Reduzierung des Offsets beobachtet. Neuere Systeme versuchen, diesen systembedingten Nachteil aufgrund der gewählten Geometrie und Abmessungen zu vermeiden (Jerosch und Glameyer 2009, Jerosch et al. 2012).

Es gab unterschiedliche Versuche, die Kurzschaftsysteme zu kategorisieren. So wurde versucht, kurze anatomische Systeme von kurzen gebogenen oder kurzen Geradschaftsystemen zu differenzieren. In den letzten Jahren hat sich eine Klassifikation etabliert, die sich an der Resektionsebene orientiert (schenkelhalserhaltend, -teilerhaltend und –resezierend, Jerosch 2012). Vielfach findet sich die Frage nach der primären und sekundären Stabilität, insbesondere der schenkelhalsteilerhaltenden Prothesen.

1.10.1 Primäre Stabilität

Auf den ersten Blick mag man annehmen, dass Kurzschaftsysteme aufgrund der kurzen Verankerungsstrecke eine geringere Primärstabiliät aufweisen. Bei dieser Betrachtung gilt es, zwischen schenkelhalsresezierenden und schenkelhalsteilerhaltenden Schäfte zu differenzieren. Schenkelhalsresezierende Schäfte verhalten sich grundsätzlich wie Standardschäfte und definieren sich über ihren Verankerungsmodus im Femurschaft. Schenkelhalsteilerhaltende Schäfte hingegen nutzen den Schenkelhals mit für die Verankerung, was zu einer posterior-anterior-posterioren (PAP-)Verankerung unter Einbeziehung des Schenkelhalses führt (◘ Abb. 1.67). Dies sichert die axiale Primärstabilität und erhöht sogar die primäre Rotationsstabilität im Vergleich zu einem Geradschaftsystem (Jerosch und Glameyer 2009, Bieger et al. 2011).

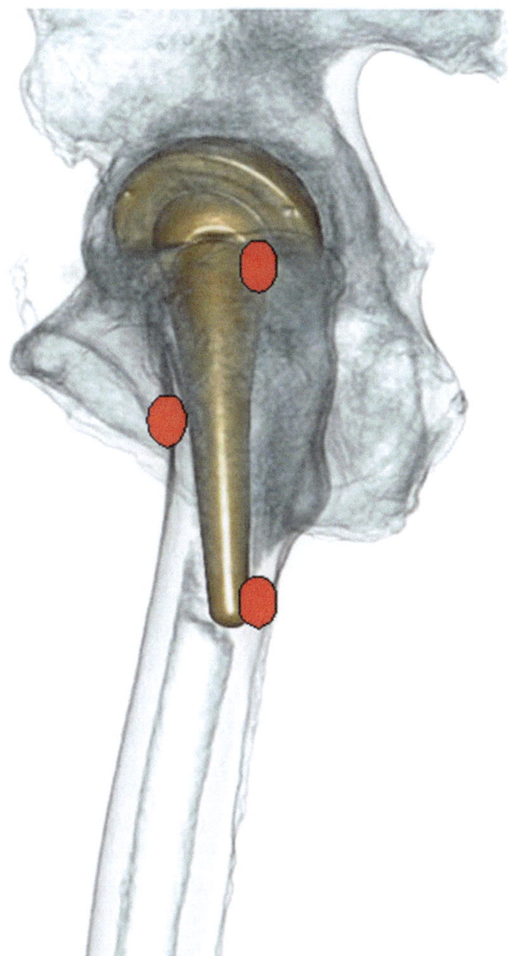

◘ **Abb. 1.67** Hohe primäre Stabilität von schenkelhalsteilerhaltenden Systemen aufgrund der axialen PAP-Fixation

1.10.2 Sekundäre Stabilität

Neben der Rekonstruktion von Offset und Beinlänge sowie einer hohen Primärstabilität ist natürlich die dauerhafte Standzeit des Schafts (sekundäre Stabilität) der entscheidende Parameter für eine Hüftendoprothese. Ein radiologisch unterschiedliches Verhalten hinsichtlich der Knochenreaktionen bei Kurzschaftprothesen in Abhängigkeit vom Design ist sowohl im mehr proximalen Anteil (Ettinger et al. 2011, Briem et al. 2011) als auch im mittleren und unteren Anteil von Kurzschaftprothesen (Gill et al. 2008, Götze et al. 2010) dokumentiert worden. Bei manchen Kurzschaftprothesen findet sich eine Hypertrophie im Bereich der Prothesenspitze in der Gruen-Zone 3, was von manchen Autoren mit Schaftschmerz und Problemen bei der distalen Fixation in Zusammenhang gebracht wird (Ritter et al. 1988).

1.10.3 DEXA-Untersuchungen

Kurzfristige DEXA-Verlaufsbeobachtungen geben bei der Kurzschaftprothesen im Vergleich zu proximal verankerten Standardschäften den Hinweis auf eine anfänglich geringere Reduktion der metaphysären periprothetischen Knochendichte (Roth et al. 2005). In einer DEXA-Analyse beobachteten Lerch und Mitarbeiter (2012) eine Reduktion der Knochendichte im Bereich der Gruen-Zone 3 im Verlauf von 2 Jahren. Gleichzeitig berichten die Autoren über eine signifikante Zunahme der Knochendichte in Gruen-Zone 6. Diese Untersuchungen unterstützen grundsätzlich die Philosophie des Kurzschaftprothesendesigns. Natürlich muss es bei jeder endoprothetischen Versorgung das Ziel sein, langfristig eine sichere Integration des Implantats zu gewährleisten.

Eigene DEXA-Daten mit der schenkelhalsteilerhaltenden MiniHip zeigen in der ersten 3 Monaten einen deutlichen Rückgang der Knochensubstanz, was wir auf das Operationstrauma sowie die OP-bedingte Schonung zurückführen. Im weiteren Verlauf zeigt sich jedoch eine Zunahme der Knochensubstanz, insbesondere im zweiten Halbjahr nach der Implantation (Ercan 2015; ◘ Abb. 1.68). Auch scheint die eher varische Implantation osteologisch von Vorteil zu sein. DEXA-Untersuchungen nach einem Jahr zeigen tendenziell bei varisch implantierten Hüften in der Gruen-Zone 1 (Trochanter major) eine höhere Knochenmineraldichte als bei valgisch implantierten Hüften (◘ Abb. 1.69). Diese DEXA-Daten werden durch mittelfristige Röntgenverläufe von schenkelhalsteilerhaltenden Systemen unterstützt (◘ Abb. 1.70).

1.10.4 Radiostereometrische Analysen

Bei zementfreien Schäften stellt eine exzessive Migration bei erhöhter Mikrobewegung ein Hemmnis für die knöcherne Integration dar. Sie ist positiv korreliert mit einem erhöhten Risiko für eine Schaftlockerung und eine notwendige Revision (Gheduzzi und Miles 2007, Søballe et al. 1993, Bottner et al. 2005, Nistor et al. 1991). Bei der Einführung von neuen zementfreien Schaftsystemen kann die Überprüfung der Frühmigration das Langzeitergebnis der Prothese vorhersagen (Krismer et al. 1999). Frühzeitige Migrationen des Schafts können auf normalen Röngenbildern nur bedingt nachgewiesen werden (Søballe et al. 1993, Krismer et al. 1999).

Eine sensitivere Technik ist die Einzelbild-Röntgenanalyse femoral (EBRA) (Krismer et al. 1999, Hamadouche et al. 2001, Biedermann et al.1999). Die beste Aussage liefert die radiostereometrische Analyse (RSA); diese Methode stellt die Standardreferenz für den Nachweis von Mikrobewegungen dar (Søballe et al. 1993, Nistor et al. 1991, Ström et al. 2007a und b, Pilliar et al. 1986, Kärrholm et al. 1997, Malchau et al. 1995).

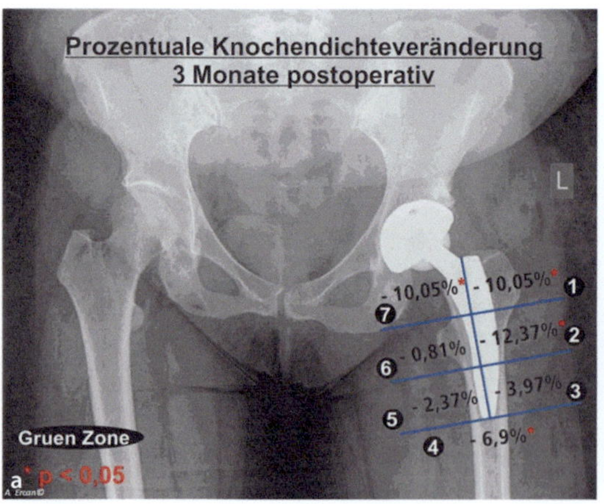

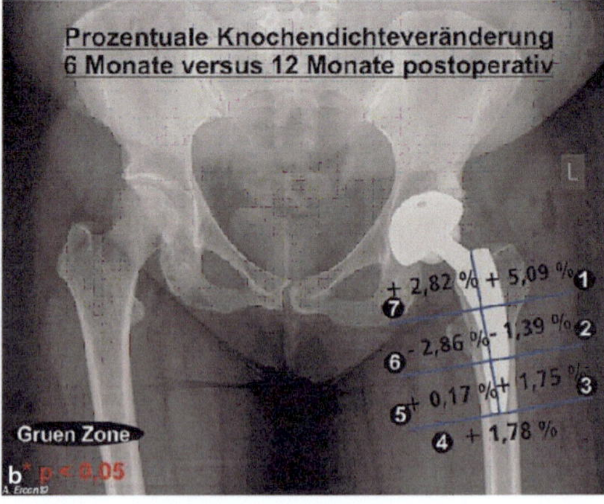

◘ **Abb. 1.68a,b** DEXA-Ergebnisse nach schenkelhalsteilerhaltender Kurzschaftprothese. **a** Prozentuale Knochendichteveränderung 3 Monate postoperativ, **b** 6 Monate versus 12 Monate postoperativ. (Aus Ercan 2015, mit freundlicher Genehmigung)

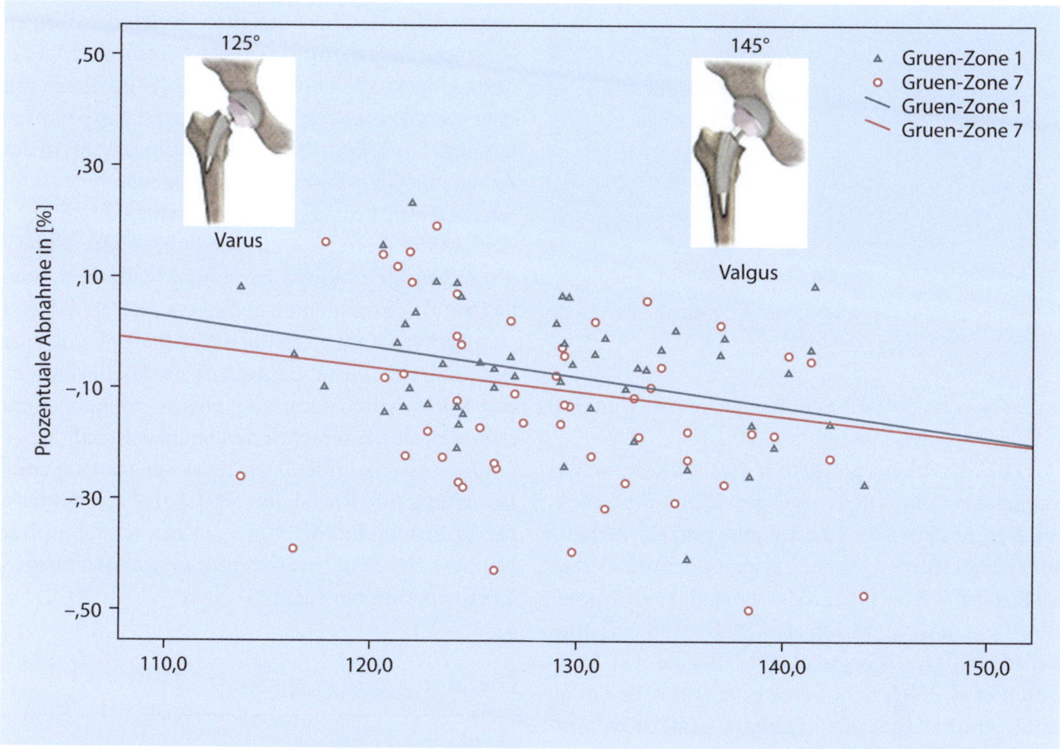

▫ **Abb. 1.69** Korrelation von CCD-Winkel und Knochendichteveränderung nach einem Jahr in den Gruen-Zonen 1 und 7. (Aus Ercan 2015, mit freundlicher Genehmigung)

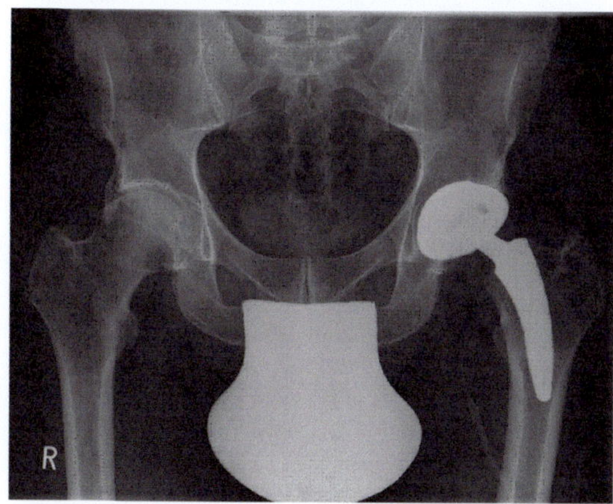

▫ **Abb. 1.70** Ergebnis 4 Jahre nach MiniHip-Implantation ohne Auffälligkeiten in der Gruen-Zone 7 (medialer Kalkar) und der Gruen-Zone 3 (laterale Schaftcortikalis)

McCalden et al. (2010) untersuchten in einer randomisierten kontrollierten Studie die Sicherheit des SMF-Schafts (Short Metaphysial Fixation, Fa. Smith & Nephew) mittels RSA. Sie verglichen hierbei 22 Patienten mit dem SMF-Schaft mit 21 Patienten mit dem Standard-Synergy-Schaft (Fa. Smith & Nephew). Die Nachuntersuchungszeit betrug in dieser Studie 2 Jahre. Neben der RSA wurde gleichzeitig der WOMAC-Score (Western Ontario and McMasters Universities Osteoarthritis Index), der SF-12 (Shortform-12) und der HHS (Harris-Hip-Score) untersucht. Klinisch fand sind kein Unterschied bei den beiden Gruppen prä- und postoperativ. Die RSA zeigte keinen signifikanten Unterschied zwischen beiden Gruppen, außer für Varus-/Valgusverkippung. Die Sinterung beim SMF-Schaft betrug 0,94 mm und beim Synergy-Schaft 0,32 mm. Für die Rotation zeigte sich beim SMF-Schaft 0,96° versus 1,14° beim Synergy-Schaft. Die Gesamtmigration betrug 1,09 mm beim SMF-Schaft versus 0,79 mm beim Synergy-Schaft. In dieser Studie zeigten nur wenige Schäfte (4 SMF- und 3 Synergy-Schäfte) eine initiale Migration von mehr als 1 mm. Es kam jedoch zu einer Stabilisation zwischen 3 und 6 Monaten,

Tab. 1.8 RSA-Analyse einer schenkelhalsteilerhaltenden Kurzschaftprothese (MiniHip) und eines zementfreien Standardschafts (Metafix)

Schaft	Migration [mm]	
	Kopf	Prothesenspitze
MiniHip	0,086	0,059
Metafix	0,556	0,185

außer bei einem SMF-Schaft, welcher im Weiteren revidiert werden musste.

Die Mikrobewegungen in dieser Studie waren vergleichbar mit denen in anderen RSA- oder EBRA-Studien, in denen Standardschäfte und Kurzschäfte untersucht wurden (Søballe et al. 1993, Bottner et al. 2005, Nistor et al. 1991, Krismer et al. 1999, Hamadouche et al. 2001, Ström et al. 2007a und b, Campbell et al. 2011, Callary et al. 2012, Beaulé et al. 2005, Thien et al. 2007, Schewelov et al. 2012, Bøe et al. 2011, Simpson et al. 2010, Carlsson et al. 2006, Lazarinis et al. 2013, Schmidutz et al. 2012, Röhrl et al. 2006).

Campbell und Mitarbeiter (2011) zeigten in einer der wenigen RSA-Studien, welche die Mikrobewegung bei konventionellen komplett mit Hydroxylapatit beschichteten Schäften (Corail, Fa. DePuy) untersuchte, vergleichbare Ergebnisse zu der oben genannten Studie von McCalden und Mitarbeitern (2010).

In einer prospektiv randomisierten und verblindeten RSA-Untersuchung verglichen Glyn-Jones und Mitarbeiter (persönliche Mitteilung) aus Oxford die Stabilität eines schenkelhalsteilerhaltenden Kurzschafts (MiniHip) mit der Stabilität eines zementfreien Standardschafts (Metafix). Die Studie ergab eine Kopfmigration beim Kurzschaft von 0,086 mm und beim Standardschaft von 0,556 mm. Die Prothesenspitze zeigte beim Kurzschaft eine Migration von 0,059 mm und beim Standardschaft von 0,185 mm (Tab. 1.8). Die Autoren schlussfolgerten, dass beim Kurzschaft nur sehr geringe Bewegungen in der frühen postoperativen Phase bis zur Osteointergration auftreten.

Die Unterschiede zur Arbeit von McCalden et al. (2010), insbesondere hinsichtlich der Varus-/Valgusstabilität, aber auch hinsichtlich der übrigen Parameter liegt darin, dass es sich bei der von McCalden et al. (2010) untersuchten SMF-Prothese um eine schenkelhalsresezierende Kurzschaftprothese handelt. Ein Teilerhalt des Schenkelhalses mit in der Arbeit von Glyn-Jones und Mitarbeitern verwendeten MiniHip-Prothese scheint die RSA-Ergebnisse noch weiter zu verbessern (persönliche Mitteilung).

Zusammenfassend kann man festhalten, dass aufgrund der momentan vorliegenden Daten davon auszugehen ist, dass sowohl die primäre als auch die sekundäre Stabilität bei schenkelhalsteilerhaltenden Kurzschäften zumindest ebenso gut oder sogar besser ist als bei zementfreien Standardschäften.

Interessenkonflikt: Der Autor weist auf folgende Beziehung hin: Prof. J. Jerosch ist als Referent tätig für die Firmen Biomet, Corin, Implantcast, Smith & Nephew. Er erhält Beraterhonorare von den Firmen Corin und Implantcast.

Literatur

Literatur zu ► Abschn. 1.1

Babisch J (2013) Möglichkeiten der patientenindividuellen Hüftgelenkrekonstruktion und Knochenresektion bei Kurzschaftprothesen. In: Jerosch J (Hrsg) Kurzschaftendoprothesen – Wo liegen die Unterschiede? Deutscher Ärzteverlag, Köln, S 193–227

Basad E, Ishaque B, Stürz H, Jerosch J (2009) The anterolateral minimally invasive approach for total hip arthroplasty: Techique, pitfalls, and way out. Orthop Clin N Am 40: 473–478

Bieger R, Ignatius A, Decking R et al (2012) Primary stability and strain distribution of cementless hip stems as a function of implant design. Clin Biomech 27: 158–64

Bishop NE, Burton A, Maheson M, Morlock MM (2010) Biomechanics of short hip endoprotheses – the risk of bone failure increases with decreasing implant size. Clin Biomech (Bristol, Avon) 25 (7): 666–74. doi: 10.1016/j.clinbiomech.2010.04.013

Budde S, Seehaus F et al (2016) Analysis of migration of the Nanos short-stem hip implant within two years after surgery. Int Orthop 40 (8): 1607–14

Edeen J, Sharkey PF, Alexander AH (1995) Clinical significance of leg-length inequality after total hip arthroplasty. Am J Orthop 24: 347–51

Ettinger M, Ettinger P, Ezechieli M et al (2013) CCD and offset after Nanos short stem in total hip arthroplasty. Technol Health Care 21: 149–155

Falez F, Casella F, Papalia M (2015) Current concepts, classification, and results in short stem hip arthroplasty. Orthopedics 38: 6–13

Feyen H, Shimmin AJ (2014) Is the length of the femoral component important in primary total hip replacement? Bone Joint J 96-B: 442–448

Freitag T, Kappe T, Fuchs M et al (2014) Migration pattern of a femoral short-stem prothesis: a 2-year EBRA-FCA-study. Arch Orthop Trauma Surg 134: 1003–1008

Jerosch J (2011) Ist kürzer wirklich besser? Philosophie der Kurzschaftendoporthesen. Orthopäde 40: 1075–1083

Jerosch J (2012) Kurzschaft ist nicht gleich Kurzschaft – Eine Klassifikation der Kurzschaftprothesen. OUP 1(7/8): 304–312

Jerosch J (2013) Kurzschaftendoprothesen: Wo liegen die Unterschiede? Deutscher Ärzteverlag, Köln

Jerosch J (2014) Differences between short stem prostheses. Orthopäde 43(8): 783–95; quiz 796. doi: 10.1007/s00132-014-2308-0

Jerosch J, Funken S (2004) Change of offset after implantation of hip alloarthroplasties. Unfallchirurg 107: 475–82

Jerosch J, Grasselli C, Kothny PC, Litzkow D, Hennecke T (2011) Reproduction of the anatomy (offset, CCD, leg length) with a modern short stem hip design – a radiological study. Z Orthop Unfal 150 (1): 206

Jerosch J, Stobbe S, Schmid G, Schunck J, Filler T (2012) Prospektive, randomisierte Studie zwischen Bauer- und ALMI-Zugang unter Berücksichtigung von MRI-Befunden und muskelspezifischen Blutparametern. Z Orthop Unfall 150: 615–623

Jerosch J, Wetzel R, Aldinger G, Weipert A, Hanusek S, Filler TJ, Peuker ET (2000) Virtuelle Simulation zur Optimierung des Bewegungsspiels einer Hüftalloarthroplastik am Beispiel der adaptierten Druckscheibenprothese. Orthopäde 29: 605–613

Khanuja HS, Banerjee S, Jain D et al (2014) Short bone-conserving stems in cementless hip arthroplasty. J Bone Joint Surg Am 96: 1742–1752

Kutzner KP, Kovacevic MP, Freitag T et al (2016) Influence of patient-related characteristics on early migration in calcar-guided short-stem total hip arthroplasty: a 2-year migration analysis using EBRA-FCA. J Orthop Surg Res 11: 29

Kutzner KP, Kovacevic MP, Roeder C et al (2015) Reconstruction of femoro-acetabular offsets using a short-stem. Int Orthop 39 (7): 1269–75

Learmonth ID, Young C, Rorabeck C (2007) The operation of the century: total hip replacement. Lancet 370: 1508–19

Pfeil J (2014) Comment je pose la prothèse optimys. Maitrise Orthop 10: 112–116

Pfeil J, Siebert W (2010) Minimally invasive surgery in total hip arthroplasty. Springer, Heidelberg

Salemyr M, Muren O, Ahl T et al (2015) Lower periprosthetic bone loss and good fixation of an ultra-short stem compared to a conventional sten im uncemented total hip arthroplasty. Acta Orthop 86: 659–66

Weber M, Woerner M, Springorum R et al (2014) Fluoroscopy and imageless navigation enable an equivalent reconstruction of leg length and global and femoral offset in THA. Clin Orthop Relat Res 472: 3150–8

Windhagen H, Chincisan A, Choi HF, Thorey F (2015) Soft-tissue balance in short and straight stem total hip arthroplasty. Orthopedics 38: 14–20

Yamako G, Chosa E, Totoribe K et al (2015) Trade-off between stress shielding and initial stability on an anatomical cementless stem shortening; in-vitro biomechanical study. Med Eng Phys 37: 820–5

Literatur zu ► Abschn. 1.2

Ekdahl C, Andersson SI, Svensson B (1989) Muscle function of the lower extremities in rheumatoid arthritis and osteoarthrosis. A descriptive study of patients in a primary health care district. J Clin Epidemiol 42: 947–954

Gkretsi V, Simopoulou T, Tsezou A (2011) Lipid metabolism and osteoarthritis: lessons from atherosclerosis. Prog Lipid Res 50 (2): 133–40

Herzog W, Longino D, Clark A (2003) The role of muscles in joint adaptation and degeneration. Langenbecks Arch Surg 288: 305–315

Masuko K, Murata M, Suematsu N, Okamoto K, Yudoh K, Nakamura H, Kato T (2009) A metabolic aspect of osteoarthritis: lipid as a possible contributor to the pathogenesis of cartilage degradation. Clin Exp Rheumatol 27 (2): 347–53

Moraes MR, Cavalcante ML, Leite JA, Macedo JN, Sampaio ML, Jamacaru VF, Santana MG (2011) The characteristics of the mechanoreceptors of the hip with arthrosis. J Orthop Surg Res 6:58

O'Keefe JH, Gheewala NM, O'Keefe JO (2008) Dietary strategies for improving post-prandial glucose, lipids, inflammation, and cardiovascular health. J Am Coll Cardiol 51: 249–255

Zimny ML (1988) Mechanoreceptors in articular tissues. Am J Anat 182 (1):16–32

Literatur zu ► Abschn. 1.3

Ahmad M, Gawronski D, Blum J, Goldberg J, Gronowicz G (1999) Differential response of human osteoblast-like cells to commercially pure (cp) titanium grades 1 and 4. J Biomed Mater Res 46: 121–131

Albrektsson T, Johansson C (2001) Osteoinduction, osteoconduction and osseointegration. Eur Spine J 10: 96–101

Anselme K, Bigerelle M, Noel B, Dufresne E, Judas D, Iost A, Hardouin P (2000) Qualitative and quantitative study of human osteoblast adhesion on materials with various surface roughnesses. J Biomed Mater Res 49: 155–166

Bieger R, Ignatius A, Decking R, Claes L, Reichel H, Dürselen L (2012) Primary stability and strain distribution of cementless hip stems as a function of implant design. Clin Biomech 27: 158–164

Bishop NE, Burton A, Maheson M, Morlock MM (2010) Biomechanics of short hip endoprostheses – the risk of bone failure increases with decreasing implant size. Clin Biomech 25 (7): 666–74

Burt CF, Garvin KL, Otterberg ET, Jardon OM (1998) A femoral component inserted without cement in total hip arthroplasty. A Study of the Tri-Lock component with an average ten year duration of follow-up. J Bone Joint Surg 80-A: 952–60

Cameron H (1994) The implant-bone interface. In: Cameron H (ed) Bone implant interface – Mosby Year Book 1994. Mosby, St. Louis, p 145–168

Chen HH, Morrey BF, An KN, Luo ZP (2009) Bone remodeling characteristics of a short-stemmed total hip replacement. J Arthroplasty 24: 945–950

Claes LE, Heigele CA (1999) Magnitudes of local stress and strain along bony surface predict the course and type of fracture healing. J Biomech 32 (3): 255–266

Cowin SC (2007) The significance of bone microstructure in mechanotransduction. J Biomech 40:105–109

Davies JE (2005) Understanding Peri-Implant Endosseous Healing. J Dent Educ 67 (8): 932–949

Ducheyne P, Hench LL, Kagan A 2nd, Martens M, Bursens A, Mulier JC (1980) Effect of hydroxyapatite impregnation on skeletal bonding of porous coated implants. J Biomed Mater Res 14 (3): 225–37

Dumbleton J, Manley MT (2004) Hydroxyapatite-coated prostheses in total hip and knee arthroplasty. J Bone Joint Surg Am 86: 2526–2540

Engh CA, Bobyn JD, Glassman AH (1987) Porous-coated hip replacement. The factors governing bone ingrowth, stress shielding, and clinical results. J Bone Joint Surg Br 69 (1): 45–55

Engh CA, O'Connor D, Jasty M, Mcgovern TF, Bobyn JD, Harris WH (1992) Quantification of implant micromotion, strain shielding, and bone resorption with porous-coated anatomic medullary locking femoral prostheses. Clin Orthop Relat Res 285: 13–29

Frost HM (2004) A 2003 update of bone physiology and Wolff's law for clinicians. Angle Orthodontist 74 (1): 3–15

Galante J, Rostoker W, Lueck R, Ray RD (1971) Sintered fiber metal composites as a basis for attachment of implants to bone. J Bone Joint Surg Am 53 (1): 101–14

Green JR, Nemzek JA, Arnoczky SP, Johnson LL, Balas MS (1999) The effect of bone compaction on early fixation of porous-coated implants. J Arthroplasty 14 (1): 91–7

Gustke K (2012) Short stems for total hip arthroplasty:initial experience with the fitmore stem J Bone Joint Surg Br 94 (11 Suppl A): 47–51

Jaffe WL, Scott DF (1996) Current concepts review – total hip arthroplasty with hydroxyapatite-coated prostheses. J Bone Joint Surg Am 78 (12): 1918–1934

Jasty M, Bragdon C, Burke D, O'Connor D, Lowenstein J, Harris WH (1997) In vivo skeletal responses to porous-surfaced implants subjected to small induced motions. J Bone Joint Surg Am 79: 707–714

Karrholm J, Borssen B, Lowenhielm G, Snorrason F (1994) Does early micromotion of femoral stem prostheses matter? 4–7-year stereoradiographic follow-up of 84 cemented prostheses. J Bone Joint Surg Br 76: 912–917

Koch FW, Becker A, Kälicke T (2015a) 20-Jahresergebnisse der Verbundfestigkeit der 3D-Titannetz-Beschichtung der Harris Galante I, II und Trilogy-Hüftpfanne in der diffusion bonding-Technik. Eine retrospektive Studie an 31 Hüftpfannen-Explantaten. Vortrag, Deutscher Kongress für Orthopädie und Unfallchirurgie, Berlin 20.–23.10.2015

Koch FW, Hahn M, Fink B, Amling M (2015b) Die Reaktion des Femurknochens auf den Oktaederquerschnitt der Revitan-Revisionsprothese. Histologische Befunde an einem Femur-Revitan-Explantat vier Monate postoperativ. Osteologie 2: 120–124

Koch FW, Messler HH, von Deimling U, Kaden B, Rüther W (1994) Die in vivo-Transformation der induzierbaren Osteoprogenitorzelle zum Osteoblasten in alkalischer Biokeramik. In: Reiser M, Heuck A, Münzenberg KJ, Kummer B (Hrsg) Osteologie aktuell Band VIII. Springer, Heidelberg, S 457–464

Koch FW, Messler HH, Wagner U, Meyer HJ (1993a) Kurzfristige Ergebnisse (2 bis 5 Jahre) der Hydroxylapatit-beschichteten Hüftendoprothesen vom Typ Furlong. Z Orthop131: 562–567

Koch FW, Naegele M, von Deimling U, Messler HH, Wagner U (1993b) Das Verhalten des Knochens auf künstlicher Matrix ohne biomechanischen Einfluss. In: Pesch HJ, Stöß H, Kummer B (Hrsg) Osteologie aktuell Band VII. Springer, Heidelberg, S 363–367

Kold S, Rahbek O, Vestermark M, Overgaard S, Søballe K (2005) Bone compaction enhances fixation of weightbearing titanium implants Clin Orthop Relat Res (431): 138–44

Luedemann RE (1996) Mechanical Characterization of the Interaction between a plasma sprayed Ti alloy coating and Ti alloy and Co-Cr Substrates. Vortrag im Rahmen des 42nd Annual Meeting der Orthopaedic Research Society in Atlanta, Georgia, 19.–22.2.1996

McKellop H, Ebramzadeh E, Niederer PG, Sarmiento A (1991). Comparison of the stability of press-fit hip prosthesis femoral stems using a synthetic model femur. J Orthop Res 9: 297–305

Meldrum D, Willie BM, Bloebaum, RD (2003) An assessment of the biological fixation of a retrieved Mayo femoral component. Iowa Orthop J 23:103–107

Mittelmeier W, Grunwald I, Schäfer R, Grundei H, Gradinger R (1997) Zementlose Endoprothesenverankerung mittels trabekulären, dreidimensional interkonnektierenden Oberflächenstrukturen. Orthopäde 26: 117–124

Mommsen H (2002) Einfluss von Länge und Material intramedullärer Implantatstiele von Tumorspezialprothesen auf die Krafteinleitung in das Knochenlager beim proximalen Femurersatz. Dissertation, vorgelegt an der Technischen Universität München, Klinik für Orthopädie und Sportorthopädie rechts der Isar

Morgan EF, Lee JJ, Keaveny TM (2005) Sensitivity of multiple damage parameters to compressive overload in cortical bone. Journal of Biomechanical Engineering 127 (4): 557–562

Morscher EW (1998) Implant stiffness and its effects on bone and prosthesis fixation. In: Sedel, Cabanela (eds) Hip surgery: materials and developments. Mosby, St. Louis

Osborne JF (1985) Die physiologische Integration von Hydroxylapatitkeramik in das Knochengewebe. Hefte zur Unfallheilkunde 174: 101–105

Osborne JF(1987) Die biologische Leistung der Hydroxylapatit-Beschichtung auf dem Femurschaft einer Titanendoprothese- erste biologische Auswertung eines Humanexplantates. Biomedizinische Technik 32: 177–183, Sonderdruck

Pepke W, Nadorf J, Ewerbeck V, Streit MR, Kinkel S, Gotterbarm T, Maier W, Kretzer JP (2013) Primary stability of the Fitmore stem: biomechanical comparision. International Orthopaedics Int Orthop 38 (3): 483–8

Pilliar RM, Lee JM, Maniatopoulos C (1986) Observations on the effect of movement on bone ingrowth into porous-surfaced implants. Clin Orthop Relat Res 208: 108–113

Ponsonnet L, Reybier K, Jaffrezic N, Comte V, Lagneau C, Lissac M, Martelet C (2003) Relationship between surface properties (roughness, wettability) of titanium and titanium alloys and cell behaviour. Mater Sci Eng C 23:551–560

Rohlmann A, Cheal EJ, Hayes WC, Bergmann G (1988) A nonlinear finite element analysis of interface conditions in porous coated hip endoprotheses. J Biomech 21 (7): 605–611

Schlegel P (2004) In vivo biocompatibility study of different calciumphosphate surfaces for implant bone integration. Inaugural-Dissertation, vorgelegt an der Vetsuisse-Fakultät Universität Zürich

Schenk RK, Wehrli U (1989) Zur Reaktion des Knochensauf eine zementfreie SL-Femur-Revisionsprothese. Histologische Befunde an einem fünfeinhalb Monate post operationem gewonnenen Autopsiepräparat. Orthopäde 18: 454–462

Schmidmaier G, Wildemann B, Schwabe P, Stange R, Hoffmann J, Südkamp NP, Haas NP, Raschke M (2002) A new electrochemically graded hydroxyapatite coating for osteosynthetic implants promotes implant osteointegration in a rat model. J Biomed Mater Res 63 (2): 168–72

Shah NN, Edge AJ, Clark DW (2009) 100 % survival after 16 years with revision (aseptic solution) as end point. Hydroxyapatite-ceramic-coated femoral components in young patients followed-up for 16 to 19 years. J Bone Joint Surg [Br] 91-B: 865–9

Shin H, Jo S, Mikos AG (2003) Biomimetic materials for tissue engineering. Biomaterials 24 (24): 4353–64

Søballe S, Hansen ES, Rasmussen HB, Bunger C (1993) Hydroxyapatite coating converts fibrous tissue to bone around loaded implant. J Bone Joint Surg [Br] 75-B: 270–8

Stanford CM (1999) Biomechanical and functional behavior of implants. Advanced Dental Research 13: 88–92

Szmuckler-Moncler S, Ahossi V, Pointaire Ph (2000) Evaluation of BONIT, a fully resorbable cap coating obteained by electrochemical deposition, 6 weeks of healing: A pilot study in the pig maxilla. Key Engeneering Materials 162–165: 395–389

Thalmann C, Stoelzle T, Bereiter H, Stoffel K (2012) Distal femoral cortical hypertrophy using the Fitmore Stem©: A two year follow up regarding incidence, development and clinical implications. 72. Jahrestagung der Schweizerischen Gesellschaft für Orthopädie und Traumatologie, Poster 13

Thomsen P, Ericson LE (1991) Inflammatory cell response to bone implant surface. In: Davies JE (ed) The bone-biomaterial interface. University of Toronto Press, Toronto, p 153–164

Westphal FM, Bishop N, Honl M, Hille E, Püschel K, Morlock MM (2006) Migration and cyclic motion of a new short-stemmed hip prosthesis – a biomechanical in vitro study. Clin Biomech (Bristol, Avon) 21 (8): 834–40

White CA, Carsen S, Rasuli K, Feibel RJ Kim PR, Beaulé PE (2012) High incidence of migration with poor initial fixation of the Accolade stem. Clin Orthop Relat Res 470 (2): 410–7

Zhu X, Chen J, Scheideler L, Reichl R, Geis-Gerstorfer J (2004) Effects of topography and composition of titanium surface oxides on osteoblast responses. Biomaterials 25: 4087–103

Zweymüller K, Semlitsch M (1982) Concept and material properties of a cementless hip prosthesis system with Al2 O3 ceramic ball heads and wrought Ti-6Al-4 V stems. Archives of Orthopaedic and Traumatic Surgery 100 (4): 229–236

Literatur zu ► Abschn. 1.4

Babisch J, Layher f, Venbrocks RA, Rose I (2002) Biomechanically based surgical planning with the help of the EndoMap software module. Electromedica 70 (Suppl): 9–16. www.management-krankenhaus.de/file/track/5028/1

Babisch J (2011) Kurzschaftprothesen – ein neuer Trend in der Hüftendoprothetik. Orthopädie im Profil 7: 6–8

Babisch J (2013) Möglichkeiten der patientenindividuellen Hüftgelenkrekonstruktion und Knochenresektion bei Kurzschaftprothesen. In: Jerosch J (Hrsg.) Kurzschaftendoprothesen. Wo liegen die Unterschiede? Deutscher Ärzte-Verlag, Köln, S 193–227

Bishop NE, Burton A, Maheson M, Morlock MM (2010) Biomechanics of short hip endoprostheses – the risk of bone failure increases with decreasing implant size. Clin Biomech 25 (7): 666–674

Bonnin MP, Archbold PH, Basiglini L, Selmi TA, Beverland DE (2011) Should the acetabular cup be medialised in total hip arthroplasty. Hip Int 21 (4): 428–435

Dorr LD, Faugere MC, Mackel AM, Gruen TA, Bognar B, Malluche HH (1993) Structural and cellular assessment of bone quality of proximal femur. Bone 4: 231–242

Ettinger M, Ettinger P, Lerch M, Radtke K, Budde S, Ezechieli M, Becher C, Thorey F (2011)The Nanos short stem in total hip arthroplasty: a mid term follow-up. Hip Int 21 (5): 583–586

Falez F, Casella F, Papalia M (2015) Current conceps, classification and results in short stem hip arthroplasty. Orthopedics 38 (Suppl): 6–13

Feyen H, Shimmin AJ (2014) Is the length of the femoral component important in primary total hip replacement ? Bone Joint J 96-B (4): 442–448

Jerosch J (2011) Ist kürzer wirklich besser? Philosophie der Kurzschaftendoprothesen. Orthopäde 12: 172–1082

Jerosch J, Funken S (2004) Veränderung des Offsets nach Implantation von Hüftalloarthroplastiken. Unfallchirurg 107 (6): 475–82

Kamada S, Naito M, Nakamura Y, Kiyama T (2011) Hip abductor muscle strength after total hip arthroplasty with short stems. Arch Orthop Trauma Surg 131 (12): 1723–1729

Lecerf G, Fessy MH, Philippot R, Massin P, Giraud F, Flecher X, Girard, J, Mertl P, Marchetti E, Stindel E (2009) Femoral offset: anatomical concept, definition, assessment, implications for preoperative templating and hip arthroplasty. Orthop Traumatol Surg Res 95(3): 210–219

Massin P, Geais L, Astoin E, Simondi M, Lavaste F (2000) The anatomic basis for the concept of lateralized femoral stems. J Arthroplasty 15: 93–101

McTighe T, Stulberg SD, Keppler L, Keggi J, Kennon R, Brazil D, Aram T, McPherson E (2012) JISRF classification for short stem uncemented THA. JISRF Publication, www.jisrf.org

McTighe T, Stulberg SD, Keppler L et al (2013) Classifikation system for short stem uncemented total hip arthroplasty. Bone Joint J 95B (Suppl): 260

Mihalko WM, Saleh KJ, Heller MO, Mollard B, König C, Kammerzell S (2009) Femoral neck cut level affects positioning of modular short-stem implant. Orthopedics 32(Suppl):18–21

Morrey BF, Adams RA, Kessler M (2000) A conservative femoral replacement for total hip arthroplasty. A prospective study. J Bone Joint Surg 82-B: 952–958

Noble PC, Alexander JW, Lindahl LJ et al (1988) The anatomic base of femoral component design. Clin Orthop 235: 148–165

Nowak M, Nowak TE, Schmidt R, Forst R, Kress AM, Mueller LA (2011) Prospective study of a cementless total hip arthroplasty with a collum femoris preserving stem and a trabeculae oriented pressfit cup: minimun 6-year follow-up. Arch Orthop Trauma Surg 131 (4): 549–555

Oldenrijk J, Molleman J, Klaver M, Poolman RW, Haverkamp D (2014) Revision rate after short-stem total hip arthroplasty. Acta Orthopeadica 85 (3): 250–258

Pagnano W, Hanssen AD, Lewallen DG, Shaughnessy WJ (1996) The effect of superior placement of the acetabular component on the rate of loosening after total hip arthroplasty. J Bone Joint Surg Am 78: 1004–1014

Whiteside LA, White SE, McCarthy DS (1995) Effect of neck resection on torsional stability of cementless total hip replacement. Am J Orthop 24: 766–770

Literatur zu ▶ Abschn. 1.5

Basad E, Ishaque BA, Sturz H, Jerosch J (2009) The anterolateral minimally invasive approach for total hip arthroplasty: technique, pitfalls, and way out. Orthop Clin North Am 40: 473–478

Bause L (2015) Short stem hip arthroplasty in patients with rheumatoid arthritis Orthopaedic 38 (3 Suppl): S46–50

Chammai Y, Brax M (2015) Medium-term comparison of results in obese patients and non-obese hip prostheses with Metha short stem. Eur J Orthop Surg Traumatol 25: 503–508

Eskelinen A, Paavolainen P, Helenius I, Pulkkinen P, Remes V (2006) Total hip arthroplasty for rheumatoid arthritis in younger patients: 2,557 replacements in the Finnish Arthroplasty Register followed for 0–24 years. Acta Orthopaedica 77: 853–865

Fink B, Rüther W (2000) Teil- und Totalgelenkersatz bei Hüftkopfnekrosen. Orthopäde 29: 449–456

Fink B, Schneider T, Conrad S, Jaeger M, Protzen M, Ruther W (2002) The thrust plate prosthesis in patients with aseptic osteonecrosis of the femoral head. Arch Orthop Trauma Surg 122: 499–505

Fink B, Siegmüller C, Schneider T, Conrad S, Schmielau G, Rüther W (2000) Short- and medium-term results of the thrust plate prosthesis in patients with polyarthritis. Arch Orthop Trauma Surg 120: 294–298

Floerkemeier T, Budde S, Gronewold J, Radtke K, Ettinger M, Windhagen H, von Lewinsky G (2012) Cementless short stem hip arthroplasty METHA as an encouriging option in adults with osteonecrosis oft he femoral head. Arch Orthop Trauma Surg 132: 1125–1131

Gardeniers J (1992) A new international classification of osteonecrosis of the ARCO (Association Research Circulation Osseous) Comitte. ARCO-News 4: 41–46

Gils J, Koblitz F, Seeger J, Ahmed G, Basad E, Ishaque B (2014) Die Metha-Prothese bei Patienten über 65 Jahre: Eine 1-Jahres-Kontrolle. Deutscher Kongress für Orthopädie und Unfallchirurgie, 28.–31.1 0.2014, Berlin. Abstract: doi: 10.3205/14dkou183

Iorio R, Healy WL, Presutti AH (2008) A prospective outcomes analysis of femoral component fixation in revision total hip arthroplasty. J Arthroplasty 23: 662–669

Ishaque BA, Gils J, Wienbeck S, Donle E, Basad E, Stürz H (2009) Ergebnisse nach Wechsel von Schenkelhalsprothesen – Druckscheibenprothese versus ESKA-Cut-Prothese. Z Orthop Unfall 147: 79–88

Ishaque BA, Wienbeck S, Basad E, Stürz H (2005) Klinische und radiologische Ergebnisse bei Patienten mit Druckscheibenprothese (DSP) bei Patienten mit Femurkopfnekrose. Orthopädie und Unfallchirurgie 143: 622–630

Issa K, Pivec R, Wuestemann T, Tatevossian T, Nevelos J, Mont MA (2014) Radiographic fit and fill analysis of a new second- generation proximally coated cementless stem compared to its predicate design. J Arthroplasty 29 (1): 192–198

Jahnke A, Engl S, Seeger JB, Basad E, Rickert M, Ishaque BA (2015) Influence of fit and fill following hip arthroplasty using a cementless short-stem prosthesis. Arch Orthop Trauma Surg (Epub ahead of print)

Jakubowitz E, Seeger JB, Lee C, Heisel C, Kretzer JP, Thomsen MN (2008) Do short-stemmed-prostheses induce periprosthetic fractures earlier than standard hip stems? A biomechanical ex-vivo study of two diVerent stem designs Arch Orthop Trauma Surg 7: 653–659

Jerosch J (2011) Ist kürzer wirklich besser? Philosophie der Kurzschaftendoprothesen Orthopäde 40: 1075–1083

Jerosch J (2013) MiniHip. In: Jerosch J (Hrsg) Kurzschaftendoprothesen. Wo liegen die Unterschiede? Deutscher Ärzte-Verlag, Köln, S 139–170

Jerosch J (2015) Wieviel Stabilität kann man von Kurzschaftendoprothesen an der Hüfte erwarten? MOT 4: 16–18

Jerosch J, Grasselli C Kothny C (2014) Is there an indication for a partial neck preserving short stem (MiniHip) in patients with an avascular necrosis oft he femoral head? OUP 4: 178–183

Kim YH, Oh JH, Oh SH (1995) Cementless total hip arthroplasty in patients with osteonecrosis of the femoral head. Clin Orthop 320: 73–78

Kim YH, Park JW, Kim JS (2013) Behaviour of the ultra-short anatomic cementless femoral stem in young and elderly patients. Int Orthop 37: 2323–2330

Loehr JF, Munzinger U, Tibesku C (1999) Uncemented total hip arthroplasty in patients with rheumatoid arthritis. Uncemented total hip arthroplasty in patients with rheumatoid arthritis. Clin Orthop Relat Res 366: 31–38

McAuley JP, Szuszczewicz ES, Young A et al (2004) Total hip arthroplasty in patients 50 years and younger. Clin Orthop Relat Res 418: 119–125

Mont MA, Pivec R, Issa K, Harwin SF (2013) Short stem option for total hip arthroplasty with retained hardware. Orthopedics 36: 770–772

Noble PC, Alexander JW, Lindahl LJ, Yew DT, Granberry WM, Tullos HS (1988) The anatomic basis of femoral component design. Clin Orthop Relat Res 235: 148–165

Schmidutz F, Steinbrück A, Wanke-Jellinek L, Pietschmann M, Jansson V, Fottner, A (2012) The accuracy of digital templating: a comparison of short-stem total hip arthroplasty and conventional total hip arthroplasty. International Orthopaedics 36 (9): 1767–1772

Schneider W, Knahr K (2004) Total hip replacement in younger patients – survival rate after avascular necrosis of the femoral head. Acta Orthop Scand 75 (2): 142–146

Smith SW, Fehring TK, Griffin WL, Beaver WB (1995) Core decompression of the osteonecrotic femoral head. J Bone Joint Surg Am 77: 674–680

Springer BD, Fehring TK, Griffin WL, Odum SM, Masonis JL (2009) Why Revision Total Hip Arthroplasty Fails. Clin Orthop 467: 166–173

Thorey F, Lerch M, Kiel H, von Lewinski G, Stukenborg-Colsman C, Windhagen H (2008) Revision total hip arthroplasty with an uncemented primary stem in 79 patients. Arch Orthop Trauma Surg 128 (7): 673–678

Tingart M, Beckmann J, Opolka A, Matsuura M, Schaumburger J, Grifka J, Grassel S (2009) Analysis of bone matrix composition and trabecular microarchitecture of the femoral metaphysis in patients with osteonecrosis of the femoral head. J Orthop Res 27 (9): 1175–1181

Traina F, Bordini B, De Fine M, Toni A (2011) Patient weight more than body mass index influences total hip arthroplasty long term survival. Hip Int 21: 694–699

Wengler A, Nimptsch U, Mansky T (2014) Hip and knee replacement in Germany and the USA – analysis of individual inpatient data from German and US hospitals fort he years 2005 to 2011. Dtsch Arztebl Int 111: 407–416

Whiteside LA, White SE, McCarthy DS (1995) Effect of neck resection on torsional stability of cementless total hip replacement. Am J Orthop 24: 766–770

Wienbeck S, Osada H, Stürz H, Ishaque BA (2011) Langfristige Analyse der Druckscheibenprothese Vergleich von Patienten unter und über 50 Jahren. Orthopäde 40: 206–216

Yasunaga Y, Goto T, Hisatome T, Tanaka R, Yamasaki T, Ochi M (2003) Bone-preserving prosthesis with a single axis for treating osteonecrosis of the femoral head: midterm results for the thrust plate hip prosthesis. J Orthop Sci 8: 818–22

Zeh A, Weise A, Vasarhelyi A, Bach AG, Wohlrab D (2011) Medium-term results of the Mayo short-stem hip prosthesis after avascular necrosis oft he femoral head. Z Orthop Unfall 149: 200–205

Zwartele R, Peters A, Brouwers J, Olsthoorn P, Brand R, Doets C (2008) Long-term results of cementless primary total hip arthroplasty with a threaded cup and a tapered, rectangular titanium stem in rheumatoid arthritis and osteoarthritis. Int Ortop 32: 581–587

Literatur zu ▶ Abschn. 1.6

Albanese CV, Santori FS et al (2009) Periprosthetic DXA after total hip arthroplasty with short vs. ultra-short custom-made femoral stems: 37 patients followed for 3 years. Acta Orthop 80 (3): 291–297

Braun A, Sabah A(2009) Two-year results of a modular short hip stem prosthesis–a prospective study. Z Orthop Unfall 147 (6): 700–706

Budde S, Seehaus F et al (2016) Analysis of migration of the Nanos short-stem hip implant within two years after surgery. Int Orthop 40 (8): 1607–14

Campbell D, Mercer G et al (2011) Early migration characteristics of a hydroxyapatite-coated femoral stem: an RSA study. Int Orthop 35 (4): 483–488

Chen HH, Morrey BF et al (2009) Bone remodeling characteristics of a short-stemmed total hip replacement. J Arthroplasty 24 (6): 945–950

Decking R, Rokahr C et al (2008) Maintenance of bone mineral density after implantation of a femoral neck hip prosthesis. BMC Musculoskelet Disord 9: 17

Epasto G, Foti A et al (2013) Total hip arthroplasty by using a cementless ultrashort stem: a subject-specific finite element analysis for a young patient clinical case. Proc Inst Mech Eng H 227 (7): 757–766

Ettinger M, Ettinger P et al (2011) The Nanos short stem in total hip arthroplasty: a mid term follow-up. Hip Int 21 (5): 583–586

Falez F, Casella F et al (2008) Perspectives on metaphyseal conservative stems. J Orthop Traumatol 9 (1): 49–54

Falez F, Casella F et al (2015) Current concepts, classification, and results in short stem hip arthroplasty. Orthopedics 38 (3 Suppl): S6–13

Floerkemeier T (2013) Analyse der Migration der METHA-Kurzschaftprothese mittels Radiostereometrie – vorläufige Ergebnisse einer klinischen Studie über 2 Jahre. Vortrag, Deutscher Kongress für Orthopädie und Unfallchirurgie, Berlin 2013

Floerkemeier T, Gronewold J et al (2013) The influence of resection height on proximal femoral strain patterns after Metha short stem hip arthroplasty: an experimental study on composite femora. Int Orthop 37 (3): 369–377

Freitag T, Kappe T et al (2014) Migration pattern of a femoral short-stem prosthesis: a 2-year EBRA-FCA-study. Arch Orthop Trauma Surg 134 (7): 1003–1008

Gotze C, Ehrenbrink J et al (2010) Is there a bone-preserving bone remodelling in short-stem prosthesis? DEXA analysis with the Nanos total hip arthroplasty. Z Orthop Unfall 148 (4): 398–405

Grupp TM, Weik T et al (2010) Modular titanium alloy neck adapter failures in hip replacement – failure mode analysis and influence of implant material. BMC Musculoskelet Disord 11: 3

Gustke K (2012) Short stems for total hip arthroplasty: initial experience with the Fitmore stem. J Bone Joint Surg Br 94 (11 Suppl A): 47–51

Ishaque BA, Donle E et al (2009) Eight-year results of the femoral neck prosthesis ESKA-CUT. Z Orthop Unfall 147 (2): 158–165

Jahnke A, Engl S et al (2014) Changes of periprosthetic bone density after a cementless short hip stem: a clinical and radiological analysis. Int Orthop 38 (10): 2045–2050

Jahnke A, Engl S et al (2015) Influences of fit and fill following hip arthroplasty using a cementless short-stem prosthesis. Arch Orthop Trauma Surg 135 (11): 1609–14

Jerosch J, Grasselli C et al (2012) Reproduction of the anatomy (offset, CCD, leg length) with a modern short stem hip design–a radiological study. Z Orthop Unfall 150 (1): 20–26

Kaipel M, Grabowiecki P et al (2015) Migration characteristics and early clinical results of the Nanos(R) short-stem hip arthroplasty. Wien Klin Wochenschr 127 (9–10): 375–378

Karrholm J (2012) Radiostereometric analysis of early implant migration - a valuable tool to ensure proper introduction of new implants. Acta Orthop 83 (6): 551–552

Khanuja HS, Banerjee S et al (2014) Short bone-conserving stems in cementless hip arthroplasty. J Bone Joint Surg Am 96 (20): 1742–1752

Krismer M, Biedermann R et al (1999) The prediction of failure of the stem in THR by measurement of early migration using EBRA-FCA. Einzel-Bild-Roentgen-Analyse-femoral component analysis. J Bone Joint Surg Br 81 (2): 273–280

Lazarinis S, Mattsson P et al (2013) A prospective cohort study on the short collum femoris-preserving (CFP) stem using RSA and DXA. Primary stability but no prevention of proximal bone loss in 27 patients followed for 2 years. Acta Orthop 84(1): 32–39

Lerch M, von der Haar-Tran A \ (2012) Bone remodelling around the Metha short stem in total hip arthroplasty: a prospective dual-energy X-ray absorptiometry study. Int Orthop 36 (3): 533–538

McCalden RW, Korczak A et al (2015) A randomised trial comparing a short and a standard-length metaphyseal engaging cementless femoral stem using radiostereometric analysis. Bone Joint J 97-B (5): 595–602

Mihalko WM, Saleh KJ et al (2009) Femoral neck cut level affects positioning of modular short-stem implant. Orthopedics 32 (10 Suppl): 18–21

Morrey BF (1989) Short-stemmed uncemented femoral component for primary hip arthroplasty. Clin Orthop Relat Res (249): 169–175

Pepke W, Nadorf J et al (2014) Primary stability of the Fitmore stem: biomechanical comparison. Int Orthop 38 (3): 483–488

Rohrl SM, Li MG et al (2006) Migration pattern of a short femoral neck preserving stem. Clin Orthop Relat Res 448: 73–78

Salemyr M, Muren O et al (2015) Lower periprosthetic bone loss and good fixation of an ultra-short stem compared to a conventional stem in uncemented total hip arthroplasty. Acta Orthop: 1–8

Schmidutz F, Graf T et al (2012) Migration analysis of a metaphyseal anchored short-stem hip prosthesis. Acta Orthop 83 (4): 360–365

Synder M, Krajewski K et al (2015) Periprosthetic bone remodeling around short stem. Orthopedics 38 (3 Suppl): S40–45

van Oldenrijk J, Molleman J et al (2014) Revision rate after short-stem total hip arthroplasty: a systematic review of 49 studies. Acta Orthop 85 (3): 250–258

von Lewinski G, Floerkemeier T (2015) 10-year experience with short stem total hip arthroplasty. Orthopedics 38 (3 Suppl): S51–56

Windhagen H, Chincisan A et al (2015) Soft-tissue balance in short and straight stem total hip arthroplasty. Orthopedics 38 (3 Suppl): S14–20

Zeh A, Pankow F et al (2013) A prospective dual-energy X-ray absorptiometry study of bone remodeling after implantation of the Nanos short-stemmed prosthesis. Acta Orthop Belg 79 (2): 174–180

Literatur zu ▶ Abschn. 1.7

Banerjee S, Pivec R, Issa K, Harwin SF, Mont MA, Khanuja HS (2013) Outcomes of short stems in total hip arthroplasty. Orthopedics 36 (9): 700–7

Barreca S, Ciriaco L, Ferlazzo M, Rosa MA (2015) Mechanical and biological results of short-stem hip implants: consideration on a series of 74 cases. Musculoskelet Surg 99 (1): 55–9

Bause L (2015) Short stem total hip arthroplasty in patients with rheumatoid arthritis. Orthopedics 38 (3 Suppl): S46–50

Briem D, Schneider M, Bogner N, Botha N, Gebauer M, Gehrke T, Schwantes B (2011) Mid-term results of 155 patients treated with a collum femoris preserving (CFP) short stem prosthesis. Int Orthop 35 (5): 655–60

Budde S, Windhagen H, Lerch M, Broese M, Götze P, Thorey F (2012) Clinical andradiological results after implantation of the femoral neck preserving Delfi M hip prosthesis: a case series. Technol Health Care 20 (2): 85–93

Castelli CC, Rizzi L (2014) Short stems in total hip replacement: current status and future. Hip Int 24 (Suppl 10): S25–8

Chammaï Y, Brax M (2015) Medium-term comparison of results in obese patients and non-obese hip prostheses with Metha short stem. Eur J Orthop Surg Traumatol 25 (3): 503–8

Chow I, Patel RM, Stulberg SD (2015) Short stem metaphyseal-engaging femoral implants: a case-controlled radiographic and clinical evaluation with eight year follow-up. J Arthroplasty 30 (4): 600–6

Dillon A (2013) Hip disease – replacement prostheses (TA2). Technology appraisal Manchester: National Institute for Health and Clinical, http: //guidance.nice.org.uk/TA2/Guidance/pdf/English

Ender SA, Machner A, Pap G, Hubbe J, Grashoff H, Neumann HW (2007) Cementless CUTfemoral neck prosthesis: increased rate of aseptic loosening after 5 years. Acta Orthop 78 (5): 616–21

Engelmann L (2010) Results after Implantation of the NANOS neck preserving stem. Presentation at the 58th Annual VSO Meeting, Baden-Baden, Germany, 2010

Ettinger M, Ettinger P, Lerch M, Radtke K, Budde S, Ezechieli M, Becher C, Thorey F (2011) The Nanos short stem in total hip arthroplasty: a mid term follow-up. Hip Int 21 (5): 583–6

Falez F, Casella F, Panegrossi G, Favetti F, Barresi C (2008) Perspectives on metaphyseal conservative stems. J Orthop Traumatol 9 (1): 49–54

Falez F, Casella F, Papalia M (2015) Current concepts, classification, and results in short stem hip arthroplasty. Orthopedics 38 (3 Suppl): S6–13

Feyen H, Shimmin AJ (2014) Is the length of the femoral component important in primary total hip replacement? Bone Joint J 96-B (4): 442–8

Floerkemeier T, Tscheuschner N, Calliess T, Ezechieli M, Floerkemeier S, Budde S, Windhagen H, von Lewinski G (2012) Cementless short stem hip arthroplasty METHA as an encouraging option in adults with osteonecrosis of the femoral head. Arch Orthop Trauma Surg 132 (8): 1125–31

Floerkemeier T, Budde S, Gronewold J, Radtke K, Ettinger M, Windhagen H, von Lewinski G (2015) Short-stem hip arthroplasty in osteonecrosis of the femoral head. Arch Orthop Trauma Surg 135 (5): 715–22

Gill IR, Gill K, Jayasekera N, Miller J (2008) Medium term results of the collum femoris preserving hydroxyapatite coated total hip replacement. Hip Int 18 (2): 75–80

Goebel D, Schultz W (2009) The Mayo cementless femoral component in active patients with osteoarthritis. Hip Int 19 (3): 206–10

Gruner A, Heller KD (2015) Patient selection for shorter femoral stems. Orthopedics 38 (3 Suppl): S27–32

Hagel A, Hein W, Wohlrab D (2008) Experience with the Mayo conservative hip system. Acta Chir Orthop Traumatol Cech 75 (4): 288–92

Hailer NP, Garellick G, Kärrholm J (2010) Uncemented and cemented primary total hip arthroplasty in the Swedish Hip Arthroplasty Register. Acta Orthop 81 (1): 34–41

Hooper GJ, Rothwell AG, Stringer M, Frampton C (2009) Revision following cemented and uncemented primary total hip replacement: a seven-year analysis from the New Zealand Joint Registry. J Bone Joint Surg Br 91 (4): 451–8

Hutt J, Harb Z, Gill I, Kashif F, Miller J, Dodd M (2014) Ten year results of the collum femoris preserving total hip replacement: a prospective cohort study of seventy five patients. Int Orthop 38 (5): 917–22

Ishaque BA, Gils J, Wienbeck S, Donle E, Basad E, Stürz H (2009) Results after replacement of femoral neck prostheses – thrust plate prosthesis (TPP) versus ESKA cut prosthesis. Z Orthop Unfall 147 (1): 79–88

Jakubowitz E, Seeger JB, Lee C, Heisel C, Kretzer JP, Thomsen MN (2009) Do short-stemmed-prostheses induce periprosthetic fractures earlier than standard hip stems? A biomechanical ex-vivo study of two different stem designs. Arch Orthop Trauma Surg 129 (6): 849–55

Jerosch J (2011) Ist kürzer wirklich besser? Philosophie der Kurzschaftendoprothesen. Orthopäde 40: 1075–1083

Jerosch J (2012) Kurzschaft ist nicht gleich Kurzschaft – Eine Klassifikation der Kurzschaftprothesen. OUP 07–08: 304–312

Jerosch J (2013) Kurzschaftendoprothesen – Wo liegen die Unterschiede? Deutscher Ärzte-Verlag, Köln

Jerosch J (2014) Gibt es eine Indikation für ein schenkelhalsteilerhaltendes Kurzschaftsystem (MiniHip) bei Patienten mit avaskulärer Femurkopfnekrose? OUP 4: 178–183

Kendoff DO, Citak M, Egidy CC, O'Loughlin PF, Gehrke T (2013) Eleven-year results of the anatomic coated CFP stem in primary total hip arthroplasty. J Arthroplasty 28 (6): 1047–51

Kim YH, Oh JH (2012) A comparison of a conventional versus a short, anatomical metaphyseal-fitting cementless femoral stem in the treatment of patients with a fracture of the femoral neck. J Bone Joint Surg Br 94 (6): 774–81

Kress AM, Schmidt R, Nowak TE, Nowak M, Haeberle L, Forst R, Mueller LA (2012) Stress-related femoral cortical and cancellous bone density loss after collum femoris preserving uncemented total hip arthroplasty: a prospective 7-year follow-up with quantitative computed tomography. Arch Orthop Trauma Surg 132 (8): 1111–9

Kuhn H (2010) NANOS: protesi a stelo corto, a conservazione del collo. In: Falez F (ed) La protesi d'anca nel paziente giovane attivo. CIC Edizioni Internazionali, Roma, p 123–134

Kuhn H (2013) Nanos. In: Jerosch J (Hrsg) Kurzschaftendoprothesen – Wo liegen die Unterschiede? Deutscher Ärzte-Verlag, Köln

Labek G, Thaler M, Janda W, Agreiter M, Stöckl B (2011) Revision rates after total joint replacement: cumulative results from worldwide joint register datasets. J Bone Joint Surg Br 93 (3): 293–7

Lacko M, Filip V, Cellár R, Vaško G (2014) Our experience with the metha short hip stem. Acta Chir Orthop Traumatol Cech 81 (1): 70–6. Slovak

Li M, Hu Y, Xie J (2014) Analysis of the complications of the collum femoris preserving (CFP) prostheses. Acta Orthop Traumatol Turc 48 (6): 623–7

Martins LG, Garcia FL, Picado CH (2014) Aseptic loosening rate of the Mayo femoral stem with medium-term follow up. J Arthroplasty 29 (11): 2122–6

McTighe T, Stulberg SD, Keppler L, Keggi J, Kennon R, Brazil D, Aram T, McPherson E (2012) A Classification System For

Short Stem Uncemented THA. CME ICJR Poster 4 April 27–29, 2012, Coronado, CA

Moga M, Pogarasteanu ME (2014) Technical considerations and functional results in primary uncemented hip arthroplasty using short femoral stems through mini-invasive techniques. J Med Life 7 (3): 403–7

Molfetta L, Capozzi M, Caldo D (2011) Medium term follow up of the Biodynamic neck sparing prosthesis. Hip Int 21 (1): 76–80

Molli RG, Lombardi AV Jr, Berend KR, Adams JB, Sneller MA (2012) A short tapered stem reduces intraoperative complications in primary total hip arthroplasty. Clin Orthop Relat Res 470 (2): 450–61

Morrey BF, Adams RA, Kessler M (2000) A conservative femoral replacement for total hip arthroplasty. A prospective study. J Bone Joint Surg Br 82 (7): 952–8

Nieuwenhuijse MJ, Valstar ER, Nelissen RG (2012) 5-year clinical and radiostereometric analysis (RSA) follow-up of 39 CUT femoral neck total hip prostheses in young osteoarthritis patients. Acta Orthop 83 (4): 334–41

Nowak M, Nowak TE, Schmidt R, Forst R, Kress AM, Mueller LA (2011) Prospective study of a cementless total hip arthroplasty with a collum femoris preserving stem and a trabeculae oriented pressfit cup: minimun 6-year follow-up. Arch Orthop Trauma Surg 131 (4): 549–55

Oehme S (2013) Mayo. In: Jerosch J (Hrsg) Kurzschaftendoprothesen – Wo liegen die Unterschiede? Deutscher Ärzte-Verlag, Köln

Parente F (2010) 5 years clinical experiences of a neck preserving stem. Mediterranean Hip Meeting, Athens, Greece

Patel RM, Smith MC, Woodward CC, Stulberg SD (2012) Stable fixation of short-stem femoral implants in patients 70 years and older. Clin Orthop Relat Res 470 (2): 442–9

Patel RM, Lo WM, Cayo MA, Dolan MM, Stulberg SD (2013) Stable, dependable fixation of short-stem femoral implants at 5 years. Orthopedics 36 (3): e301–7

Pipino F (2004) CFP prosthetic stem in mini-invasive total hip arthroplasty. J Orthop Traumatol 5 (3): 165–71

Pons M (2010) Learning curve and short-term results with a short-stem CFP system. Hip Int 20 Suppl 7: S52–7

Rometsch E, Bos PK, Koes BW (2012) Survival of short hip stems with a „modern", trochanter-sparing design – a systematic literature review. Hip Int 22 (4): 344–54

Santori FS, Santori N (2010) Mid-term results of a custom-made short proximal loading femoral component. J Bone Joint Surg Br 92 (9): 1231–7

Steens W, Skripitz R, Schneeberger AG, Petzing I, Simon U, Goetze C (2010) Cementless femoral neck prosthesis CUT – clinical and radiological results after 5 years. Z Orthop Unfall 148 (4): 413–9

Thomas W, Lucente L, Mantegna N, Grundei H (2004) ESKA (CUT) endoprosthesis. Orthopäde 33: 11, 1243–8

Thorey F, Hoefer C, Abdi-Tabari N, Lerch M, Budde S, Windhagen H (2013) Clinical results of the metha short hip stem: a perspective for younger patients? Orthop Rev (Pavia) 5 (4): e34

Tomaszewski W, Kotela I, Kawik L, Bednarenko M, Lorkowski J, Kotela A (2013) Quality of live of patients in the evaluation of outcomes of short stem hip arthroplasty for hip osteoarthritis. Ortop Traumatol Rehabil 15 (5): 439–57

Troelsen A, Malchau E, Sillesen N, Malchau H 2013 () A review of current fixation use and registry outcomes in total hip arthroplasty: the uncemented paradox. Clin Orthop Relat Res 471 (7): 2052–9

van Oldenrijk J, Molleman J, Klaver M, Poolman RW, Haverkamp D (2014) Revision rate after short-stem total hip arthroplasty: a systematic review of 49 studies. Acta Orthop 85 (3): 250–8

von Lewinski G, Floerkemeier T (2015) 10-year experience with short stem total hip arthroplasty. Orthopedics 38 (3 Suppl): S51–6

Wechter J, Comfort TK, Tatman P, Mehle S, Gioe TJ (2013) Improved survival of uncemented versus cemented femoral stems in patients aged < 70 years in a community total joint registry. Clin Orthop Relat Res 471 (11): 3588–95

Wittenberg RH, Steffen R, Windhagen H, Bücking P, Wilcke A (2013) Five-year results of a cementless short-hip-stem prosthesis. Orthop Rev (Pavia) 5 (1): e4

Wittenberg RH, Steffen R (2015) Comparative 5-year results of short hip total hip arthroplasty with Ti- or CoCr-neck adapters. Orthopedics. Mar;38 (3 Suppl): S33–9

Wyatt M, Hooper G, Frampton C, Rothwell A (2014) Survival outcomes of cemented compared to uncemented stems in primary total hip replacement. World J Orthop 5 (5): 591–6

Zeh A, Weise A, Vasarhelyi A, Bach AG, Wohlrab D (2011) Medium-term results of the Mayo short-stem hip prosthesis after avascular necrosis of the femoral head. Z Orthop Unfall 149 (2): 200–5

Literatur zu ▶ Abschn. 1.8

Aldinger PR, Sabo D, Pritsch M, Thomsen M, Mau H, Ewerbeck V, Breusch SJ (2003) Pattern of periprosthetic bone remodeling around stable uncemented tapered hip stems: A prospective 84-month follow-up study and a median 156-month cross-sectional study with DXA. Calcif Tissue Int 73 (2): 115–121

Alm JJ, Mäkinen TJ, Lankinen P, Moritz N, Vahlberg T, Aro HT (2009) Female patients with low systemic BMD are prone to bone loss in Gruen zone 7 after cementless total hip arthroplasty: A 2-year DXA follow-up of 39 patients. Acta Orthopaedica 80 (5): 531–537

Arabmotlagh M, Hennigs T, Rittmeister M (2003) Periprothetischer Knochenumbau am proximalen Femur nach Implantation von Individual- und Standard-Hüftendoprothesen. Z Orthop 141 (05): 519–525

Arno S, Fetto J, Nguyen NQ, Kinariwala N, Takemoto R, Oh C, Walker PS (2012) Evaluation of femoral strains with cementless proximal-fill femoral implants of varied stem length. Clinical Biomechanics 27 (7): 680–685

Banerjee S, Pivec R, Issa K, Harwin SF, Mont MA, Khanuja HS (2013) Outcomes of short stems in total hip arthroplasty. Orthopedics 36 (9): 700–707

Brinkmann V, Radetzki F, Delank K, Wohlrab D, Zeh A (2015) A prospective randomized radiographic and dual-energy X-ray absorptiometric study of migration and bone remodeling after implantation of two modern short-stemmed femoral prostheses. J Orthop Traumatol 16 (3): 237–43

Bryan JM, Sumner DR, Hurwitz DE, Tompkins GS, Andriacchi TP, Galante JO (1996) Altered load history affects periprosthetic bone loss following cementless total hip arthroplasty. J Orthop Res 14 (5): 762–768

Bugbee WD, Culpepper WJ, Engh CA, Engh CA (1997) Long-Term Clinical Consequences of „stress shielding" after Total Hip Arthroplasty without Cement. J Bone Joint Surg 79 (7): 1007–1012

Castelli CC, Rizzi L (2014) Short stems in total hip replacement: current status and future. Hip Int 24 (Suppl 10): S25–28

Cavalli L, Brandi M (2014) Periprosthetic bone loss: diagnostic and therapeutic approaches. F1000Res 17 (2): 266

Chen H-H, Morrey BF, An K-N, Luo Z-P (2009) Bone Remodeling Characteristics of a Short-Stemmed Total Hip Replacement. J Arthroplasty 24 (6): 945–950

Cohen B, Rushton N (1995) Accuracy of DEXA measurement of bone mineral density after total hip arthroplasty. J Bone Joint Surg Br 77-B (3): 479–483

Decking R, Rokahr C, Zurstegge M, Simon U, Decking J (2008) Maintenance of bone mineral density after implantation of a femoral neck hip prosthesis. BMC Musculoskelet Disord 9 (1): 17

Engh CA, Bobyn JD (1984) Biologic fixation of a modified Moore prosthesis. Part II. Evaluation of adaptive femoral bone modeling. Hip: 110–132

Engh CA, Bobyn JD, Glassman AH (1987) Porous-coated hip replacement. The factors governing bone ingrowth, stress shielding, and clinical results. J Bone Joint Surg Br 69-B (1): 45–55

Engh CA, Bobyn JD (1988) The Influence of Stem Size and Extent of Porous Coating on Femoral Bone Resorption after Primary Cementless Hip Arthroplasty. Clinical Orthopaedics and Related Research 231: 7–28

Ercan A, Filler TJ, Jerosch J (2015) Postoperative Knochendichteveränderung um die implantierte zementfreie Kurzschaftprothese MiniHip (Corin). OUP 2015; 02: 106–112 DOI 10.3238/oup.2015.0106–0112

Ercan A (2017) Postoperative Knochendichteveränderung bei einer schenkelhalsteilerhaltenden Kurzschaftprothese MiniHip™. Dissertation, Heinrich Heine Universität Düsseldorf

Fischer W, Kempers B, Spitz J (1990) Knochendensitometrie – Wertigkeit und Grenzen der Methode. Der Nuklearmediziner 2: 77–82

Götze C, Ehrenbrink J, Ehrenbrink H (2010) Bleibt der Krafteinfluss der Kurzschaftprothese auf den methaphysären proximalen Femur begrenzt? Osteodensitometrische Analysen der Nanos-Schaftendoprothese. Z Orthop Unfall 148 (04): 398–405

Green JR, Nemzek JA, Arnoczky SP, Johnson LL, Balas MS (1999) The effect of bone compaction on early fixation of porous-coated implants. J Arthroplasty 14(1): 91–97

Gruen TA, McNeice GM, Amstutz HC (1979) Modes of failure of cemented stem-type femoral components: a radiographic analysis of loosening. Clin Orthop Relat Res (141): 17–27

Hennigs T, Arabmotlagh M, Schwarz A, Zichner L (2002) Dosisabhängige Prophylaxe des frühen periprothetischen Knochenschwundes durch Alendronat. Z Orthop Ihre Grenzgeb 140 (01): 42–47

Huiskes R, Weinans HH, Rietbergen Bv (1992) The relationship between stress shielding and bone resorption around total hip stems and the effects of flexible materials. Clin Orthop Relat Res: 124–134

Jerosch J (2012) Kurzschaft ist nicht gleich Kurzschaft – Eine Klassifikation der Kurzschaftprothesen. OUP 1 (7–8): 304–312

Jerosch J (2014) Unterschiede zwischen verschiedenen Kurzschaftendoprothesen. Der Orthopäde 43 (8): 783–796

Kerner J, Huiskes R, van Lenthe GH, Weinans H, van Rietbergen B, Engh CA, Amis AA (1999) Correlation between preoperative periprosthetic bone density and post-operative bone loss in THA can be explained by strain-adaptive remodelling. J Biomech 32 (7): 695–703

Kim Y-H, Choi Y, Kim J-S (2011) Comparison of Bone mineral density changes around short, metaphyseal-fitting, and conventional cementless anatomical femoral components. J Arthroplasty 26 (6): 931–940

Kiratli BJ, Heiner JP, McBeath AA, Wilson MA (1992) Determination of bone mineral density by dual x-ray absorptiometry in patients with uncemented total hip arthroplasty. J Orthop Res 10 (6): 836–844

Kröger H, Miettinen H, Arnala I, Koski E, Rushton N, Suomalainen O (1996) Evaluation of periprosthetic bone using dual-energy X-ray absorptiometry: Precision of the method and effect of operation on bone mineral density. J Bone Miner Res 11 (10): 1526–1530

Lazarinis S, Mattsson P, Milbrink J, Mallmin H, Hailer NP (2013) A prospective cohort study on the short collum femoris-preserving (CFP) stem using RSA and DXA. Primary stability but no prevention of proximal bone loss in 27 patients followed for 2 years. Acta Orthop 84 (1): 32–39

Lerch M, Kurtz A, Stukenborg-Colsman C, Nolte I, Weigel N, Bouguecha A, Behrens BA (2012) Bone remodeling after total hip arthroplasty with a short stemmed metaphyseal loading implant: Finite element analysis validated by a prospective DEXA investigation. Journal of Orthopaedic Research 30(11): 1822–1829

Lerch M, Kurtz A, Windhagen H, Bouguecha A, Behrens BA, Wefstaedt P, Stukenborg-Colsman CM (2012) The cementless Bicontact stem in a prospective dual-energy X-ray absorptiometry study. Int Orthop 36 (11): 2211–2217

Lerch M, von der Haar-Tran A, Windhagen H, Behrens BA, Wefstaedt P, Stukenborg-Colsman CM (2012) Bone remodelling around the Metha short stem in total hip arthroplasty: a prospective dual-energy X-ray absorptiometry study. Int Orthop 36 (3): 533–538

Martini F, Sell S, Kremling E, Küsswetter W (1996) Determination of periprosthetic bone density with the DEXA method after implantation of custom-made uncemented femoral stems. Int Orthop 20 (4): 218–221

Martini F, Schmidt B, Sell S (1997) Wertigkeit und Reproduzierbarkeit osteodensitometrischer DEXA-Messungen nach Hüfttotalendoprothesenimplantation. Z Orthop Unfall 135 (01): 35–39

Martini F, Lebherz C, Mayer F, Leichtle U, Kremling E, Sell S (2000) Precision of the measurements of periprosthetic bone mineral density in hips with a custom-made femoral stem. J Bone Joint Surg Br 82-B (7): 1065–1071

Merle C, Sommer J, Streit MR, Waldstein W, Bruckner T, Parsch D, Aldinger PR and Gotterbarm T (2012) Influence of surgical approach on postoperative femoral bone remodelling after cementless total hip arthroplasty. Hip Int 22 (5): 545–554

Mirsky EC, Einhorn TA (1998). Current Concepts Review – Bone Densitometry in Orthopaedic Practice. J Bone Joint Surg 80 (11): 1687–98

Muratore M, Quarta E, Quarta L, Calcagnile F, Grimaldi A, Orgiani MA, Marsilio A, Rollo G (2012) Ibandronate and cementless total hip arthroplasty: densitometric measurement of periprosthetic bone mass and new therapeutic approach to the prevention of aseptic loosening. Clin Cases Miner Bone Metab 9 (1): 50–55

Nishii T, Sugano N, Masuhara K, Shibuya T, Ochi T, Tamura S (1997) Longitudinal Evaluation of Time Related Bone Remodeling After Cementless Total Hip Arthroplasty. Clin Orthop Rel Res 339: 121–131

Njeh CF, Fuerst T, Hans D, Blake GM, Genant HK (1999) Radiation exposure in bone mineral density assessment. Applied Radiat Isotop 50 (1): 215–236

Nowak M, Nowak TE, Schmidt R, Forst R, Kress AM, Mueller LA (2011) Prospective study of a cementless total hip arthroplasty with a collum femoris preserving stem and a trabeculae oriented pressfit cup: minimun 6-year follow-up. Arch Orthop Trauma Surg 131 (4): 549–555

Nysted M, Benum P, Klaksvik J, Foss O, Aamodt A (2011) Periprosthetic bone loss after insertion of an uncemented, customized femoral stem and an uncemented anatomical stem. Acta Orthop 82 (4): 410–416

Okano T, Hagino H, Otsuka T, Teshima R, Yamamoto K, Hirano Y, Nakamura K (2002) Measurement of periprosthetic bone mineral density by dual-energy x-ray absorptiometry is useful for estimating fixation between the bone and the prosthesis in an early stage. J Arthroplasty 17 (1): 49–55

Panisello JJ, Herrero L, Herrera A, Canales V, Martinez A, Cuenca J (2006) Bone remodelling after total hip arthroplasty using an uncemented anatomic femoral stem: a three-year prospective study using bone densitometry. J Orthop Surg (Hong Kong) 14 (1): 32–37

Parchi PD, Cervi V, Piolanti N, Ciapini G, Andreani L, Castellini I, Poggetti A, Lisanti M (2014) Densitometric evaluation of periprosthetic bone remodeling. Clin Cases Miner Bone Metab 11 (3): 226–231

Pauwels F (1973) Auswirkung der mechanischen Beanspruchung auf die Stützgewebe. In: Pauwels F (Hrsg) Atlas zur Biomechanik der gesunden und kranken Hüfte: Prinzipien, Technik und Resultate einer kausalen Therapie. Springer, Heidelberg, S 3–7

Perka C, Heller M, Wilke K (2005) Surgical approach influences periprosthetic femoral bone density. Clin Orthop Relat Res 432: 153–159

Rajakulendran K, Field RE (2012) Neck-Preserving Femoral Stems. HSS Journal 8 (3): 295–303

Reiter A, Sabo D, Simank HG, Büchner T, Seidel M, Lukoschek M (1997) Periprothetische Mineralisationsdichte zementfreier Hüftendoprothetik. Z Orthop Unfall 135 (06): 499–504

Roth A, Richartz G, Sander K, Sachse A, Fuhrmann R, Wagner A, Venbrocks RA (2005) Verlauf der periprothetischen Knochendichte nach Hüfttotalendoprothesenimplantation. Orthopäde 34 (4): 334–344

Rubash HE, Sinha RK, Shanbhag AS, Kim SY (1998) Pathogenesis of bone loss after total hip arthroplasty. Orthop Clin North Am 29 (2): 173–186

Skoldenberg OG, Boden HS, Salemyr MO, Ahl TE, Adolphson PY (2006) Periprosthetic proximal bone loss after uncemented hip arthroplasty is related to stem size: DXA measurements in 138 patients followed for 2–7 years. Acta Orthop 77 (3): 386–392

Stulberg SD, Patel RM (2013) The short stem: promises, pitfalls. Bone & Joint J 95-B (11 Supple A): 57–62

Trevisan C, Bigoni M, Cherubini R, Steiger P, Randelli G, Ortolani S (1993) Dual X-ray absorptiometry for the evaluation of bone density from the proximal femur after total hip arthroplasty: analysis protocols and reproducibility. Calcif Tissue Int 53 (3): 158–161

Trevisan C, Ortolani S, Romano P, Isaia G, Agnese L, Dallari D, Grappiolo G, Cherubini R, Massari L, Bianchi G (2010) Decreased periprosthetic bone loss in patients treated with clodronate: a 1-year randomized controlled study. Calcified Tissue International 86 (6): 436–446

van Oldenrijk J, Molleman J, Klaver M, Poolman RW, Haverkamp D (2014) Revision rate after short-stem total hip arthroplasty: A systematic review of 49 clinical studies. Acta Orthopaedica 85 (3): 250–258

Venesmaa PK, Kroger HP, Miettinen HJ, Jurvelin JS, Suomalainen OT, Alhava EM (2001) Monitoring of periprosthetic BMD after uncemented total hip arthroplasty with dual-energy X-ray absorptiometry–a 3-year follow-up study. J Bone Miner Res 16 (6): 1056–1061

Wolff J (1892) Das Gesetz der Transformation der Knochen. Hirschwald, Berlin

Yamaguchi K, Masuhara K, Ohzono K, Sugano N, Nishii T, Ochi T (2000) Evaluation of periprosthetic bone-remodeling after cementless total hip arthroplasty: the influence of the extent of porous coating. J Bone Joint Surg Am 82 (10): 1426–1431

Zeh A, Pankow F, Rollinhoff M, Delank S, Wohlrab D (2013) A prospective dual-energy X-ray absorptiometry study of bone remodeling after implantation of the Nanos short-stemmed prosthesis. Acta Orthop Belg 79 (2): 174–180

Literatur zu ► Abschn. 1.9

Bettin D, Katthagen BD (1997) The German Society of Orthopedics and Traumatology classification of bone defects in total hip endoprostheses revision operations. Z Orthop Ihre Grenzgeb 135 (4): 281–4

Elke R, Schwaller EC (2004) Schaftrevision. In: Tschauner C (Hrsg) Orthopädie & Orthopädische Chirurgie. Thieme, Stuttgart, S 391–401

Käfer W, Fraitzl CR, Kinkel S, Puhl W, Kessler S (2004) Analysis of validity and reliability of three radiographic classification systems for preoperative assessment of bone stock loss in revision total hip arthroplasty. Z Orthop Ihre Grenzgeb 142 (1): 33–9

Meek RM, Garbuz DS, Masri BA, Greidanus NV, Duncan CP (2004) Intraoperative fracture of the femur in revision total hip arthroplasty with a diaphyseal fitting stem. J Bone Joint Surg Am 86-A (3): 480–5

Pfeil J, Siebert W, Grieshaber HM (2003) Optimys. Rationale, Prinzip, Grundlagen. In: Jerosch J. (Hgb.)Kurzschaftendoprothesen. Deutscher Ärzte-Verlag, Köln, S 23–40

Sheth NP, Nelson CL, Paprosky WG (2013) Femoral bone loss in revision total hip arthroplasty: evaluation and management. J Am Acad Orthop Surg 21 (10): 601–12

Literatur zu ► Abschn. 1.10

Australian Orthopaedic Association National Joint Replacement Registry (2011) Annual Report 2011. AOA, Adelaide, https://aoanjrr.dmac.adelaide.edu.au/

Babisch J (2011) Kurzschaftprothesen – ein neuer Trend in der Hüftendoprothetik. Orthopädie im Profil 7: 6–8

Beaulé PE, Krismer M, Mayrhofer P et al (2005) EBRA-FCA for measurement of migration of the femoral component in surface arthroplasty of the hip. J Bone Joint Surg (Br) 87-B: 741–744

Biedermann R, Krismer M, Stöckl B et al (1999) Accuracy of EBRA-FCA in the measurement of migration of femoral components of total hip replacement. Einzel-Bild-Roentgen-Analyse-femoral component analysis. J Bone Joint Surg (Br) 81-B: 266–272

Bieger R, Ignatius A, Dürselen L, Reichel H (2011) In-vitro Primärstabilitätstestung einer neuen Kurzschaftprothese im Vergleich zum Standardschaft. Jahreskongress der Vereinigung Süddeutscher Orthopäden und Unfallchirurgen, Baden-Baden, 2011

Bøe BG, Röhrl SM, Heier T, Snorrason F, Nordsletten L (2011) A prospective randomized study comparing electrochemically deposited hydroxiapatite and plasmasprayed hydroxyapatite on titanium stems. Acta Orthop 82: 13–19

Bottner F, Zawadsky M, Su EP et al (2005) Implant migration after early weightbearing in cementless hip replacement. Clin Orthop Relat Res 436: 132–137

Braun A, Sabah A (2009) Two-year results of a modular short hip stem prosthesis–a prospective study. Z Orthop Unfall 147: 700–6

Briem D, Schneider M, Bogner N et al (2011) Mid-term results of 155 patients treated with a collum femoris preserving (CFP) short-stem prosthesis. Int Orthop 35: 655–60

Bücking PK, Feldmann PH, Wittenberg RH (2006) Metha modular short stem prosthesis. Orthopädische Praxis 42 (8): 474–478

Callary SA, Campbell DG, Mercer GE, Nilsson KG, Field JR (2012) The 6-year-migration characteristics of a hydroxyapatite-coated femoral stem; a radiostereometric analysis study. J Arthroplasty 27: 1344–1348

Campbell D, Mercer G, Nilsson KG et al (2011) Early migration characteristics of a hydroxyapatite-coated femoral stem: an RSA study. Int Orthop 35: 483–488

Carlsson LV, Albrektsson T, Albrektsson BE et al (2006) Stepwise introduction of a bone-conserving osseointegrated hip arthroplasty using RSA and a randomized study: II. Clinical proof of concept – 40 patients followed for 2 years. Acta Orthop 77: 559–566

Chen HH, Morrey BF, An KN, Luo ZP (2009) Bone remodeling characteristics of short-stemmed total hip replacement. J Arthroplasty 24 (6): 945–50

Confalonieri N, Manzotti A, Montironi F, Pullen C (2008) Leg length discrepancy, dislocation rate, and offset in total hip replacement using a short modular stem: navigation vs conventional feehand. Orthopedics 31 (10 Suppl 1)

Edeen J, Sharkey PF, Alexander AH (1995) Clinical significance of leg-length inequality after total hip arthroplasty. Am J Orthop (Belle Mead NJ) 24: 347–51

Ercan A (2015) Postoperative Knochendichteveränderung bei einer schenkelhalsteilerhaltenden Kurzschaftprothese MiniHip. Dissertation, Universität Düsseldorf

Ettinger M, Ettinger P, Lerch M et al (2011) The Nanos short-stem in total hip arthroplasty: a mid term follow-up. Hip Int 21: 583–6

Gheduzzi S, Miles AW (2007) A review of pre-clinical testing of femoral stem subsidence and comparison with clinical data. Proc Inst Mech Eng H 221: 39–46

Gill IR, Gill K, Jayasekera N, Miller J (2008) Medium term results of the collum femoris preserving hydroxyapatite coated total hip replacement. Hip Int 18: 75–80

Götze C, Ehrenbrink J, Ehrenbrink H (2010) Is there a bone-preserving bone remodelling in short-stem prosthesis? DEXA analysis with the Nanos total hip arthroplasty. Z Orthop Unfall 148: 398–405

Grasselli Ch, Jerosch J (2011) Die Rekonstrierbarkeit der individuellen Hüftanatomie mit unterschiedlichen Kurzschaftsystemen – eine radiologische Analyse. 59. Jahrestagung der Vereinigung Süddeutscher Orthopäden und Unfallchirurgen, 28. April – 1.Mai 2011, Baden-Baden

Grupp T, Weik T, Bloemer W, Knaebel HP (2010) Modular titanium alloy neck adapter failures in hip replacement – faiure mode analysis and influene of implant material. BMC Musculoskeletal Disorders 11: 3

Gulow J, Scholz R, Freiherr von Salis-Soglio G (2007) Short-stemmed endoprotheses in total hip arthroplasty. Orthopäde 36 (4): 353–9

Hagel A, Hein W, Wohlrab D (2008) Experience with the Mayo conservative hip system. Acta Chir Orthop Traumatol Cech 75 (4): 288–92

Hamadouche M, Witvoet J, Porcher R, et al (2001) Hydroxyapatite-coated versus gritblasted femoral stems. A prospective, randomised study using EBRA-FCA. J Bone Joint Surg (Br) 83-B: 979–987

Jerosch J (2012) Kurzschaft ist nicht gleich Kurzschaft – Eine Klassifikation von Kurzschaftendoprothesen. OUP 7–8: 304–312

Jerosch J, Funken S (2004) Veränderung des Offsets nach Implantation von Hüftalloarthroplastiken? Unfallchirurg 107: 475–482

Jerosch J, Glameyer H (2009) Anatomische Anforderungen an ein Kurzschaftsystem (Mini-Hip). Orthopädische Praxis 45: 74–81

Jerosch J, Grasselli C, Kothny C, Litzkow D, Hennecke T (2012) Postoperative Veränderungen von Offset, CCD-Winkel und Beinlänge nach Implantation einer metaphysär fixierten Kurzschaftprothese – eine radiologische Untersuchung. Z Orthop Unfall 150 (1): 20–6

Kärrholm J, Herberts P, Hultmark P, et al (1997) Radiostereometry of hip prostheses. Review of methodology and clinical results. Clin Orthop Relat Res 344: 94–110

Kohler S, Ratayski H, Zacher J (2010) Implant-related fractures of the femoral neck cone adapter of a modular short-stem hip prosthesis – patient management and operative technique. Z Orthop Unfall 148: 413–418

Krismer M, Biedermann R, Stöckl B et al (1999) The prediction of failure of the stem in THR by measurement of early migration using EBRA-FCA. Einzel-Bild-Roentgen-Analyse-femoral component analysis. J Bone Joint Surg (BR) 81-B: 273–280

Iagulli ND, Mallory TH, Berend KR, Lobardi AV Jr, Russell JH, Adams JB, Roseth KL (2006) A simple and accurate method for determining leg length in primary total hip arthroplasty. Am J Orthop (Belle Mead NJ) 35: 455–7

Lazarinis S, Mattsson P, Milbrink J, Mallmin H, Hailer NP (2013) A prospective cohort study on the short collum femoris-preserving (CFP) stem using RSA and DXA. Primary stability but no prevention of proximal bone loss in 27 patients followed for 2 years. Acta Orthop 84:32–39

Lerch M, von der Haar-Tran A, Windhagen H, et al (2012) Bone remodelling around the Metha short-stem in total hip arthroplasty: a prospective dual-energy x-ray absorptiometry study. Int Orthop 36: 533–38

Lombardi AV Jr, Berend KR, Mallory TH, Skeels MD, Adams JB (2009) Survivorship of 2000 tapered titanium porous plasma-sprayed femoral components. Clin Orthop Relat Res 467: 146–154

Malchau H, Kärrholm J, Wang YX, Herberts P (1995) Accuracy of migration analysis in hip arthroplasty. Digitized and conventional radiography compared to radiostereometry in 51 patients. Acta Orthop Scand 66: 418–424

McCalden RW, Charron KD, Yuan X, et al (2010) Randomised controlled trial comparing early migration of two collarless polished cemented stems using radiostereometric analysis. J Bone Joint Surg (BR) 92-B: 935–940

Meldrum RD, Willie BM, Bloebaum RD (2003) An assessment of the biological fixation of a retrieved Mayo femoral component. Iowa Orthop J 23: 103–7

Mihalko WM, Saleh KJ, Heller MO, Mollard B, König C, Kammerzell S (2009) Femoral neck cut level affects positioning of modular short-stem implant. Orthopedics 32 (10 Suppl): 18–21

Morrey BF, Adams RA, Kessler M (2000) A conservative femoral replacement for total hip arthroplasty. A prospective study. J Bone Joint Surg Br 82: 952–8

Nistor L, Blaha JD, Kjellström U, Selvik G (1991) in vivo measurements of relative motion between an uncemented femoral total hip component and the femur by roentgen stereophotogrammetric analysis. Clin Orthop Relat Res 269: 220–227

Parvizi J, Sharkey PF, Bissett GA, Rothmann RH, Hozack WJ (2003) Surgical treatment of limb-length discrepancy following total hip arthroplasty. J Bone Joint Surg Am 85: 2310–7

Pilliar RM, Lee JM, Maniatopoulos C (1986) Observations of the effect of movement on bone ingrowth into porous-surfaced implants. Clin Orthop Relat Res 208: 108–113

Ranawat CS, Rao RR, Rodriguez JA, Bhende HS (2001) Correction of limb-length inequality during total hip arthroplasty. J Arthroplasty 16: 715–20

Ritter MA, Fechtman RW (1988) Distal cortical hypertrophy following total hip arthroplasty. Arthroplasty 3: 117–21

Röhrl SM, Li MG, Pedersen E, Ullmark G, Nivbrant B (2006) Migration pattern of a short femoral neck preserving stem. Clin Orthop Relat Res 448: 73–78

Roth A, Richartz G, Sander K, et al (2005) Verlauf der periprothetischen Knochendichte nach Hüftendoprothesenimplantatien. Orthopäde 34: 334–344

Schewelov TV, Ahlborg H, Sanzén L, Besjakov J, Carlsson A (2012) Fixation of the fully hydroxyapatite-coated Corail stem implanted due to femoral neck fracture; 38 patients followed for 2 years with RSA and DEXA. Acta Orthop 83: 153–158

Schmidutz F, Graf T, Mazoochian F et al (2012) Migration analysis of a metaphyseal anchored short-stem hip prosthesis. Acta Orthop 83: 360–365

Shiramizu K, Naito M, Shitama T, Nakamura Y, Shitama H (2004) L-shaped caliper for limb length measurement during total hip arthroplasty. J Bone Joint Surg Br 86: 966–9

Simpson DJ, Kendrick BJ, Hughes M, et al (2010) The migration patterns of two versions of the Furlong cementless femoral stem: a randomised controlled trial using radiostereometric analysis. J Bone Joint Surg (BR) 92-B: 1356–1362

Søballe K, Toksvig-Larsen S, Gelineck J, et al (1993) Migration of hydroxyapatite coated femoral prostheses. A Roentgen stereophotogrammetric study. J Bone Joint Surg (BR) 75-B: 681–687

Ström H, Nilsson O, Milbrink J, Mallmin H, Larsson S (2007a) Early migration pattern of the uncemented CLS stem in total hip arhtroplasties. Clin Orthop Relat Res 454: 127–132

Ström H, Nilsson O, Milbrink J, Mallmin H, Larsson S (2007b) The effect of early weight bearing on migration pattern of the uncemented CLS stem in total hip arthroplasty. J Arthroplasty 22: 1122–1129

Swedish hip arthroplasty register (2010) Annual Report 2010. http://www.shpr.se/Libraries/Documents/AnnualReport-2010-eng.sflb.ashx

Synder M, Drobniewski M, Pruszczyński B, Sibiński M (2009) Initial experience with short metha stem implantation. Ortop Traumatol Rehabil 11 (4): 317–23

Thien TM, Ahnfelt L, Eriksson M, Strömberg C, Kärrholm J (2007) Immediate weight bearing after uncemented total hip arthroplasty with an anteverted stem: a prospective randomized comparison using radiostereometry. Acta Orthop 78: 730–738

Yerasimides JG (2010) Use of the Fitmore hip stem bone-preserving system for the minimally invasive anterior-supine approach in hip replacement. Am J Orthop (Belle Mead NJ) 39 (10 Suppl): 13–6

Prothesenspezifische Aspekte

Björn Birkenhauer, Christian Heisel, Christian Ries, Karl Philipp Kutzner, Joachim Pfeil, Daniel Kendoff, Thorsten Gehrke, Steffen Ulrich Oehme, Andreas Gruner, Karl-Dieter Heller, Harald Kuhn, Rolf Haaker, Torsten Mumme, Lars Victor von Engelhardt, Jörg Jerosch, Christian Götze, Georg Köster, Zisis Poulidis, Christian Heisel, Scott J. Dunitz, Manuel Ribas Fernandez, Mario Frank, Ulrich Bücken, Ilan Elias, Manfred Krieger

J. Jerosch (Hrsg.), *Kurzschaftendoprothesen an der Hüfte*,
DOI 10.1007/978-3-662-52744-3_2

2

2.1 Spiron

Björn Birkenhauer

Die Spiron-Prothese verfolgt als geschraubte, zementfreie Schenkelhalsprothese die Strategie der rein metaphysären, superproximalen Krafteinleitung. Eine Knochenkompromittierung unterhalb der Intertrochantärregion wird vermieden, sie kann im Revisionsfall zur erneuten Prothesenverankerung verwendet werden. Die schenkelhalsbasierte Verankerung gewährleistet eine anatomische Rekonstruktion der Gelenkverhältnisse. Seit 2001 im klinischen Gebrauch zeigen die bisherigen Untersuchungen, dass sich die Langzeitergebnisse mit etablierten zementierten und zementfreien Schaftsystemen vergleichen lassen. Biomechanische Untersuchungen zur Spiron-Prothese belegen zudem, dass ein „stress shielding" langfristig verhindert wird – ein Ergebnis, dass die typischen Kurzschaftsysteme bisher schuldig geblieben sind. Die im Modellversuch gemessene Primärstabilität der implantierten Spiron-Prothese liegt über der einer zementfreien Schaftprothese. Die Spiron-Prothese ist ein Implantat insbesondere für jüngere Patienten mit schwerem Hüftschaden bzw. für alle Patienten mit guter Knochenqualität und einer physiologischen Konfiguration der proximalen Femurregion.

2.1.1 Design-Rationale

Die zemenfreie Schenkelhalsprothese vom Typ Spiron basiert in ihrer Philosophie auf langjährig erfolgreichen ossären Verankerungskonzepten und gehorcht dem Prinzip der rein metaphysären Krafteinleitung. Sie wird als konische, selbstschneidende Schraube zementfrei in das subkapital vorbereitete Implantatlager eingebracht. Durch das Gewinde resultiert eine deutlich vergrößerte Oberfläche zur Optimierung der sekundären Stabilisierung durch Osseointegration (◘ Abb. 2.1). Wie in den Arbeiten von Pipino und Mitarbeitern gezeigt, zählt die Schenkelhalsregion aus knochenbiologischer Sicht zu den stabilsten des menschlichen Körpers (Pipino und Keller 2006, Pipino und Molfetta 1993, Pipino et al. 2000).

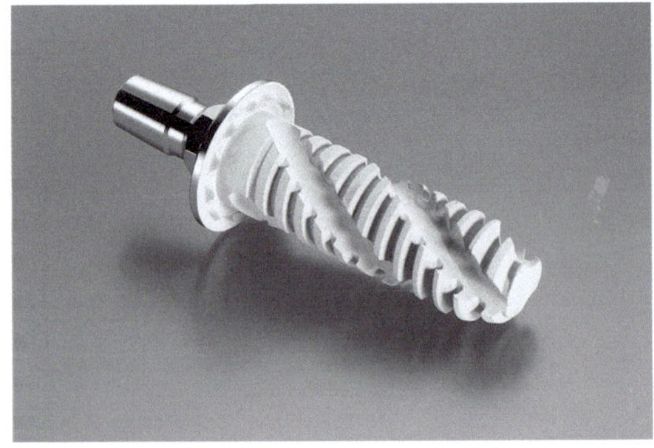

◘ **Abb. 2.1** Die Spiron-Prothese

Im Gegensatz zur Kurzschaftphilosophie überschreitet die Spiron-Prothese als reine Schenkelhalsprothese die Trochanter-minor-Höhe nicht. Trotz sichtbarer ossärer Veränderungen im proximalen Femur führt diese Schenkelhalsverankerung nachweisbar zu einer superproximalen Krafteinleitung mit langfristiger Vermeidung von „stress shielding" – ein Ergebnis, dass Kurzschaftprothesen vergleichbarer Standzeit bisher schuldig geblieben sind (Götze et al. 2010, Lerch et al. 2014). Zur Vermeidung von Beinverlängerungen und Offset-Überkorrekturen, ist eine präoperative Planung an der maßstabsgerechten Beckenübersichtsaufnahme (analog oder digital) mit leichter Innenrotation beider Beine erforderlich.

Das Konzept der Spiron-Prothese beruht in der biomechanischen Grundidee auf der Druckscheibenprothese nach Huggler und Jacob. Diese wurde nach anhaltenden Problemen in der klinischen Anwendung und rückläufiger Akzeptanz bei Anwendern und Patienten inzwischen vom Markt genommen. (Huggler und Jacob 1995, Menge 2000). Besonders ein sog. „Laschenschmerz" hat Patienten noch bis zu 2 Jahre nach Implantation der Druckscheibenprothese Beschwerden verursacht. Obwohl das Prothesendesign gemäß der Laschenschmerztheorie im Jahr 1999 entsprechend verändert wurde, ließ sich das Problem nicht lösen, sodass der Verdacht bestand, die Lasche sei nicht der Auslöser der geäußerten Beschwerdesymptomatik. Die Entwicklergruppe der Spiron-Prothese ging hingegen davon aus, dass die Osseointegrationsfläche der Druckscheibe zu klein konfiguriert wurde, um eine zeitnahe sekundäre Fixierung durch knöchernes Einwachsen gewährleisten zu können. Erklärbar wäre dadurch auch das Phänomen, dass einige Patienten mit Druckscheibenprothese nach einer initialen Leidenszeit von bis zu 2 Jahren beschwerdefrei wurden. Demnach wäre dies ein möglicher Zeitraum, den die knöchernen Umbauvorgänge benötigten, um den Druckscheibenkonus sekundär zu stabilisieren.

Entsprechend war es das konzeptionelle Ziel bei der Spiron-Prothese, die Osseointegrationsfläche deutlich zu vergrößern. So wurde in der Umsetzung der gesamte Prothesenkörper zur Osseointegration vorgesehen und mit der zusätzlichen Gewindeformation im Vergleich zu einem einfachen konischen Grundkörper eine erhebliche Oberflächenvergrößerung erreicht. Neben der Oberflächenvergrößerung hat das Gewinde aus osteologischer Sicht zudem einen osteoinduktiven Effekt, was an knochenhistologischen Arbeiten am scharfkantigen Design des Wagner-Revisionsschafts sowie am Gewinde der Schraubpfanne nach Zweymüller eindrücklich gezeigt werden konnte (Schenk und Wehrli 1989, Wagner und Wagner 1995, Zweymüller et al. 1995). Somit erreicht die Spiron-Prothese durch das Schraubendesign in Kombination mit konischem „press-fit" des Grundkörpers eine so gute Primärstabilität (siehe unten), dass keine zusätzliche Fixierung an der lateralen Femurkortikalis mehr erforderlich ist.

2.1.2 Konstruktionsprinzip

Die Spiron-Prothese wird als konische Schraube mit selbstschneidendem Gewinde zementfrei in den Schenkelhals eingedreht. Der Grundkörper wird mit geringem Untermaß vorgefräßt, das Gewinde durch die Prothese selber geschnitten. Die Primärstabilität basiert damit zum einen auf dem Schraubenprinzip, bei dem durch den Schraubenkopf eine Verspannung über den Gewindezug erzeugt wird („die Schraube zieht"), zum anderen auf der Verklemmung des konischen Grundkörpers im Prothesenlager nach dem Press-fit-Prinzip.

Die Spiron-Prothese ist aus einer rau gestrahlten Titan-Vanadium-Legierung gefertigt und mit Bonit beschichtet, einer Kalziumphosphatbeschichtung der zweiten Generation (Fink und Ungethüm 1992, DOT 2000). Sie besitzt einen 12/14-Standardkonus nach Ceramtec-Norm und kann somit mit allen gängigen Hüftköpfen (nach Material und Größe) kombiniert werden.

Da die Prothese in den Schenkelhals und nicht in den Femurschaft eingebracht wird, ist die tendenzielle Rotationsinstabilität eines runden Grundkörpers zweitrangig. Dennoch verfügt die Prothese über rotationssichernde Designmomente: durch die Verklemmungstendenz des konischen Grundkörpers im Schenkelhals sowie durch das mit Wendelnuten unterbrochene Gewinde und die rotationssichernden Zähne an der Unterseite des Schraubenkopfes. Ferner ist durch die raue Prothesenoberfläche mit zusätzlicher Beschichtung eine weitere Rotationssicherung gegeben.

Die Verwendung von Schrauben im Knochen ist in der Osteosynthese seit Jahrzehnten bewährt, aber auch in der Endoprothetik nicht unbekannt, zum Beispiel bei der Anwendung zementfreier Schraubpfannen (Zweymüller et al. 1995). In Analogie zum Prinzip einer Pedikelschraube an der Wirbelsäule vollzieht die Spiron-Prothese eine proximal (Schraubenkopf nah) kortikale und eine distal (Schraubenkopf fern) spongiöse Verankerung. In entsprechenden biomechanischen Untersuchungen der axial einwirkenden Kraft an der zylindrischen im Vergleich zur konischen Pedikelschraube konnte für konische Modelle eine gleichmäßigere Lastverteilung über den gesamten Schraubenkörper nachgewiesen werden (Sulzer Medica 1999).

Wie bereits erwähnt, erhöht die konische Grundform zudem die Primärstabilität durch „press-fit" des Konus im Prothesenlager. Die Bearbeitung des Prothesenlagers im Untermaß ohne Gewindeschnitt erzeugt zudem einen vollständigen Prothesen-Knochen-Kontakt bei Implantation und damit die beste Grundbedingung zur sekundären Stabilisierung durch Osseointegration.

Das Größenspektrum der Spiron-Prothese umfasst in Deutschland insgesamt 10 Größen, die gleichermaßen links wie rechts verwendet werden können. Insbesondere für den asiatischen Markt wurden seit 2011 fünf zusätzliche, kleinere Größen etabliert, für die es aber bisher nur eine asiatische Zulassung gibt.

2

2.1.3 Biomechanische Untersuchungen und FE-Analysen

FE-Analysen

2001 begann das Institut für Baumechanik und Numerische Mechanik der Universität Hannover, sich wissenschaftlich mit numerischen Untersuchungen am natürlichen und endoprothetisch versorgten proximalen Femur zu beschäftigen. Auf diesem Weg wurde ein mathematisches Modell entwickelt, mit dessen Hilfe knöcherne Strukturveränderungen durch prothetische Versorgung am proximalen Femur zeitabhängig vorausgesagt werden können (Nackenhorst und Schröder 1997, Ebbecke 2003a,b). Hierzu wurden an Röntgenlangzeitverläufen prothetisch versorgter Hüftgelenke typische Gesetzmäßigkeiten des belastungsabhängigen Knochenumbaus beschrieben und in mathematischen Algorithmen formuliert. Die Untersuchung umfasste sowohl einige zementfreie Schaftprothesen als auch Prothesen aus dem Bereich Kurzschaft- und Schenkelhalsprothetik (Druckscheibenprothese, Mayo-Prothese und 2003 die Spiron-Prothese).

Im Ergebnis dieser Untersuchung erreichte die Spiron-Prothese als einzige der genannten Prothesen ein biologisches Gleichgewicht bezüglich Knochenan- und -abbau am koxalen Femurende. Bei allen anderen untersuchten Prothesen zeigte sich ein langfristig fortschreitender Knochenabbau in dieser Region. Ferner konnte diese Untersuchung eindrücklich belegen, dass es nach prothetischer Versorgung nach heutigen Standard (Geradschaftprothese) keine „physiologische Krafteinleitung“ an der endoprothetisch versorgten Hüfte gibt. Lediglich das Ausmaß des knöchernen Umbaus und vor allen das Ausmaß des reaktiven „stress shielding“ variieren erheblich unter den verschiedenen Prothesenmodellen (Ebbecke 2003b) (Abb. 2.2 und Abb. 2.3). Diese Studie belegt zudem eindrücklich, dass Kurzschaft- und Schenkelhalsendoprothetik einen grundsätzlich unterschiedlichen biomechanischen Ansatz verfolgen und die Schenkelhalsendoprothetik nicht als Sonderform der Kurzschaftprothetik verstanden werden sollte.

Studie zur Primärstabilität im Tiermodell

In Kooperation mit dem Anatomischen Institut der Tierärztlichen Hochschule Hannover und der unfallchirurgischen Klinik der Medizinischen Hochschule Hannover wurde im Jahr 2004 eine vergleichende biomechanische Studie am natürlichen und am prothetisch versorgten Schäferhundknochen

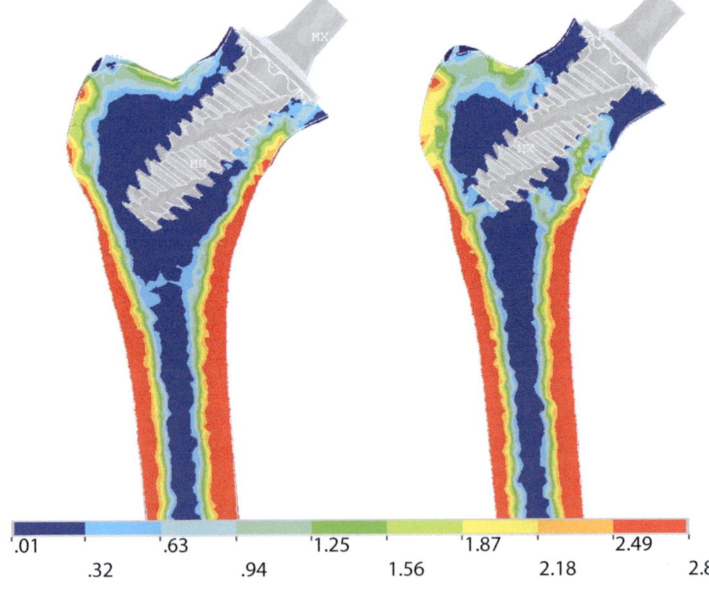

Abb. 2.2 Finite-Elemente-Untersuchung eines proximalen Femurs unmittelbar nach Implantation einer Spiron-Prothese (links) und nach abgeschlossenem knöchernem Remodelling (rechts). (Mit freundlicher Genehmigung von Bastian Ebbecke, Universität Hannover)

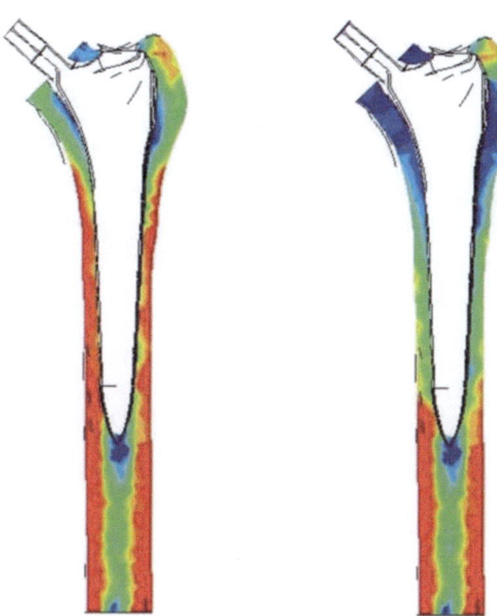

■ **Abb. 2.3** Finite-Elemente-Untersuchung eines proximalen Femurs unmittelbar nach Implantation einer Schaftprothese (links) und Jahre nach Implantation (rechts). (Mit freundlicher Genehmigung von Bastian Ebbecke, Universität Hannover)

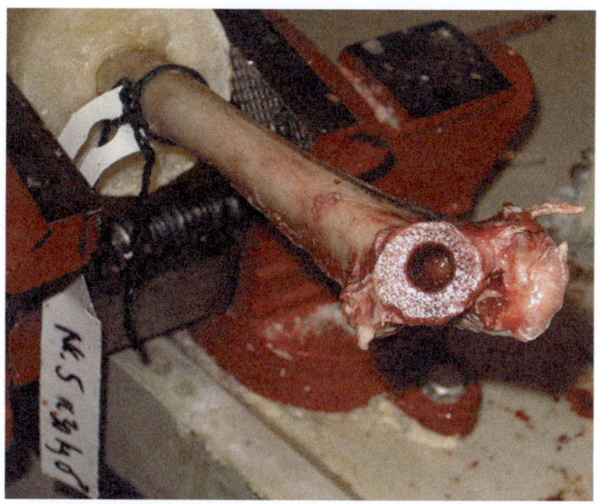

■ **Abb. 2.4** Femurpräparat mit PMMA-Sockel im Labor vor Implantation einer Spiron-Prothese

durchgeführt (Hühn 2005, Hühn et al. 2005). Hierzu wurden 48 Femora von Hunden gleichen Alters und vergleichbarer körperlicher Konstitution, die aus anderweitiger tiermedizinischer Indikation eingeschläfert wurden, in 3 Gruppen zu je 16 Präparaten eingeteilt. In der ersten Gruppe erfolgte die prothetische Versorgung mit einer zementfreien Schaftprothese (Typ Zweymüller), in der zweiten Gruppe mit einer Spiron-Prothese. Das dritte Kollektiv aus natürlichen, nicht instrumentierten Femora bildete die Kontroll-/Referenzgruppe. Die zu untersuchenden Femora wurden in einen Polymethylmethacrylat-(PMMA-)Sockel eingebettet und anschließend in einer Prüfmaschine axial in repetitierenden 400-Newton-Schritten zyklisch belastet (■ Abb. 2.4 und ■ Abb. 2.5). Das Versuchsende war mit der Fraktur der Präparate definiert (■ Abb. 2.6 und ■ Abb. 2.7).

Im Ergebnis zeigte der natürliche Knochen die höchste Stabilität und frakturierte durchschnittlich erst bei 3935 N. Die Schaftprothesengruppe erreichte eine Durchschnittsbelastung von 854 N, wobei die Femora mit Spiron-Prothese im Mittel erst bei 1306 N frakturierten. Hier zeigte sich also eine signifikant höhere Primärstabilität der schenkelhalsprothetisch versorgten Femora gegenüber der schaftprothetischen Versorgung (Wiebking et al. 2011).

Die Analyse des jeweiligen, gruppenspezifischen Frakturverlaufsformen liefert eine Erklärung der Ergebnisse. Beim schaftprothetisch versorgten Femur kommt es zur Schaftsprengung in axialer Richtung, bei der Schraubenprothese wird hingegen der Schenkelhals (mit Prothese) aus dem Trochantermassiv gebrochen – ähnlich einer lateralen Schenkelhalsfraktur. Der Femurschaft als solches blieb bei der Spiron-Prothesen-Gruppe jedoch in der Regel erhalten, was die veränderte Belastungsgrenze erklärt.

Die weitaus wichtigere Begründung für die höhere Stabilität des Spiron-Femurs findet sich allerdings im vergleichenden qualitativen Kraft-Weg-Diagramm der Belastungszyklen (■ Abb. 2.8). Hier erkennt man, dass das schenkelhalsprothetisch versorgte Femur in der Lage ist, sich in axialer Richtung zu verbiegen (höhere dynamische Belastbarkeit), also die einwirkende Kraft regelrecht abzufedern. Der schaftprothetisch versorgte Knochen hat durch die prothetische Aussteifung des proximalen Femurs einen erheblichen Anteil seiner natürlichen Elastizität verloren, woraus eine höhere Belastung des Prothesen-Knochen-Interface resultiert, die zu einer Reduzierung der Primärstabilität führt. Somit ist der Erhalt der natürlichen knöchernen Elastizität nicht

2

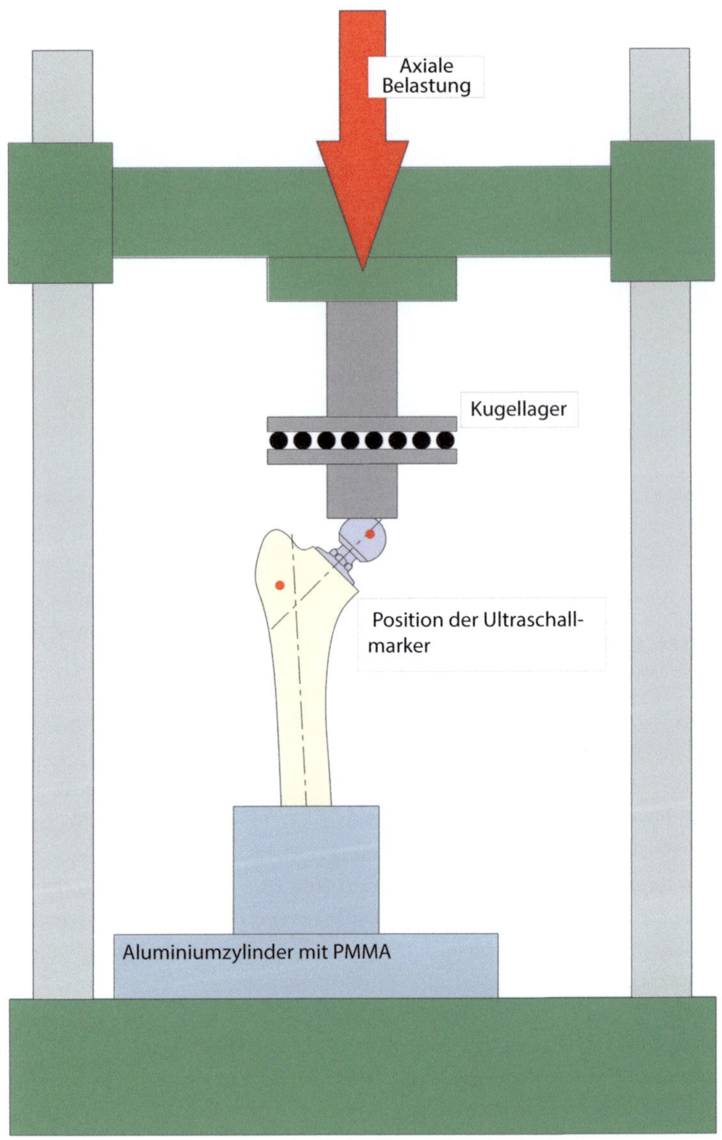

Abb. 2.5 Schemazeichnung der Prüfmaschine. (Mit freundlicher Genehmigung von Franziska Hühn, Universität Hannover)

nur ein wesentlicher Faktor der höheren Primärstabilität, sondern auch maßgeblich bei der langfristigen Vermeidung von „stress shileding" am koxalen Femurende.

Motiviert durch diese Studienergebnisse am Tiermodell wurde die Spiron-Prothese unter dem Namen Helica-Prothese erfolgreich in die Veterinärmedizin eingeführt. Aufgrund der geringeren Zulassungsauflagen der veterinärmedizinischen Endoprothetik verbreitete sich Helica schnell national und international. Sie wird inzwischen in vielen verschiedenen veterinärmedizinischen Kliniken als schenkelhalsprothetische Option angeboten, schwerpunktmäßig in Deutschland in der Tierklinik am Stadtwald in Frankfurt am Main (Leitender Tierarzt Dr. med. vet. Roger Bührer). Basierend auf den klinischen Daten der Spiron-Prothese in der Humanmedizin konnten mit Helica die gewonnenen Erfahrungen im bisherigen klinischen Verlauf auch in der Veterinärmedizin bestätigt werden (Hach 2009).

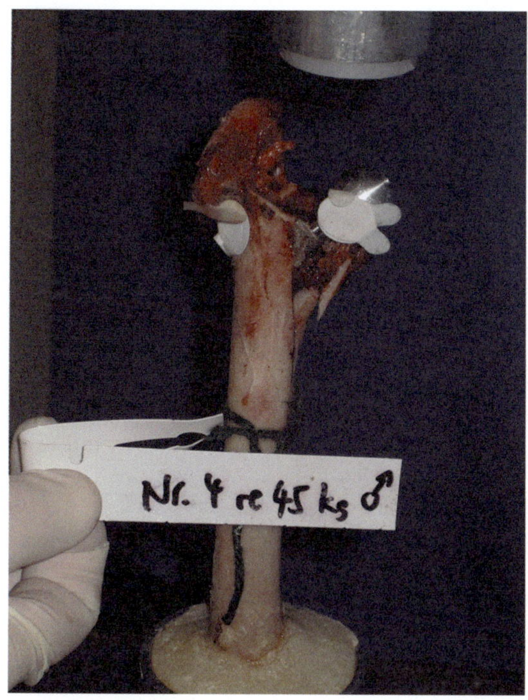

▪ **Abb. 2.6** Frakturiertes Femurpräparat mit Schaftprothese

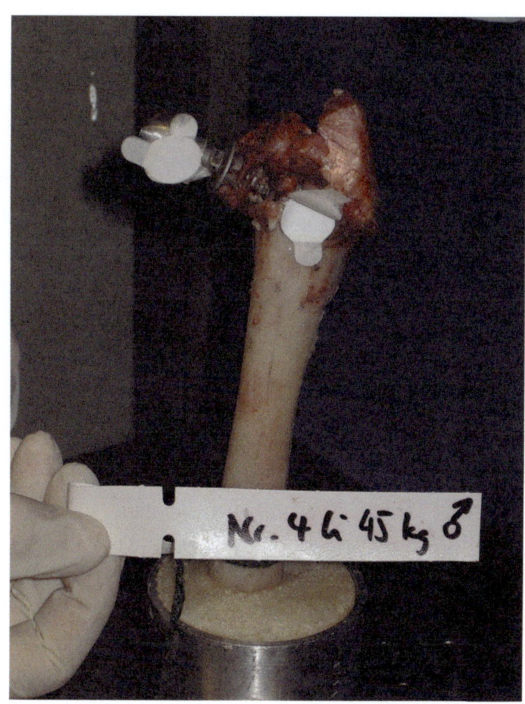

▪ **Abb. 2.7** Frakturiertes Femurpräparat mit Spiron-Prothese

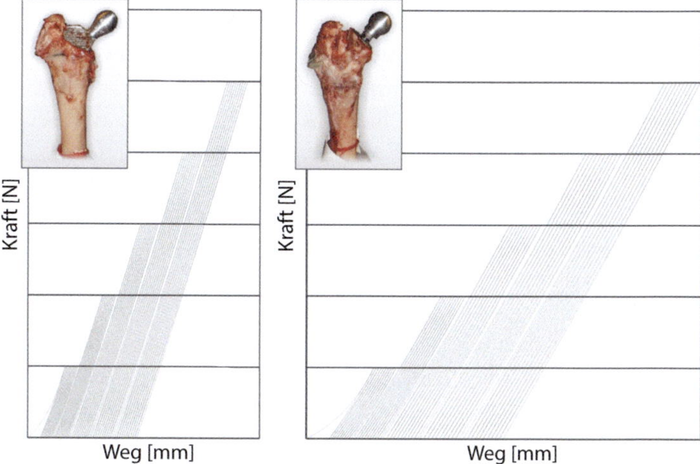

▪ **Abb. 2.8** Qualitatives Kraft-Weg-Diagramm eines Femurpräparats mit Schaftprothese (links) und Spiron-Prothese (rechts)

2.1.4 Indikationen und Kontraindikation

Während bei schaftprothetischer und kurzschaftprothetischer Versorgung die anatomischen Verhältnisse am koxalen Femurende bezüglich der Winkelkonfiguration und Ausrichtung des Schenkelhalses pathologische Normabweichungen zeigen dürfen, setzt die schenkelhalsprothetische Versorgung eine physiologische Geometrie der zu operierenden proximalen Femurregion voraus. Dysplastische Hüftgelenke, in der Regel mit entsprechend unphysiologischer femoraler Antetorsion und unanatomischem CCD-Winkel, sind deshalb als Kontraindikation zu sehen.

Bei unzureichender Knochenqualität im Rahmen einer Osteoporose bzw. -malazie oder anderweitig bedingt, ist die Verwendung einer Schenkelhalsprothese ebenfalls nicht zu empfehlen. Die Angabe einer Altersgrenze, bis zu der eine schenkelhalsprothetische Versorgung stattfinden kann, erscheint insgesamt nicht zielführend, da sich das biologische Alter beim älteren Menschen sehr variabel zeigt, zudem wird die statistische Lebenserwartung der Menschen in Deutschland weiterhin ansteigen (Statistisches Bundesamt 2012). Aus der klinischen Erfahrung heraus definieren wir die Spiron-Prothese aber als „Prothese vor der Prothese" und damit in einem Patientenalter, in dem eine notwendige Wechseloperation aufgrund der Lebenserwartung wahrscheinlich ist. Damit ist die Spiron-Prothese eine Versorgungsoption für tendenziell jüngere Patienten mit einem nicht gelenkerhaltend therapierbarem Hüftschaden bei altersentsprechend guter Knochenqualität und einer physiologischen Konfiguration der proximalen Femurregion.

Unklar bleibt auch die Angabe einer definitiven BMI-Grenze für Schenkelhals-/Kurzschaftprothesen. Hier divergieren Herstellerangaben und persönliche Empfehlungen langjähriger Anwender oft erheblich. Maßgebend ist auch hier eine gute Knochenqualität, welche in letzter Konsequenz erst intraoperativ abschließend zu beurteilen ist.

Als definitive Kontraidikation sehen wir Coxa-vara-Konfigurationen mit einem CCD-Winkel unter 120° und ausgedehnte, in den Schenkelhals reichende Femurkopfnekrosen; hier sollte der Patient immer auf einen möglichen intraoperativen Systemwechsel hingewiesen werden. Die Option des intraoperativen Systemwechsels auf ein schaftverankerndes Implantat sollte generell Teil der Aufklärung und präoperativen Planung sein. Als relative Kontraindikation wird zudem die manifeste rheumatoide Koxarthritis in den Larsen-Stadien III–V mit der obligaten periartikulären Osteoporose gesehen. Im heutigen orthopädischen Durschnittsklientel für die primäre, elektive Hüftendoprothese ist von einer Indikationshäufigkeit für eine Spiron-Prothese von max. 30 % auszugehen.

2.1.5 Möglich operative Zugänge

Alle etablierten Standardzugänge der Hüftendoprothetik sind für die Spiron-Prothese verwendbar. Hier sollten eher die Vorliebe und Erfahrung des Operateurs das ausschlaggebende Moment sein. Durch die hohe (subkapitale) Femurresektion wird allerdings der Zugang zum Azetabulum erschwert, was sich bei allen anterioren/ anterolateralen Zugängen tendenziell stärker bemerkbar macht als bei allen dorsalen Zugangsvarianten. In dieser Tatsache ist vermutlich auch der Grund zu sehen, warum die Schenkelhalsendoprothetik im Rahmen der Häufigkeitszunahme minimalinvasiver Zugangswege an der Hüfte – zumindest in Deutschland – einen tendenziellen Rückzug antreten musste.

So sind die anterioren/anterolateralen minimalinvasiven Zugangswege, die eine Doppelosteotomie des Schenkelhalses benötigen, für eine schenkelhalserhaltende Technik verständlicherweise ungeeignet. Da aber diese Zugänge sich in Deutschland – entgegen des globalen Trends – höherer Beliebheit erfreuen als die dorsalen, erklärt sich hiermit der Rückgang der Schenkelhalsendoprothetik in Deutschland (Renken 2011).

Die beste Vereinbarkeit zwischen Schenkelhalsendoprothetik und minimalinvasiver Technik bietet nach unserer Einschätzung der posterolaterale Zugang in der nach Sculco beschriebenen minimalinvasiven Technik (Sculco und Boettner 2006).

2.1.6 Klinische Daten

Studienlage

Am 8.2.2001 wurde die Spiron-Prothese im DRK-Krankenhaus Neuwied erstmalig implantiert. Die ersten 50 Spiron-Prothesen, die im Verlauf von 2½ Jahren dort implantiert worden waren, wurden im Rahmen einer ersten Studie mit Kurzzeitverläufen nachuntersucht. Die entsprechenden Ergebnisse waren ermutigend und zeigten sich vergleichbar mit jenen anderer etablierter zementfreier Standardprothesen (Birkenhauer et al. 2004).

Im April 2013 wurden alle Patienten der ersten Studienreihe, die eine Prothesenstandzeit von mindestens 10 Jahren aufwiesen, im Rahmen einer neuen retrospektiven Studie befragt. Neben der Röntgenbildverläufe der Patienten über diesen Zeitraum kam eine standardisierte Patientenbefragung zur Auswertung. Verwendung fand hier der HipDo-Fragebogen des Klinikums Dortmund in minimaler Abwandlung bezüglich des Erhebungszeitpunktes nach Operation – beim Original-HipDo nach einem Jahr (Buckup 2005). Von den verschickten Fragebögen kamen 44 zur Auswertung. Ausgeschlossen wurden Todesfälle (2) und periprothetische Fraktur (1).

Im Ergebnis fanden sich 91,1 % der Prothesen nach 10 (–12) Jahren bei guter klinischer Funktion in situ. Zum Vergleich erzielt der zementierte SP2-Schaft nach 10 (–13) Jahren eine prozentuale Überlebensrate von 93 %, sodass sich das klinische Langzeitergebnis mit denen erfolgreicher etablierter Schaftsysteme vergleichen lässt (Lubinus 2005). Im Rahmen der Gesamtbewertung erzielte die Spiron-Pothese im Rahmen dieser Befragung in 89,5 % der Fälle ein gutes bis sehr gutes Patientenurteil (36,9 % sehr gut, 52,6 % gut) nach mindestens 10 Jahren (Birkenhauer 2013).

Eine weitere retrospektive Studie zur Spiron-Prothese wurde von der Arbeitsgruppe um Zarghooni initiiert. Diese erfasste retrospektiv alle Patienten, die im DRK-Krankenhaus Neuwied zwischen Februar 2001 und November 2013 mit einer Spiron-Prothese versorgt wurden. Die hier erfassten Langzeitergebnisse decken sich verständlicherweise mit der oben genannten HipDo-Studie. Die Gesamtergebnisse befinden sich in abschließender Auswertung und werden im weiteren Jahresverlauf publiziert (Zarghooni 2015, persönliche Mitteilung).

In einigen Studien wird den Schenkelhalsprothesen (u. a. auch Spiron) ein Problem bezüglich tendenzieller Beinverlängerung und Offset-Überkorrektur nachgesagt, dies vor allem im Vergleich mit etablierten Kurzschaftimplantaten (Kutzner et al. 2015, Götze 2014). Insgesamt ist ein solches Problem durch eine präoperative Planung und das im Vergleich zu 2001 ausgereifte Prothesengrößenspektrum gut lösbar (◻ Abb. 2.9). Bezüglich der intraoperativen CCD-Winkel-Bestimmung wurde 2014/2015 ein zusätzliches Instrument etabliert, das den CCD-Winkel an der intramedullären Femurschaftachse referenziert (◻ Abb. 2.10). Zusätzlich richtet dieses Zielgerät die Bohrrichtung der Schenkelhalsachse auf die Femurschaftachse aus, was eine anatomische Rekonstruktion der Femurantetorsion gewährleistet.

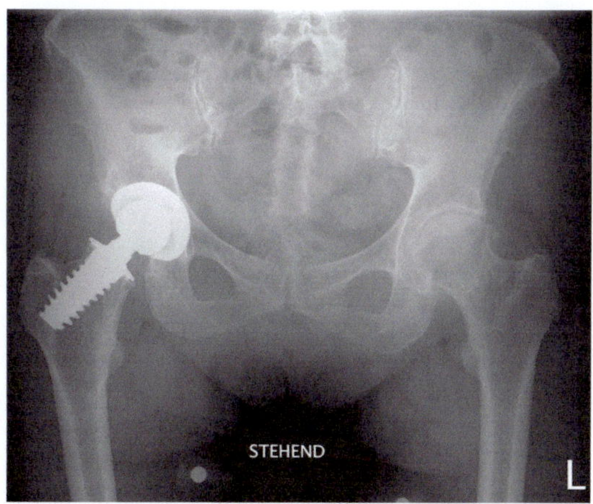

◻ **Abb. 2.9** Röntgenkontrolle einer Spiron-Prothese nach einem Jahr in Beckenübersichtsprojektion

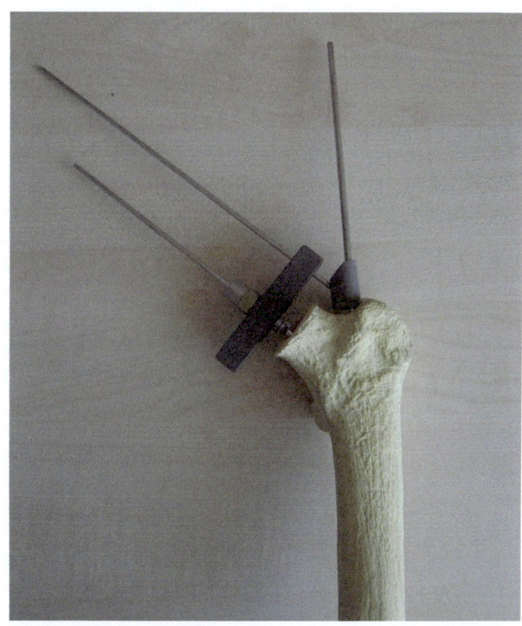

◻ **Abb. 2.10** Prototyp des intramedullär referenzierenden Zielgeräts am Kunstknochen

Internationale Ergebnisse

International wird die Spiron-Prothese schwerpunktmäßig in Polen, in Vietnam und in Staaten der GUS implantiert. Aus diesen Ländern gibt es bisher nur Kurzzeitbeobachtungen (seit 2010/2011), wenn auch zum Teil mit sehr hohen Stückzahlen (v. a. Polen und Vietnam). Auf entsprechenden Veranstaltungen wurde berichtet und Follow-ups sind in Vorbereitung (Birkenhauer 2013).

Röntgenmorphologische Veränderungen am proximalen Femur durch die Spiron-Prothese

Bereits ab dem dritten postoperativen Monat lassen sich beginnende trabekuläre Verdichtungen im Bereich des Calcar femoris und der medialen Kortikalis zum Schraubenende ziehend nachweisen. Lateralseitig zeigt sich eine sockelförmige Trabekelverdichtung am distalen Ende der Prothese. Zusammen betrachtet ergeben die neuen Trabekelformationen ein bogenförmiges Konstrukt, in dessen höchsten Punkt das Prothesenende wie ein Schlussstein eingefasst wird. Bei stärkerer Vergrößerung/Auflösung kann eine Beziehung der trabekulären Züge zu einzelnen Gewindegängen erkannt werden. Mit Abschluss des ersten postoperativen Jahres ist in den meisten Fällen diese trabekuläre Neuorientierung abgeschlossen (Birkenhauer et al. 2004) (◘ Abb. 2.11). Die erwähnten röntgenmorphologischen Veränderungen stehen in Analogie zu den erwähnten Finite-Elemente-Untersuchungen zur Spiron-Prothese (▶ Abschn. 2.1.3). Im Extremfall kommt es im Langzeitverlauf – in Analogie zu den Berechnungen von Ebbecke (2003) – in etwa 10 % der Fälle zu einer kompletten Knochenresorption unter dem Schraubenteller (◘ Abb. 2.12).

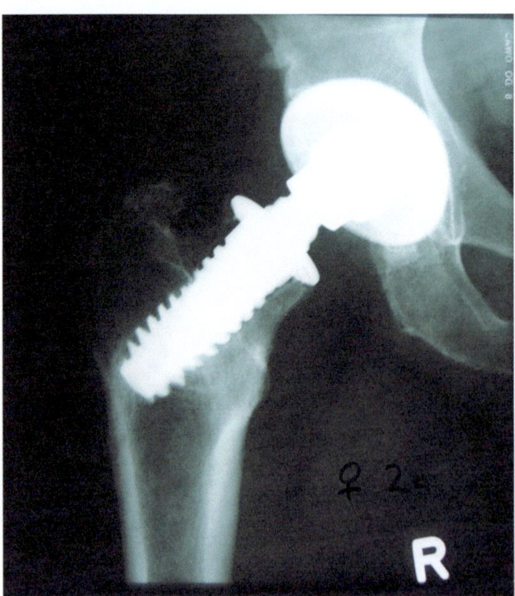

◘ **Abb. 2.11** Röntgenkontrolle einer Spiron-Prothese nach 2 Jahren mit typischer trabekulärer Neuorientierung

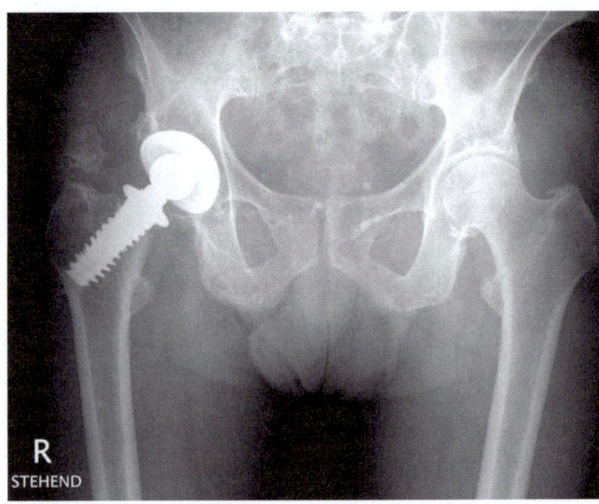

◘ **Abb. 2.12** Röntgenkontrolle einer Spiron-Prothese nach 13 Jahren mit kompletter Knochenresorption unter dem Schraubenteller bei einwandfreier klinischer Funktion

2.1.7 Revisionsmöglichkeiten

Die bisherigen Revisionserfahrungen nach Implantation einer Spiron-Prothese umfassen ausschließlich die septische Lockerung und die periprothetische Fraktur. Im Fall der manifesten (septischen) Lockerung kommt es im Regelfall zur varischen Dislokation der Prothese, wobei diese so stark auslockert, dass bei der Entfernung auf Spezialinstrumentarium verzichtet werden kann.

Die periprothetische Fraktur zeigt den gleichen Bruchverlauf, der bei der Studie zur Primärstabilität am Tiermodell beschrieben wurde: ein varischer Ausbruch im Sinne einer lateralen Schenkelhalsfraktur mit Einstrahlung in die Trochanterregion, allerdings in den bisherigen Fällen ohne Beteiligung der intertrochantären Linie. In den genannten Fällen ist eine Revision mit Standardprothese problemlos möglich gewesen.

Ist die Prothese im Revisionsfall noch fest osseointegriert und lässt sich nicht ausdrehen, sollte es möglich sein, das Schraubenende nach Osteotomie des Schenkelhalsstumpfes – ggf. mit der Gigli-Säge – aus dem spongiösen Anteil der Trochanterregion einfach herauszulösen. Ein Vorgehen dieser Art lässt anschließend ebenfalls eine schaftprothetische Standardversorgung zu. Gegebenenfalls kann es notwendig sein – bei konsekutiver Sklerose in der Peritrochantärregion – zur weiteren Aufarbeitung des Femurmarkkanals flexible Markraumbohrer für den proximalen Femurschaft zu verwenden.

Bezugnehmend auf entsprechende Revisionserfahrungen bei der Druckscheibenprothese war auch hier der Prothesenwechsel trotz zusätzlicher lateraler-transkortikaler Fixierung mit standardmäßigen Schaftprothesen nachweislich problemlos möglich (Walker und Alt 1999).

2.1.8 Die Azetabulumversorgung

Für die prothetische Versorgung des Azetabulums gibt es – wie bei allen anderen Schenkelhalsprothesen – keine speziellen Empfehlungen. In der Regel wird die Spiron-Prothese mit einer zementfreien Press-fit-Pfanne kombiniert, die alle tribologischen Konzepte und Kopfgrößen (je nach Pfannengröße) zulässt. Zementierte Pfannenkomponenten oder Schraubpfannenimplantate sind ebenfalls möglich. Lediglich der Zugang zum Azetabulum wird wie erwähnt durch die subkapitale Femurresektion erschwert.

Dennoch ergeben sich Optimierungsmöglichkeiten, die evtl. – zumindest für einen Teil des Patientenklientels – durch die Verwendung eines Vollkeramik-Duokopfes gegeben sein könnten. Bezugnehmend auf Überlegungen von Henning und eigene Erfahrungen in Vietnam ergibt sich hiermit für Patienten mit geringem Azetabulumschaden (Femurkopfnekrose) eine pfannenseitige „Prothese vor der Prothese", die – neben exzellenten Revisionseigenschaften – auch das Problem der schwierigeren Präparation des Azetabulums bei subkapitaler Femurresektion umgeht und in den dokumentierten Langzeitverläufen die typischen Probleme des Metallbipolarkopfes langfristig vermeidet (Henning 2006, Bornebusch 2006).

Für den asiatischen Raum zeigt die Duokopfversorgung außerdem eine höhere Akzeptanz, da nach vollprothetischer Versorgung das Sitzen auf dem Boden oder in tiefer Hocke deutlich erschwert sein kann. Eine zusätzliche Alternative könnte hier in einer Double-mobility-Pfanne nach französischem Vorbild gefunden werden, zu der in Kombination mit der Spiron-Prothese bisher aber nur Einzelfallerfahrungen existieren.

2.1.9 Zusammenfassung

Die Spiron-Prothese unterscheidet sich als echte Schenkelhalsprothese grundlegend von der Verankerungsphilosophie von Kurzschaftprothesen. Durch die erwähnte subkapitale Femurresektion nutzt sie lediglich den Schenkelhals zur knöchernen Verankerung, die Trochanter-minor-Linie wird nicht überschritten, der Femurschaftbereich bleibt im Gegensatz zur Kurzschaftprothetik komplett intakt und kann im Fall einer Wechseloperation als Verankerungsraum für eine Standardprothese genutzt werden. Durch die inzwischen vorliegenden klinischen Langzeitergebnisse mit 14-jährigem Follow-up kann das prothetische Konzept als klinisch verifiziert angesehen werden.

2.2 Silent Micro Hip

Christian Heisel, Christian Ries

Das Designkonzept der Silent-Micro-Hip-Prothese basiert auf einer Beobachtung von Matthias Honl aus dem Jahr 1999. Dieser konnte bei Patienten nach Entfernung der lateralen Befestigungslasche nach Druckscheibenprothesenimplantation keine negativen Auswirkungen auf die knöcherne Verankerung des Implantats feststellen, obwohl die Druckscheibe selbst keinen Kontakt zur Kortikalis aufwies. Die auf dieser Grundlage entwickelte Silent Micro Hip erlaubt unter Einhaltung der eingeschränkten Indikationsstellung eine knochensparende und weichteilschonende anatomische Hüftgelenksrekonstruktion mit Krafteinleitung in das proximale Femur. Da sich die Implantationstechnik des Prothesenschafts grundlegend von dem anderer Prothesensysteme unterscheidet, ist eine vorgeschaltete Schulung der Operateure

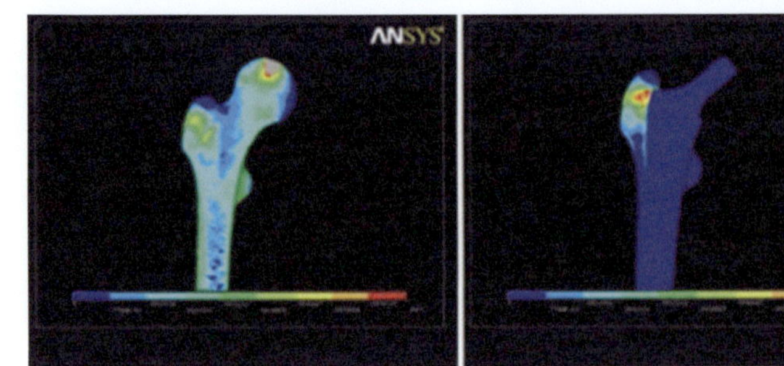
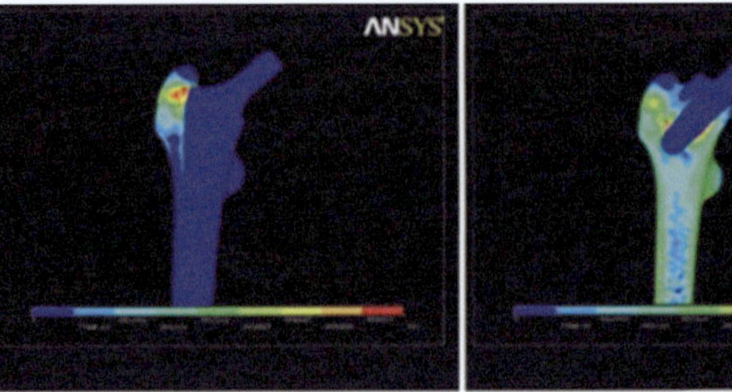

Abb. 2.13a–c Krafteinleitung in das proximale Femur. Vergleich von Standardgeradschaft und Silent Micro Hip. **a** Normales Femur, **b** Standardgeradschaft, **c** Silent Micro Hip. (Mit freundlicher Genehmigung von Michael Morlock, Institut für Biomechanik, TU Hamburg)

an entsprechenden Zentren unverzichtbar. Trotz der guten klinischen Ergebnisse – ohne Nachweis einer erhöhten Rate an Frühversagern – konnten sich das Design und die Implantationstechnik dieser Prothese nicht durchsetzen. Die Silent-Micro-Hip-Prothese wurde 2014 vom Markt genommen. Dies hatte allein marketingspezifische Hintergründe, die klinischen Ergebnisse sind bis heute sehr gut.

2.2.1 Design-Rationale

Das Designkonzept der Silent Micro Hip basiert auf einer Beobachtung von Matthias Honl aus dem Jahr 1999. Dieser hatte schmerzgeplagten Patienten nach Implantation einer Druckscheibenprothese (DSP) die laterale Befestigungslasche entfernt. Es zeigten sich hierdurch in den Nachuntersuchungen keine nachteiligen Auswirkungen auf die knöcherne Verankerung des Implantats, obwohl die Druckscheibe selbst keinen Kontakt zur Kortikalis aufwies. Honl schlussfolgerte daher, dass die alleinige Press-fit-Verankerung eines Prothesenschafts im Collum femoris ausreichend sein könnte. Die Überlegungen Honls in der weiteren Prothesenentwicklung führten zur Festlegung der Anforderungen an das Implantat. Die kragenlose, aus einem Konus bestehende Prothese sollte einen festgelegten Konuswinkel aufweisen, ohne dass die laterale Kortikalis des Femurs Kontakt zum Prothesenstiel hat. Eine Reduktion des „stress shielding" innerhalb des proximalen Femurs mit physiologischer Krafteinleitung in das proximale Femur sollte hieraus resultieren (Abb. 2.13), wobei gleichzeitig eine ausreichende postoperative Primärstabilität des Implantats gewährleistet sein sollte.

Das finale Prothesendesign der Silent Micro Hip (Abb. 2.14) besteht aus einer geschmiedeten Titanlegierung (Ti-Al6-V4) und ist ein drehsymmetrischer 6°-Konus mit einem abgerundeten Prothesenstiel (Winkel der Kopf-Schaft-Verbindung 5,73°,

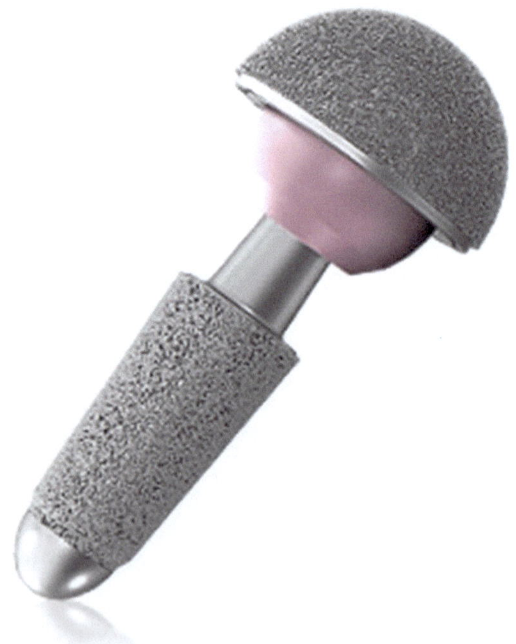

Abb. 2.14 Das Prothesendesign der Silent Micro Hip zeichnet sich durch den drehsymmetrischen 6°-Konus mit abgerundetem Prothesenstiel aus. Die Prothesenspitze ist poliert und nicht mit DuoFix (mit Hydroxylapatit überzogenes Porocoat) beschichtet. (Mit freundlicher Genehmigung der Fa. DePuy)

entspricht einem Normkonus). Um eine knöcherne Integration des Prothesenstiels am lateralen Femur zu vermeiden, ist die Spitze des Stiels poliert und nicht wie die Prothese selbst mit DuoFix (mit Hydroxylapatit überzogenes Porocoat) beschichtet. Der Prothesenstiel der Silent Micro Hip ist in verschiedenen Längen (45–70 mm, 5 mm Schritte) und Durchmessern (20–28 mm, 2 mm Schritte) erhältlich. Das Prothesenbett wird mit Fräsen, welche die gleichen Winkel und Durchmesser der 22 unterschiedlichen Größen aufweisen, vorbereitet.

2.2.2 Biomechanische Untersuchungen und FE-Analysen

Zur Prüfung des Migrations- und Stabilitätsverhaltens führte die Arbeitsgruppe um Westphal Primärstabilitätsanalysen anhand von Kunstknochen und humanen Femora – mit unterschiedlicher Knochenqualität und unterschiedlichem Alter – durch (Westphal et al. 2006a,b). Initial standen 5 Designvarianten der Silent Micro Hip zur Verfügung (ursprüngliche Federbalkenoberfläche, vollständig beschichteter Schaft, in Streifen beschichteter Schaft, ZTT-Oberfläche, endgültiges Design). Für das ursprüngliche Federbalkendesign konnten in den FE-Analysen – durch die Elastizität des trabekulären Knochens – keine Relativbewegungen zwischen dem Knochen und der Prothese nachgewiesen werden, sodass hierfür keine weiteren prothesenseitigen Vorkehrungen getroffen werden mussten. Die Idee des Federbalkendesigns war das Erreichen eines graduellen Steifigkeitsübergangs zwischen Knochen und Prothese. Die Prüfung des modifizierten Prothesendesigns der Silent Micro Hip im Vergleich zu bereits etablierten Modellen (Mayo-Kurzschaft, CUT-Prothese, Druckscheibenprothese, IPS-Prothese) erfolgte in Anlehnung an die ISO 7206-4.

Mithilfe eines optoelektronischen Verfahrens wurden Relativbewegungen der einzelnen Prothesendesigns nach femoraler Implantation unter Simulation von bis zu 100.000 Gangzyklen durchgeführt. Für die Silent Micro Hip konnte – nach Implantation in Knochen mit ausreichender Dichte – ein mit anderen Prothesendesigns vergleichbares Ergebnis aufgezeigt werden. Die Überprüfung der Kontaktspannungen an der Knochen-Implantat Grenzfläche während der Integrationsphase zeigte – aufgrund des größeren Hebelarmes der Hüftgelenkskraft – für die varische Schaftausrichtung größere Spannungen. Kleinere Prothesen führten wegen der geringeren Kontaktfläche zu höheren Spannungen.

Die Knochenqualität, die gewählte Prothesengröße und die Positionierung der Prothese spielen eine wichtige Rolle für die Primärstabilität und sind daher gerade für die Einwachsphase entscheidend. Die Gefahr der Lockerung und die konsekutive Revision ist daher insbesondere in der frühen postoperativen Phase erhöht (Bishop et al. 2010). Der Festigkeitsvergleich von „normalem“ und „porotischem“ Knochen verdeutlicht, dass die Implantation der Silent Micro Hip bei geminderter Knochenqualität nicht durchgeführt werden sollte (Morgan et al. 2005). Die präklinische Analyse bildete die Grundlage für die klinische Testung am Patienten.

2.2.3 Indikationen und Kontraindikationen

Für zementfreie Hüfttotalendoprothesen konnten im klinischen Langzeitverlauf sehr gute Ergebnisse aufgezeigt werden, weshalb sie eine gute Alternative für junge und aktive Patienten darstellen (Effenberger et al. 2005, Eingartner et al. 2003, Reigstad et al. 2008). Mit steigender Lebenswartung erhöht sich allerdings auch die zu erwartende Belastung der Totalendoprothese, wodurch gerade bei jungen Patienten die Wahrscheinlichkeit einer notwendigen Wechseloperation steigt. Das schenkelhalsschonende und somit knochensparende Prothesendesign der Silent Micro Hip ist daher insbesondere bei diesem Patientenkollektiv (<60 Jahre) interessant. Neben dem Alter sollten zudem das individuelle Aktivitätslevel sowie der allgemeine Gesundheitszustand bei der Indikationsstellung berücksichtigt werden.

Die Größe und das Gewicht, welche sich im Body-Mass-Index (BMI) widerspiegeln, sind ebenfalls mit in die Entscheidungsfindung einzubeziehen. Massive Adipositas stellt eine Kontraindikation dar. Hier wird die Implantation einer Standardprothese empfohlen. Die Knochenqualität, welche für die Primärstabilität der Silent Micro Hip eine große Rolle spielt, muss ebenfalls Berücksichtigung finden. Knochendichtemessungen (z. B. DEXA oder quantitative CT) eigenen sich nicht wirklich für die Entscheidungsfindung. Der intraoperative Eindruck in Bezug auf die erreichte Press-fit-Stabilität ist ausschlaggebend. Im Zweifel muss auf ein Standardverfahren umgestiegen werden. Die Implantation der Silent Micro Hip ist bei Patienten mit einer manifesten Osteoporose oder einer Knochenstoffwechselstörung kontraindiziert. Die Indikation muss daher insbesondere bei weiblichen Patienten mit einem erhöhten Risiko der postmenopausalen Osteoporose gründlich geprüft werden.

Das Design der Silent Micro Hip folgt der vorgegebenen Schenkelhalsachse und ermöglicht die annähernd anatomische Rekonstruktion der Hüftgelenkbiomechanik (Ries et al. 2013). Korrekturen von Gelenkdeformitäten, Offset oder strukturellen – nicht arthrotisch bedingten – Beinlängendifferenzen gelingen hingegen mit diesem Implantat nicht. Somit ist auch in diesen Fällen die Implantation einer Standardprothese zu empfehlen.

Bei einem CCD-Winkel von unter 120° oder über 145° sollte die Implantation der Silent Micro Hip nicht erfolgen. Während bei einem CCD-Winkel unter 120° die biomechanische Belastung der Prothesenverankerung steigt, ist bei CCD-Winkeln über 145° die oftmals begleitend vorliegende Schenkelhalsantetorsion für die Prothesenstabilität problematisch. Das Design der Silent Micro Hip kann eine vermehrte Antetorsion des Collum femoris nicht ausgleichen, was eine Ventralisierung des Drehzentrums zur Folge hätte (erhöhtes Luxationsrisiko!). Der präoperativen Bestimmung des CCD-Winkels kommt daher eine entscheidende Rolle zu. Arthrosepatienten weisen nicht selten eine Flexions-Außenrotations-Kontraktur auf, wodurch ein erhöhter CCD-Winkel vorgetäuscht wird. Die CCD-Messung der „gesunden" Gegenseite wird in diesen Fällen empfohlen. Liegt der CCD-Winkel außerhalb der beschriebenen Grenzen (<120° bzw. >145°), muss ein Standardverfahren zu Anwendung kommen.

Kontraindikationen für die Implantation der Silent Micro Hip

- Alter >60 Jahre
- manifeste Osteoporose oder Knochenstoffwechselstörung
- massive Adipositas
- ausgeprägte Antetorsion des Collum femoris
- CCD-Winkel <120° oder >145°

2.2.4 Mögliche operative Zugänge

Der Operateur ist in der Wahl seines Zugangs bei der Implantation der Silent Micro Hip nicht eingeschränkt. Alle konventionellen und minimalinvasiven Zugangswege sind anwendbar. Die Darstellung des Azetabulums und somit die Visualisierung der Gelenkpfanne sind aufgrund der schenkelhalserhaltenden und knochenschonenden Resektion am Caput-Collum-Übergang des Femurs erschwert (Abb. 2.15). Damit die Gelenkstabilität nicht

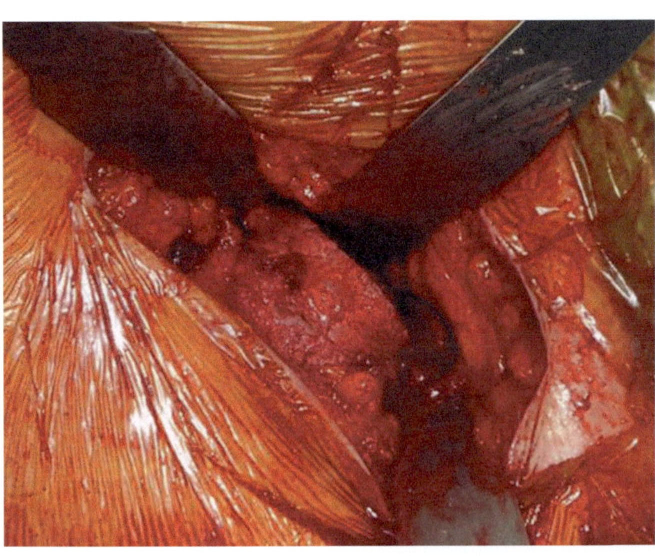

Abb. 2.15 Erschwerte Darstellung des Azetabulums und somit der Gelenkpfanne aufgrund der hohen Resektionsebene am Kopf-Hals-Übergang

negativ beeinflusst wird, muss dennoch ein dosiertes Kapselrelease sichergestellt werden. Die Implantation des Pfannenersatzes (alle herkömmlichen Systeme möglich) kann im Anschluss in der üblichen Weise erfolgen.

Da sich die Implantationstechnik der Silent Micro Hip von anderen Systemen unterscheidet, ist vor der Erstanwendung ein spezielles Operationstraining zu absolvieren. Jedem Operateur werden theoretische Grundlagen des Prothesendesigns sowie Operationstechniken an Kunstknochen und Leichenpräparaten vermittelt. Erst im Anschluss darf die eigenständige Implantation der Silent Micro Hip erfolgen.

Die Resektionshöhe des Schenkelhalses befindet sich am Übergang von Caput und Collum femoris (◘ Abb. 2.16a) und unterscheidet sich hier von der Resektionshöhe anderer Prothesensysteme. Der Eintrittspunkt für den zentralen Schenkelhalsbohrer wird durch 2 sich kreuzende Linien (anteroposterior und mediolateral, ◘ Abb. 2.16b) markiert. Der CCD-Winkel der Prothese wird anschließend unter Verwendung eines Goniometers entsprechend der präoperativen Planung ausgerichtet (◘ Abb. 2.16c). Im Unterschied zu anderen Implantationstechniken werden für die Schaffung des Prothesenlagers keine Formraspeln, sondern konische Fräsen (Durchmesser 18–28 mm) verwendet. Nachdem mit einem zylindrischen 8 mm Bohrer der Markraum bis zur lateralen Kortikalis aufgebohrt wurde, wird das Implantatlager bis zum ausgemessenen Prothesendurchmesser aufgeweitet (◘ Abb. 2.16d). Bohrer und Fräsen haben eine stumpfe Spitze, sodass eine Perforation der lateralen Femurkortikalis nicht möglich ist. Durch die Beschichtung des Originalimplantats wird ein Erreichen der lateralen Kortikalis vermieden. Hierdurch wird ein Abstand der Prothesenspitze zur lateralen Femurkortikalis von 3–5 mm gewahrt, was einer unerwünschten Kraftübertragung an der lateralen Kortikalis und einem konsekutiven Verlust der Press-fit-Verankerung entgegenwirkt. Das eingebrachte Implantat steht proximal über der Resektionsebene (◘ Abb. 2.16e).

2.2.5 Klinische Daten

Bevor die Silent Micro Hip der breiteren klinischen Anwendung zugeführt wurde erfolgte im Jahr 2003 an 2 Zentren (Deutschland und Australien) eine RSA-Pilotstudie (RSA = radiostereometrische Analyse) mit 41 Patienten (Maheson et al. 2009). In der Verlaufskontrolle (Nachuntersuchungszeitraum im Durchschnitt 5 Jahre) zeigte sich lediglich bei einem Patienten eine Schaftmigration von über 1 mm. Nach 2 Jahren wurde bei eben diesem Patienten eine tiefe Infektion festgestellt, welche nach operativer Therapie unter Erhalt der Prothese saniert werden konnte. In der 5-Jahreskontrolle ließ sich keine weitere Prothesenmigration feststellen.

Zwischen Mai und Oktober 2005 wurden weitere 100 Patienten für eine Multicenterstudie von 8 Operateuren an 7 Zentren (Australien, Frankreich, Deutschlang, Italien, Großbritannien) rekrutiert. Von den insgesamt 141 Patienten mussten 4 operativ revidiert werden. Neben der eingangs erwähnten Schaftmigration bei tiefer Infektion kam es zu 3 Frakturen, welche allerdings durch einen unabhängigen Reviewer auf eine suboptimale Patientenselektion und Operationstechnik zurückgeführt wurden. Im gesamten Nachuntersuchungszeitraum (mittlerweile bis zu 10 Jahre) konnte keine aseptische Implantatlockerung, keine Zunahme von Aufhellungslinien und keine relevante Prothesenmigration festgestellt werden. Die Silent Micro Hip wurde erst nach Abschluss der 5-Jahreskontrolle der eingeschlossenen Pilotstudienpatienten für die Verwendung von weiteren Operateuren freigegeben.

Im eigenen Patientenkollektiv (n=100), welches zwischen November 2009 und Oktober 2011 von einem Operateur (Christian Heisel) versorgt wurde, zeigten sich 3 Komplikationen. Bei 2 Patienten musste das Implantat auf einen Standardschaft gewechselt werden, da eine Verkippung der Prothese durch eine fehlende knöcherne Integration stattgefunden hatte (Frühversager). Bei einem weiteren Patienten zeigten die konventionell radiologischen Kontrollen eine verzögerte knöcherne Integration. Die kritische Beurteilung der Komplikationsfälle zeigte ebenso, dass eine suboptimale Operationstechnik bzw. die nicht einwandfreie Indikationsstellung die aufgetretenen Komplikationen bedingte.

Die erhobenen klinischen Daten zeigen, dass unter Einhaltung der eingeschränkten Indikationsstellung das Prothesendesign der Silent Micro Hip eine knochensparende und weichteilschonende anatomische Hüftgelenksrekonstruktion mit Krafteinleitung in das proximale Femur erlaubt (Ries et al.

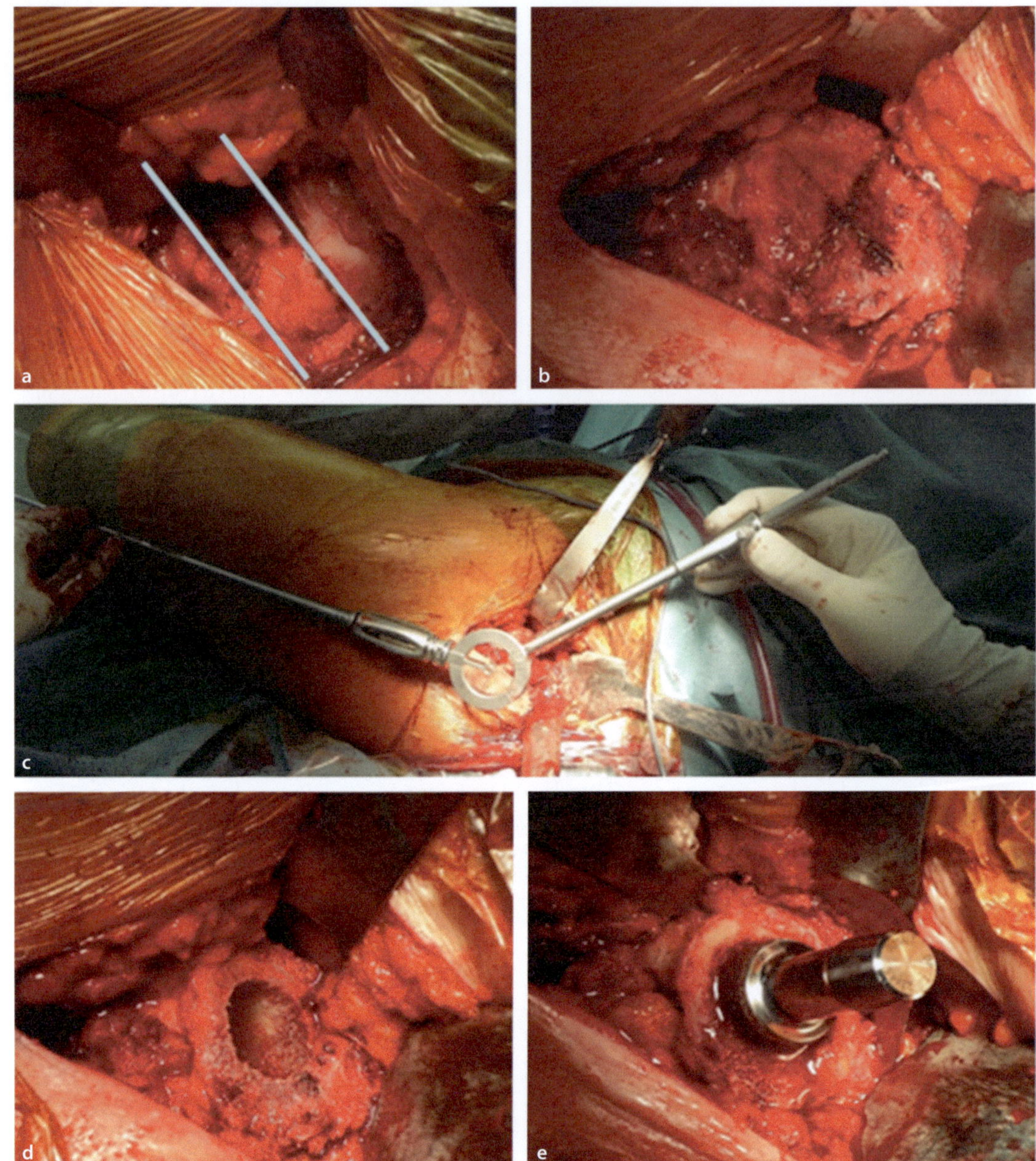

Abb. 2.16a–e Darstellung der Operationstechnik anhand von ausgewählten Einzelschritten. **a** Resektionshöhe für die Schenkelhalsosteotomie, **b, c** Markierung des Eintrittpunktes und Einstellung der Ebene (CCD-Winkel) zur Einbringung des 8 mm Bohrers, **d** sukzessives Auffräsen des Implantatlagers bis zum geplanten Implantatdurchmesser, **e** Lage des Originalimplantats. (Aus Ries et al. 2013, mit freundlicher Genehmigung des Thieme-Verlags)

2013). Das vorgeschaltete Training der Operateure erscheint für das Erreichen eines guten operativen und somit auch klinischen Ergebnisses essenziell.

Trotz der guten klinischen Ergebnisse – ohne Nachweis einer erhöhten Rate an Frühversagern – konnten sich das Design und die Implantationstechnik dieser Prothese nicht durchsetzen. Die Silent Micro Hip wurde 2014 aus marketingspezifischen Überlegungen des Herstellers vom Markt genommen.

2.2.6 Revisionsmöglichkeiten

Im eigenen Patientenkollektiv musste bei 2 Frühversagern (Verkippung der Prothese) die Prothese auf ein Standardimplantat gewechselt werden. In beiden Fällen gelang dies komplikationslos. In einem der Fälle konnte der fest integrierte Prothesenschaft ohne größeren knöchernen Schaden entfernt werden. Der zweite Schaft, welcher nur fibrös fixiert war, konnte durch axiale Krafteinleitung aus dem knöchernen Lager ausgeschlagen werden.

2.3 Optimys

Karl Philipp Kutzner, Joachim Pfeil

Sich metaphysär verankernde, schenkelhalsteilerhaltende, kalkargeführte Kurzschaftprothesen wie der Optimys-Schaft bieten eine Reihe von entscheidenden Vorteilen im Vergleich zu den bisherigen Standardgeradschaftprothesen. Neben einer deutlich verbesserten Möglichkeit der anatomiegetreuen Rekonstruktion des Hüftgelenks und einer physiologischen Lastübertragung im proximalen Femur ist vor allem eine vereinfachte und insbesondere weichteilschonende Implantation eine echte, fortschrittliche Errungenschaft. Die Ergebnisse der kurzfristigen klinischen und radiologischen Untersuchungen sind ermutigend und zeigen aktuell keinerlei Nachteile im Vergleich mit Geradschaftprothesen auf. Die mittel- und langfristigen Ergebnisse stehen zum gegenwärtigen Zeitpunkt noch aus. Sollten sich in den kommenden Jahren hier jedoch die guten Ergebnisse bestätigen und sich zusätzlich in den Registern vergleichbare Revisionsraten zeigen, wird in der modernen Hüftendoprothetik an einem Kurzschaft als Standardimplantat in Zukunft kein Weg vorbeigehen.

2.3.1 Design-Rationale

Entwicklungsziele und Philosophie

Der Optimys-Schaft stellt die neueste Generation der sich überwiegend metaphysär verankernden, schenkelhalsteilerhaltenden, kalkargeführten Kurzschaftendoprothesen dar (◘ Abb. 2.17). Die Entwicklung

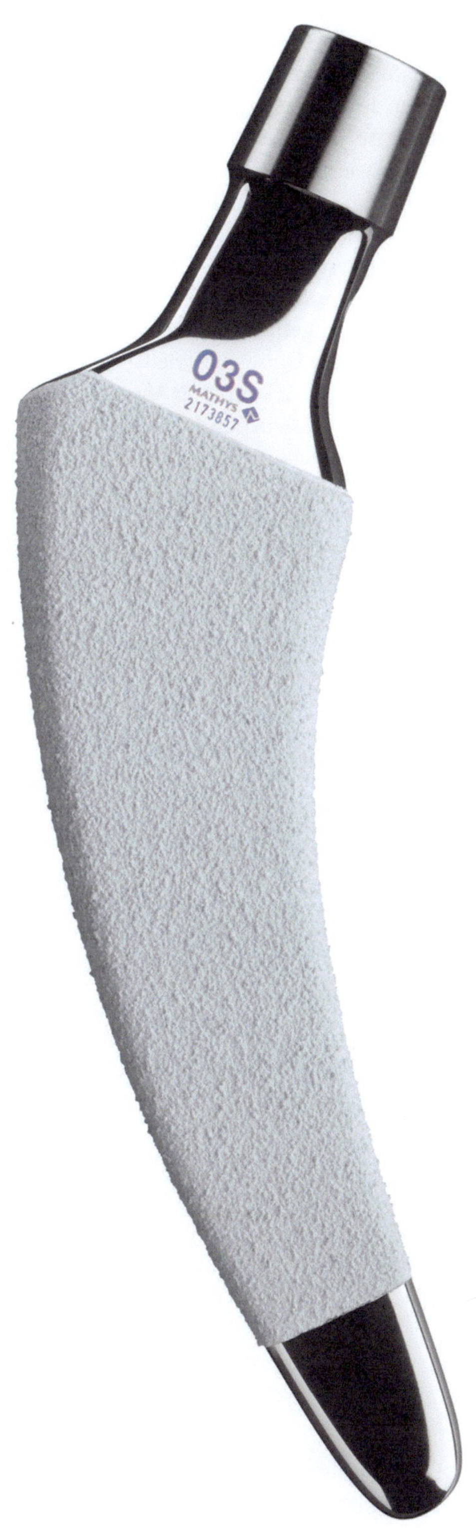

◘ **Abb. 2.17** Optimys-Schaft. (Mit freundlicher Genehmigung der Fa. Mathys)

erfolgte in enger Zusammenarbeit mit führenden Kurzschaftexperten durch die Firma Mathys. Der Schaft wurde im Dezember 2010 erstimplantiert und ist seit April 2013 auf dem europäischen Markt erhältlich. Basierend auf den Erfahrungen, dass der Erhalt bzw. die Wiederherstellung der physiologischen Anatomie bezüglich CCD-Winkel (Centrum-Collum-Diaphysen-Winkel), Offset und Beinlänge mit den bislang verfügbaren Modellen bereits in der präoperativ durchgeführten Planung, aber auch in der intraoperativen Umsetzung vielfach nicht ausreichend erreicht werden konnte (◘ Abb. 2.18) (Babisch 2013, Höhle 2014), wurden folgende wesentliche Ziele bei der Entwicklung adressiert:

- präziser Erhalt bzw. präzise Wiederherstellung von Offset-Varianten und Beinlängen, entsprechend der individuellen Anatomie des proximalen Femurs
- ein Prothesendesign, welches in einfacher OP-Technik eine verlässliche intraoperative Umsetzung der präoperativen Planung ermöglicht

Weitere Entwicklungsziele waren die optimale Nutzbarkeit für minimalinvasive Zugänge, die Möglichkeit einer einfachen, knochen- und weichteilsparenden Implantation und nicht zuletzt das Erreichen einer hohen Primärstabilität und schnellen Osseointegration bei physiologischer Lastübertragung im proximalen Femur.

Individualisierte Positionierung: Rekonstruktion der Anatomie

Das Herzstück des Designs des Optimys-Schafts stellt seine Form dar, welche der anatomischen Krümmung im Bereich des Calcar femoris angepasst

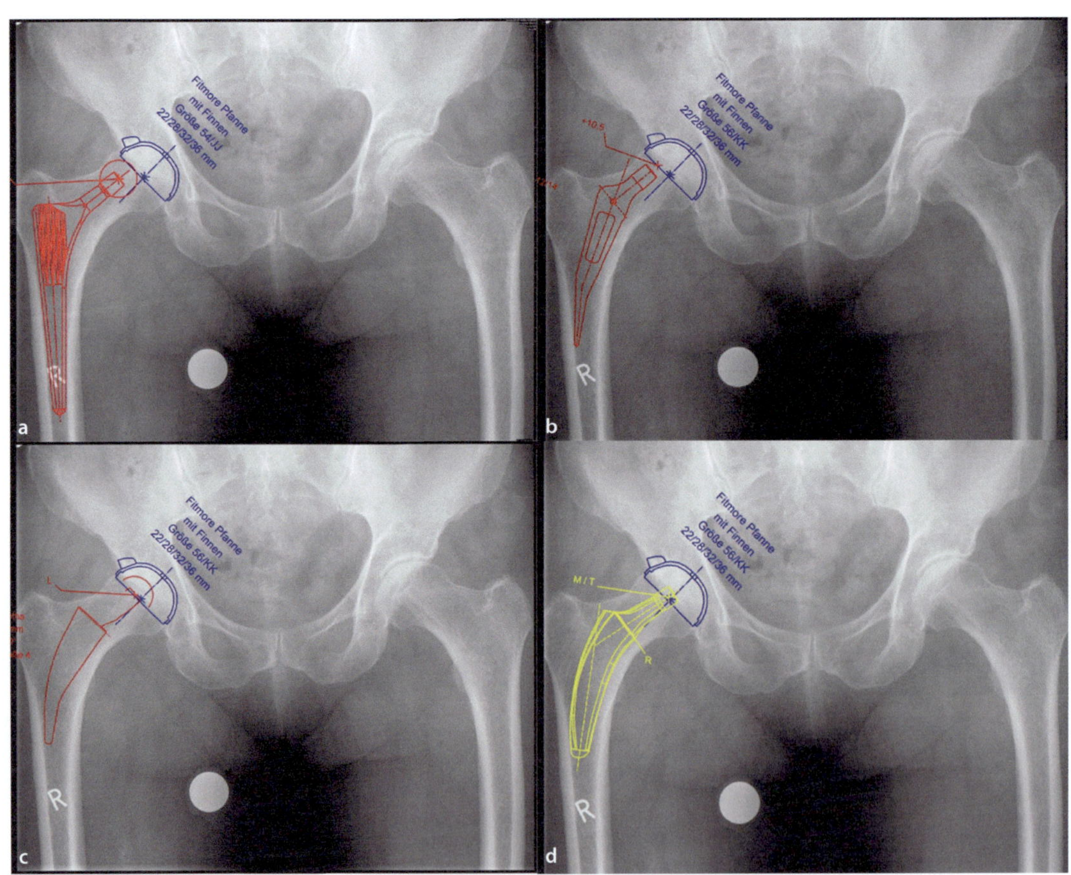

◘ **Abb. 2.18** **a–c** Wiederherstellung der physiologischen Anatomie bereits in präoperativer Planung nicht erreicht, **d** die varische Anatomie kann mittels Optimys-Schaft rekonstruiert werden

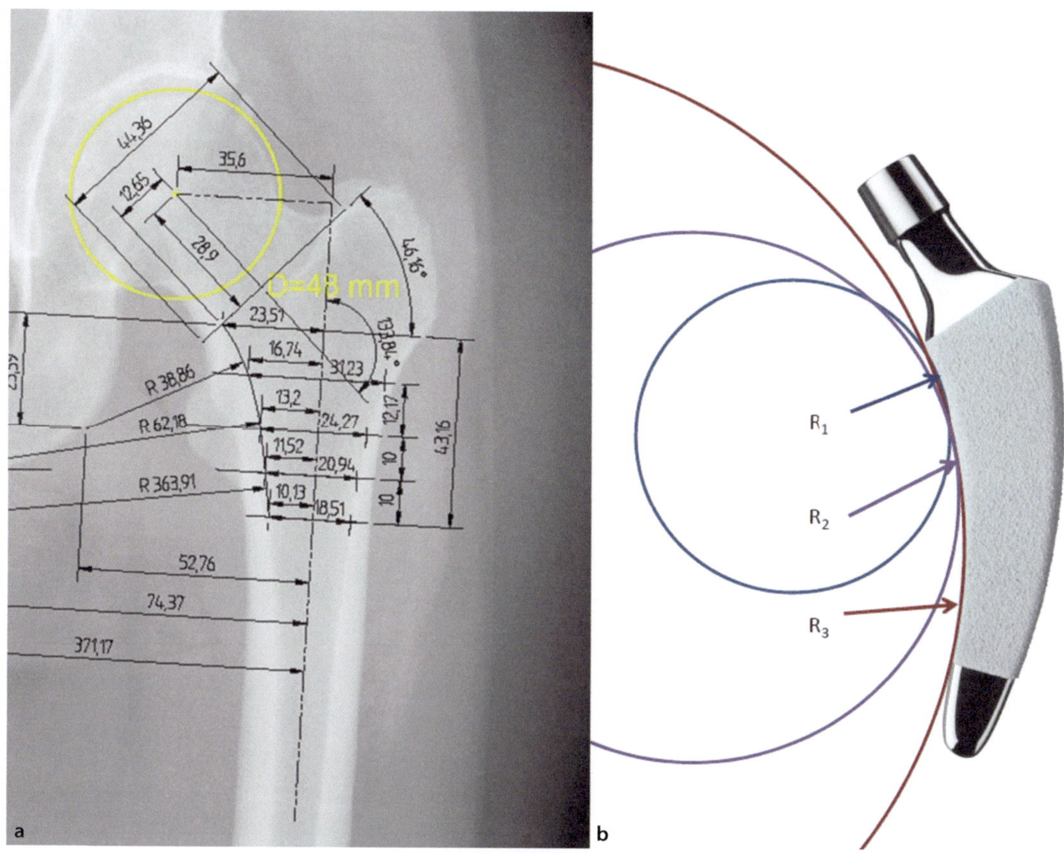

Abb. 2.19 **a** Analyse der Anatomie des proximalen Femurs, **b** die Formgebung des Optimys-Schafts am Calcar femoris bildet 3 verschiedene Radien ab. (Mit freundlicher Genehmigung der Fa. Mathys)

wurde. Die spezielle Form bildet insgesamt 3 verschiedene Radien ab (Abb. 2.19). Die Positionierung erfolgt somit entsprechend der individuellen Anatomie entlang des Calcar femoris. Diese Eigenschaft erlaubt, anders als bei vielen anderen Kurzschaftmodellen, eine individualisierte Implantation. Der Schaft folgt einer valgischen Anatomie in eine valgische Position, in einem varischen Schenkelhals positioniert er sich entsprechend varisch (Abb. 2.20, Kovacevic et al. 2014a). Die unterschiedliche Positionierung lässt sich intraoperativ durch eine entsprechend der präoperativen Planung ermittelte, angepasste Resektionshöhe des Schenkelhalses erreichen. Eine hohe Resektion bedingt eine varische Schaftposition bzw. ein hohes Offset, nach tiefer Resektion positioniert sich der Schaft valgisch und reduziert damit das Offset (Jerosch 2012). Die individuelle Anatomie des proximalen Femurs kann somit in einer großen Bandbreite optimal rekonstruiert und Offset und Beinlänge können erhalten werden (▶ Abschn. 2.3.5; Kutzner et al. 2014, Kovacevic 2014a). Die natürliche Biomechanik des Gelenks wird durch das Implantat folglich nicht verändert.

Die präoperative Planung, idealerweise mittels digitaler Software, gestaltet sich meist äußerst einfach – ausgehend vom Rotationszentrum der eingesetzten Pfanne kann der Schaft medial entlang des Calcar femoris und lateral mit Kontakt an der Kortikalis positioniert werden. Weiterhin entscheidend für eine optimale Wiederherstellung von Offset und Beinlänge in einem breiten Patientenkollektiv, ungeachtet des Geschlechts und der geographischen Herkunft, sind eine sinnvolle und feine Abstufung der unterschiedlichen Schaftgrößen sowie das Angebot eines großen Größenspektrums. Das Portfolio des Optimys-Schafts bietet 12 Größen, wobei die Länge des Schafts jeweils um 3 mm, die Halslänge jeweils

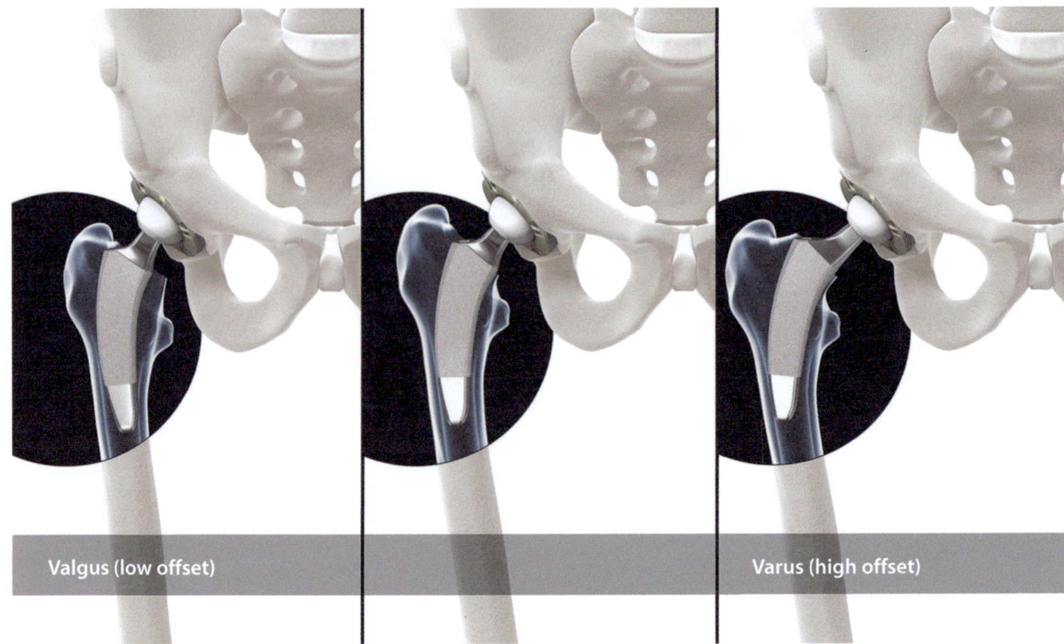

Abb. 2.20 Resektionshöhe und Positionierung des Optimys-Schafts bei valgischem bzw. varischem Schenkelhals. (Mit freundlicher Genehmigung der Fa. Mathys)

um 1,4 mm wächst. Für jeden Schaft gibt es 2 Offset-Varianten, ein Standard- und ein lateralisiertes Offset. Die lateralisierte Variante vergrößert das Offset jeweils um 5 mm.

Knochen- und weichteilsparende Implantation

Die medial am Adam-Bogen ausgerichtete Positionierung des Implantats bestimmt eine weitere wesentliche Eigenschaft des Optimys-Schafts. Im Rahmen der Implantation wird die Region des Trochanter major nicht tangiert. Anders als es bei sich diaphysär verankernden Geradschäften möglich ist, erlaubt die deutlich geringere Länge und das abgerundete Design dieses Kurzschafts ein Einbringen sowohl der Instrumente als auch des Implantats medial entlang der metaphysären Krümmung des Schenkelhalses in der Round-the-corner-Technik ohne Kontakt zur lateralen Region (Abb. 2.21). Dies ist nicht nur im Hinblick auf mögliche Trochanterfrakturen von essenziellem Vorteil, sondern reduziert auch die Schädigung der im Bereich des Trochanter major und der Fossa piriformis ansetzenden Weichteile, insbesondere der wichtigen Glutealmuskulatur (Mai et al. 2016, Kutzner et al. 2016b). Diese kann dadurch geschont und vollständig belassen werden. Die Nutzung von minimalinvasiven Zugängen ohne Durchtrennung bzw. Schädigung von Muskulatur wird durch diese Technik enorm erleichtert.

Metaphysäre Verankerung

Anders als konventionelle Geradschaftprothesen, welche eine diaphysäre Verankerung anstreben, erfolgt die Verankerung des Optimys-Schafts hauptsächlich metaphysär. Das Design ist in allen 3 Ebenen konisch gestaltet und erlaubt eine Kraftübertragung in 3 Richtungen. Die konische Formgebung hat zum Ziel, dass sich der Schaft im metaphysären Knochen verkeilt und zu einer sicheren Positionierung sowie zu einer hohen Primärstabilität führt. Eine wesentliche postoperative Nachsinterung des Implantats soll dadurch verhindert und eine gute Rotationsstabilität gewährleistet werden (Bieger et al. 2013). Dies ist

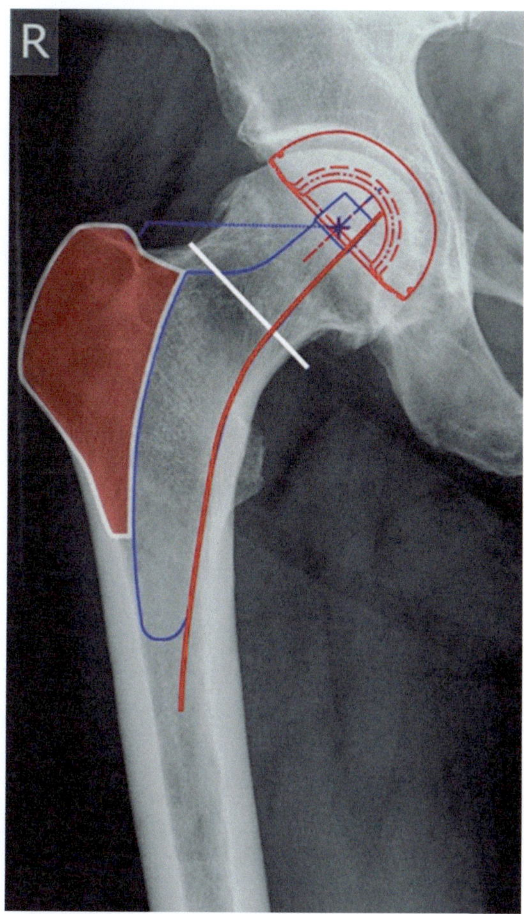

Abb. 2.21 Insertion des Optimys-Schafts in der Round-the-corner-Technik ohne Kontakt am Trochanter major

besonders entscheidend im Hinblick auf eine anzustrebende Vollbelastung unmittelbar postoperativ.

Ziel der metaphysären Verankerung ist außerdem das Erreichen einer mehr der Physiologie entsprechenden Lastübertragung auf das Femur. Durch eine Kraftübertragung im Bereich des proximalen femoralen Knochens können Umbauprozesse wie die Resorption von Knochenbälkchen („stress shielding") und das Entstehen von Osteolysen minimiert werden (▸ Abschn. 2.3.5; Kutzner et al. 2016a). Auch für verschiedene Geradschaftmodelle typische diaphysäre Überlastungsrekationen im Sinne von Kortikalishypertrophien sollen reduziert und mögliche Oberschenkelschmerzen dadurch verhindert werden.

Der Optimys-Schaft verfügt zusätzlich über eine abgerundete und polierte distale Spitze (Abb. 2.17). Vor allem bei varisch implantierten Implantaten sollen so punktuelle Stressbelastungen im Bereich der lateralen Kortikalis verhindert werden. Ebenso wird ein Einwachsen des Schafts in diesem Bereich verhindert.

Osseointegration

Eine der wichtigsten Eigenschaften von Hüftschaftimplantaten ist ein frühes Erreichen einer Sekundärstabilität durch Osseointegration in den femoralen Knochen. Eine verzögerte Osseointegration bzw. anhaltende Mikrobewegungen im Knochen stehen im Verdacht, aseptische Lockerungen und damit das vorzeitige Versagen des Implantats hervorzurufen (Krismer et al. 1999). Um eine optimale Sekundärstabilität zu gewährleisten, muss die Oberfläche der Prothese ein rasches Anwachsen an den Knochen ermöglichen. Der Optimys-Schaft verfügt daher über eine zweilagige Beschichtung. Die raue Titan-Plasma-Spray-Beschichtung (TPS) sorgt durch Vergrößerung der Oberfläche für eine stabile mechanische Verankerung. Die darüberliegende dünne Kalziumphosphatbeschichtung (CaP) regt den Knochen kurzfristig zur Knochensynthese an und fördert die Knochenbildung am Interface. Die Resorptionszeit beträgt ca. 6 Wochen. Diese Beschichtung hat sich klinisch bereits bei anderen Implantatmodellen der Firma Mathys bewährt.

Die Frage der langfristigen Osseointegration wird sicher einen entscheidenden Stellenwert einnehmen im Hinblick auf die Mittel- bzw. Langzeitergebnisse von metaphysär verankernden, schenkelhalsteilerhaltenden, kalkargeführten Kurzschäften. Noch immer gibt es Bedenken, dass die Reduktion der diaphysären Verankerung im Vergleich zu Geradschäften für eine geringere Stabilität sorgt und resultierende Mikrobewegungen des Schafts die langfristige Osseointegration stören könnten (Cinotti et al. 2013). Im schlimmsten Fall könnte dies im Verlauf zu aseptischen Lockerungen führen. Die konsequente Verfolgung der mittel- und langfristigen Ergebnisse der neuen Generation der Kurzschäfte mittels klinischer und radiologischer Studien ist bei allen neuen Implantaten demzufolge von großer Bedeutung.

2

2.3.2 Biomechanische Untersuchungen

Das Design eines Implantats muss für die Marktzulassung einige normative Anforderungen erfüllen und als sicher eingestuft werden. Der Optimys-Schaft wurde im Rahmen der Entwicklungsstadien mittels einiger biomechanischer Untersuchungen getestet. Mit Dauerschwingversuchen nach ISO 7206-4, 7206-6 und 7206-8 wurde eine dynamische Belastungsprüfung vorgenommen. Durch diese mechanische Testung wird die dynamische Belastung eines Hüftschafts beim Gehen simuliert. Hierbei werden Schaftkorpus, Kopf- und Halsbereich einer vorgeschriebenen Last- und Zyklenzahl ausgesetzt. Die nach ISO-Norm festgelegte Einspannhöhe sowie der konstante Winkel der Lasteinleitung bestimmen die mechanischen Randbedingungen. Als „worst case" wird ein Lockerungszustand des Schafts im proximalen Knochenbett angenommen. Ebenfalls simuliert wird ein gut verankerter Schaft. Kritisch im Sinne der mechanischen Prüfung ist nunmehr der Kopf-Hals-Bereich.

Beide dynamischen Tests wurden mit Optimys-Schäften, welche unter Serienbedingungen hergestellt wurden, wiederholt. Die Mindestanforderungen von 3300 N/300 N (Schaft) und 3800 N/300 N (Hals) wurden in 5×10^6 Zyklen dabei erfüllt. Zusätzlich kam es bei einer Laststeigerung auf bis zu 4800 N zu keinerlei Implantatbrüchen. Der Optimys-Schaft erfüllt somit alle Anforderungen der beiden mechanischen Tests. Bislang erfolgten weltweit insgesamt ca. 20.000 Implantationen des Optimys-Schafts. Ein Bruch des Implantats wurde nie beobachtet bzw. beschrieben.

Vergleichende biomechanische Studie

Zwecks Untersuchung der Lastübertragung bzw. der Primärstabilität des Optimys-Kurzschafts im Vergleich zu einem konventionellen Geradschaft (CBC, Fa. Mathys) wurde im Institut für unfallchirurgische Forschung und Biomechanik in Zusammenarbeit mit der orthopädischen Universitätsklinik der Universität Ulm eine vergleichende biomechanische Studie durchgeführt (Bieger et al. 2013). Beide Prothesenmodelle wurden dafür in humane Leichenfemora implantiert. Zur Erfassung der Lastübertragung im proximalen Femur wurde in diesem In-vitro-Modell die Oberflächendehnung an jeweils 3 entsprechenden Punkten der medialen und lateralen Kortikalis gemessen (Abb. 2.22). Unter axialer Belastung

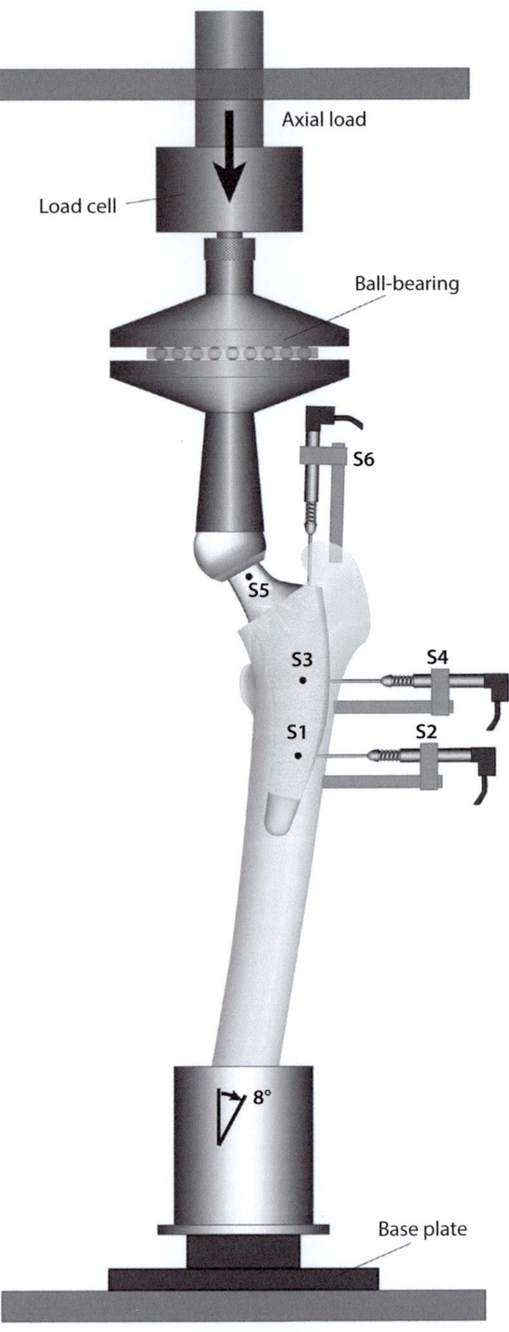

Abb. 2.22 In-vitro-Modell zur biomechanischen Untersuchung der Lastübertragung im proximalen Femur. (Aus Bieger et al. 2013, mit freundlicher Genehmigung)

zeigte sich für den Optimys-Schaft eine physiologischere Kraftübertragung und tendenziell ein geringerer Stress-shielding-Effekt im Vergleich zum konventionellen Geradschaft. Genau wie beim Geradschaft konnte jedoch eine Resorption des proximalen Knochens in den Gruen-Zonen 1 und 7 nicht vollständig verhindert werden (Bieger et al. 2013).

Zwecks Messung der Primärstabilität bzw. der frühen ossären Integration wurden Mikrobewegungen beider Implantate relativ zum Knochen an verschiedenen Positionen mittels Präzisionsmesssensoren erfasst. Dabei wurden axiale Mikrobewegungen, die Kippung in der Frontal- und Sagittalebene sowie die Rotation um die Schaftmittelachse untersucht. Im simulierten Einbeinstand erfolgte eine Applikation von 10^5 zyklischen Lastwechseln zwischen 100 und 1600 N. Die Auswertung ergab eine gleichwertige axiale Stabilität des Optimys-Kurzschafts im Vergleich zum Geradschaft mit reversiblen Mikrobewegungen von 9 µm bzw. 7 µm. Der Kurzschaft zeigte zudem geringere Mikrobewegungen um die Schaftmittelachse in Retroversion als der untersuchte Geradschaft. Diese Ergebnisse legen eine gleichwertige axiale und eine hervorragende Rotationsprimärstabilitat des Optimys-Schafts im Vergleich zu konventionellen Geradschäften auch unter physiologischen Bedingungen nahe (Bieger et al. 2013).

2.3.3 Indikationen und Kontraindikationen

Kurzschäfte erfreuen sich vor allem in Europa zunehmender Beliebtheit und finden in einem breiter werdenden Patientenspektrum Anwendung. Für die neueste Generation der sich metaphysär verankernden, schenkelhalsteilerhaltenden, kalkargeführten Kurzschäften, zu welcher der Optimys-Schaft zählt, liegen zum aktuellen Zeitpunkt lediglich Kurzzeitergebnisse vor (Kovacevic 2014a, Mai 2013, Kovacevic 2014, Jerosch 2012, Anderl 2015). Traditionell kamen Kurzschäfte vorwiegend bei jungen und aktiven Patienten zum Einsatz. Aktuell laufende klinische Studien und bereits durchgeführte radiologische Untersuchungen bestätigen jedoch die mögliche Nutzung auch in einem weiten Patientenkollektiv (Kutzner et al. 2014, Kovacevic et al. 2014b, ► Abschn. 2.3.5). Aktuell gültige Indikationen und Kontraindikationen sollten allerdings weiterhin mittels klinischer Untersuchungen stetig auf den Prüfstand gestellt werden. Besonders auf eine ausreichende Knochenqualität sollte im Rahmen der Implantation geachtet werden.

Aufgrund der sich zeigenden sehr guten Primärstabilität des Implantats (Bieger et al. 2013), gelten in der Klinik für Orthopädie und Unfallchirurgie des St. Josefs-Hospitals Wiesbaden die auch für konventionelle Geradschäfte bestehenden Indikationen und Kontraindikationen. Dies hat in den letzten Jahren bei hervorragenden klinischen Ergebnissen zu einer zunehmenden Ablösung der Nutzung von Geradschäften durch den Optimys-Schaft geführt.

Indikationen

- Primäre oder sekundäre Arthrose der Hüfte, solange die stabile Verankerung des Implantats nicht gefährdet ist
- Femurkopf- und Schenkelhalsfrakturen, solange die stabile Verankerung des Implantats gewährleistet ist
- nach fehlgeschlagenen vorausgegangenen Operationen, wie zum Beispiel Osteosynthese

Kontraindikationen

- Vorliegen von Faktoren, die die stabile Verankerung des Implantats gefährden, wie beispielsweise:
  - Knochenverlust oder Knochendefekte
  - ungenügende Knochensubstanz
  - Mangel an Stabilität
  - Markkanal nicht passend für das Implantat
- Vorliegen von Faktoren, die die Osseointegration verhindern
  - Knochenbestrahlung (Ausnahme: präoperative Bestrahlung zur Ossifikationsprophylaxe)
  - Devaskularisation
- Überempfindlichkeit auf verwendete Materialien
- schwere Weichteil-, Nerven- oder Gefäßinsuffizienz, die die Funktion und langfristige Stabilität des Implantats gefährden
- Patienten, bei denen eine andere rekonstruktive Operation oder Behandlung erfolgsversprechend ist
- lokale oder allgemeine Infektionen

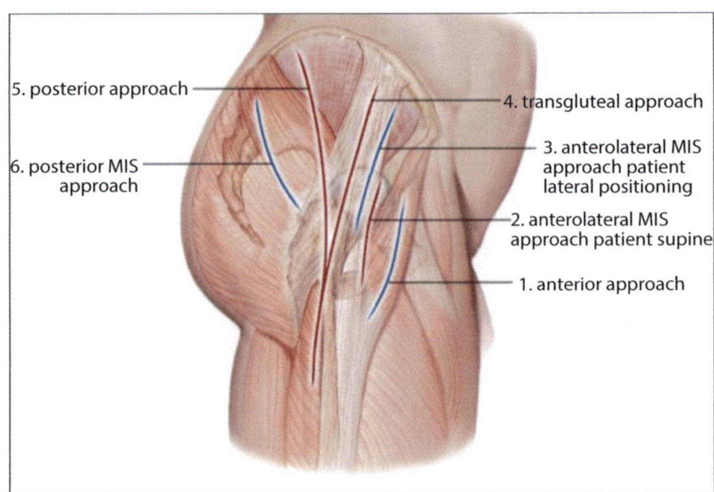

Abb. 2.23 Zugänge zur Implantation des Optimys-Schafts mit den dazugehörigen Raspelgriffen. (Mit freundlicher Genehmigung der Fa. Mathys)

2.3.4 Mögliche operative Zugänge und Operationstechnik

Eine wesentliche Eigenschaft vor allem der kalkargeführten Kurzschäfte ist die ideale Nutzbarkeit für alle minimalinvasiven Zugänge. Aufgrund der verringerten Länge und der angepassten Implantationstechnik entlang der Krümmung des Adam-Bogens kann die umliegende Muskulatur, vor allem im Ansatzbereich am Trochanter major, bestmöglich geschont werden. Insgesamt entsteht nur eine geringe Schädigung des Weichteilgewebes (Kutzner et al. 2016b). Der Optimys-Schaft kann dementsprechend über alle Standard- und MIS-Zugänge (MIS = minimalinvasive Hüftendoprothetik) implantiert werden, und es wurden für jeden Zugang spezielle Raspelgriffe entwickelt (Abb. 2.23).

Operationstechnik und Implantationsprinzipien

Einer der entscheidenden Operationsschritte ist gleich zu Beginn die Schenkelhalsresektion. Beim Optimys-Schaft handelt es sich um ein schenkelhalsteilerhaltendes Implantat. In vielen Fällen ist somit die Basis des Schenkelhalses in unterschiedlicher Höhe zu erhalten, in einigen Fällen aber auch vollständig zu resezieren (Pfeil 2014). Gemäß der individuellen Patientenanatomie erfolgt eine Resektion in individualisierter Höhe. Das Implantat richtet sich je nach Resektionshöhe entlang der Anatomie des Calcar femoris valgisch oder varisch aus (► Abschn. 0). Es sollte stets auf eine korrekte, im 90°-Winkel zur Kopf-Hals-Ebene durchgeführte Osteotomie geachtet werden, um einen ausreichenden Abstand der Resektionslinie zum Trochanter minor zu gewährleisten.

Alle weiteren Schritte sind standardisiert. Nach Darstellung des Eintrittspunktes, welcher sich medial in der Nähe des Calcar femoris befinden sollte, wird mittels einer gebogenen Knochenahle entlang des Adam-Bogens die Markhöhle eröffnet (Abb. 2.24). Es werden dann die Raspeln, welche

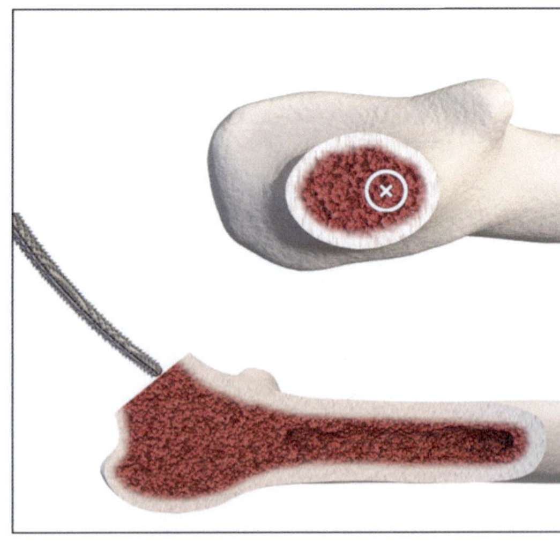

Abb. 2.24 Insertion der Eröffnungsahle entlang des Calcar femoris. (Mit freundlicher Genehmigung der Fa. Mathys)

in einer feinen Abstufung (12 Größen) vorliegen, in aufsteigender Reihenfolge eingebracht. Die Aufraspelung orientiert sich ebenfalls stets an der Anatomie des Calcar femoris und erfolgt schrittweise bis zum Erreichen der in der präoperativen Planung ersichtlichen Höhenposition. Die Region lateral um den Trochanter major wird dabei nicht tangiert und kann knöchern und weichteilig geschont werden. Die Raspeln sind schneidend konzipiert, das heißt, auch am kortikalen Knochen ist die Abtragung von minimalen Substanzmengen möglich. Im Vergleich zu Raspeln vieler anderer Modelle, welche rein verdrängend konzipiert sind, wird die Gefahr der Fissurierung und Frakturierung dadurch vermindert.

Entsprechend der präoperativ durchgeführten Planung kann nun ein Standard- oder lateralisierter Offset-Konus gewählt und aufgesetzt werden und die Probereposition erfolgen. In dieser Phase empfehlen wir ausdrücklich eine intraoperative Röntgenkontrolle unter Durchleuchtung zwecks intraoperativem Vergleich mit der präoperativ durchgeführten Planung. Hier können die Resektionshöhe, die Position des Schafts, das Offset und die Beinlänge überprüft werden. Gegebenenfalls kann zu diesem Zeitpunkt noch eine Korrektur durch Nachresektion, Anpassung der Offset-Variante oder Änderung der Größenwahl erfolgen.

Entscheidend für die Implantation des Originalschafts ist die Verankerung des Originals auf gleicher Höhe wie die Proberaspel, also ein übereinstimmendes Raspel-Implantat-Verhältnis. Nur so kann eine hohe Präzision und Sicherheit erreicht werden. Dies wird, anders als unsere Erfahrungen bei früher genutzten Kurzschaftmodellen dies zeigten, durch das Optimys-Instrumentarium verlässlich gewährleistet.

2.3.5 Klinische Daten

Die ersten Optimys-Kurzschäfte sind im Dezember 2010 in den beiden Autorenkliniken Klinik für Orthopädie und Unfallchirurgie, St. Josefs-Hospital Wiesbaden und Vitos Orthopädische Klinik Kassel implantiert worden. Seither kamen in Wiesbaden in den letzten Jahren über 3000 Optimys-Implantate zum Einsatz. Im Rahmen einer prospektiven, auf viele Jahre angelegten Multicenterstudie an insgesamt 5 Referenzkliniken in Deutschland und der Schweiz erfolgte ein konsekutiver Patienteneinschluss. Es konnten insgesamt knapp 900 Patienten eingeschlossen werden.

In Wiesbaden wurden von 2010 bis 2011 insgesamt 162 Patienten mit 216 Optimys-Schäften (108 unilateral, 54 bilateral) eingeschlossen, sie werden bis heute regelmäßig nachuntersucht. Alle Operationen sind über den minimalinvasiven, modifizierten anterolateralen Zugang durchgeführt worden (Pfeil 2010). Insgesamt wurden 73 Frauen und 89 Männer mit einem mittleren Alter von 63,0 Jahren versorgt. Im Folgenden werden die Ergebnisse verschiedener klinischer und radiologischer Untersuchungen der Studienpatienten aus Wiesbaden aufgeführt.

Radiologische Ergebnis nach 2 Jahren

Alle eingeschlossenen Patienten wurden in einem standardisierten Follow-up nach 6 Wochen, 6 Monaten, 12 Monaten und 24 Monaten nachuntersucht. Im Rahmen der Vorstellung wurde jeweils eine Beckenübersichtsaufnahme in standardisierter Technik im Liegen mittels Innenrotationsfußschalen angefertigt. Der Schwerpunkt der radiologischen Untersuchungen lag auf der Überprüfung der Rekonstruierbarkeit der individuellen Anatomie, der Analyse der in der Hüftendoprothetik typischen knöchernen Veränderungen im Bereich des proximalen Femurs sowie der Untersuchung der Osseointegration und des Migrationsverhaltens des Optimys-Schafts.

Analyse der Rekonstruierbarkeit individueller CCD-Winkel

Zur Untersuchung der Rekonstruierbarkeit des präoperativ bestandenen CCD-Winkels bzw. der Anwendbarkeit des Optimys-Schafts auch in äußerst varischen bzw. valgischen Anatomien erfolgte eine Vermessung der postoperativen Röntgenkontrollen der Patienten mit unilateralen Implantaten mittels der Planungssoftware mediCAD (Version 3.50; Fa. Hectec, Landshut) und eines modifizierten doppelten Koordinatensystems (Höhle et al. 2014) (◘ Abb. 2.25). Die Auswertung der Ergebnisse ergab

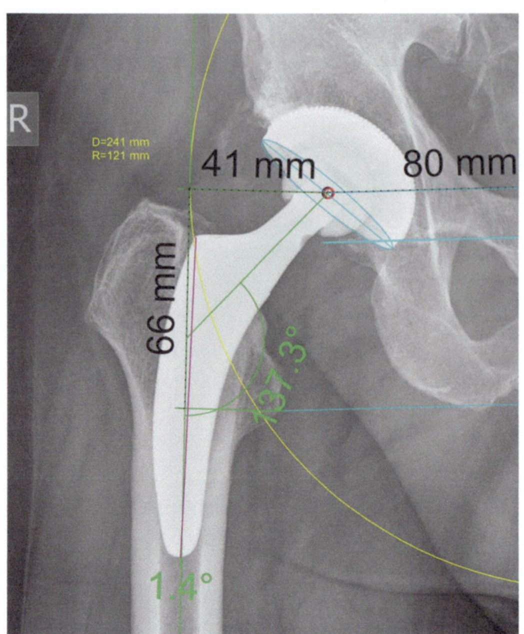

Abb. 2.25 Vermessung der CCD-Winkel mittels mediCAD-Software

eine präoperative Bandbreite an CCD-Winkeln von 115–147°. Bei allen Patienten bestätigte die präoperative Planung die Implantierbarkeit des Schafts. Die postoperative Auswertung ergab eine Bandbreite von 118–147° mit einem mittleren CCD-Winkel von 131,4°. Bemerkenswert ist hierbei die große Anwendungsbreite des Optimys-Schafts sowohl für extrem varische als auch für deutlich valgische Hüftgelenke (Kovacevic et al. 2014a). Dabei kommt es im Vergleich zur präoperativen Planung zu keiner merklichen intraoperativen Valgisierung, wie es für einige Vorgängermodelle bereits nachgewiesen wurde, mit entsprechendem Offset-Verlust in der Folge (Höhle et al. 2014).

Analyse der Rekonstruierbarkeit des femoroazetabulären Offsets

Durch Erreichen einer anatomiegetreuen Wiedergabe des CCD-Winkels postoperativ sind Auswirkungen auf die Rekonstruierbarkeit des Offsets zu erwarten. Insbesondere in Kombination mit zementfreien Pfannensystemen kommt es gehäuft zu einer Medialisierung der Pfanne. Bei zusätzlichem femoralen Offset-Verlust, zum Beispiel durch Valgisierung des Schafts, kann es durch fehlende Muskelspannung zu einer Glutealinsuffizienz mit entsprechendem Hinken kommen. Die Aufgabe des Schafts ist es also, das femoroazetabuläre Offset zu erhalten oder wiederherzustellen.

Mittels des doppelten Koordinatensystems unter Nutzung der mediCAD-Software erfolgte die Vermessung des femoroazetabulären Offsets der unilateralen Patienten (Abb. 2.26). Die Auswertung der Ergebnisse ergab eine Zunahme des femoralen Offsets im Mittel um 5,8 mm. Gleichzeitig verringerte sich das azetabuläre Offset um 3,7 mm aufgrund einer Medialisierung der Pfanne. Daraus resultierte insgesamt ein Offset-Erhalt bzw. ein erhöhtes kombiniertes Offset um 2,1 mm (±5,8 mm). Die Beinlänge konnte in 81,7 % vollständig rekonstruiert werden. Es zeigten sich im gesamten Patientenkollektiv keine Anzeichen von Glutealinsuffizienz. Während des stationären Aufenthalts zeigte sich keinerlei Instabilität bzw. Luxation (Kutzner et al. 2014).

Radiologische Veränderungen nach Implantation

Mittels der modifizierten Gruen-Zonen (Gruen et al. 1979), des Singh-Index (Singh et al. 1970) und der Brooker-Klassifikation (Brooker et al. 1973) erfolgte eine Analyse der wichtigsten postoperativen radiologischen Veränderungen zu den einzelnen Follow-up-Zeitpunkten. Der Schwerpunkt wurde hierbei auf Resorptionen der femoralen Knochenstruktur („stress shielding"), Osteolysen, Aufhellungslinien, Kortikalishypertrophien und heterotope Ossifikationen gelegt. Nach 24 Monaten konnten im gesamten Kollektiv nur wenige Veränderungen der Knochenstruktur im Bereich des proximalen Femurs nachgewiesen werden. Insbesondere zeigten sich keinerlei Osteolysen oder Zeichen einer Lockerung (Kutzner et al. 2016a).

Das geringe Auftreten von heterotopen Ossifikationen in unserem Patientenkollektiv ohne jegliches klinisches Korrelat ist möglicherweise auf die Kombination der weichteilschonenden Implantationstechnik des Kurzschafts sowie den minimalinvasiven Zugang zurückzuführen. Zusätzlich war eine Prophylaxe mittels NSAR erfolgt (Kutzner et al. 2016b).

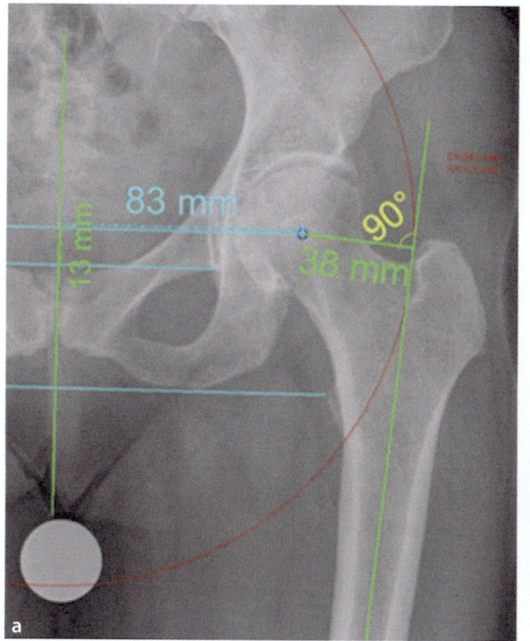

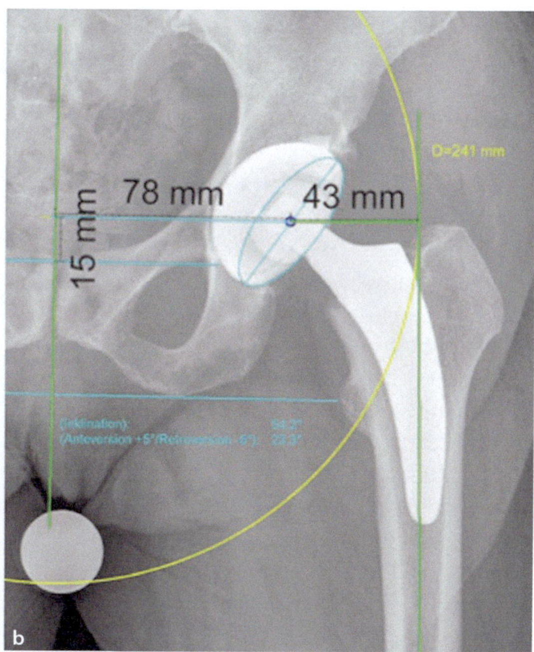

Abb. 2.26a,b Vermessung des femoroazetabulären Offsets mittels mediCAD-Software. **a** Präopertaiv, **b** postoperativ

Migrationsanalyse mittels EBRA-FCA

In Zusammenarbeit mit der orthopädischen Universitätsklinik der Universität Ulm ist mittels der vorhandenen Röntgendaten eine EBRA-FCA (Einzelbild-Röntgenanalyse – „femoral component analysis“) erfolgt (Abb. 2.27). Dabei konnten die Röntgendaten von 151 Patienten (202 Fälle) eingeschlossen werden. Insgesamt 954 Röntgenaufnahmen wurden analysiert. Die mittlere Sinterung nach 24 Monaten entspricht der Sinterungsrate anderer zementfreier Implantate. In der Auswertung zeigte sich eine milde initiale Nachsinterung in den Knochen in den ersten 6 Wochen unter direkt postoperativer Vollbelastung. In dieser initialen Phase der Sinterung sucht sich der Optimys-Schaft kortikalen Kontakt im Bereich der lateralen Kortikalis und stabilisiert sich anschließend zunehmend im proximalen Femur (Kutzner et al. 2016c, d). Dieses Migrationsverhalten wurde auch für andere Kurzschäfte bereits beschrieben (Gustke 2012, Freitag et al. 2014, Salemyr et al. 2015).

Die Analysen möglicher Unterschiede des Migrationsverhaltens hinsichtlich patientenabhängiger Einflussgrößen wie Geschlecht, Alter, Gewicht und BMI ergaben eine Tendenz zu erhöhter initialer Nachsinterung bei Männern mit deutlich erhöhtem Körpergewicht (Kutzner et al. 2016c). Dies sollte bei

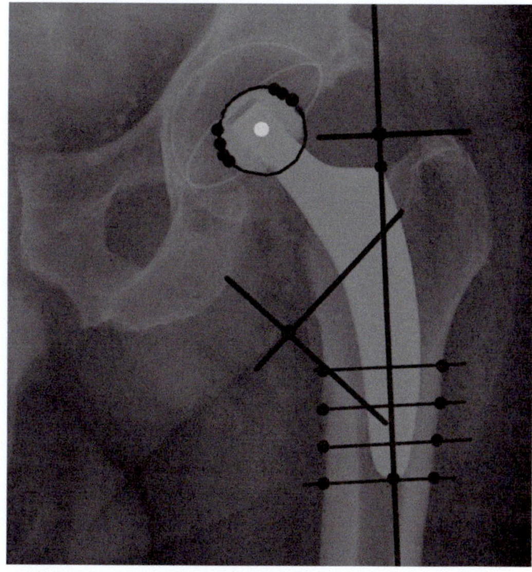

Abb. 2.27 EBRA-FCA (Einzelbild-Röntgenanalyse) in Zusammenarbeit mit der Orthopädischen Universitäts-Klinik Ulm

der Indikationsstellung beachtet werden. Ein Vergleich der axialen Migration der unilateral versorgten Patienten mit den simultan bilateral operierten Patienten ergab keinen signifikanten Unterschied (Kutzner et al. 2016d).

Klinische Ergebnisse nach 2 Jahren

Alle eingeschlossenen Patienten wurden im Rahmen des oben beschriebenen Follow-up (6 Wochen, 6 Monate, 12 Monate, 24 Monate) auch klinisch nachuntersucht. Schwerpunkt hierbei waren Schmerz und Zufriedenheit auf der visuellen Analogskala (VAS) sowie die Erfassung des Harris-Hip-Scores (HHS). Hinsichtlich der postoperativen Schmerzsymptomatik konnten bereits nach 6 Wochen erstaunlich niedrige Werte auf der VAS gemessen werden (VAS Schmerz in Ruhe: 0,6; VAS Schmerz unter Belastung: 1,2). Nach 24 Monaten reduzierten sich diese Werte weiter auf 0,4 bzw. 0,2.

Die Ergebnisse der postoperativen Zufriedenheit, gemessen auf der VAS Zufriedenheit, sind in ▪ Abb. 2.28 dargestellt. Bereits nach 6 Wochen konnte ein Wert von 9,4 erreicht werden. Die Auswertung des HHS über das gesamte 2-Jahres-Follw-up ist in ▪ Abb. 2.29 dargestellt. Ein HHS von 98,0 nach 24 Monaten bestätigt die exzellenten klinischen Ergebnisse. Sowohl die klinischen als auch die radiologischen 5-Jahresuntersuchungen begannen im Dezember 2015. Eine Publikation dieser Ergebnisse des gesamten Multicenterstudienkollektivs ist geplant.

Komplikationen

Im Wiesbadener Studienkollektiv kam es bisher zu keiner Revision mit entsprechendem Wechsel des Optimys-Schafts. Aufgrund eines Frühinfekts erfolgte in einem Fall eine frühe Revision mit Spülung und Kopfwechsel. Die frühe Infektion konnte damit adäquat therapiert werden. Ein simultan bilateral operierter Patient erlitt postoperativ eine tiefe Beinvenenthrombose, welche unter antikoagulativer Therapie ohne langfristige Folgen blieb. Es wurde ein Fall einer Bursitis trochanterica sowie ein Fall einer postoperativen Wunddehiszenz dokumentiert. In einem weiteren Fall kam es intraoperativ zu einer Avulsion des Trochanter major, welche klinisch ohne jegliche Folgen blieb. Vier Jahre postoperativ erlitt einer der Patienten eine traumatische Luxation,

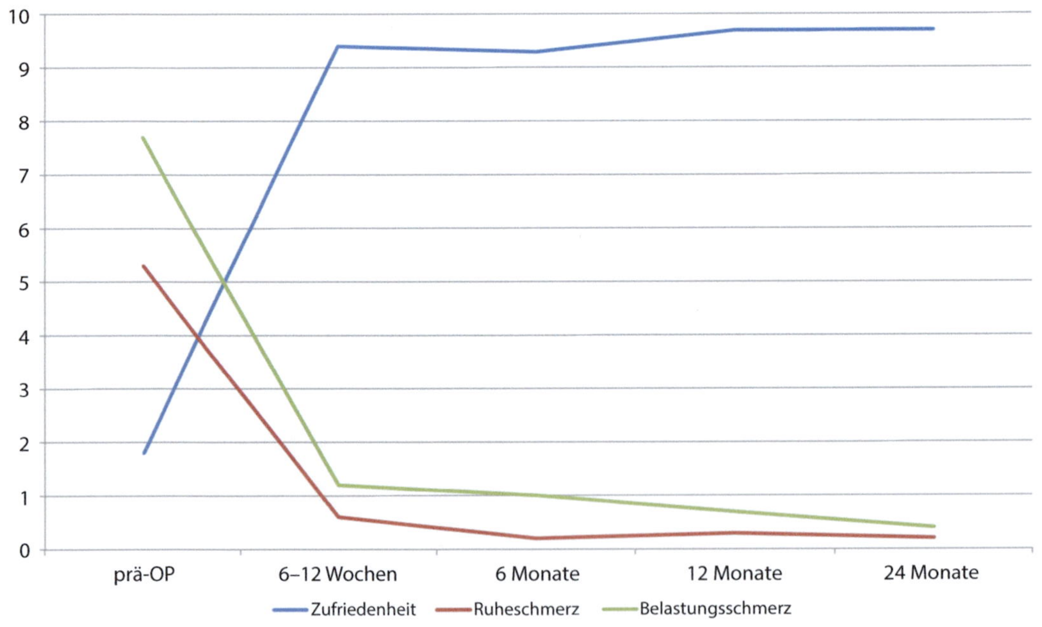

▪ **Abb. 2.28** Klinische Ergebnisse auf der VAS im 24-Monats-Follow-up

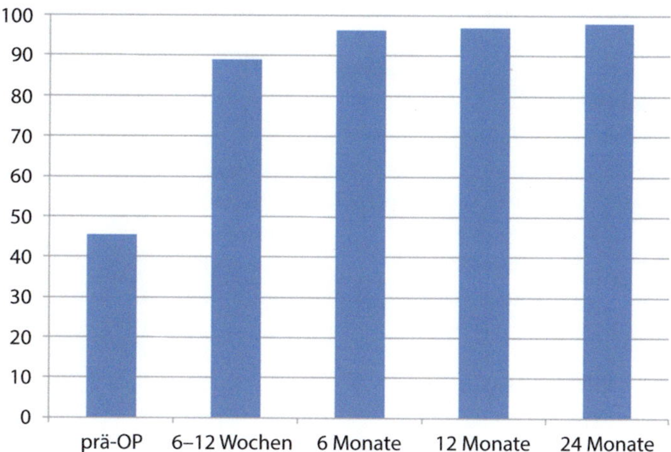

Abb. 2.29 Entwicklung des Harris-Hip-Scores im 24-Monats-Follow-up

welche problemlos reponiert werden konnte und keine weitere Therapie erforderte.

2.3.6 Revisionsmöglichkeiten

Mit dem Optimys-Schaft als Vertreter der überwiegend metaphysär verankernden, schenkelhalsteilerhaltenden, kalkargeführten Implantate ist eine knochen- und weichteilschonende Implantation unter Aussparung der Region des Trochanter major sowie nur die proximale Femurdiaphyse erreichend möglich. Im Revisionsfall kann somit ein konventioneller Geradschaft (Standardschaft) als Revisionsimplantat für den Kurzschaft dienen. Dies bedeutet unter Umständen das Ersparen einer Schaftgeneration für den Patienten. Die frühe Notwendigkeit eines aufwendigen Revisionsimplantats kann so verhindert werden.

Der Optimys-Schaft verfügt über ein Ausschlagloch im Bereich des Prothesenhalses, es kann jedoch auch ein konusumgreifendes Universalausschlaginstrumentarium benutzt werden. So ist die Entfernung des Schafts beispielsweise im Rahmen eines Frühinfekts komplikationslos möglich. Ebenso kann im Fall einer traumatischen, periprothetischen Fraktur mit gelockertem Implantat so eine einfache Entfernung erfolgen.

Im Gegensatz dazu stehen mögliche Wechseleingriffe mit bereits fest integriertem Schaft, zum Beispiel im Rahmen der Therapie eines Spätinfekts. Aufgrund des keilförmigen Designs des Optimys-Schafts wird eine Abtrennung des Implantats vom Knochen mit Klingenmeißeln und Sägeblättern von proximal nach distal ermöglicht. Falls notwendig kann die Explantation durch eine ventrale Deckelung des proximalen Femurs unterstützt werden. Da die Diaphyse und die Region des Trochanter major im Anschluss unversehrt zur Verankerung zur Verfügung stehen, kann davon ausgegangen werden, dass auch hier nach entsprechender Cerclage des Deckels ein Standardgeradschaft als Revisionsimplantat verwendet werden kann. In unserem gesamten Patientenkollektiv musste eine solche Revision mit festsitzender Prothese noch nicht durchgeführt werden, sodass praktische Erfahrungen diesbezüglich bisher fehlen.

2.4 CFP (Collum Femoris Preserving)

Daniel Kendoff, Thorsten Gehrke

Aufgrund der anatomischen Krümmung gelingt eine technisch einfache und hochreproduzierbare Implantationstechnik der Kurzschaftprothese vom Typ CFP innerhalb der Primärendoprothetik. Insbesondere innerhalb der physiologischen und niedrigen CCD-Varianten bieten die beiden Krümmungsvarianten der CFP exzellente Möglichkeiten, diese anatomisch adäquat zu reproduzieren. Valgische Stellungen des Schenkelhalses sowie vorangegangene femorale Osteotomien sind relative Kontraindikationen. Eine Kompressionstechnik beim Einschlagen erlaubt eine rotationsstabile Verankerung der Prothese innerhalb der metaphysär-diaphysären Spongiosa. Eine distale kortikale Abstützung sollte dabei strikt vermieden werden. Die CFP zeigt seit dem regelhaften Einsatz seit 1999 in der Endo-Klinik bei unserer Patientenklientel ausgezeichnete Überlebensraten nach 11 Jahren. Die Überlebensrate in unserer eigenen Nachuntersuchung betrug dabei nach 11 Jahren 98 % und ist im direkten Vergleich zu anderen primären Schaftimplantaten sehr Erfolg versprechend.

2.4.1 Einleitung

Weltweit betrachtet werden mit Abstand die meisten Kurzschaftprothesen in Deutschland implantiert. Während sie in den USA und anderen größeren Versorgungsgebieten der primären Hüftendoprothetik bis heute keinen entscheidenden Einzug gehalten haben, sind seit Mitte der 2000er-Jahre Kurzschaftprothesen in Deutschland „en vogue" und werden mittlerweile von fast allen Herstellern angeboten. Basierend auf der Entwicklung und dem breiteren klinischen Einsatz seit ungefähr 10 Jahren sind allerdings bisher für nur sehr wenige Implantate Ergebnisse aus Nachuntersuchungszeiträumen bis 10 Jahre verfügbar. Die allermeisten publizierten Ergebnisse beschreiben daher klinische und radiologische Ergebnisse nach 5–7 Jahren.

Die Implantation der ersten Kurzschaftprothese vom Typ Collum Femoris Preserving (CFP) in der Endo-Klinik Hamburg erfolgte im Jahr 1999. Basierend auf den ersten Ergebnissen folgte dann ein breiter klinischer Einsatz bereits in den folgenden Jahren, zunächst bei Patienten unter 70 Jahren, als Alternative zum bis dahin genutzten zementierten Schaftsystem. Das tatsächliche Erhalten der Anatomie und des fast gesamten proximalen Femurs im Sinne einer schenkelhalssparenden Resektion wird anhand der hier vorgestellten zementfreien CFP dargestellt.

Hintergrund zur Entwicklung der CFP sollte der Erhalt des trabekulärem Knochens entlang des Adam-Bogens innerhalb der Metaphyse sein (▪ Abb. 2.30). Diese gebogene Struktur führt zu einer physiologischen Druckverteilung innerhalb der kraftragenden Trabekel und weiter entlang der Diaphyse und des Trochanter major.

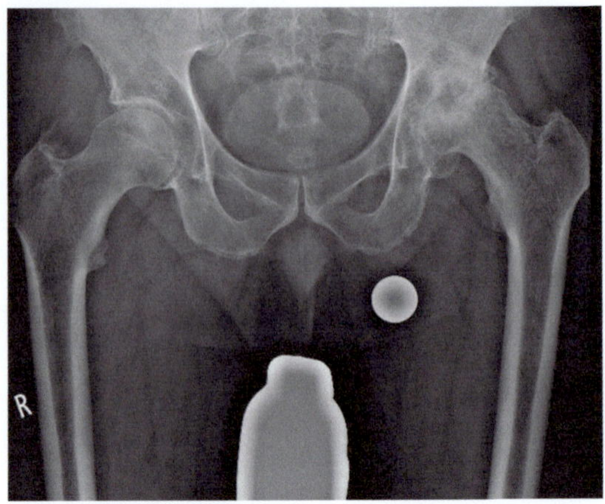

▪ **Abb. 2.30** Präoperative Beurteilung der linken Hüfte mit nachweislich hohem Offset, langem Schenkelhals und niedrigem CCD-Winkel

Generell erfolgte die primäre Entwicklung der CFP zur zementlosen anatomischen Versorgung jüngerer Patienten mit gut erhaltener Knochensubstanz (Pipino und Molfetta 1993, Stukenborg-Colsman 2007). Die prinzipielle Möglichkeit einer technisch hochreproduzierbaren Implantation durch Erhalt des Schenkelhalses ermöglichte bisher in unseren Patientenklientel exzellente radiologische und klinische Ergebnisse, mittlerweile über einen Zeitraum von mehr als 11 Jahren (Kendoff et al. 2011). Die Gesamtzahl der Implantationen in unserer Klinik stieg bis heute auf über 7000 an. Nachuntersuchungen der erstversorgten 155 Patienten aus dem Jahr 1999 in unserem Haus zeigten nach durchschnittlich 7 Jahren eine exzellente Überlebensrate für den CFP-Schaft in Kombination mit einer zementfreien Press-fit-Pfanne von über 98 % (Briem et al. 2011).

Im Folgenden stellen wir eine mögliche Implantationstechnik der CFP-Prothese über den hinteren operativen Zugang dar. Diese Übersicht beinhaltet unsere derzeitige operativ-technische Betrachtungsweise, aber auch einen Vergleich der bisher erhältlichen Literatur zur CFP.

2.4.2 Design-Rationale

Im Allgemeinen werden die Indikationen für die CFP-Prothese (Fa. Link, Hamburg) in Kombination mit dem nicht zementierten Hüftsystem definiert durch die generelle Knochendichte, die anatomische Form und den CCD-Winkel des betroffenen Hüftgelenks. In der primären Hüftchirurgie findet die CFP-Prothese aufgrund der anatomischen Form entlang des trabekulären Schenkelhalses bei Patienten mit einem physiologischen CCD-Winkel zwischen 125 und 135 ° ihren optimalen Einsatz. Prinzipiell sind dabei auch relativ hohe CCD-Winkel bis zu 140° in Betracht zu ziehen, allerdings sind aufgrund der dann zunehmenden valgischen und geraden Struktur des Femurs bei Werten über 140° andere zementfreie Kurzschaft- oder Geradschaftvarianten aus unserer Sicht deutlich zu bevorzugen.

Ein intaktes und tragfähiges metaphysäres Trabekelsystem ist Voraussetzung für die gewünschte physiologische Belastung und Verteilung entlang der Diaphyse und des Trochanter major. Entsprechend stellt eine fortgeschrittene Osteoporose eine relative Kontraindikation zur Versorgung mit der CFP-Prothese dar; bei diesen Patienten muss im Allgemeinen die Indikation zur Versorgung mit einer Kurzschaftprothese infrage gestellt werden.

Durch die integrierte Anteversion des Schafts von 14° wird eine automatisierte Rotationsstabilität im proximalen Femur erreicht (Sumner und Galante 1992) (◘ Abb. 2.31). Entsprechend ist die Seitenabhängigkeit dieses Schafts aber auch beim Einschlagen der zugehörigen Kompressoren immer durch den Operateur und die instrumentierende Krankenschwester zu beachten. Aufgrund der gebogenen Form der Prothese, welche in

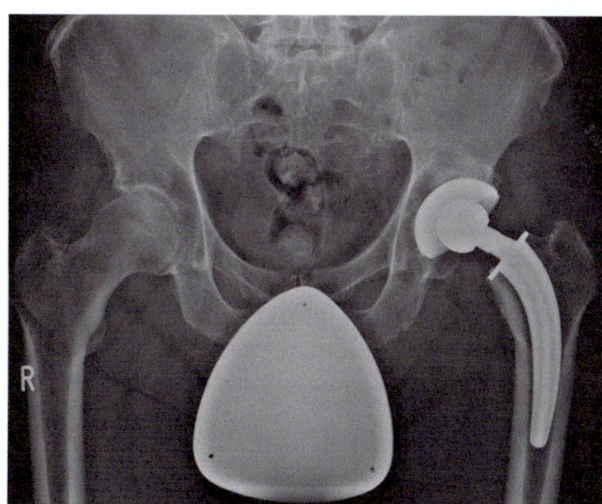

◘ **Abb. 2.31** Postoperative Röntgenkontrolle mit adäquater Rekonstruktion der anatomischen Verhältnisse

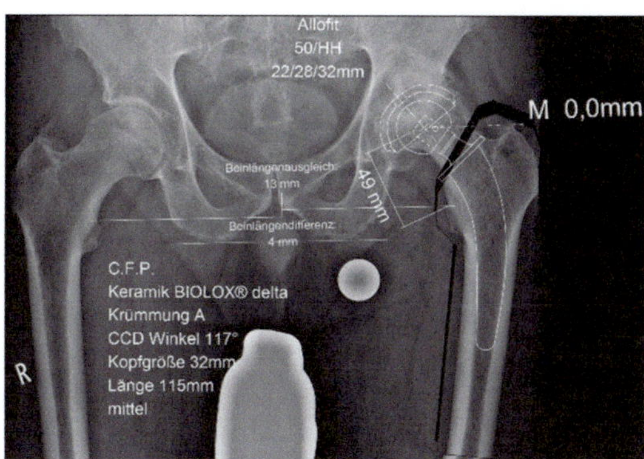

◘ **Abb. 2.32** Präoperative Planung der CFP-Prothese mit optimaler Passform einer 117°-Variante mit der Krümmung A

2 Krümmungsvarianten (A und B) erhältlich sind, sind physiologisch hohe Offset-Werte sehr gut reproduzierbar, was sich oft bereits anhand der präoperativen Planung nachvollziehen lässt. (◘ Abb. 2.32). Aus unserer Erfahrung ist die Kombination mit einer zementfreien Press-fit-Pfanne als optimal anzusehen. In Fällen komplexer azetabulärer Deformitäten oder Dysplasien bzw. inadäquater Pfannenanlage bevorzugen wir die umgekehrte Hybridvariante mit zementierter Polyethylenpfanne.

2.4.3 Präoperative Beurteilung und Planung

Eine präoperative konventionell radiologische Beckenaufnahme in Kombination mit einer axialen Aufnahme ist zwingend erforderlich, um eine abnormale femorale Anteversion oder anderweitige anatomische Varianz auszuschließen. Es hat sich gezeigt, dass im Fall einer vorbestehenden intertrochantären Fraktur oder Umstellungsosteotomie die Indikation für die CFP-Prothese einzuschränken ist. Des Weiteren ist in allen Fällen eine detaillierte präoperative Planung, insbesondere zur Festlegung des variablen CCD-Winkels des nicht modularen Kopf-Hals-Teils, der erwähnten variablen Prothesenkrümmung sowie der femoralen Resektionshöhe unabdingbar. Dabei ist zwischen den Krümmungsvarianten A und B zu unterscheiden, aber auch zwischen einem CCD-Winkel von 126° gegenüber 117°. Die subkapitale Resektionslinie wird entsprechend des Beinlängenausgleichs geplant, welche sich gewöhnlich am Isthmus des Übergangs vom Femurkopf zum -hals befindet. Im unserem Patientenklientel nutzen wir in über 90 % der Fälle die Varianten mit einem CCD-Winkel von 126° und einer Schaftkrümmung vom Typ A. Interessanterweise wird zum Beispiel in anderen geografischen Regionen (Italien) die Krümmungsvariante B wesentlich häufiger genutzt, ebenso die 117°-Variante (Pipino und Molfetta 1993).

2.4.4 Konstruktionsprinzip

Unsere Erfahrung mit der CFP-Prothese beruht auf der Kombination mit der zementfreien Press-fit-Pfanne Trabecular Orientated Pattern (T.O.P., Fa. Link, Hamburg). Die Standardversorgung erfolgt dementsprechend mit einer Hart-weich-Gleitpaarung mittels Keramikkopf und hochvernetztem Polyethylen mit einer anzustrebenden Kopfgröße von 32 mm bzw. 28 mm. Der CFP-Schaft besteht aus Titan (Tilastan) und ist prinzipiell mit 2 verschiedenen proximalen Beschichtungen erhältlich, einer Hydroxylapatitbeschichtungsvariante (HA) sowie einer in mikroporösen Form.

Die 2 Krümmungsvarianten lassen sich in „schwach" (A) oder „stark" (B) einteilen. Der CCD-Winkel kann bei beiden Krümmungen zwischen 126 und 117° variiert werden, allerdings nicht modular. In Bezug auf die Länge und Breite des Schafts sind momentan 6 Größen, extraklein bis extragroß, erhältlich. Aufgrund der integrierten Anteversion des Schafts von 14° wird eine automatisierte Rotationsstabilität im proximalen Femur erreicht, was aufgrund der anatomischen Seitenabhängigkeit bereits beim Einschlagen der Kompressoren berücksichtigt werden muss.

2.4.5 Operationstechnik (dorsaler Zugang)

Die hier dargestellten Details bezüglich Lagerung und Implantationstechnik beruhen auf unserem standardisierten dorsalen Zugang zum Hüftgelenk in Seitenlage des Patienten.

Nach Darstellen der Schafteingangsebene wird der Markraum zunächst mit einem Pfriem eröffnet. Weiterführend wird dann der eröffnete Kanal mit einer gekrümmten Knochenkürette im Schenkelhalsverlauf weiter ausgetastet. Die Bestimmung der Schaftgröße erfolgt dann über olivenartig gekrümmte Sonden (in ansteigender Größe) bis in den diaphysären Schaftanteil. Zur definitiven Schaftvorbereitung werden spongiosaverdrängende Kompressoren (ebenfalls in aufsteigender Größe) eingeschlagen, diese dann bereits seitenspezifisch und in der zuvor geplanten Krümmung.

Der Kompressor wird leicht unterhalb des Resektionslevels in den Schenkelhals geschlagen, um eine möglichst ebene Auflagefläche der Prothesenschulter zu erhalten. Dies kann ggf. noch mit einer Schenkelhalsfräse optimiert werden. Nach Entfernung des Kompressors sollte eine adäquate Kompression des Trabekelsystems sichtbar werden. Nach Probereposition und Luxationstestungen erfolgt die Implantation des Originalschafts. Abschließend wird eine Fixierungsschraube der Prothesenschulter gegen den Uhrzeigersinn angezogen. Aufgrund des dorsalen Hüftzugangs empfiehlt sich in einigen Fällen die Refixation der dorsalen Kapsel bzw. des sehnigen M.-piriformis-Anteils.

Radiologische Kontrollaufnahmen erfolgen in unserer Klinik im Aufwachraum und dann zur Kontrolle nach Belastung kurz vor der stationären Entlassung.

2.4.6 Postoperative Maßnahmen

Prinzipiell ist wie bei fast jeder zementfreien Prothese die Vollbelastung möglich. In den früheren Jahren wurde allerdings in der Endo-Klinik eine Teilbelastung von 30 kg propagiert und umgesetzt. Im Allgemeinen empfehlen wir leichte sportliche Aktivitäten wie Walken, Schwimmen, Tennis oder sogar einfaches Schifahren, wenn der Patient diese auch vor der Hüftimplantation ausgeübt hat.

2.4.7 Komplikationen

Die übliche Komplikationsrate für den Gelenkersatz mit der CFP-Prothese übersteigt die anderer bekannter Systeme oder Implantattypen nicht. In der retrospektiven Analyse unserer Patientenkohorte zeigte sich eine Rate von Frühkomplikationen inklusive gestörter Wundheilung, Frühinfektionen oder periprothetischer Frakturen von weniger als 1 % (Kendoff et al. 2011, Briem et al. 2011, Gill et al. 2008, Gillies et al. 2007, Chen et al. 2009, Hutt et al. 2014).

2.4.8 Klinische Daten

Eine retrospektive Untersuchung aller im Jahr 1999 in der Endo-Klinik mit dem CFP-System in Kombination mit der T.O.P. Press-fit Pfanne versorgter Patienten wurde nach durchschnittlich 11,2 Jahren durchgeführt. Dabei war die klinische und radiologische Kontrolle bei 122 von insgesamt 149 überlebenden Patienten möglich (Kendoff et al. 2011). Erwartungsgemäß verbesserte sich der Harris-Hip-Score von präoperativ durchschnittlich 53 Punkten auf 96 Punkte nach 11 Jahren. Nur 2 Schäfte wurden aufgrund einer aseptischen Lockerung revidiert. Demnach betrug die Überlebensrate der CFP-Schäfte nach 11 Jahren mehr als 98 %.

Es erfolgten insgesamt 5 operative Revisionen ohne Schaftwechsel. Pfannenwechsel aufgrund rezidivierender Luxationen erfolgten in 2 Fällen, zudem wurden 2 Pfannen aufgrund aseptischer Lockerungen revidiert. Der Nachweis einer periprothetischen Spätinfektion (>3 Wochen postoperativ) erfolgte in einem Fall mit nachfolgend einzeitigem septischem Wechsel auf eine zementierte Hüftprothesenvariante.

Die weiterführende radiologische Analyse zeigt dabei bei ca. 15 % aller Patienten eine distale kortikale Abstützreaktion an der Prothesenspitze. In keinem Fall bestanden jedoch korrelierende Schaftschmerzen, die typischerweise bei distal fixierenden Prothesentypen auftreten können. Eine relative radiographische Osteopenie der Trochanter-major-Region wurde bei ca. 21 % aller Patienten beobachtet, ebenfalls ohne jegliches klinisches Korrelat und vor allem ohne einen Hinweis auf eine Trochanterfraktur (Kendoff et al. 2011).

In direktem Vergleich mit der Literatur über weitere Kurzschaftprothesen sind diese mittelfristigen Ergebnisse nach über 11 Jahren sehr vielversprechend und absolut vergleichbar bezüglich der Überlebensrate sowie der Komplikationsrate (Chen et al. 2009, Jakubowitz et al. 2009, Rohrl et al. 2006, Stea et al. 2009). Zu betonen ist dabei nochmals, dass bisher für die meisten in Deutschland genutzten Kurzschaftvarianten bisher Nachuntersuchungszeiträume von maximal bis zu 8 Jahren vorliegen.

In diesem Zusammenhang stellte eine vergleichende Studie aus England, ebenfalls den CFP-Schaft betrachtend, sehr ähnliche Ergebnisse fest, mit Überlebensraten von über 98 % nach 9 Jahren bei einer prospektiven Kohorte von 75 Patienten (Li et al. 2014, Hutt et al. 2014).

2.5 Mayo

Steffen Ulrich Oehme

Bei der Mayo-Kurzschaftprothese handelt es sich wohl um die erste sog. Kurzschaftprothese, die für den Bereich der Hüftendoprothetik entwickelt wurde. Bernard Morrey von der Mayo-Clinic in Rochester (USA) hatte bereits in den frühen 1980er-Jahren die Idee für die Entwicklung dieses Kurzschaftsystems. Wie Morrey selbst äußert, kam ihm die Idee für die Entwicklung dieses Schaftsystems bei einem langjährig problemfreien Verlauf einer nicht ganz optimal versorgten periprothetischen Femurschaftfraktur (◘ Abb. 2.33). Gilt in der Hüftendoprothetik doch allgemein, dass die Schaftkomponente eher valgisch als varisch im Femur einsitzen sollte, so zeigte dieser nach osteosynthetischer Versorgung eher varisch platzierte Prothesenschaft einen unerwartet guten Langzeitverlauf. Bernard Morrey nahm dies zum Anlass, ein Kurzschaftsystem mit ausschließlicher knöcherner Verankerung im proximalen Femur zu entwickeln, es entstand der Mayo-Schaft (◘ Abb. 2.34).

2.5.1 Design-Rationale

Der Mayo-Schaft zeigt eine ausschließlich diaphysäre und proximal metaphysäre Abstützung im Femur. Das Prothesendesign selbst ist doppelt konisch angelegt. Die knöcherne Verankerung findet ausschließlich im Bereich der strukturierten Mash-Struktur in der proximalen Hälfte des Prothesenstiels statt. Die distale Prothesenoberfläche ist glatt poliert und dient letztendlich nur der sicheren Führung und Einführung des Schafts in das Femur bei der Implantation. Bei korrekter Implantation des Mayo-Schafts kommt

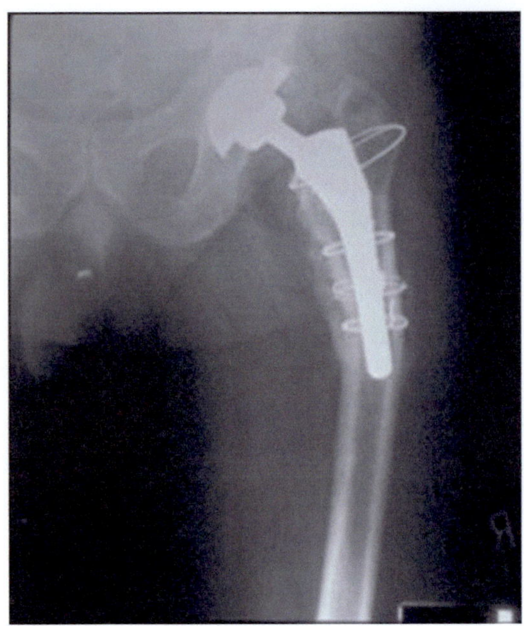

Abb. 2.33 Periprothetische Frakturversorgung als Idee zu dem Mayo-Kurzschaftsystem

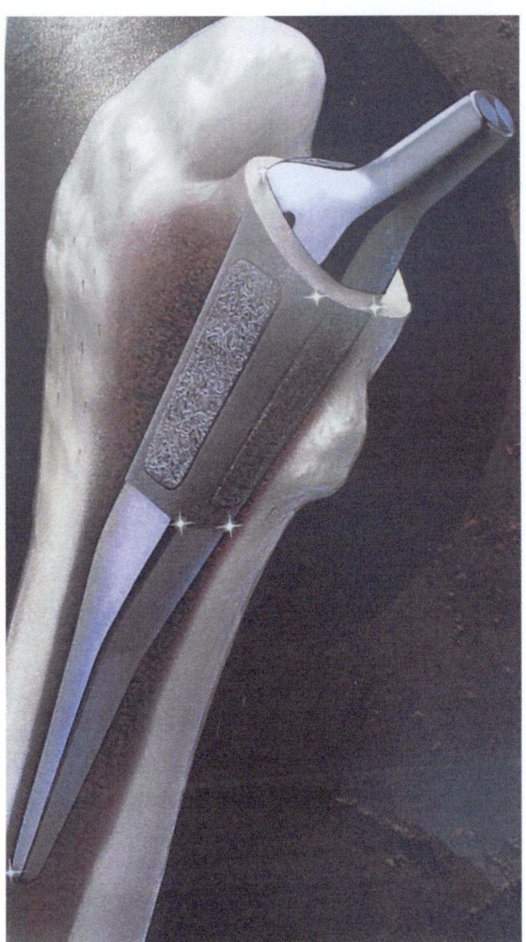

Abb. 2.34 Mayo-Kurzschaft. (Mit freundlicher Genehmigung der Fa. Zimmer)

es zu einer punktuell kortikalen Kontaktfläche des Schafts mit dem Femur, der überwiegende Kontaktanteil des Schafts zum Femur ist flächig spongiös (Abb. 2.35).

Das Design der Prothese gewährleistet somit die ausschließlich proximale Krafteinleitung in den Femurschaft als eine Voraussetzung für den sicheren Erhalt der kortikalen Strukturen auch im langjährigen Verlauf. In der ursprünglich nur für den

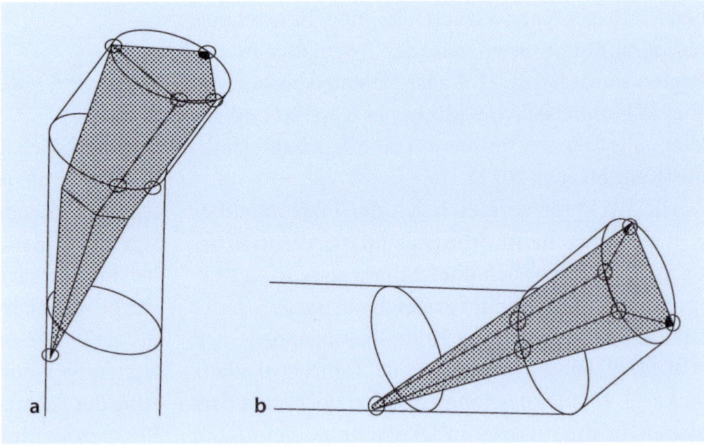

Abb. 2.35a,b Mehrpunkteverankerung des Mayo-Schafts. **a** Ansicht a.-p., **b** axial

amerikanischen Markt eingeführten Version des Mayo-Kurzschafts war dieser mit einem 11/13-mm-Harris-Konus versehen, was die Verwendung von speziellen Metall- und Keramiksteckköpfen für diesen Schaft in den ersten Jahren erforderlich machte. Seit 2003 ist der Mayo-Schaft mit dem weltweit viel gebräuchlicheren 12/14-Eurokonus versehen, was seine Einsatzmöglichkeiten noch erheblich erweiterte.

Im Bereich der Pfannenkomponente ist die Kombination mit zementfreien und zementierten Pfannensystemen möglich. Der Mayo-Schaft kann sowohl in Kombination mit einem Polyethylen-Keramik- und Polyethylen-Metall-Gleitlager eingesetzt werden als auch mit einer Hart-hart-Gleitpaarung, Keramik/Keramik oder Metall/Metall. Am häufigsten Verwendung finden die heute weltweit eingesetzten Kopfgrößen von 28, 32 und 36 mm in Kombination mit den entsprechenden Pfannenlagern. Aus unserer Sicht hat sich die Hart-weich-Gleitpaarung mit einem hochvernetzten Polyethylen und einem Deltakeramikkopf für dieses Prothesensystem bewährt.

2.5.2 Theoretische Grundlagen

Die Konstruktion und das Design des Mayo-Schafts sind darauf ausgerichtet, die Krafteinleitung in das Femur ausschließlich diaphysär und proximal metaphysär durchzuführen. Eine solche Krafteinleitung vermindert auch bei langer Standzeit der Implantate die Gefahr der kortikalen Atrophie im proximalen Femur, wie sie bei vielen metaphysär verankernden Prothesenschaftsystemen im Verlauf zu beobachten ist.

Um gerade bei der Verwendung des Schaftsystems für jüngere Patienten im späteren Verlauf auch Wechseloperationen zu ermöglichen, wurde auf eine sehr knochensparende Verankerungstechnik des Schafts großer Wert gelegt. Für die knöcherne Integration in das Femur ist die proximale Hälfte des Schafts vorgesehen, in diesem Bereich ist der Schaft mit der auch bei anderen Implantaten bereits bewährten Mash-Struktur belegt. Es handelt sich hierbei um eine feingliedrige Metalldrahtstruktur, die ein gutes Einwachsverhalten in den Knochen selbst zeigt.

Die Primärstabilität der Prothese wird gewährleistet durch das doppelt konische Design, sodass

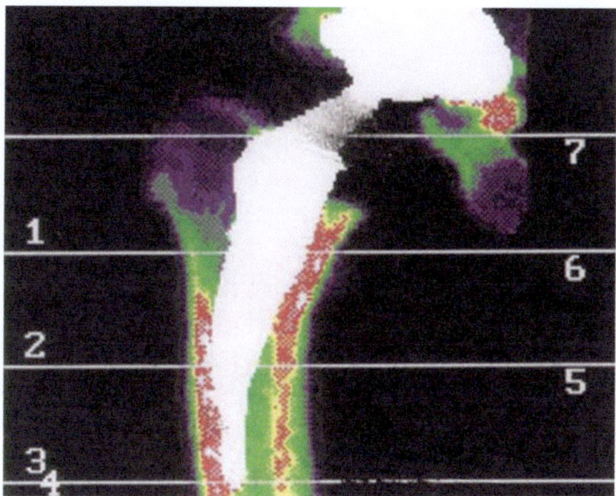

■ Abb. 2.36 Proximale Krafteinleitung in das Femur in der Osteodesitometrie. (Aus Hube et al. 2004)

auch vor Abschluss der endgültigen knöchernen Einheilung des Schafts die im Bewegungsablauf unweigerlich auftretenden Torsionskräfte keine Mikrobewegungen der Prothese selbst bewirken können. Der bei der Implantation zu erreichende punktuell kortikale Einsatz der Prothese selbst erhöht hier zusätzlich die Primärstabilität.

Die proximale Krafteinleitung mit dem Mayo-Kurzschaftsystem konnte vom Entwicklerteam selbst im Plexiglasspannungsmodell nachgewiesen werden. Dass diese Philosophie auch in vitro die proximale Krafteinleitung in das Femur gewährleistet, konnte Robert Hube bereits 2002 mittels Osteodensitometriemessungen bestätigen (■ Abb. 2.36).

Im Gegensatz zu vielen anderen heute entwickelten Endoprothesensystemen wurde der Mayo-Schaft erst nach ausgiebiger Beobachtung auch der Langzeitergebnisse für den Markt freigegeben und dann auch in anderen als der Entwicklerklinik eingeführt. Zwischen 1985 und 1993 implantierte Bernard Morrey bei 146 Patienten insgesamt 162 Mayo-Schäfte, der Verlauf wurde dann in einer prospektiven Studie beobachtet. Das mittlere Alter der Patienten betrug dabei 50,8 Jahre bei Protheseninplantation. Der durchschnittliche Follow-up betrug 6,9 Jahre mit einem Spektrum zwischen 2 und 13 Jahren.

Im 10-Jahres-Verlauf konnten Morrey et al. (1989) eine Lockerungsrate von 1,8 % und ein Auftreten von Osteolysen mit einer Rate von 9 % beobachten. 88 % der Prothesen saßen unverändert im Femur

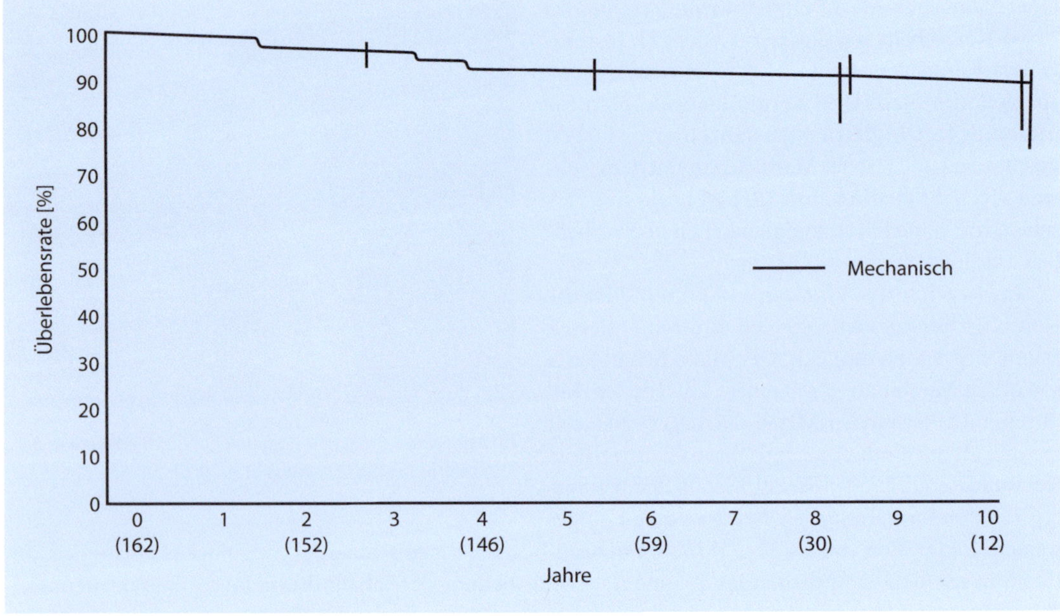

Abb. 2.37 Kaplan-Meier-Überlebenskurve nach Mayo-Schaft-Implantation. (Adaptiert nach Morrey et al. 1989)

ein, 5 % zeigten eine Migration von weniger als 2 mm und 7 % der Prothesen von mehr als 2 mm. Insgesamt beobachtete Morrey eine Revisionsrate wegen Prothesenmigration, Auftreten von Osteolyse oder Lockerung der Prothese bei 12 Patienten. Hieraus ergab sich eine Kaplan-Meier-Überlebensrate von 98,5 % nach 5 und nach 10 Jahren (Abb. 2.37). Erst nach Abschluss dieser prospektiven Studie in der Entwicklerklinik und den Erfolg versprechenden Ergebnissen wurde das Mayo-Schaftsystem für die Anwendung auch in anderen Kliniken freigegeben, die Markteinführung in Deutschland und Europa erfolgte im Jahre 1999.

Das Mayo-Schaftsystem erfordert, wie bereits ausgeführt, sowohl eine kortikale wie auch die spongiöse Verankerung in der Diaphyse des Femurs. Entsprechend dieser Philosophie der Schaftprothese wurde ein spezielles Implantationsinstrumentarium entwickelt, das heute auch bei vielen anderen Kurzschaftprothesen zum Einsatz kommt.

Das proximale Femur wird dabei nicht in konventioneller Art und Weise mit Raspeln ausgeformt, vielmehr handelt es sich beim Mayo-Schaft-Instrumentarium um Kompaktoren, die entsprechend der zur Verfügung stehenden 8 Prothesengrößen sukzessive in das Femur eingebracht werden und eine sichere Komprimierung der Spongiosa im proximalen Femur gewährleisten (Abb. 2.38 und Abb. 2.39).

Die Mayo-Prothesenschäfte stehen in den Größen x-small, small, small +, medium, medium +, large, large + und X-large zur Verfügung. Damit ist die Anwendung bei einem breiten Spektrum an verschiedensten Femurgeometrien gewährleistet. Trotz des im ersten Eindruck sehr valgischen Aufbaus des Mayo-Kurzschafts zeigt dieses Schaftsystem den

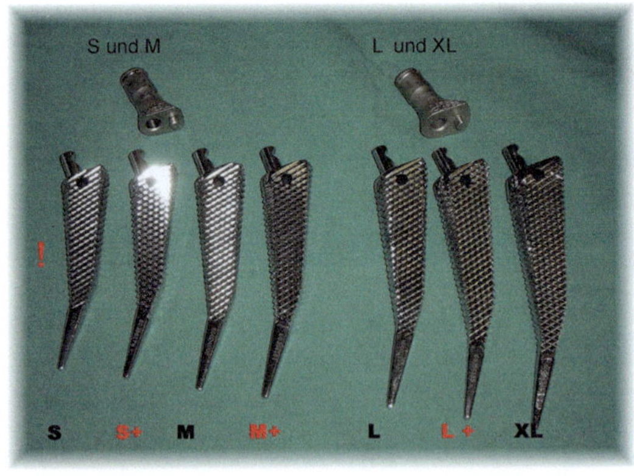

Abb. 2.38 Kompaktoren für die Schaftpräparation

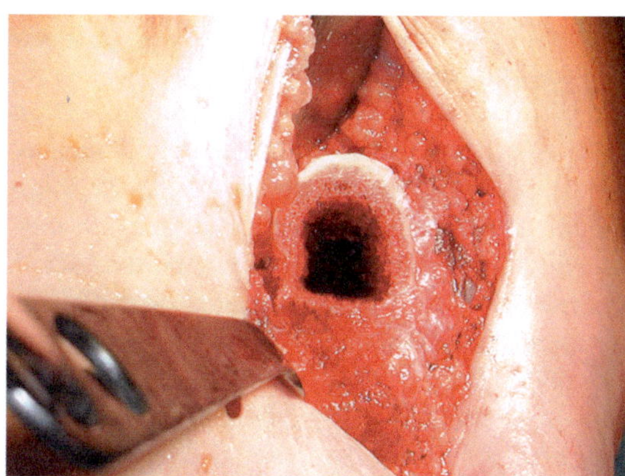

Abb. 2.39 Komprimiertes Spongiosalager am Femurschafteingang

auch bei vielen anderen Schaftsystemen bewährten CCD-Winkel von 132°.

2.5.3 Indikationen und Kontraindikationen

Wie auch andere Kurzschaftsysteme ist der Mayo-Schaft für den Einsatz bei jüngeren Patienten mit noch guter Knochenqualität im proximalen und diaphysären Femur geeignet. Die knochensparende Implantation und die Philosophie des Vermeidens einer proximalen kortikalen Femuratrophie gewährleisten gerade bei den jüngeren Patienten im Fall einer später erforderlichen Revisionsoperation ein gutes Implantatlager.

Zwischen 2001 und 2008 wurden im eigenen Krankengut 1036 Implantationen beobachtet und im Verlauf dokumentiert (s. Übersicht). Das durchschnittliche Patientenalter betrug knapp 50 Jahre. Entsprechend diesem jungen Patientenalter waren deutlich mehr Patienten als Patientinnen im Krankengut vertreten. Das Spektrum des Patientenalters reichte von 18–74 Jahre.

Indikationen für Mayo-Schaft-Implantationen

1036 Versorgungen März 2001 bis März 2008, 628 Patienten und 408 Patientinnen, durchschnittliches Patientenalter 49,6 Jahre, jüngster Patient 18 Jahre, ältester Patient 74 Jahre

Indikationen:

- 622 Osteoarthrosen
- 174 Femurkopfnekrosen
- 127 Sekundärarthrosen bei chronischer Polyarthritis
- 112 Sekundärarthrosen bei Dysplasie
- 1 Druckscheibenlockerung

Neben den klassischen Indikationen bei Osteoarthrose des Hüftgelenks kam der Mayo-Schaft auch in vielen Fällen einer sekundären Koxarthrose aufgrund von Femurkopfnekrosen oder bei primär rheumatischen Erkrankungen zum Einsatz, ebenso in mehr als 100 Fällen bei Sekundärarthrosen aufgrund von vorbestehender Hüftgelenksdysplasie. In einem Fall kam der Mayo-Schaft als Revisionsimplantat bei der Wechseloperation einer ausgelockerten Druckscheibenprothese zum Einsatz.

Hinsichtlich des Body-Mass-Index sahen wir weniger eine Limitierung des Einsatzes dieses Prothesensystemes, kritisch zu sehen ist der Einsatz dieser Prothese aber bei einer erheblichen Diskrepanz zwischen dem Gewicht des Patienten und der anatomisch vorgegebenen Knochenstärke. Seitens des Herstellers des Mayo-Schafts (Fa. Zimmer) wird vor dem Einsatz des Mayo-Schafts bei Patienten mit einem Körpergewicht über 120 kg abgeraten.

Im eigenen Krankengut konnten wir den Mayo-Kurzschaft in einer hohen Frequenz auch bei Sekundärarthrosen im Rahmen von primär rheumatischen Erkrankungen einsetzen. Eine vorherige Osteodensitometrie zur Verifizierung einer Osteoporose wurde hierbei nicht durchgeführt. Es wurde jedoch unter der Operation auf die stabile Verankerung der Kompaktoren und letztendlich auch der Schaftprothese selbst geachtet. Konnte mit den Kompaktoren kein absolut sicherer Einsatz im proximalen Femur erreicht werden, so wurde auf die Anwendung eines Mayo-Kurzschafts verzichtet und ein konventionelles Prothesenschaftsystem eingesetzt.

Der vom Design der Mayo-Prothese vorgegebene CCD-Winkel beträgt 132°. Damit ist das Prothesensystem bei vielen Formvarianten im Bereich des proximalen Femurs anwendbar. Bei einer vorbestehenden Coxa valga wird der Mayo-Prothesenschaft im Femur deutlich steiler eingebracht, was bis zu einer Ausrichtung der Prothesenschaftspitze zur medialen Femurkortikalis hin durchgeführt werden kann. Versorgungen bis zu einem vorgegebenen CCD-Winkel von 150° bei Coxa valga sind so mit dem Mayo-Schaft möglich. Deutlich mehr limitiert ist der Einsatz bei vorbestehender Coxa vara. Bei einem anatomischen CCD-Winkel von weniger als 125° wird die Implantation des Mayo-Schafts nicht mehr möglich sein.

2.5.4 Mögliche operative Zugänge

Der Mayo-Kurzschaft kann wie viele andere Hüftendoprothesensysteme auch über verschiedene Zugangswege implantiert werden. Prädestiniert ist er für die Anwendung mit minimalinvasiven Operationenstechniken, da für die Implantation des Schafts selbst der gesamte Trochanter major des Femurschafts nicht eröffnet werden muss. Es ist dabei dem Operateur freigestellt, den ventralen oder dorsalen Zugangsweg zum Hüftgelenk zu wählen, auch in transglutealer Zugangstechnik wird der Mayo-Schaft eingesetzt.

Im eigenen Krankengut wurde ausschließlich ein anterolateraler Zugangsweg zum Hüftgelenk in modifizierter Watson-Jones-Technik verwendet. Die Patienten wurden hierbei in Rückenlage auf dem Operationstisch gelagert. Zur Anwendung kamen im Pfannenbereich spezielle MIS-Instrumentarien, für die Implantation des Mayo-Schafts ausschließlich das Standardinstrumentarium mit den beiden Reibahlen für die Eröffnung des proximalen Femurs und den dann stufenweise eingeführten Kompaktoren. Die Verwendung des anterolateralen Zugangswegs nach Watson-Jones gewährleistet die Implantation des Mayo-Schafts ohne jegliche Ablösung des M. gluteus medius am Trochanter major. Dieser wird mit entsprechenden Hohmann-Haken lediglich stumpf beiseitegedrängt.

Nach Abschluss der Implantation und nachfolgender Reposition des Hüftgelenks zeigt sich der M. gluteus medius vollständig intakt, und eine Refixierung des Muskels am Trochanter ist in keinster Weise erforderlich (◘ Abb. 2.40).

2.5.5 Klinische Daten

Nicht nur in der Entwicklerklinik in Rochester (USA), sondern inzwischen weltweit in vielen Kliniken konnten mit dem Mayo-Schaft gute und sehr gute Implantationsergebnisse erzielt werden. Inzwischen liegen weltweit Standzeiten von mehr als 15 Jahren vor. Die Revisionsraten des Mayo-Schafts sind hierbei nicht höher als mit konventionellen Schaftsystemen.

Auch im eigenen Krankengut wurde der absolut feste knöcherne Einsitz des Mayo-Schafts regelhaft beobachtet, insbesondere im Bereich des Kalkars. Aufgrund der proximalen Krafteinleitung in das Kalkar war auch im langjährigen Verlauf keine

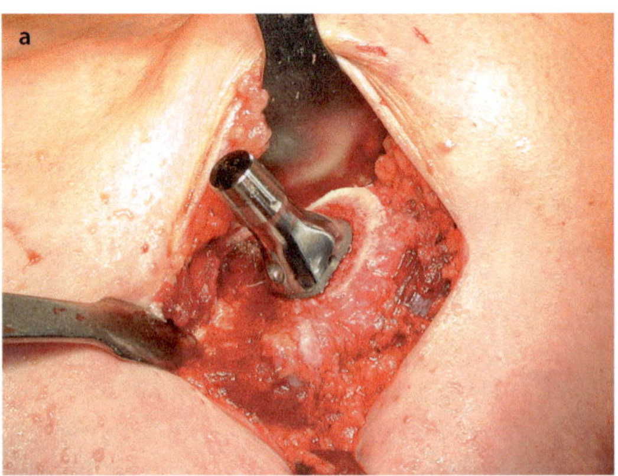

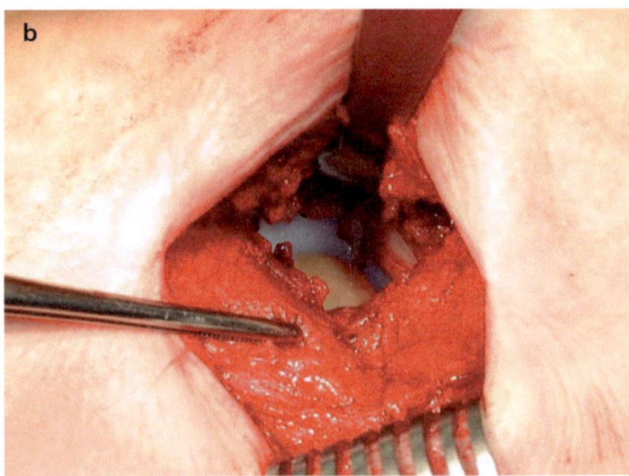

◘ **Abb. 2.40a,b** Implantation des Mayo-Schafts. **a** Keine Ablösung des M. gluteus medius, **b** intakte Glutealmuskulatur nach Abschluss der Implantation

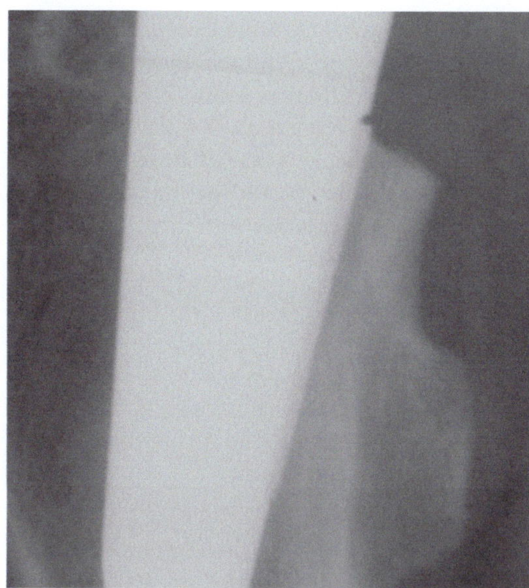

Abb. 2.41 Röntgenkontrolle nach 60 Monaten: keine Osteolyse am Kalkar

Kortikalisatrophie und keinerlei Osteolyse zu beobachten (Abb. 2.41).

Die klinische Bewertung von weit über 1000 Patienten, die zwischen 2001 und 2003 mit einem Mayo-Schaft versorgt wurden, erfolgte nach dem Harris-Hip-Score. Dieser stieg wie auch bei anderen Prothesensystemen sehr schnell wieder an, bei Patienten mit kontralateraler Gon- oder Koxarthrose auf fast 85 Punkte, bei Patienten ohne kontra- oder ipsilateraler Begleitarthrose auf über 95 Punkte. Die Ergebnisse waren damit vergleichbar mit denen des CLS-Spotorno-Schafts in einem ähnlichen Patientengut (Abb. 2.42).

Außerordentlich niedrig waren die Komplikationsraten bei der Implantation des Mayo-Schaftsystems (Tab. 2.1). In lediglich 5 Fällen kam es perioperativ zum Auftreten von Fissuren im Bereich des Schafteingangs, in einem weiteren Fall zum Auftreten einer Spätfraktur 3 Wochen nach der Operation bei einem Sturzereignis. Nur in einem Fall kam es zu einer Perforation des Femurschafts mit dem Eröffnungsinstrumentarium.

Außerordentlich niedrig aus unserer Sicht ist die Zahl der Luxationen, was sicherlich auch auf die muskelschonenden minimalinvasiven Operationenstechniken zurückzuführen ist, ebenso die sicher niedrige Rate an heterotopen Ossifikationen. In 4 Fällen wurde im Verlauf über 5 Jahre eine Prothesenmigration von weniger als 2 mm beobachtet, in lediglich 2 Fällen eine Prothesenmigration von mehr 2 mm. Diese beiden Fälle wurden einer operativen Revision zugeführt. Insgesamt konnte im Vergleich zu einem Patientenkontingent mit hüftendoprothetischer Standardversorgung in der Gruppe der Mayo-Schaft-Patienten eine deutlich niedrigere Komplikationsrate als beim Standardsystem verzeichnet werden.

Eine Reduktion des lateralen Offsets bei Implantation der Mayo-Schaftprothese von bis zu 2 mm wurde bewusst in Kauf genommen, dies zeigte im funktionellen Verlauf keinerlei Beeinträchtigungen für die Patienten. Ähnliche Ergebnisse sind bereits

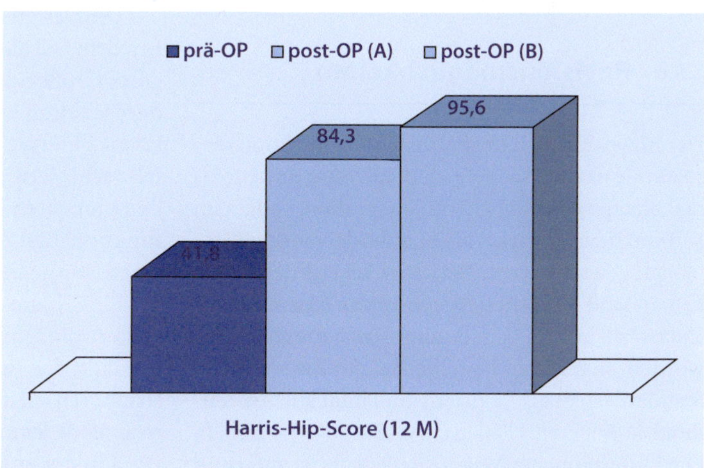

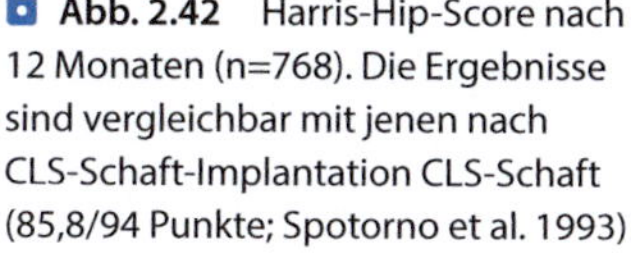

Abb. 2.42 Harris-Hip-Score nach 12 Monaten (n=768). Die Ergebnisse sind vergleichbar mit jenen nach CLS-Schaft-Implantation CLS-Schaft (85,8/94 Punkte; Spotorno et al. 1993)

2

Tab. 2.1 Komplikationen nach 1036 Mayo-Schaft-Implantationen (n=1036)

Komplikationen	Anzahl
Schaftfissur (Schaftfraktur)	5 (1)
Schaftperforation	1
Luxation	4
Ossifikation (Brooker-Grad 1–2)	3
Prothesenmigration (<2 mm)	4
Prothesenmigration (>2 mm)	2
Embolie	2
Thrombose	6
Hämatomrevision	4
Infektion	4

aus der Verwendung der ursprünglichen CLS-Spotorno-Schaftprothesen mit dem sehr großen CCD-Winkel von 145° bekannt. Bei sehr großem Offset und anatomischer Coxa vara ist die Implantation der Mayo-Schaftprothese aber sicherlich limitiert. In diesen Fällen wurde bewusst auf die Mayo-Schaft-Implantation verzichtet und auf ein Standardprothesenschaftsystem zurückgegriffen. Durch ein solches Vorgehen konnte auch die postoperativ zu verzeichnende Beinlängendifferenz auf maximal 1 cm eingegrenzt werden, da eben ganz bewusst nicht zum Ausgleich des Offsets und zum Erreichen einer höheren Vorspannung im Hüftgelenk eine bewusste Beinverlängerung auf der zu operierenden Seite durchgeführt wurde.

2.5.6 Revisionsmöglichkeiten

Der Mayo-Kurzschaft gewährleistet eine knochensparende und ausschließlich diaphysäre und proximal metaphysäre knöcherne Integration, sodass im Fall von Revisionen auf ein Standardgeradschaftimplantat gewechselt werden kann. Im eigenen Krankengut sind 6 Prothesenwechsel von einem Mayo-Kurzschaft auf ein Standardimplantat durchgeführt worden. In 3 Fällen kam hierbei ein Zweymüller-Standardschaft als Revisionsimplantat zur Anwendung, in weiteren 3 Fällen ein CLS-Spotorno-Schaft. Die Entfernung des Mayo-Kurzschafts ist aufgrund der doppelt konischen Geometrie und dem bewussten Verzicht auf einen Prothesenkragen mit feinen Meißeln gut durchführbar. Im Fall einer Spätinfektion bei knöchern fest integrierter Mayo-Schaftprothese war die komplette Ausschälung des Schafts aus dem knöchernen Femurlager mit den entsprechenden Instrumentarien in weniger als 20 min durchführbar.

2.6 Metha

Andreas Gruner, Karl-Dieter Heller

2.6.1 Design-Rationale

Die Hüftendoprothetik hat in den letzten Jahren eine Reihe von Veränderungen erfahren, die sowohl das Spektrum der Endoprothesendesigns und Gleitpaarungsmaterialien als auch die Altersstruktur der Patienten betreffen. In der primären zementfreien Versorgung hat der Anteil kürzerer Prothesenschäfte zugenommen. In diese Kategorie fällt heute eine Vielzahl von Schaftimplantaten bei denen sich nicht alle Konzepte nachhaltig durchsetzen konnten. Dies zeigt ein systematischer Kurzschaftüberblick (Falez et al. 2015) einschließlich des Versuchs einer Klassifizierung auf Basis der Osteotomiehöhen und dem Erhalt des Trochantermassivs. Die Analyse der Schaftlängen femoraler Komponenten (Feyen und Shimmin 2014) führt noch nicht zu einer schlüssigen Definition, die einen kurzen oder gekürzten Schaft von einem Schaft mit Standardlänge unterscheidet.

Die Design-Rationale von Kurzschäften vereint in jedem Fall die Zielsetzung von Implantaten geringerer Größe und Länge, die im Vergleich zu Standardschäften weniger invasiv implantiert werden können und die Versorgungsoptionen im Revisionsfall verbessern. Dies lenkt die Sicht auf den Einsatz beim jüngeren und aktiveren Patienten mit hohen funktionellen Anforderungen und dem Ziel eines langfristig guten Versorgungsergebnisses.

Eine Reduktion der Prothesenschaftlänge verringert die femorale Führung im Markraum und verstärkt den Einfluss der metaphysären Knochenstrukturen auf die Schaftposition und das zu rekonstruierende femorale Kopfzentrum. Dies folgt einem Prinzip der anatomischen Gelenkrekonstruktion

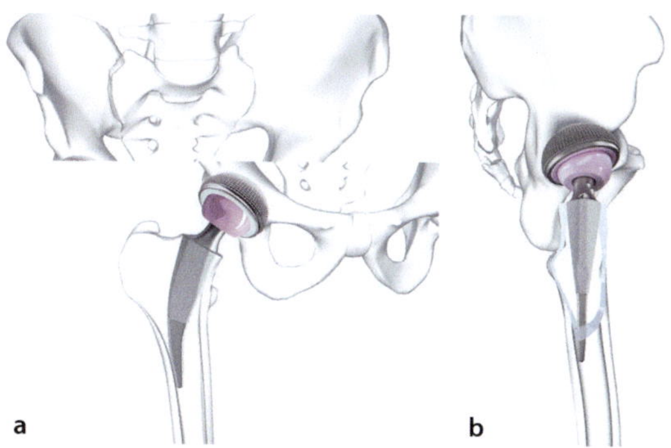

Abb. 2.43a,b Metha-Kurzschaft. a Ansicht a.-p., b lateral. (Mit freundlicher Genehmigung der Fa. Aesculap)

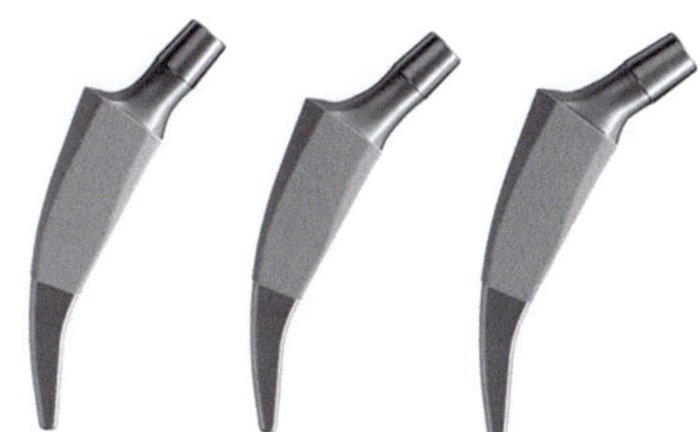

Abb. 2.44 Sortiment des Metha-Schafts mit 3 CCD-Winkeln von 120, 130 und 135°. (Mit freundlicher Genehmigung der Fa. Aesculap)

und einer konsequenteren metaphysären Implantatverankerung im Femur.

Eine primär belastungsstabile Implantatposition benötigt dazu ein reproduzierbares Verankerungskonzept und ein darauf ausgerichtetes Implantatsortiment. Der intraoperative Knochenerhalt muss sich dem potenziellen Knochenverlust im Revisionsfall stellen, und die Ergebnisse dürfen denen etablierter Standardprothesenschäfte nicht nachstehen. Dass dies prinzipiell möglich ist, zeigen unsere Erfahrungen bei der Revision kürzerer Prothesenschäfte und die Ergebnisse im australischen Endoprothesenregister (Australian Orthopaedic Association 2015), in dem aktuell erstmals Kurzschäfte als eigene Implantatkategorie bewertet werden.

Jedes Kurzschaftimplantat hat seine besonderen Merkmale, die wir im Folgenden für den Metha-Kurzschaft (Fa. Braun Aesculap, Tuttlingen) darstellen. Seit Erstimplantation im Jahre 2004 erfolgten nach Herstellerangaben in den ersten 10 Jahren über 60.000 Implantationen (Abb. 2.43).

2.6.2 Konstruktionsprinzip

Die eingangs beschriebenen Kriterien eines knochensparenden Implantats mit proximaler, zementfreier Verankerung im Bereich der Metaphyse werden durch die Kurzschaftprothese Metha erfüllt. Der Name ergibt sich aus der englischen Bezeichnung „metaphyseal total hip arthroplasty".

Krafteinleitung und Verankerung erfolgen rein metaphysär (Lerch et al. 2012, Jahnke et al. 2014, Synder et al. 2015). Das gebogene Schaftdesign ist keilförmig bikonisch und erreicht dadurch bei der Implantation eine hohe Primärstabilität. Die glatte und leicht gekrümmte Prothesenspitze liegt bei der Implantation kortikal, aber nicht markraumfüllend, lateral an. Diese Abstützung der Schaftspitze an der dorsolateralen Kortikalis trägt entscheidend zur primären Stabilität bei. Die konische Schaftform unterstützt die primäre Stabilität innerhalb des Schenkelhalses und eine proximale Krafteinleitung.

Der Schenkelhals wird im Gegensatz zu Standardprothesen weitgehend belassen und dient als primäre Verankerungsebene. Die mediale Abstützung wird durch die gerade ausgeführte Schaftanlagefläche bestimmt, welche durch entsprechende Varus-/Valguspositionierung erfolgt. Der Bereich der sekundären Implantatstabilisierung ist mit der mikroporösen Reintitanbeschichtung Plasmapore sowie einer dünnen Dicalciumphosphat-Dihydrat-Schicht versehen. Diese unterstützt eine beschleunigte Sekundärstabilität im Knochenlager (Chen et al. 2011).

Das aktuelle Metha-System verfügt über 8 verschiedene Schaftgrößen mit 3 CCD-Winkeln von 120, 130 und 135° (Abb. 2.44). Dieses Implantatsortiment hat die ursprünglich modular ausgeführte Schaftvariante ersetzt.

2.6.3 Theoretische Grundlagen

Das Grunddesign der Metha-Kurzschaftprothese basiert auf einer konischen Verklemmung im Bereich des Schenkelhalses und der Metaphyse und einer

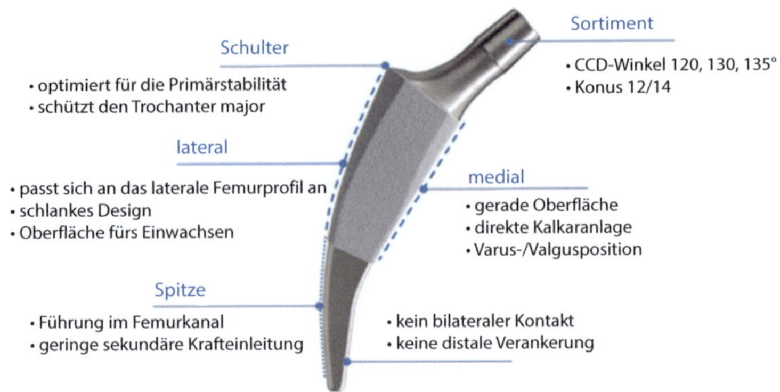

Abb. 2.45 Konstruktive Merkmale des Metha-Schafts. (Mit freundlicher Genehmigung der Fa. Aesculap)

Varus-/Valgusausrichtung des Schafts mit verschiedenen CCD-Winkeln (Abb. 2.45). Im Rahmen präklinischer Untersuchungen wurden dieses Verankerungsprinzip, die notwendige Primärstabilität und die hinreichende Prothesenschaftlänge am Kunstknochen und an humanen Präparaten getestet. Die gewählten Schaftlängen von 98–122 mm zeigte eine Entlastung der dorsal-lateral anliegenden Prothesenspitze unter Belastung. Dieses zunächst unerwartete Verhalten ergab sich durch das distal nicht markraumfüllende Schaftdesign und eine relativ zur Femurkortikalis nach medial gerichtete Mikrobewegung der Schaftspitze. Diese kombinierte Knochen-Implantat-Bewegung zeigte sich später auch radiologisch durch feine medial liegende Skleroselinien an der Prothesenspitze und ein geringes Auftreten distal-kortikaler Hypertrophien (Wittenberg und Steffen 2013).

Vergleichende biomechanische Untersuchungen erfolgten während der Implantatentwicklung mit der klinisch bewährten Mayo-Kurzschaftprothese. Es ergaben sich vergleichbar hohe Primär- und Rotationsstabilitäten sowie vergleichbare Mikrobewegungen. Diese Ergebnisse wurden durch ähnlich konzipierte vergleichende biomechanische Untersuchungen bestätigt (Fottner et al. 2009). Bei Durchführung der vorgesehenen geschlossenen Schenkhalsosteotomie zeigt der Metha-Schaft am Composite-Femur ähnliche Spannungsmuster wie vor Implantation (Flörkemeier et al. 2013). Im Vergleich zu einem Prothesenschaft mit Standardlänge zeigte Metha einen erhöhten Anteil proximaler Krafteinleitung (Gronewold et al. 2014). Ähnliche Ergebnisse wurden mit Finite-Elemente-Simulationen ermittelt (Lerch et al. 2012, Pozowski et al. 2013).

Die erste Metha-Schaft-Generation mit modularen Titanhalsadaptern wird seit Ende 2006 nicht mehr verwendet, nachdem es zu Brüchen dieser Halsadapter gekommen war (Grupp et al. 2010, Kohler et al. 2010).

2.6.4 Indikationen und Kontraindikationen

Kurzschäfte haben eine kürzere Verankerungsstrecke und damit auch eine höhere Sensibilität in Bezug auf die vorhandene Knochenqualität, Schaftgrößenauswahl, Implantatpositionierung und eine exakte Durchführung der operativen Technik.

Für den Metha-Kurzschaft werden Kontraindikationen bei schlechter Knochenqualität, Coxa vara, weiten und kurzen Schenkelhälsen sowie bei Knochenmorphologien gesehen, die einer stabilen Verankerung oder einer Rekonstruktion der Beinlänge und des Offsets entgegenstehen (Braun et al. 2009). Metha-Schaft-Implantationen bei sehr alten Patienten (Oh et al. 2014) und Patienten mit rheumatoider Arthritis (Bause 2015) zeigen, dass der zu erwartende Einfluss der Knochenqualität auf die Implantatverankerung intraoperativ beurteilt werden kann. Auch die avaskuläre Hüftkopfnekrose ohne Halsbeteiligung stellt eine gute Indikation dar; sie kann jedoch wie beim Standardschaft eine höhere Versagensrate aufweisen (Floerkemeier et al. 2012). Somit ergibt sich zunächst ein dem Standardschaft ähnliches Indikationsspektrum, welches bei der Auswahl beider Versorgungsoptionen differenziert betrachtet werden muss.

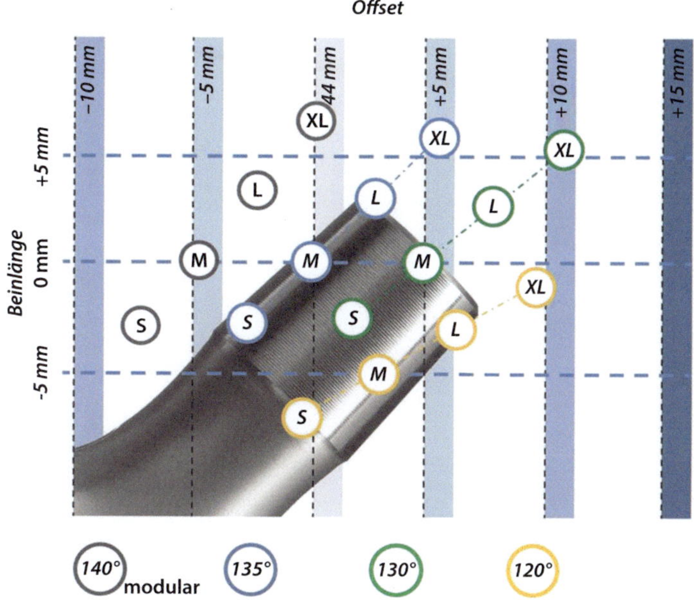

■ **Abb. 2.46** Beinlängen- und Offset-Management mit 3 verschiedenen CCD-Winkeln

Wir haben dazu die verschiedenen Indikationen betrachtet (Gruner und Heller 2015) und im wesentlichen eine klinikinterne Altersgrenze von 70 Jahren definiert, die zunächst die in der Regel teurere Kurzschaftversorgung von einer Standardversorgung bei gleicher Indikation abgrenzt. Wir differenzieren dabei nicht nach dem Geschlecht der Patienten, sondern treffen bei intraoperativ ungenügender Knochenqualität oder wenn die Verankerungssituation nicht wie geplant umzusetzen ist, eine Entscheidung gegen den Kurzschaft. Situationen bei Coxa vara können aufgrund des Beinlängenmanagements eine Kontraindikation darstellen (■ Abb. 2.46). Eine deutliche Antetorsion ist eine absolute Kontraindikation, da der Metha-Schaft durch die Schenkelhalsführung keine Korrektur dieser Fehlstellung erlaubt und dadurch auf die dorsale Femurschaftkortikalis auflaufen kann. Bei deutlicher Antetorsion besteht das Risiko einer dorsalen Schaftperforation. Revisionseingriffe indizieren wir nach Oberflächenersatz, aber auch in Einzelfällen bei zu revidierender Metha- oder anderer Kurzschaftprothese. Eine Kontraindikation ist in unserer Klinik auch der Wunsch eines Patienten, ein Implantat mit langfristigen Ergebnissen über 10 Jahren zu erhalten (■ Tab. 2.2).

2.6.5 Mögliche operative Zugänge und Operationstechnik

Der Metha-Schaft zeichnet sich durch ein einfaches und übersichtliches Instrumentarium aus. Durch die weiter medial gelegene Schafteröffnung eignet sich die Metha-Prothese ideal für alle minimal- und weniger invasiven Implantationsverfahren und Zugänge zum Hüftgelenk (■ Abb. 2.47). Für jeden Zugang gibt es gebogene oder mit einem Offset versehene Handgriffe, die eine gute und sichere femorale Markraumvorbereitung unterstützen. Die Auswahl des Zugangs bleibt dabei der Präferenz des Operateurs überlassen. In unserer Klinik verwenden wir routinemäßig den anterolateralen Zugang in Rückenlage, auch mit Standardschäften. Wir haben persönlich keine Erfahrungen mit dem direkt anterioren Zugang, für den der Metha-Kurzschaft selbstverständlich auch geeignet ist.

Unabhängig vom Zugang berücksichtigt die präoperative Planung die Resektionshöhe und Position des Gelenkzentrums unter Erhalt des für die Verankerung wichtigen kortikalen Schenkelhalsrings. Die Osteotomie des Schenkelhalses verläuft in einem Winkel von 50° zur Femurschaftachse (■ Abb. 2.48).

Tab. 2.2 Indikationen und Kontraindikationen zementfreier Kurz- und Standardschäfte

Kriterien für Patientenauswahl		Kurzschaft	Standardschaft
Indikationen	Primäre Koxarthrose	Ja	Ja
	Rheumatoide Arthritis	Ja	Ja
	Avaskuläre Nekrose	Ja	Ja
	Dysplasie	Ja	Ja
	Tumor	Keine Erfahrung	Ja
	Revision	Ja[a]	Ja
	Implantation nach Infekt	Ja	Ja
	Gute Knochenqualität	Ja	Ja
Kontraindikationen	Ausgedehnter metaphysärer Knochenverlust	Nein	Ja
	Altersgrenze allgemein	Ja[b]	Nein
	Geschlechtsunterschiede	Nein	Nein
	Ausgeprägte Coxa vara	Mit Vorsicht ja[c]	Ja
	Ausgeprägte Coxa valga	Ja	Ja
	Osteoporose	Nein	Ja
	Femorale Abnormalität	Ja/nein	Ja
	Nekrotischer Halsbereich	Ja, begrenzt	Ja
	Breiter Schenkelhals	Ja, begrenzt	Ja
	Kurzer Schenkelhals	Ja, begrenzt	Ja
	Starke Antetorsion (>35°)	Nein	Ja
	10-Jahresergebnisse vorhanden	In Arbeit	Ja

[a] Oberflächenersatz und Kurzschaft
[b] <70 Jahre
[c] abhängig vom Beinlängenmanagement

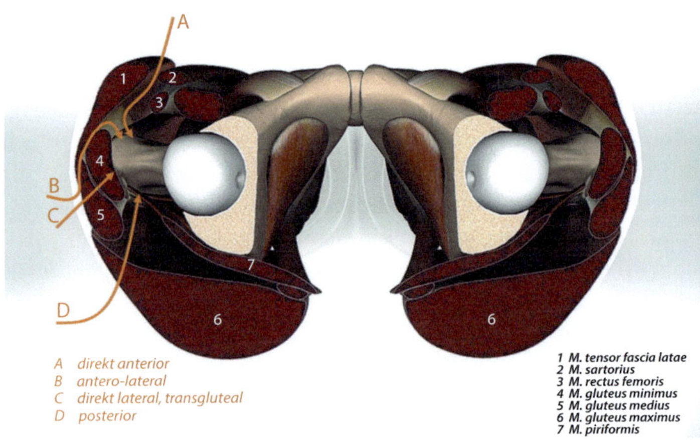

Abb. 2.47 Zugangswege für die Implantation eines Metha-Kurzschaftsystems. (Mit freundlicher Genehmigung der Fa. Aesculap)

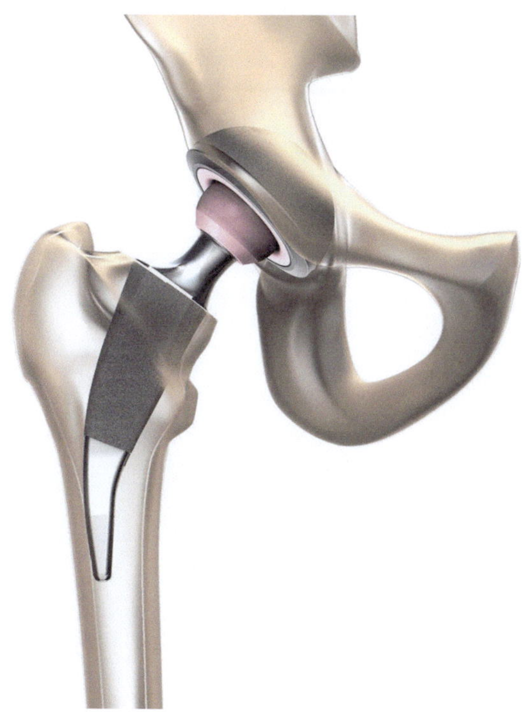

Abb. 2.48 Osteotomieverlauf für einen Metha-Schaft. (Mit freundlicher Genehmigung der Fa. Aesculap)

In der seitlichen Röntgenaufnahme wird eine Verkeilung im proximalen Femur angestrebt. Der Metha-Kurzschaft wird vom Schenkelhals geführt und positioniert sich demzufolge parallel zum Antetorsionswinkel des Femurs.

Die Markraumeröffnung erfolgt mit einer Ahle in der Ausrichtung des Schenkelhalses zentral auf der Osteotomiefläche. Der Einsatz eines Hammers sollte bei dieser Vorgehensweise vermieden werden, um eine mögliche Perforation bei Fehllage der Ahle zu vermeiden. Mithilfe von Formraspeln wird das proximale Femur soweit vorbereitet, dass eine rotationsstabile Lage im Schenkelhals vorliegt; sie kann durch kortikale Anlage der Raspel an mindestens 3 Stellen erreicht werden. Eine intraoperative Überprüfung der Raspelposition und der Implantatgröße erfolgt mittels Röntgenbildverstärker in 2 Ebenen mit Kontrolle der Lage der distalen Schaftspitze. Der Metha-Schaft kann dann mit leichtem Varusdruck über die zentral am Konus liegende Bohrung oder die an der lateralen Schulter liegende Einschlagnut implantiert werden.

Eine Metha-Schaft-Implantation kann auch durch Navigationsunterstützung erfolgen (Lazovic und Zigan 2006, Walde und Walde 2006, Braun et al. 2007). Die Implantationstechnik des Metha-Schafts ist aus unserer Sicht einfach und gut zu erlernen und erlaubt reproduzierbar gute Ergebnisse.

2.6.6 Klinische Daten

Klinische Erfahrungen und Ergebnisse und mit dem Metha-Kurzschaftsystem wurden von verschiedenen Arbeitsgruppen mit kurzfristiger Erfahrung

Tab. 2.3 Mittelfristige Ergebnisse zum Metha-Schaft

Publikation	Wittenberg 2013	Thorey 2013	Floerkemeier 2012
Anzahl Fälle	250	151	73
Mittlerer Nachbeobachtungszeitraum [Jahre]	4,9	5,8	2,8
Überlebensrate [%]	97	98	96
Revisionen			
Gesamt	9	3	4
Infekt	3	1	2
Aseptische Lockerung	3	2	0
Via valsa oder Perforation	2	0	0
Periprothetische Fraktur	0	0	2
Pfannenkomponente	1	0	0
Revision innerhalb des 1. Jahres nach Implantation	7	3	1

(Chammaï und Brax 2015, Suksathien und Sueajui 2015, Suksathien et al. 2012) und mittelfristigen Ergebnissen (Thorey et al. 2013, Wittenberg et al. 2015, Lewinski und Floerkemeier 2015) publiziert. Die mittelfristige Überlebensrate nach 5 Jahren reicht 96,7 % (Wittenberg et al. 2013) bis 98 % (Thorey et al. 2013). In diesen Daten sind Revisionen nach Adapterbrüchen der ersten modularen Implantatgeneration nicht enthalten (◘ Tab. 2.3).

In unserer Klinik sind seit der Erstimplantation in Jahr 2005 bis Ende 2015 ca. 2278 Metha-Schäfte implantiert worden. In einer retrospektiven Studie konnten wir eine Gruppe von 126 Patienten mit einem Durchschnittsalter von 60 Jahren (41–72) nach 2 Jahren und nach 4 Jahren untersuchen. Der durchschnittliche Harris-Hip-Score verbesserte sich von 55,8 auf 98,3 Punkte. Das Bewegungsausmaß hatte in unserer Kohorte an beiden Nachuntersuchungsterminen im Vergleich zu den präoperativen Daten wie erwartet zugenommen. Röntgenologisch sahen wir eine Zunahme der Knochendichte in der lateralen Gruen-Zone 2 und medial in Zone 6 bei 81 % der Patienten.

Detailliertere Analysen der periprothetischen Umbauvorgänge um den Metha-Schaft wurden von

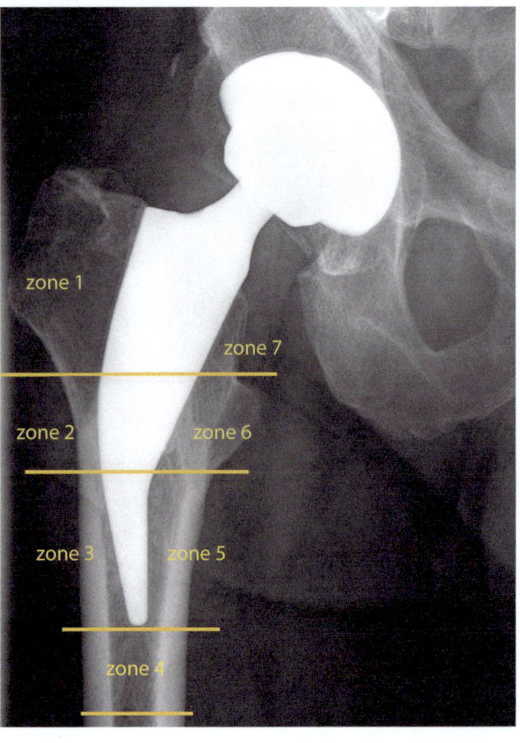

◘ **Abb. 2.49** Gruen-Zonen angepasst an die Metha-Prothese

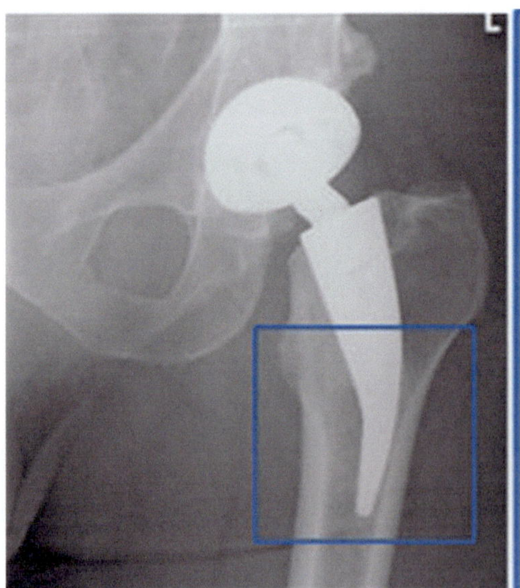

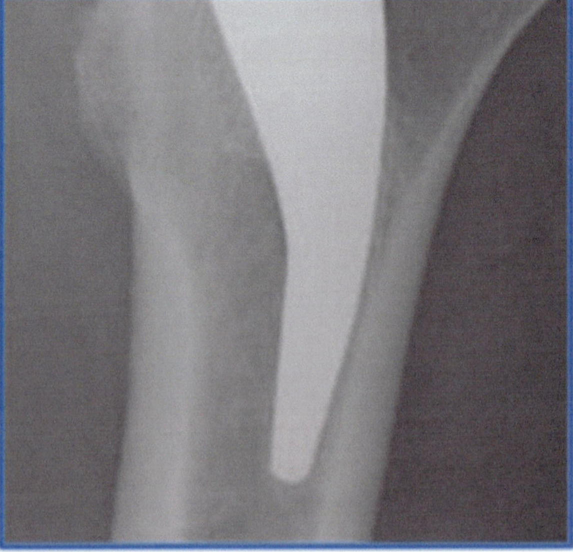

◘ **Abb. 2.50** Distale Spitze der Metha-Prothese mit Reaktionslinien

3 Autorengruppen publiziert. Jahnke et al. (2014), Lerch et al. (2012) und Synder et al. (2015) kamen bei DEXA-Knochendichtemessungen (▣ Abb. 2.49) zu Ergebnissen, die unsere Röntgenauswertung bestätigen. Der Metha-Schaft leitet demnach die Kräfte primär in den Zonen 2 und 6 ein. Die distal-laterale Zone 3 wird dabei im Spitzenbereich nicht überlastet (▣ Abb. 2.50 und ▣ Abb. 2.51, Lerch et al. 2012, Synder et al. 2015, Jahnke et al. 2014).

Aus dem Kollektiv der Jahre 2005 bis 2013 haben wir bisher 7 Metha-Schäfte aufgrund einer Unterdimensionierung (4), tiefer Osteotomie (1), eines zu hohen Offsets (1) und in einem Fall aus nicht ermittelbarem Grund wegen Lockerung revidiert. Bis auf einen Fall waren die Revisionen Frühkomplikationen, die alle mit Standardschäften versorgt werden konnten (Gruner und Heller 2015). In 4 weiteren Fällen musste wegen Bruch des modularen Adapters der Metha-Schaft durch Standardschäfte revidiert werden (▣ Tab. 2.4).

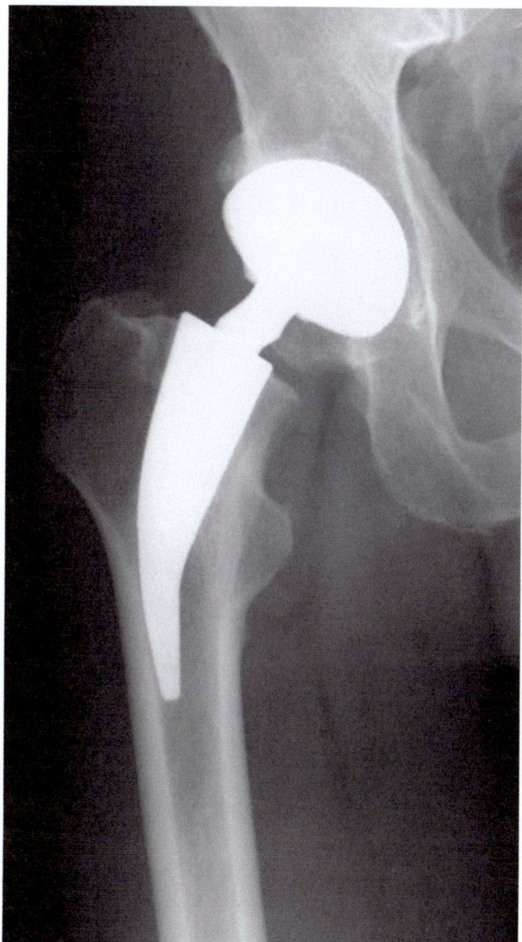

▣ **Abb. 2.51** Beispiel für eine typische radiologische Situation nach 10 Jahren

Verschiedene Studien bestätigen die bei uns auftretenden für zementfreie Schaftsysteme typischen Frühkomplikationen (Gustke 2012, Götze et al. 2010) innerhalb des ersten postoperativen Jahres (▣ Tab. 2.4), die für Kurzschäfte durch die reduzierte Verankerungsfläche zu erklären sind. Die axiale Stabilität des Metha-Schafts konnten Schmidutz et al. (2012) mithilfe der EBRA (Einzelbild-Röntgenanalyse) an 80 Fällen und einem postoperativen Verlauf von mindestens 2 Jahren eine durchschnittliche axiale Migration von 0,7 mm aufzeigen. Gelenkluxationen oder Verläufe mit Oberschenkelschmerzen haben wir bisher nicht beobachtet, wodurch sich unsere Erfahrungen mit Studienergebnissen anderer Arbeitsgruppen decken (Jahnke et al. 2014, Wittenberg et al. 2013 und Thorey et al. 2013).

In unserer Patientengruppe haben 85 % die Metha-Variante mit CCD 130° und 15 % CCD 135° erhalten, sie zeigen postoperativ eine gute Beweglichkeit (▣ Tab. 2.5). Der seit dem Jahr 2011 zur Verfügung stehende Metha-Schaft mit 120° findet in unserer Klinik inzwischen zu einem kleineren Anteil Anwendung und erweitert die Möglichkeiten des Beinlängenmanagements (▣ Abb. 2.51).

2.6.7 Revisionsmöglichkeiten

Die Revision eines klinisch durch Schmerzen auffälligen und radiologisch gelockerten Metha-Kurzschafts stellt sich intraoperativ unproblematisch, aber aufgrund des proximal harten Knochens nicht einfach dar dar. Die Versorgung erfolgt mit einem Standardschaft oder im Fall eines kurzfristigen Verlaufs bei Unterdimensionierung durchaus mit einem größeren Metha-Implantat.

Bei Situationen mit fest integriertem Schaft bei Fehlposition oder Adapterbrüchen sind die beschichteten Oberflächen sehr fest in den Knochen integriert. Eine Extraktion ohne Ummeißelung ist trotz reduzierter Implantatlänge nicht möglich.

Tab. 2.4 Analyse von 7 Revisionen von 1092 Metha Versorgungen (2005–2013)

Patient (Geschlecht/ Alter in Jahren)	BMI	Gewicht [kg]	Revisionsindikation	Bone Grafting	Revisionsimplant	Zeit in situ [Monate]	Metha-Schaft	Größe	Präop. Plan	Revisionsdatum
M/69	27	95	Zu klein	Ja	Standard	11	Mono 135°	5	6	1.7.2010
M/59	30	92	Zu klein	Ja	Standard	6	Mono 130°	4	4	12.3.2010
M/63	32	96	Varus, Offset	Ja	Standard	8	Mono 130°	2	3	3.15.2010
F/63	31	81	Tiefe Osteotomie	Nein	Standard	6	Mono 130°	0	1	6.17.2010
F/68	24	72	Zu klein	Ja	Standard	44	Modular 135°/0°	1	1	1.26.2010
M/34	21	60	Avaskuläre Nekrose & zu klein	Nein	Standard	7	Mono 130°	2	3	4.4.2011
M/73	28	80	Unbekannt	Nein	Standard	11	Mono 130°	3	3	10.11.2010

Tab. 2.5 Durchschnittliche prä- und postoperatives „range of motion"

Bewegung	Präoperativ	1. Nachuntersuchung	2. Nachuntersuchung
Extension/Flexion	1,6°/92°	6,6°/114°	3,9°/113°
Abduktion/Adduktion	17,7°/10,3°	31,6°/25,1°	33,5°/29.3°
Innen-/Außenrotation	6,5°/14°	16,4°/29,4°	19,3°/29,5°

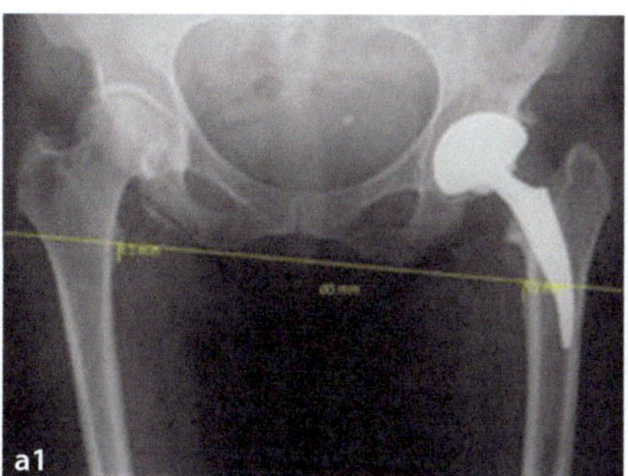

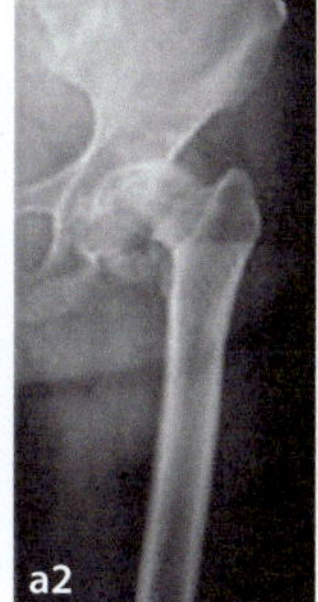

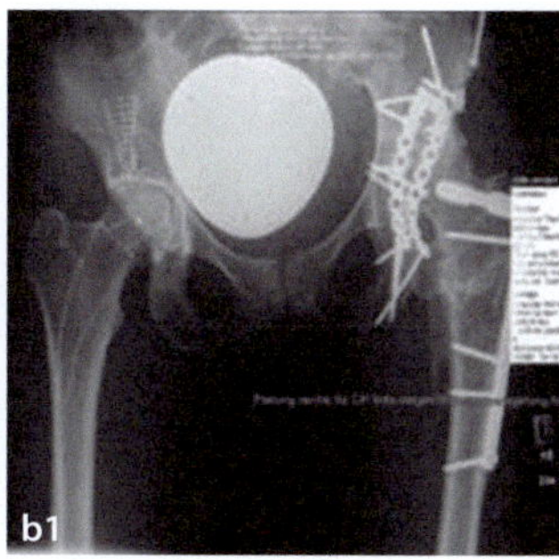

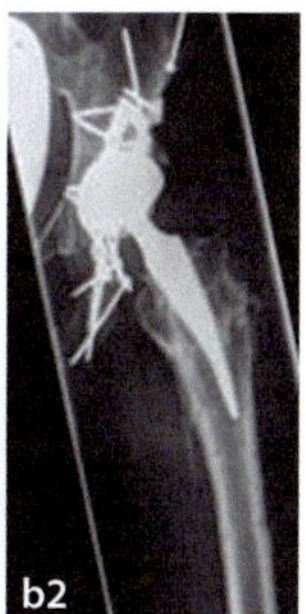

Abb. 2.52 **a** Meta-Schaft-Implantation bei Dysplasie, **b** Metha-Schaft-Implantation nach einer Osteosynthese

Die im oberen Anteil konisch und gerade ausgeführte Metha-Schaft-Oberflächen (anterior und posterior) lassen sich im Fall einer Revision mithilfe entsprechender Instrumente, wie zum Beispiel Meißel, Stichsäge oder einer kleinen oszillierenden Säge, im Knochen-Implantat-Interface knochenerhaltend lösen. Durch die dem Schenkelhals folgende Schaftposition ist bei der Markraumvorbereitung für einen Geradschaft eine Via falsa zu vermeiden.

Bei modularen Versionen kann der Adapter mit einem Metha-spezifischen Abziehinstrument entfernt werden, um in das Entfernungsgewinde im Schaft den Handgriff für die Extraktion zu schrauben. Dieser Handgriff lässt sich mit einem Schlitzhammer kombinieren. Bei der nicht modularen Variante sind entsprechende Entfernungsinstrumente im Standardinstrumentarium zu finden, die wie bei einem Standardschaft direkt am Konus befestigt werden können.

In unserer Erfahrung konnten wir bisher alle Metha-Revisionen mit Standardsystemen versorgen, zum Teil jedoch mit zusätzlicher Spongiosaplastik. Im Fall einer Metha-Revision bei fest integriertem Implantat empfehlen wir den Einsatz eines Revisionsinstrumentariums, welches beim Hersteller angefordert werden kann.

2.7 Nanos

Harald Kuhn

Der Nanos-Schaft hat die Kurzschafthistorie seit 2004 entscheidend mitgeprägt. Implantationsfreundlichkeit und eine hohe Primär- und Sekundärstabilität waren die Ziele bei der Entwicklung der Nanos-Kurzschaftprothese. In dem weiten Indikationsspektrum ist die Implantation gegenüber Standardschäften knochensparend und sehr weichgewebeschonend möglich. Dreifach konisch, anatomisch, eine physiologische Krafteinleitung, die osteokonduktive oberflächenvergrößernde Beschichtung sind die Basis für die hohe Primär- und Sekundärstabilität. In einer mehr als 10-jährigen Beobachtungszeit hat der bogenförmige Schaft zur Rekonstruktion der Hüftanatomie und Gelenkfunktion die mögliche Wende vom Standardschaft zur Kurzschaftversorgung mit eingeleitet und trägt zur wissenschaftlichen Bestätigung mit positiven Ergebnissen bei.

2.7.1 Design-Rationale

Die Nanos-Prothese ist ein schenkelhalserhaltender Kurzschaft für die Hüftendoprothetik. Zehn Größen, auf morphometrischen Grundlagen gestaltet und abgestimmt, stehen zur Verfügung (◻ Abb. 2.53). Sieben medizinische Autoren und mehrere Entwicklungsingenieure der Firma OHST Medizintechnik AG und der Firma Plus Orthopedics (heute Smith & Nephew) kreierten auf der Grundlage historischer Erfahrungen sowie computertomographischer und biomechanischer Berechnungen Grundmodelle, mit denen Belastungsanalysen, spektrometrische Untersuchungen und Leichenversuche erfolgten.

Eine bewährte Titanschmiedelegierung (ISO 5832–3) dient als Grundmaterial Der Schaftbereich ist mit einer osteokonduktiven Titan-Plasma-Oberfläche beschichtet, deren Rauigkeit einerseits eine weitere Oberflächenvergrößerung bewirkt und andererseits durch die Verzahnung eine überlegene Primärstabilität bietet. Eine zusätzliche Kalziumphosphatschicht (Bonit) ermöglicht eine noch raschere und bessere Integration im proximalen Knochen (Szmuckler-Moncler et al. 2000, Zeggel 2000) (◻ Abb. 2.54).

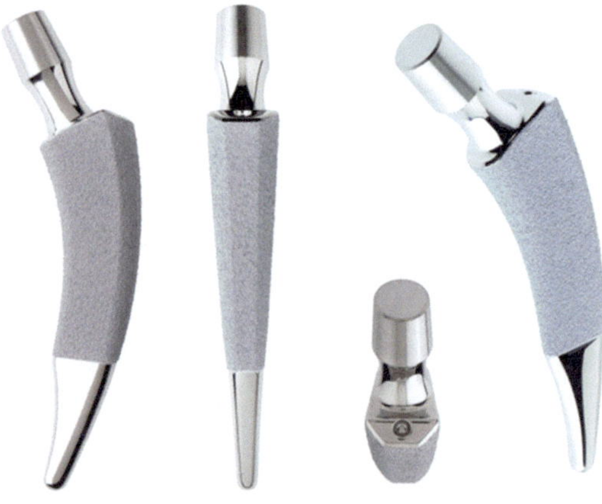

◻ **Abb. 2.53** Nanos-Schenkelhalsprothese. (Mit freundlicher Genehmigung der Fa. Smith & Nephew)

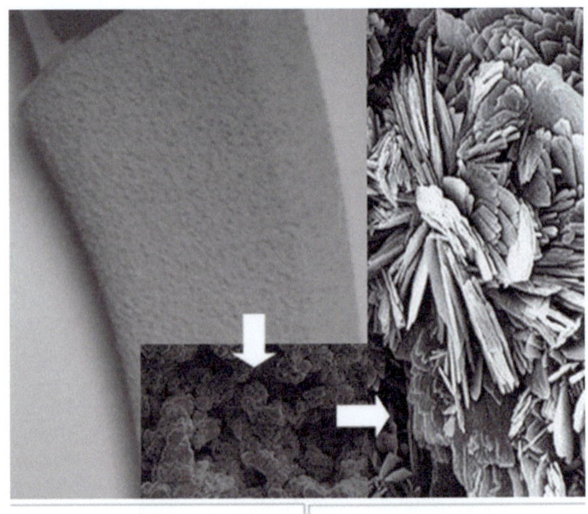

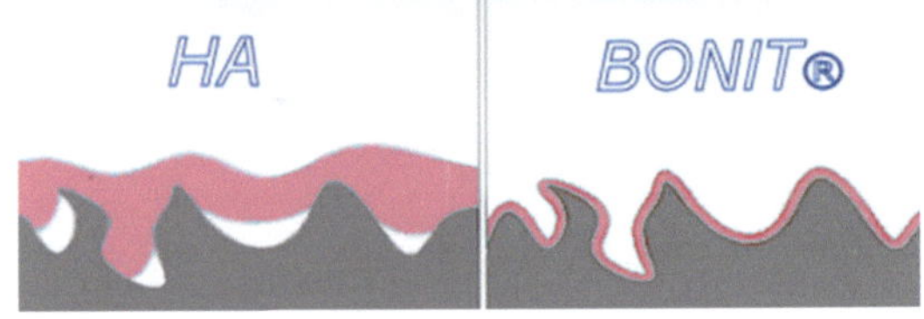

◻ **Abb. 2.54** Oberflächenbeschaffenheit mit Bonitbeschichtung im Querschnitt. (Mit freundlicher Genehmigung der Fa. Smith & Nephew)

Die hochglanzpolierte Prothesenspitze verhindert ein distales Anwachsen. Dies minimiert das Risiko von Oberschenkelschmerzen. Die physiologische Flexibilität des diaphysären Femurknochens wird bewahrt, der durch distal einwachsende Prothesen versteift würde.

Eine mehrdimensionale Verklemmung wird durch das spezielle, dreifach konische Schaftdesign in Kombination mit dem zirkulotrapeziodalen Querschnitt erzielt. Diese Formgebung gewährleistet mit einem großen Flächenkontakt eine hohe Primärstabilität. Die kurvierte, kurze Nanos-Prothese unterstützt den minimalinvasiven knochen- und weichgewebeschonenden Einsatz. Am Schenkelhals und am großen Trochanter wird im Vergleich zu konventionellen Schäften signifikant Knochen gespart, der damit ggf. für Wechseloperationen zur Verfügung steht. Kompaktoren verdichten knochenschonend die Spongiosa bis zur gewünschten Größe, statt sie wegzuraspeln. Der bogenförmige Schaft folgt dem spongiösen Kanal vom Schenkelhals in den Femur und respektiert so eine anatomische Ante- und Retroversion ebenso wie eine Varus- und Valgusstellung

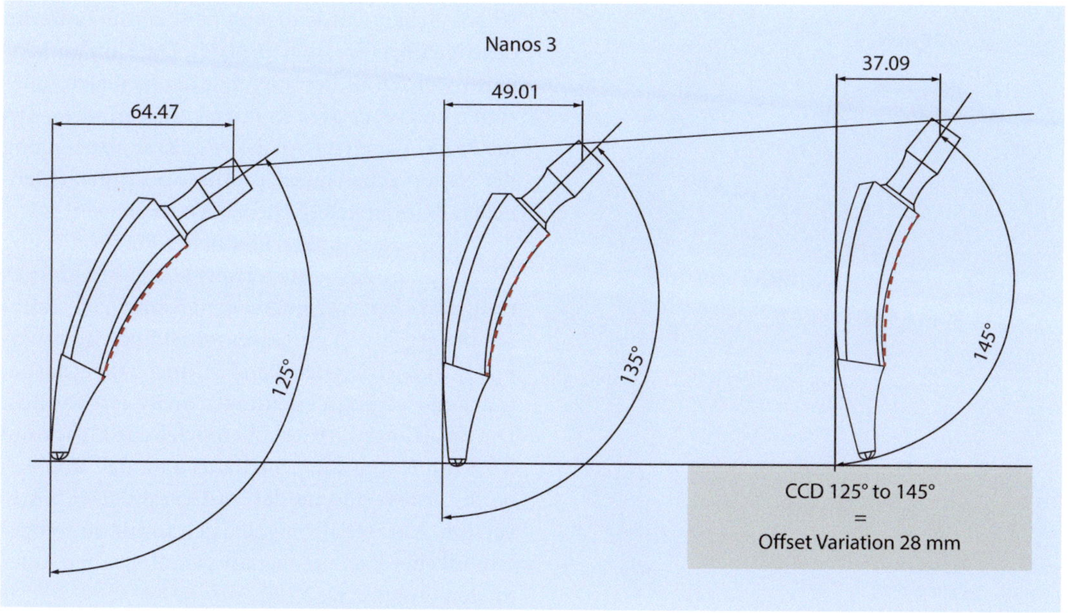

Abb. 2.55 Anatomische CCD-Winkel-Anpassung durch kurvierten konischen Schaft. (Mit freundlicher Genehmigung der Fa. Smith & Nephew)

des Schenkelhalses (Abb. 2.55). Die primäre Stabilität des Nanos-Schafts wird so durch die kortikale Verklemmung und spongiöse Kompression erhöht, die sekundäre Stabilität erfolgt durch die physiologische Krafteinleitung mit knöcherner Anheilung an die osteokonduktiv beschichtete Oberfläche.

Für eine möglichst optimale Krafteinleitung sollte die Prothese möglichst langstreckig im Bereich des Kalkars anliegen sowie an der distal-lateralen Seite eine kortikale Abstützung zur Kompensation der varisierenden Kräfte bieten. Es 565 wurden Computertomogramme von Patienten unter 65 Jahren ausgewertet, um die medialen und lateralen Konturen der inneren Kortikalis zu analysieren sowie die Position des Kugelkopfzentrums zu bestimmen. Eine große Bedeutung kommt der metaphysären kortikalen Verklemmung aufgrund der reduzierten Schaftlänge zu. Hierzu wurden über 50 CT-Schnitte des Schenkelhalses von unmittelbar subkapital bis hinunter zum Trochanter minor vermessen. Der Isthmus wurde in beiden Ebenen bestimmt, um eine weit proximal liegende kortikospongiöse Verankerung zu ermöglichen. Die CT-Schnitte dienten zudem zur Definition der Querschnittgeometrie, die es ermöglicht, den kortikalen Ring an der Zirkumferenz zu erhalten.

Die anatomischen Vorgaben wurden in das Konzept eingepflegt als Basis für eine stabile metaphysäre Verankerung und Krafteinleitung. Der dreifach konische, kurvierte Designvorschlag ließ schon in der Testphase eine hohe Primärstabilität erkennen. Die polierte Prothesenspitze überschreitet die Trochanterebene nach distal, um Migrationssicherheit zu bieten und einer Varisationstendenz vorzubeugen. Einen maximalen Bewegungsumfang gewährleistet der verschlankte Prothesenhals (Abb. 2.56). Er ist hochglanzpoliert, um die Weichgewebereizung zu minimieren und im Fall eines Impingements tribologisch günstig wenig Abrieb zu erzeugen. Der 12/14-Kopfkonus ist normiert für alle Prothesen.

Auf dem Konus der Impaktoren wird das Einschlaginstrument fixiert, es ist in Bajonettform für die minimalinvasive Implantationstechnik ausgelegt. Das Originalimplantat hat eine Vertiefung neben dem Prothesenhals, mit einem Stößel wird dort das Implantat in das vorbereitete Prothesenbett eingeschlagen.

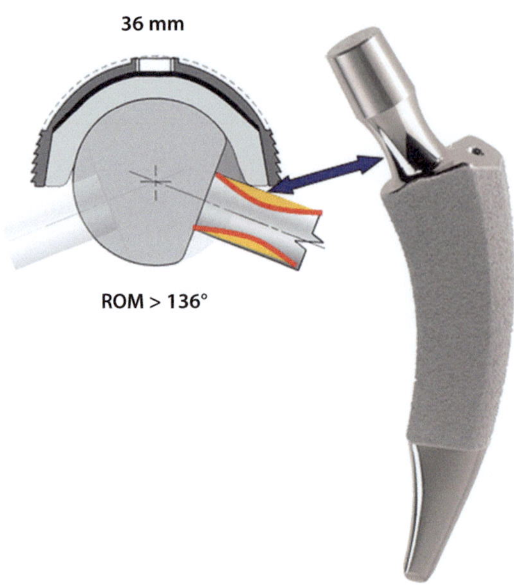

■ **Abb. 2.56** Vergrößerter Bewegungsspielraum bei 36 mm Gleitpaarung und verschmälertem Prothesenhals. (Mit freundlicher Genehmigung der Fa. Smith & Nephew)

2.7.2 Biomechanische Untersuchungen und FE-Analysen

Zur Optimierung des Prothesendesigns wurden morphologische, spannungsoptimetrische und radiologische Untersuchungen durchgeführt (Willmund 2007). Ein Monoblock wurde geschaffen, der klinisch und spannungsoptimetrisch die Möglichkeiten der Versorgung auch in varischen und valgischen Implantationslagen sicherstellen konnte. Kadaverstudien demonstrierten die Plazierung im kortikospongiösen Übergang. Die Entscheidung, sich auf die Stabilität zu konzentrieren, hat zur Vermeidung von Problemen, die mit Korrosion und Brüchen bei modularen konischen Verbindungen entstehen können, geführt (Dangles und Altstetter 2010, Kop und Swarts 2009). Im Frühjahr 2004 wurde nach den erfolgreichen Kadaverversuchen und nach materialtechnischer DIN-Normierung und CE-Zertifizierung der klinische Einsatz in einer 0-Serie gestartet.

FE-Analysen können darauf hinweisen, wie sich der Knochenauf- und -abbau in vivo bei unterschiedlichen Prothesenformen entwickeln kann. Für den Nanos-Schaft wurde dies an der Charité in Berlin durchgeführt (Speirs et al. 2007). Die Hüftkontaktkräfte wurden als Resultierende der medialen, anterioren und superioren Krafteinleitung erhoben. Ziel der Studie waren die Analyse der Kraftübertragung der Nanos-Schenkelhalsprothese bei unterschiedlichen Belastungen (Gehen, Treppensteigen) sowie die Analyse bei unterschiedlicher Positionierung (Referenzmodell, antevertiert sowie Medialisierung des Schafts gegenüber dem Femur). Für Kurzschäfte ergab sich ein „stress shielding" im proximalen Bereich (Zonen 1 und 7), unabhängig davon, welche Belastungseinleitungen analysiert wurden. Die Belastungswerte erhöhen sich beim Gehen um 22 % mit einem sog. „medialized model" und 9 % beim „anteverted model" mit veränderter Anteversion. Kurzschäfte eignen sich somit nur eingeschränkt bei einer präoperativ pathologischen Antetorsion (Tohtz et al. 2008).

2.7.3 Indikationen und Kontraindikationen

Der Nanos-Schaft ist indiziert zur Behandlung primärer und sekundärer Koxarthrosen, Dysplasiekoxarthrosen, avaskulärer und posttraumatischer Femurkopfnekrosen bei aktiven Patienten mit einer guten knöchernen Struktur. Eine suffiziente Primärstabilität sollte bei der Implantation gegeben sein. Mit der Prothese sollte ebenfalls eine adäquate Wiederherstellung der Gelenkgeometrie gelingen. Aufgrund der Eintrittsebene durch den erhaltenen Schenkelhals und der kurvierten Prothesenform gelingt eine anatomische Rekonstruktion mit dem Monoblock unter Erhalt des Rotationszentrums und des Offsets (Brinkmann et al. 2015). Aufgrund der dreifach konischen relativ voluminösen Prothesenform gelingt eine stabile Verankerung auch bei älteren und osteoporotischen Patienten. Über 90-jährige Patienten hat der Autor mit Nanos-Schäften erfolgreich versorgt. Auch Amenabar et al. (2015) haben in ihre Studie 73 Männer und 74 Frauen im Alter von 25–92 Jahren eingebunden. Das Durchschnittsalter der mit Nanos-Schäften versorgten Schenkelhalsfrakturen betrug 79,5 (Turelli 2010).

Extreme Coxa valga oder Coxa vara sowie Schenkelhalsdysmorphien können die Implantation

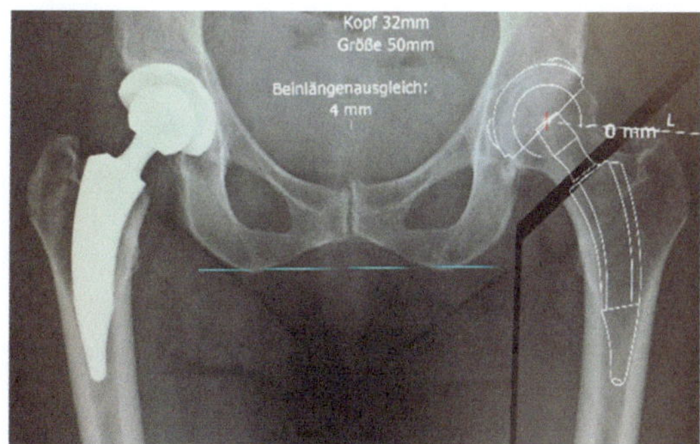

Abb. 2.57 Nanos-Schaft ein Jahr nach Implantation bei einer sehr zufriedenen 90-jährigen Patientin. Planung mit mediCAD für eine gleichartig durchgeführte Versorgung der Gegenseite

erschweren, unmöglich machen oder Kontraindikationen darstellen. Der altersbedingte varische CCD-Winkel kann ggf. wieder aufgerichtet werden, und nach endoprothetischer Versorgung beider Hüftgelenke kann eine biomechanisch normale Funktion der Muskulatur bei ausgeglichener Beinlänge erzielt werden. Schwere Osteoporose, Adipositas permagna, metaphysäre Femurdysplasien und Operationsfolgen, die eine stabile Prothesenfixation verhindern, sowie Tumoren in der Metaphyse und Infektionen sind Ausschlusskriterien.

2.7.4 Mögliche operative Zugänge

Alle üblichen chirurgischen Zugangswege zur Hüfte können Verwendung finden, um den Nanos-Schaft zu implantieren. Es ist möglich, minimalinvasive Verfahren mit dem anterioren, anterolateralen, lateralen und posterioren Zugang zu kombinieren. Das Instrumentarium ist dafür ausgelegt, ein bajonettförmiges Einschlaginstrument findet Verwendung, abgerundete Haken sollen das Weichgewebe schonen. Die bogenförmige Gestaltung der Impaktoren und der Nanos-Prothese begünstigen die knochen- und weichgewebeschonende Implantation.

Die Planung anhand einer Beckenübersichtsaufnahme und einer axialen Aufnahme ermöglicht eine präoperative Einschätzung der Prothesengröße, der Lage im Femur mit Resektionshöhe, des Rotationszentrums und des Offsets. Die Prothese sollte auf der a.-p.-Projektion mit Planungsfolien oder einer Planungssoftware bogenförmig dem Kalkar aufliegen. Insbesondere bei älteren Patienten ist proximal und distal eine keilförmige Verklemmung der Prothese gewünscht. Die polierte Prothesenspitze kommt distal der Trochanterebene zu liegen. Bei jüngeren Patienten und sehr kräftiger Spongiosa kann sich radiologisch postoperativ bedingt durch die Spongiosakompression eine Distanz von der Prothese zur Kortikalis darstellen. Zweidrittel des medialen Schenkelhalses können üblicherweise erhalten bleiben. Die Planung berücksichtigt die Pfannenlage mit Hüftdrehzentrum, die CCD-Einstellung, das Offset sowie die Beinlänge. Die operative Präparation und Implantation der Pfanne kann durch den Erhalt des knöchernen Schenkelhalses gelegentlich erschwert sein. Intraoperativ ist zu verifizieren, dass die Prothese kompressionsstabil, rotationsstabil und kippstabil eingebracht ist.

Die Nachbehandlung richtet sich nach dem Operationsergebnis. Nach einer minimal traumatisierenden Implantation kann frühzeitig mit der Mobilisation begonnen werden. Fragen zur Belastung richten sich nach den individuellen Empfehlungen des Operateurs. Hierbei sollten Knochenqualität und Zustand des Patienten Berücksichtigung finden.

Der Autor verwendet üblicherweise den minimalinvasiven anterolateralen Zugang (Kuhn 2011b). Operationsvideos und Leichenoperationsvideos dieser Technik sind erstellt worden. Die Lagerung ist einfach, da der Patient auf dem Rücken liegend am Rand des Operationstisches operiert wird. Der Operationstisch sollte für die Schaftimplantation die Hyperextension beider Beine ermöglichen. Die zu operierende Seite wird in üblicher Weise desinfiziert und abgedeckt. Ist die Gegenseite endoprothetisch versorgt, wird ggf. beidseitig abgewaschen und das operierte Bein unter die Gegenseite gezogen, um das Luxationsrisiko der operierten Seite zu verringern. Die Muskelentspannung lässt sich durch eine Intubationsnarkose erreichen oder eine spinale Anästhesie, die zur Muskelentspannung der Hüfte Th7–8 erreichen sollte.

Der lateral geführte kurze Hautschnitt ermöglicht innerhalb der Weichteile den anterolateralen Zugang (Abb. 2.58). Die Fascia lata wird nach dorsal vom M. tensor fasciae latae mit einem bogenförmigen Schnitt durchtrennt. Die Muskellücke hinter dem Ansatz des M. gluteus medius wird digital aufgespürt und ein schmaler Hohmann-Haken

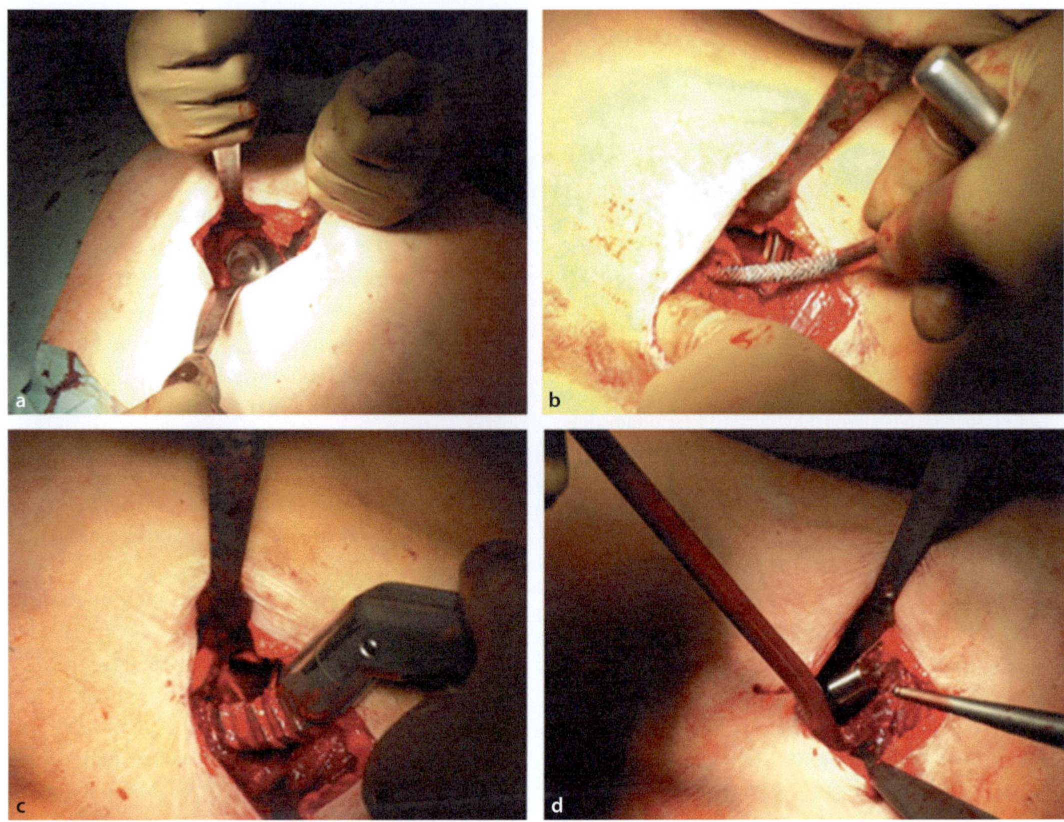

■ **Abb. 2.58a–d** Anterolateraler minimalinvasiver Zugang. **a** Hakenpositionierung, **b** Vorraspel mit zentraler Markraumeröffnung, **c**Impaktor, **d** Prothesenschaft in situ

über den kranialseitigen Schenkelhals gebracht. Ein breiter Hohmann-Haken wird direkt auf den ventralen Pfannenrand gesetzt, ein stumpfer Hohmann-Haken kaudal eingesetzt. Die Hüftgelenkkapsel wird eröffnet, und fibrotische Kapselanteile werden reseziert, da sie ein Weichteilgewebeimpingement bedingen können. Der Kopf-Hals-Übergang wird identifiziert und die Resektionsebene festgelegt. Je nach Patientengröße und präoperativer Planung liegt die Osteotomie 5 mm bis 1 cm distal des Kopf-Hals-Übergangs. Der Operateur kann die spätere Implantatlage unter Berücksichtigung der Schenkelhalstorsion und der Pfannenüberdachung visualisieren.

Der Schenkelhals wird mit der oszillierenden Säge glatt durchtrennt, der Hüftkopf entfernt. Nach Pfannenimplantation werden die Beine des OP-Tisches um 30–40° abgesenkt, und das zu operierende Bein wird in Viererposition gebracht. Ein schmaler retrograd gebogener Hohmann-Haken wird zwischen Trochanter major und Gluteus-medius-Sehne eingesetzt. Ein zweiter Hohmann-Haken schützt nach medial das Weichteilgewebe. Der Operateur stellt sich in Achsenrichtung vor den Oberschenkelknochen. Die Ahle wird in Achsenrichtung unter Berücksichtigung der Schenkelhalstorsion zentral in die Schenkelhalsspongiosa eingeführt. Bei fester Spongiosa sollte der Kanal sehr vorsichtig mit leichten Raspelbewegungen aufgesucht werden. Die einzige Femurraspel wird vorsichtig mit kleinen Schlägen in den Markraum eingetrieben. Auch die Raspel ist achsengerecht einzubringen und das Weichteilgewebe zu schützen. Viele kleine Schläge mit den Impaktoren dienen der Spongiosakompression. Der laterale kortikale Ring des Schenkelhalses muss ggf. mit der Raspel erweitert werden, um ihn nicht zu sprengen. Ändert sich der Klang beim Einschlagen des Impaktors, und er läuft fest, wird eine Bildwandlerkontrolle bei reponierter Hüfte mit

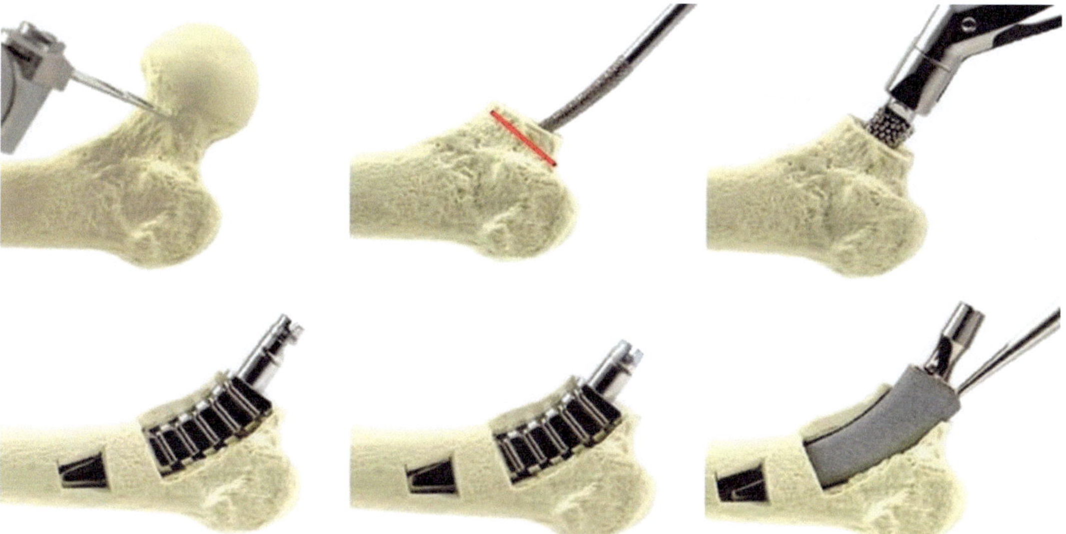

Abb. 2.59 a Osteotomie, b Osteotomie modifiziert für MIA-Zugang und Ahleneintritt, c Vorraspel, d, e Impaktoren in situ, f Prothesenschaft bei Implantation. (Mit freundlicher Genehmigung der Fa. Smith & Nephew)

Probekopf durchgeführt. Die Hüftgeometrie wird mit der Planung verglichen.

Waren Osteotomie und Impaktorabschluss bündig, kann ggf. eine größere Größe gewählt und das Schaftbett mit Raspel und vorsichtiger Spongiosakompression weiter vorgearbeitet werden. Bei weicherer Spongiosa empfehlen wir, dass die Prothese auch distal einklemmt, um einer Migration vorzubeugen. Der Nanos-Originalschaft wird mit einem körnerartigen Stößel bis zum Festlaufen und zur Klangveränderung mit gleichmäßigen Schlägen eingetrieben und der passgerechte Originalkopf auf den gereinigten und getrockneten 12/14-Prothesenkonus aufgesetzt (Abb. 2.59). Die Stabilitäts- und Impingementtests werden erneut durchgeführt, die Beinlänge kontrolliert.

Eine ausgiebige Gewebespülung beugt Ossifikationen vor, die bei diesem Zugang sehr selten sind. Dennoch wird eine Prophylaxe mit einem Antiphlogistikum empfohlen. Eine Mobilisation wäre mit Vollbelastung möglich (Ehrenbrink 2009). Wir empfehlen 20 kg Teilbelastung für 4 Wochen und Gehstützen für 6 Wochen, um die Weichgeweberegeneration und die knöcherne Integration schonend zu gestalten. Aufgrund der Bonitbeschichtung ist die knöcherne Integration der Prothese gegenüber herkömmlich beschichteten Prothesen beschleunigt und entspricht der üblichen Knochenheilzeit am Femur, unter anderem abhängig von Alter, Durchblutung und nutritiver Versorgung.

2.7.5 Klinische Daten

Drehzentrum und Offset werden durch 2 Faktoren erhalten oder rekonstruiert, sodass keine Modularität erforderlich ist. Je größer die Prothese, desto größer das integrierte Offset, was sich aus den Berechnungen anhand der CT-Bilder in das Prothesendesign integrieren ließ. Zudem sind die Resektionshöhe und der CCD-Winkel der Patienten anatomische Vorgaben für die Prothesenplatzierung. Die Nanos-Schenkelhalsprothese kann aufgrund ihrer kurvierten Form den Gegebenheiten des Schenkelhalses folgen und findet ihre definitive Lage in anatomischer Ausrichtung. Bei valgischen CCD-Winkeln beispielsweise wird die Prothese dem Schenkelhals folgend steiler in den Femur eintreten. Erst bei tief reseziertem Schenkelhals sind Rotation und Einschlagwinkel wie beim Standardschaft frei vom Operateur zu wählen. Eine Erhöhung des horizontalen Offsets korreliert positiv mit der Abduktionskraft, auch wenn zu viel Offset eine Bursitis trochanterica und ggf. eine höhere Ausfallrate bedingen kann (Kamada et al. 2011).

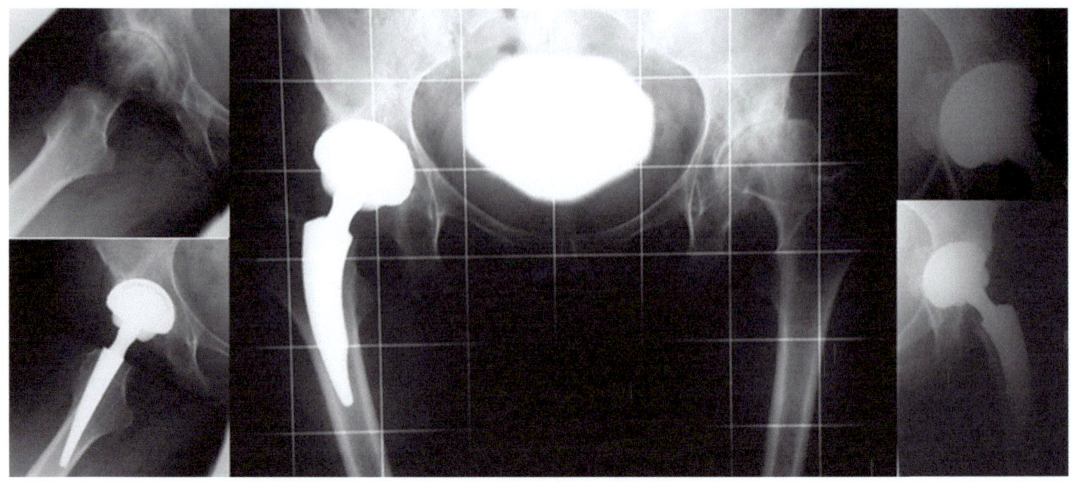

Abb. 2.60 Korrektes Drehzentrum bei erhaltener Schenkelhalsgeometrie

Dass diese Variation eher selten ist, zeigt unter anderem die radiographische Studie von Brinkman et al. (2015) Bei 26 Nanos-Implantationen ergaben sich keine signifikanten Änderungen des Varus-/Valgusalignements oder klinisch relevante Migrationen im postoperativen Verlauf von 12,3 Monaten. Das Rotationszentrum oder das Offset änderten sich nicht signifikant nach der Operation (Abb. 2.60).

Zeh et al. (2013) fanden in ihrer Studie mit 25 Patienten keine klinisch signifikante Migration oder Verdrehung des Nanos-Schafts. Es gab keine signifikante Differenz zwischen prä- und postoperativem Rotationszentrum und Offset. Die Schäfte wurden mit einem CCD-Winkel von durchschnittlich 133° implantiert. Das femorale Offset konnte durch verschiedene Positionierung des Nanos-Schafts angepasst werden. Die Abwesenheit von Migration, Abkippung oder relevanten Aufhellungslinien wird als Beweis für eine unbeinträchtigte Osseointegration des Nanos-Schafts etwa 12 Monate nach Implantation gesehen.

Zu einem vergleichbar guten Ergebnis kommen Amenabar et al. (2015) in ihrer Studie mit 73 Männern und 74 Frauen im Alter von 25–92 Jahren. Verglichen mit den normalen kontralateralen Hüften zeigten sich bei den operierten Hüften eine durchschnittlich minimale Vergrößerung des vertikalen Rotationszentrums von 0,4 mm, eine Abnahme des horizontalen Rotationszentrums von 1,4 mm, eine Vergrößerung des Offsets von 0,6 mm und eine durchschnittliche Beinverlängerung von 0,36 mm. Der totale Hüftersatz mit dem Nanos-Kurzschaft ermöglicht die Wiederherstellung der normalen Hüftanatomie bezüglich vertikalem und horizontalem Rotationszentrum, femoralem Offset und Beinlänge, so das Fazit der Autoren.

Das prothesenspezifische Design und die Größenvorgaben bedienen 75–80 % der Femurformen entsprechend der CT-Auswertung. Werden bei der Planung oder intraoperativ nicht korrigierbare Offset- oder Beinlängendifferenzen festgestellt, wird die Implantation eines Standardschafts empfohlen. Das gilt auch bei deutlich vermehrter Ante- oder Retrotorsion entsprechend der biomechanischen Auswertungen (Speirs et al. 2007, Tohtz et al. 2008).

Knochendichtemessungen führten Götze et al. (2010) und Ehrenbrink (2009) durch. Sie untersuchten bei 2 unterschiedlichen Prothesensystemen (Alloclassic und Nanos) die periprothetische Knochenmineraldichte (BMD) mittels DEXA-Technik nach 3 sowie 12 Monaten postoperativ bei jeweils 36 Patienten. Die Einteilung des Femurs wurde nach der Methode von Gruen et al. (1979) vorgenommen. Die mit dem Nanos-Schaft versorgten Hüften wiesen osteodensitometrisch, im Vergleich zum Alloclassic, zunächst eine höhere Knochendichte in den Zonen 1, 6 und 7 auf. Die Krafteinleitung erfolgte im Verlauf zunehmend über die Prothesenschulter oberhalb der polierten Schaftspitze, beide Prothesen zeigten hier vergleichbare Werte in den angedachten

Gruen-Zonen, die bei der Kurzschaftprothese relativ kleiner waren. Klinisch besserte sich der Harris-Hip-Score von 43,1 Punkte (min. 19, max. 51) auf 96,5 Punkte (min. 79,5, max. 100) in der Nanos-Gruppe und 91,3 Punkte (min. 61,3, max. 100) in der Geradschaftgruppe.

Die DEXA-Nachuntersuchungen von Moussa und Dinges (2010) wiesen auf dezente knöcherne Verdickungen im Kalkarbereich ohne klinische Auffälligkeiten hin. In der prospektiven Studie von Zeh et al. (2013) zeigten die DEXA-Untersuchungen eine signifikante und relevante Erhöhung der Knochendichte in Gruen-Zone 6 (12 %) und eine Abnahme in den Zonen 1 (15 %), 2 (5 %) und 7 (12 %), als Zeichen der distalen Lastverschiebung interpretiert. Zudem wird ausgeführt, dass eine Valgusposition nicht zu einer Erhöhung der distalen lateralen Lastverteilung oder zu vermehrter Knochendichteverminderung am Kalkar führt. Logroscino al. (2011) konnten mit mit ihren DEXA-Untersuchungen nachweisen, dass sich ein Jahr nach Implantation von 12 Nanos-Schäften ein Erhalt des metaphysären Knochen mit signifikanter Erhöhung der Knochendichte ergibt. Die DEXA-Untersuchungen von Brinkmann et al. (2015) demonstrierten einen proximal gelegenen Kraftfluss. Moderate Knochendichteveränderungen sind als Ergebnis physiologischer Belastung zu werten.

Ein MBRSA-Verfahren (modellbasierte radiostereometrische Analyse) , bei dem die Markierung des Implantats überflüssig ist (Valstar 2001), war bis vor Kurzem für den Nanos-Schaft nicht anwendbar, bedingt durch die hohe Rotationssymetrie des Schafts. Durch Verbesserungen der Auflösung des digitalen Modells wird die erforderliche Genauigkeit der Rotation ermöglicht. Die modellbasierte RSA (MBRSA) umgeht assoziierbare Nachteile der klassischen markerbasierten Methode (z. B. zusätzliche Markerbestückung des Implantats, welches eine erneute CE-Zertifizierung voraussetzt, oder eine mögliche Prothesenmarkerverdeckung durch das Implantat selbst in den beiden RSA-Röntgenbildpaaren) (Kaptein et al. 2003, 2004, 2006). Die Studie wurde an der medizinischen Hochschule Hannover durchgeführt.

Die bisherigen klinischen Ergebnisse sind vielversprechend im Vergleich zu Standardschäften. In den folgenden Studienergebnissen sind weder Lockerungs- noch Migrations- oder Revisionsraten auffällig. Die hohe Patientenzufriedenheit und die überzeugenden Verbesserungen in den Scoreauswertungen können auf die metaphysäre stabile Verankerung und auf das üblicherweise geringere Weichteiltrauma bei der Implantation zurückgeführt werden.

Unter strengsten Indikations- und Auswertungskriterien wurde die Nanos-Schenkelhalsprothese von 2004 an in einem Arbeitskreis von 6 Kliniken implantiert. Die zentral ausgewertete prospektive Studie zeigte für die ersten 100 Implantationen hervorragende Prüfergebnisse, und die Prothese wurde für den Markt freigegeben (Fuchs 2006). Um kurz- bis mittelfristige Ergebnisse zu erhalten, wurde die Multicenterstudie über die Evaluationsfrühphase hinaus fortgesetzt, Daten von 205 Patienten gingen ein. Jüngere und normalgewichtige Patienten sollten berücksichtig werden, das Durchschnittsalter in der Studie betrug 57 Jahre, das Höchstalter 78 Jahre. Die Gewichtsverteilung lag zwischen 49 und 124 kg. Zu den Indikationen zählten primäre Hüftgelenkarthrose (n=110), Hüftdysplasie (n=57), Hüftkopfnekrose (n=32), Morbus Perthes (n=6), Epiphysiolysen und Sonstiges. Komplikationen, die den Prothesenschaft betrafen, wurden nicht festgestellt. Der Harris-Hip-Score stieg von 48 auf über 96 Punkte in den ersten 2 Jahren, dann auf durchschnittlich 97 Punkte. Der Minimalpunktwert stieg von 14 präoperativ auf 58 nach einem Jahr und auf 96 nach 3 Jahren. Auffällig war für die Implantation das geringe Gewebetrauma bei ausgedehntem Knochensubstanzerhalt im Vergleich zu Standardprothesen oder z. B. Druckscheibenprothesen (◘ Abb. 2.61).

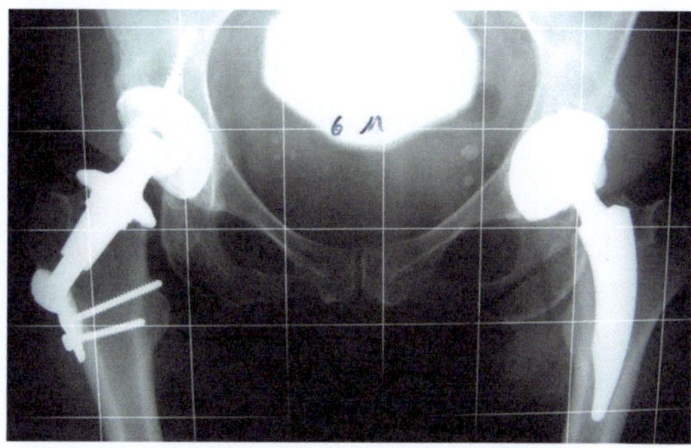

◘ **Abb. 2.61** Röntgendarstellung eines Patienten versorgt mit Druckscheibenprothese und Nanos-Schaft – beide schenkelhalserhaltend. Der wesentlichen Unterschiede, die schonende Implantationstechnik und die Primärstabilität der Nanos-Prothese, zeigen sich dem Operateur intraoperativ

Ettinger et al. (2011) publizierten 5-Jahresergebnisse der ersten Serie von Nanos-Schäften mit einem Nachuntersuchungszeitraum von 4–6 Jahren. Es wurden 72 Schäfte bei 65 Patienten nach durchschnittlich 5,2 Jahren nachuntersucht. Radiologisch waren bis auf 2 Patienten mit Säumen alle unauffällig. Die Schäfte zeigten sich in stabiler Lage ohne Zeichen der Migration. Der Harris-Hip-Score (97,6) und der Merle d'Aubigné Mobility Score (11,8) waren auch nach 5 Jahren noch als sehr gut einzustufen. Eine weitere Nachuntersuchung (Ettinger et al. 2013) bezieht 202 radiologische Nachuntersuchungen bei 172 Patienten ein, beobachtet 6–90 Monate postoperativ. Ein Schaft wurde 4 Tag nach der Operation bei einem Nachsacken von über 10 mm revidiert. Der präoperative durchschnittliche CCD-Winkel von 133,8° und der durchschnittliche postoperative CCD-Winkel von 134,6° ebenso wie das nur minimal veränderte Offset von durchschnittlich 109,3 mm auf 109,7 mm zeigen eine anatomische Rekonstruktion mit diesem Schaft.

Parente (2010) stellte Verlaufsintervalle von 38–62 Monaten bei 62 Implantationen von Nanos-Schäften vor, der Harris-Hip-Score lag postoperativ in 89 % der Fälle bei über 80 Punkten, in 11 % zwischen 70–79 Punkten. Er berichtete über keine Revision, keine Luxation, über eine oberflächliche Infektion und einen Patienten mit Trochanterschmerz bei insgesamt 222 implantierten Nanos-Kurzschäften.

Engelmann (2010) präsentierte 3–6 Jahresergebnisse von 50 Nanos-Schäften. Der Harris-Hip-Score besserte sich durchschnittlich von 47,3 auf 97,8 Punkte, 2 Revisionen waren notwendig, radiologische Lockerungszeichen fanden sich in keinem Fall. Zur gleichen Zeit berichteten Moussa und Dinges (2010) über 110 Nanos-Schäfte mit einer Nachbeobachtung von 0,5–4,5 Jahren, ohne Lockerungen oder radiologische Auffälligkeiten, ohne Revision, der Harris-Hip-Score postoperativ betrug 94 Punkte (min. 86, max. 100). Die DEXA-Nachuntersuchungen zeigten knöcherne Verdickungen im Kalkarbereich.

Erste Erfahrungen veröffentlichte Fuchs (2006). Bei 109 Nanos-Schenkelhalsprothesen stieg der Harris-Hip-Score von 47,6 auf 97,9 Punkte nach 1–2 Jahren, ein Pfannenwechsel erfolgte, eine Schenkelhalsfraktur heilte komplikationslos aus. Extrem junge Patienten wurden am Istituto Rizzoli in Bologna mit Nanos-Schäften knochensparend versorgt (Manca et al. 2010). Alle Patienten waren jünger als 17 Jahre, das Durchschnittsalter betrug 15,1 Jahre. Als Ursachen fanden sich destruierte Gelenke durch Dysplasie, Epiphysiolyse, Morbus Perthes oder Hyperphoshatämie in der Vorgeschichte. Die Nachuntersuchungszeit betrug 16–24 Monate ohne Komplikationen.

Besonders alte Patienten wurden in Florenz nach Schenkelhalsfrakturen mit Nanos-Schäften operiert (Turelli 2010). Das Durchschnittsalter betrug 79,5 Jahre (min. 67, max. 87 Jahre), die Nachbeobachtung im Durchschnitt 10,8 Monate (min. 7, max. 15 Monate). Der Autor berichtete über eine kürzere Operationszeit mit geringerer Anästhesiedauer und geringerem postoperativem Analgesiebedarf sowie niedrigerem Blutverlust im Vergleich zu Normalschäften. Als einzige Komplikation sei postoperativ eine Luxation aufgetreten, die Schäfte seien alle stabil ohne Migrationszeichen.

In einer systematischen Aufarbeitung von 49 klinischen Studien wurden 19 Kurzschäfte verglichen (Oldenrijk et al. 2014). In den 3 dort erwähnten Studien, die den Nanos-Schaft beurteilten, zeigte sich bei allen Untersuchern eine Überlebensrate von 100 % im Nachuntersuchungszeitraum von 12–62,4 Monaten .

In der Klinik des Autors wurden von ihm und weiteren 8 Operateuren seit 2005 über 560 Nanos-Prothesenschäfte implantiert (Kuhn 2011b). Das Alterspektrum umfasste 18–79 Jahre, die Implantationstechnik war meist minimalinvasiv. In etwa einem Drittel der Fälle wurden 36-mm-Keramikgleitpaarungen verwendet. Luxationen traten nicht auf. Vier Revisionen wurden zum Wechsel des Hüftkopfes von Länge S auf L minimalinvasiv durchgeführt. Eine Prothese der Größe 3 wurde auf Größe 5 gewechselt. Eine oberflächliche Infektion heilte nach subkutaner Spülung folgenlos aus, ebenso ein Trochanter-major-Abriss nach Trochanterbandrefixierung. Das bogenförmige Prothesendesign unterstützt die weichgewebeschonende Implantationstechnik. Radiologisch zeigt sich die scharfe Osteotomie am Kalkar mit der Zeit zunehmend abgerundet ohne Auswirkungen auf die radiologische Position der Prothese. Periartikuläre Ossifikationen waren in diesem Patientengut Ausnahmeerscheinungen im Vergleich zu Standardschäften; alle wurden 3 Wochen mit NSAR nachbehandelt.

Aus der Literatur und den bisherigen Erfahrungen lässt sich erkennen, dass folgende Grundkenntnisse die Nanos-Schaft-Implantation erleichtern:

- Eine präoperative Planung ist notwendig, der spongiöse Knochenmarkkanal wird vorsichtig mit der Raspelahle ausgetastet, je härter die Bälkchenstruktur, desto vorsichtiger.
- Die Impaktoren sind keilförmig und können nur die Spongiosa komprimieren; erreichen sie den kortikalen Schenkelhalsring, wird dieser an der Konfliktstelle mit der Raspel aufgeweitet. So lassen sich Fissuren und Frakturen vermeiden.
- Je schlechter die Spongiosaqualität, desto wichtiger ist die kortikale Verklemmung.
- Eine intraoperative Bildwandlerkontrolle ist empfehlenswert.

Zusammenfassend weisen weltweit ca. 40.000 Nanos-Schaft-Implantationen auf eine gute Akzeptanz hin. Die weichgewebe- und knochenschonende Implantationstechnik mit dem seit 2004 verwendeten schenkelhalserhaltenden Nanos-Schaft hat in kurz- und mittelfristig publizierten Daten eine am Standard orientierte positive Beeinflussung der endoprothetischen Hüftgelenkversorgung bedingt. Der totale Hüftersatz mit dem Nanos-Kurzschaft ermöglicht die Wiederherstellung der normalen Hüftanatomie bezüglich vertikalem und horizontalem Rotationszentrum, femoralem Offset und Beinlänge, so eine der jüngsten wissenschaftlich publizierten Schlussfolgerungen (Amenabar et al. 2015).

2.7.6 Revisionsmöglichkeiten

Die Revision ist abhängig von der Revisionsursache zu planen. Anzunehmen ist, dass ein Kurzschaft primär durch einen voluminöseren Kurzschaft oder einen Standardschaft ersetzt werden kann. Aufgrund der metaphysären Verankerung des Nanos-Schafts ist davon auszugehen, dass sich Revisionen, aus welchen Gründen auch immer, mit diaphysär verankernden Standardschäften durchführen lassen und somit modulare Revisionsschäfte erst bei einem späteren Wechsel zur Anwendung kommen. Günstig wirkt sich aus, dass der Nanos-Schaft die Region des Trochanter major mit den Muskelansätzen nicht touchiert und am medialen Schenkelhals ebenfalls knöcherne Substanz bei der Implantation erhalten bleibt.

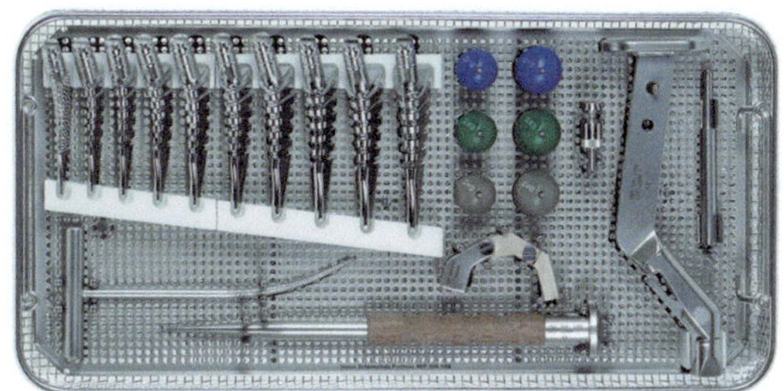

Abb. 2.62 Komplettes Nanos-Instrumentarium mit Ahle, Femurraspel, Impaktoren, Probeköpfen, Fixationsschraube für Extraktionsklammer, Einschlaginstrument sowie Impaktoren und Einschläger für die Prothese. (Mit freundlicher Genehmigung der Fa. Smith & Nephew)

Der Autor hat eine Revision von Nanos-Größe 3 auf Nanos-Größe 5 innerhalb der Rehabilitationsphase durchgeführt. Das unterstreicht die Wichtigkeit der Planung und Überprüfung der primären Stabilität. Die angewachsenen Prothesenareale werden vom Knochen mittels Osteotom gelöst. Zum Ausschlagen des Schafts befindet sich im Prothesensieb ein Entfernungsinstrument, das wie eine Klammer über den Prothesenhals geschraubt wird (Extraktionsklammer in Abb. 2.62 unterhalb der Probeköpfe). Die Schraube wird festgedreht und mit dem aufgesetzten Ein-/Ausschlaginstrumentarium lässt sich die Extraktion in Achsenrichtung ggf. auch minimalinvasiv vornehmen.

Revisionen anderer Prothesen sind mit dem relativ voluminösen und dreifach konisch designten Nanos-Schaft möglich. So liegen Einzelfalldokumentationen von Wechseloperationen bei Hüftkappenprothesen und Wechsel von anderen Kurzschäften auf die Nanos-Prothese vor. Auch die Verwendung dieses metaphysär verankernden Schafts bei diaphysären Engpässen, anlagebedingt oder erworben, hat sich bewährt.

2.8 SMF

Rolf Haaker

Seit 10 Jahren ist in den zentraleuropäischen Ländern in der Hüftendoprothetik eine Tendenz zu minimalinvasiven Operationsverfahren zu erkennen.

Dies geht einher mit der Entwicklung von Kurzschaftprothesen in mehreren Variationen. In unserer Klinik wurde bereits 2005 der direkt anteriore Zugang mit Extensionshilfe (Medacta/Rotex) implementiert und zum Standardverfahren entwickelt. Verschiedene Kurzschaftprothesendesigns wie der Metha-, AMIS- und SMF-Schaft wurden mit diesem Zugang verwendet. Die beiden Letzteren sind metaphysär zu verankernde Kurzschäfte, die regelrechte bis leicht proximalisierte Resektionshöhen zulassen und dementsprechend Offset und Beinlänge besser rekonstruieren lassen. Der SMF-Schaft wurde in dem unten genannten Entwicklerteam designed und im Jahre 2010 in Deutschland in 3 Kliniken eingeführt. Die Einführung wird von einer prospektiven externen Evaluation begleitet, von der jetzt die 5-Jahresergebnisse vorliegen. Parallel dazu erlangte der Schaft die FDA-Zulassung und bei positiven 2-Jahresergebnissen und Wanderungsanalysen die Freigabe für den internationalen Markt. Die Anwendung erfolgt am häufigsten in den USA, in Italien und Polen mit derzeit weltweit mehr als 7000 Implantationen.

Der Schaft wurde zunächst in einer modularen Version eingeführt, ist jedoch jetzt in den häufigsten Varianten „Standard" und „high offset" überwiegend als Monoblockversion erhältlich. Auf besonderen Wunsch ist er weiterhin in Ante- und Retroversion (je 7,5°) modular und für die Coxa valga antetorta mit entsprechender Schafteingangssituation auch als inverse High-offset-Variante modular einsetzbar.

Mit seinem voluminösen oberen Drittel des mit Stiktite ummantelten Prothesenkörpers eignet sich der Schaft besonders gut zur Versorgung von Femura vom Dorr-Typ C, jedoch in Abhängigkeit von der Größe auch für alle anderen proximalen Femurvarianten. Biomechanisch wird von den Patienten offensichtlich das geringer gestörte Dämpfungsverhalten des Femurs besonders registriert. In mehr als 200 Versorgungen in eigenen Händen gab es bisher nur 2 Versagensfälle ca. 2 Jahre nach Implantation mit einer Spätsepsis durch hämatogene Aussaat bei anderem Fokus und eine aseptische Lockerung.

2.8.1 Design-Rationale

Grundüberlegung für das Design des SMF-Schafts (Short Modular Femoral) der Firma Smith & Nephew war die langjährige Erfahrung des Entwicklerteams mit schenkelhalserhaltenden und Kurzschaftprothesen unterschiedlichen Designs, beginnend mit der Druckscheibenprothese über den Mayo-Schaft bis hin zu modularen Kurzschaftprothesen wie dem Metha-Schaft. Die vorrangig das Design beeinflussenden Argumente waren:

- eine möglichst gute Realisierung des Offsets und des Rotationszentrums möglichst vieler zu behandelnder Hüftgelenke
- eine möglichst regelhafte bzw. nur leicht proximalisierte Schenkelhalsresektion, um ein knöchernes Impingement des verbliebenen Schenkelhalses an der Pfanne zu vermeiden (vgl. Widmer 2004)
- ein möglichst großer „range of motion" für die Prothesenpaarung mit konventioneller Press-fit-Pfanne auf der Grundlage einer Keramik-Keramik-Paarung bzw. einer Polyethylen-Keramik-Paarung

In diesem Zusammenhang sollte Ausgangspunkt der sog. Plattformschaft der Fa. Smith & Nephew, basierend auf dem Zweymüller bzw. Alloclassic-Schaft, also ein Gradschaft-Design, sein. Um eine möglichst proximale Krafteinleitung zu erreichen, sollten die proximalen Zweidrittel des Schafts zur besseren knöchernen Einheilung mit der bewährten Stiktite-Oberfläche versehen werden. Letztlich ähnelte der Schaft damit einem Prototypen, der auf ca. 1500 CT-Datensätze der Fa. Endoplus von einem damaligen Custom-made-Schaft (Adaptiva) basierte. (◘ Abb. 2.63) (Aldinger et al. 1983, Gruber 2003).

Darüber hinaus war sich die Entwicklergruppe darüber einig, dass bei etwas niedrigerer Resektionshöhe und leicht varischer Schaftorientierung ein modulares Konussystem unabdingbar sein würde, um die breite Bandbreite von varischen und valgischen sowie antevertierten und retrovertierten CCD-Winkeln zu reproduzieren. Aufgrund der aktuell vorliegenden Daten anderer modularer Prothesensysteme wurde trotz umfangreicher und positiver

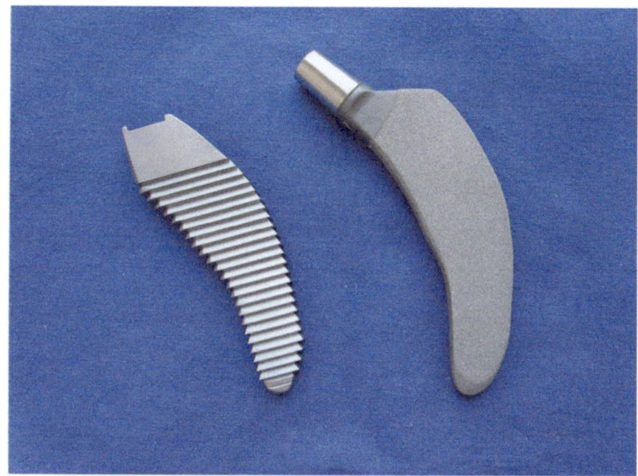

Abb. 2.63 Prototypen des SMF-Schafts gewonnen aus CT-Daten von Adaptiva-Individualschäften

biomechanischer Untersuchungen (McCalden 2011, ► Abschn. 2.8.3) der modularen Konusverbindung eine Monoblockserie bestehend aus den Standard- und High-offset-Varianten hergestellt. Die modularen Versionen sind abgesehen von den Größen 0 und 01 jedoch weiterhin lieferbar. (Designer-Team: Kristaps Keggi, Francesco Biggi, Rolf Haaker, Norbert Lindner, Todd Swanson, Francesco Falez, Thoma Hess)

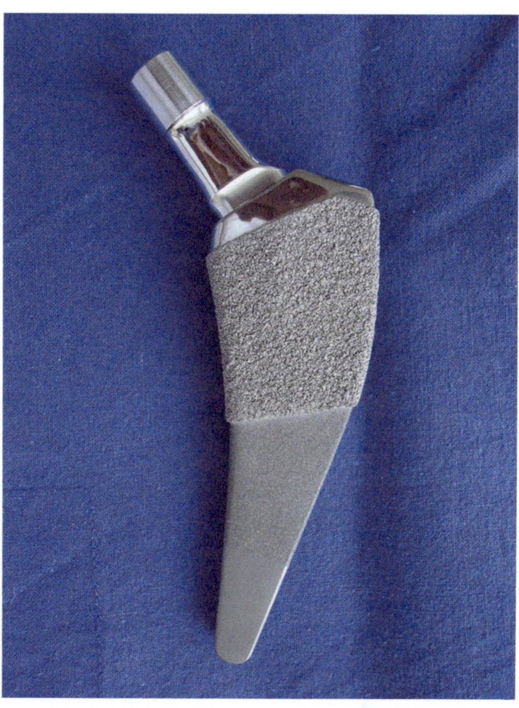

Abb. 2.64 Der SMF-Schaft in modularer Version mit deutlich erkennbarer Stiktite-Behandlung der proximalen Hälfte des Schafts

2.8.2 Konstruktionsprinzip

Der SMF-Schaft wird in einer Titan-Aluminium-Legierung (Ti-6Al-4 V) gefertigt. Es handelt sich um einen kurzen Geradschaft mit proximaler Krafteinleitung. Der Schaft ist in seiner oberen Hälfte mit der bewährten Stiktite-Oberfläche versehen, einer dreidimensionalen asymmetrischen Titanbeschichtung, die eine optimale Knocheneinheilung erreichen lassen (Abb. 2.64). Darüber hinaus ist er mit einem variablen Hals-/Konusadapter in den Varianten Standard und „high offset“ (131°, 125° und 137°) versehen, sodass insgesamt 42 verschiedene Kopfzentren reproduziert werden können. Dabei ist die Retroversionseinstellung mit jeweils 10° Anteversion für links gleichermaßen für 10° Retroversion rechts einsetzbar und umgekehrt (Abb. 2.65). Der Konus selbst ist aus Kobalt-Chrom gefertigt aufgrund der negativen Erfahrungen eines Konkurrenzherstellers,

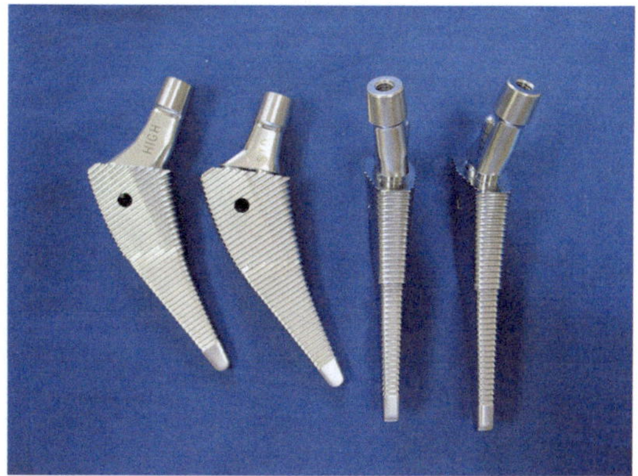

Abb. 2.65 Die verschiedenen modularen Versionen können direkt auf der letzten Schaftraspel probiert werden. Die Standard und High-offset-Version liegen heute als Monoblockschaft vor. Bei Bedarf für Ante- und Retroversion bzw. Reverse-high offset-Version kann auf modulare Schäfte zurückgegriffen werden

der nach ursprünglicher Verwendung von Titanadaptern ebenfalls auf Kobalt-Chrom-Adapter umgestiegen ist, ohne entsprechende Elektrolyseeffekte zu beobachten.

2.8.3 Biomechanische Untersuchungen

Selbstverständlich wurden bei geplanter Modularität der Prothese umfangreiche biomechanische Untersuchungen zur Belastbarkeit des Konusadapters durchgeführt. Dabei wurde nicht nur die erforderliche Wandstärke des Prothesenkörpers zur Aufnahme des Konusadapters, sondern auch der Konusadapter selbst untersucht. Es ergab sich in einem üblichen Versuchsaufbau entsprechend ISO 7206-6 (1992) mit Einwirkung von 10 Hz für 10 Millionen Belastungswechsel ein frühes Versagen der Titankonusadapter bei absolut stabiler Situation unter Verwendung von Kobalt-Chrom-Adaptern, die sogar eine um 18 % größere Stabilität im Vergleich zu einem Monoblockimplantat in der Versuchsreihe aufwiesen. Getestet wurden 6 Kobalt-Chrom-Konstruktionen und 7 Titankonstruktionen in einer Silikonhülse gefüllt mit Ringer-Lösung (◘ Abb. 2.66). Der Konusadapter war mit je 3 Hammerschlägen im Prothesenkörper fixiert worden. Ebenfalls durchgeführt wurde eine RSA-Studie (radiostereometrische Analyse) bezüglich Rotation, Subsidenz und Translation, deren Ergebnis im Vergleich zu dem bewährten Synergy-Monoblockimplantat in ► Abschn. 2.8.6 wiedergegeben wird (Aldinger 2009).

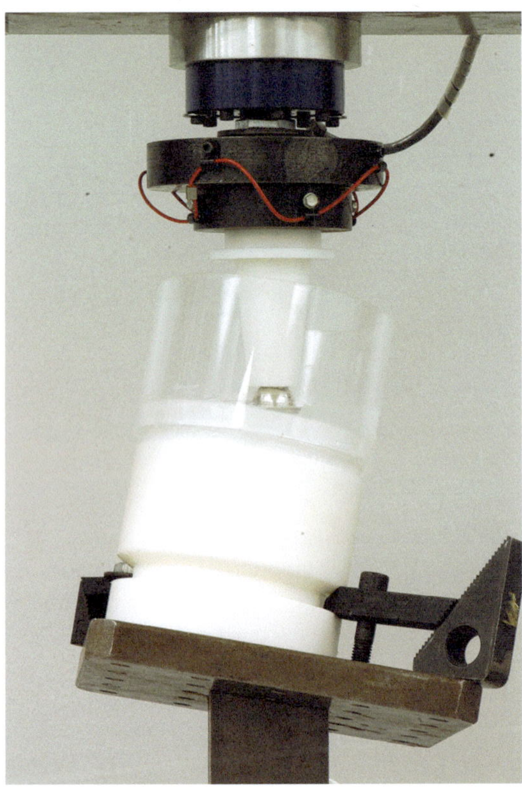

◘ **Abb. 2.66** Versuchsaufbau zur Testung des Konus nach DIN ISO 7206-6. (Mit freundlicher Genehmigung der Fa. Smith & Nephew)

2.8.4 Indikationen und Kontraindikationen

Zusammenfassend wurden aus den vorgelegten theoretischen Überlegungen und Untersuchunsergebnissen folgende Indikationen abgeleitet:

Die Indikation ergibt sich bei primären Arthrosen aller Schenkelhalswinkelkonfigurationen, in der Regel im Alter von 30–65 Jahren. Eine Begrenzung des Body-Mass-Index ist aufgrund der nachgewiesenen Tragfähigkeit des Konusadapters nicht vorzunehmen. Ausgeprägte Osteoporosen, die bereits präoperativ in den Gruen-Zonen 1–7 verifizierbar sind, stellen eine Kontraindikation dar. Patienten mit heumatischen Erkrankungen sowie solche mit

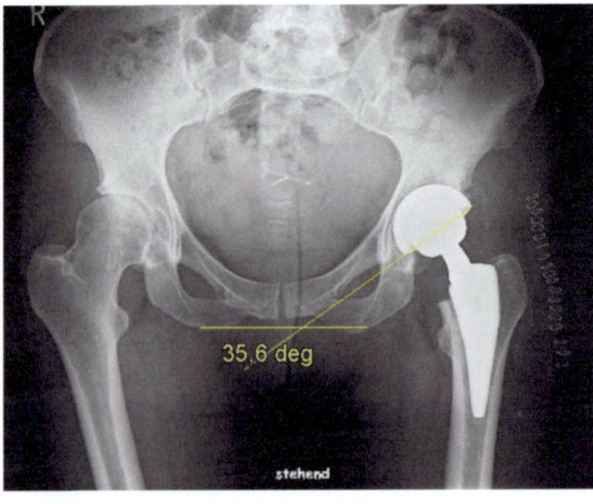

◘ **Abb. 2.67** Inverse High-offset-Version zur Realisierung des Rotationszentrums bei Coxa valga

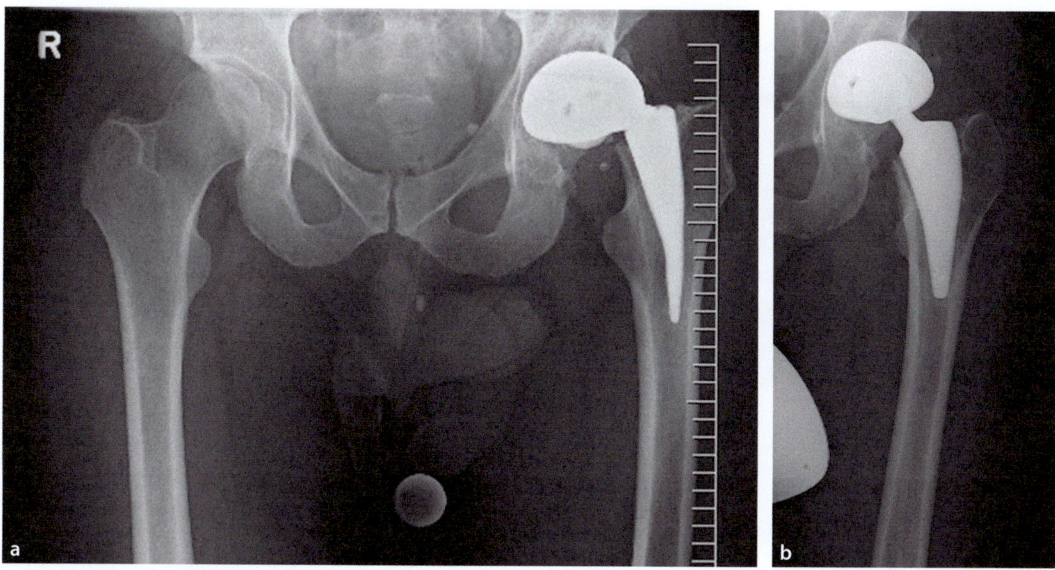

Abb. 2.68 **a** Konusbruch bei Versorgung mit Methaprothese modular vor 9 Jahren (Titankonus), **b** Zustand nach Austauschoperation mit SMF-Schaft

Hüftkopfnekrosen sollten bis zum Vorliegen größerer Erfahrungen mit einem derartigen Patientengut derzeit noch zurückhaltend mit diesem Kurzschaftimplantat versorgt werden, zumindest wenn kernspintomographisch die Hüftkopfnekrose bis in die Intertrochantärregion reicht. Im Übrigen ist die Coxa valga antetorta über 30° in der inversen High-offset-Version ebenso wie alle anderen Konfigurationen am proximalen Femur mit dem Implantat zu versorgen (Abb. 2.67). Eine besondere Eignung für Dorr-Typ-C-Femora besteht aufgrund des voluminösen Prothesenkörpers. Als Wechselimplantat eignet sich der Schaft sowohl nach Primärimplantation von schenkelhalserhaltenden Prothesen (z. B. Metha) als auch nach Hüftoberflächenersatzprothesen (Abb. 2.68).

2.8.5 Mögliche operative Zugänge

Selbstverständlich ist eine der Motivationen für die Entwicklung des Kurzschafts auch die Verwendbarkeit bei allen beschriebenen operativen Zugängen. Der Autor selbst verwendet diesbezüglich in einem überwiegend jungen Patientengut von Männern knapp unter 60 Jahren und Frauen im Durchschnittsalter von knapp über 60 Jahren in der Mehrzahl der Fälle den direkt anterioren Zugang zur Hüfte und sieht hier bei entsprechender Lieferung ausgestellter Schaftraspelhandgriffe (Abb. 2.69) keinerlei Einschränkungen (Haaker et al. 2007). Im Gegenteil, die eher varische Ausrichtung der Schaftspitze in Verbindung mit einer Abschrägung der lateralen Prothesenschulter im Vergleich zu einem Geradschaftimplantat ermöglicht hier in hervorragender Weise das Herumführen der Prothese in den

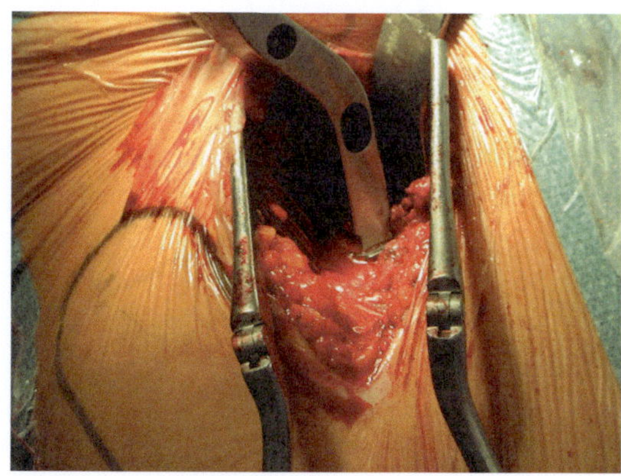

Abb. 2.69 Ausgestellter Raspelhangriff für den direkt anterioren Hüftzugang (AMIS)

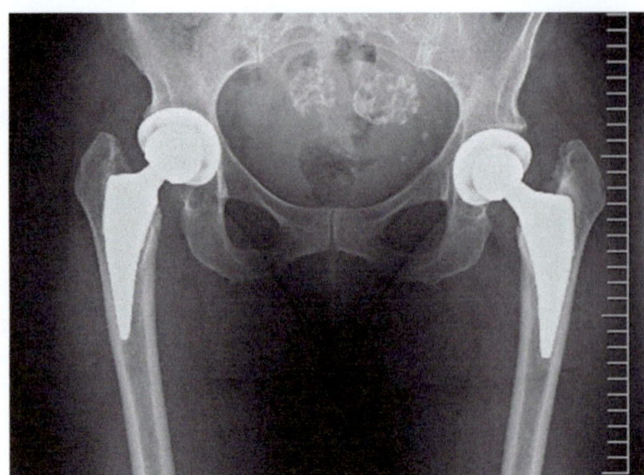

Abb. 2.70 Beidseitig simultane Versorgung mit SMF-Monoblockschäften kleiner Größe bei einer 56-jährigen Patientin

Schafteingang. Auch die im Vergleich zu kürzeren Schenkelhalsprothesen nur gering proximalisierte Resektionshöhe ist für diesen Zugangsweg optimal. Daneben werden die Prothesenschäfte in den Kliniken in Paderborn (Prof. Lindner) und Lippstadt (Prof. Hess) sowohl über den minimalinvasiven dorsalen Zugang (Prof. Lindner) als auch über den lateralen minimalinvasiven modifizierten Zugang nach Bauer (ALMI-Zugang nach Jerosch) implantiert. Insofern ist das Implantat keinerlei Einschränkungen in Bezug auf den operativen Zugang unterworfen. In unserem Patientengut wurden allein 5 Fälle im Zusammenhang mit dem AMIS-Zugang in einer Sitzung simultan mit dem SMF-Schaft versorgt (Abb. 2.70).

Die Brauchbarkeit des Implantats wurde für alle 3 Zugangswege von dem gesamten Designerteam (► Abschn. 2.8.1) in Memphis in Leichenstudien 2008 verifiziert.

2.8.6 Klinische Daten

Prä- und postoperative Röntgenanalysen der bisher in Europa und Nordamerika implantierten Fälle lassen eine gute Wiederherstellung von Offset und Rotationszentrum erkennen. Durch eine externe Studie wurden die Daten sämtlicher 300 Erstimplantationen gesammelt und bzgl. der verschiedenen Parameter analysiert. In den Kliniken Lippstadt und Paderborn ergab sich bisher ein Fall eines nicht eingeheilten SMF-Schafts, der offensichtlich bei Primäroperation zu klein gewählt wurde, ein Fall eines erforderlichen Schaftwechsels aufgrund einer späten, wahrscheinlich durch Hauteffloreszenz und hämatogene Aussaat verursachten Sepsis des Hüftgelenks und ein Fall einer Schaftsinterung um 10 mm. In den übrigen Fällen und auch in dem Fall der Spätsepsis konnte die Beinlänge bis auf 5 mm ausgeglichen werden. Die klinischen Ergebnisse wurden von allen Patienten nach kürzester Zeit als gut bezeichnet, der Harris-Hip-Score in Abhängigkeit vom verwendeten Zugangsweg betrug 3 Monate postoperativ über 89 Punkte.

Eine RSA-Untersuchung über die frühe Migrationsneigung des SMF-Schafts im Vergleich zu einem Monoblock-Synergy-Schaft wurde durch McCalden und Mitarbeiter, London Health Sciences Centre (Kanada) bzw. Smith & Nephew im Februar 2011 im Journal Bone & Joint Science publiziert (McCalden et al. 2011). Hier fanden sich bei einem Follow-up von 0,61 Jahren eine distale Translation des SMF-Schafts von −0,42 mm (±0,54 Standardabweichung), eine solche von −0,76 mm (±1,03 mm) nach 3 Monaten sowie −0,78 mm (±1,05) nach einem Jahr. Die distale Translation des bereits lange eingeführten Synergy-Schafts betrug nach 6 Wochen −0,44 mm (±0,63), nach 3 Monate −0,40 mm (±0,46) und nach einem Jahr −0,67 mm (±0,6).

Die Anteversionszunahme betrug beim SMF-Schaft 0,36° (±0,7), 0,48° (±0,64) sowie 0,8° (±1,0) und 0,64° (±1,18) nach 6 Wochen, 3 Monaten, 6 Monaten und einem Jahr, während die Anteversion des Synergy-Schafts nach bis zu 6 Monaten postoperativ von 1,58° (±3,1) auf 1,83° (±3,8) und 3,89° (±5,11) anstieg. Schlussendlich war die 3D-Translation für den SMF-Schaft 0,57 mm (±0,55), 0,95 mm (±0,99) und 0,92 mm (±1,1) sowie 1,13 mm (±1,62) in den entsprechenden postoperativen Intervallen, während die 3D-Translation für den Synergy-Schaft 0,76 mm (±0,9), 0,77 mm (±0,98) und 1,36 mm (±1,34) nach 6 Wochen, 3 Monaten und 6 Monaten betrug.

Insgesamt ergab sich damit eine geringere Migrationstendenz des Kurzschafts gegenüber dem lang eingeführten Monoblockschaft. Die Studie wurde durchgeführt mit 17 SMF- und 20 Synergy-Prothesenschäften bei 37 Patienten (18 weiblich, 19 männlich) mit einem Durchschnittsalter von 61,47 Jahren und einem durchschnittlichen Body-Mass-Index von

31,22. Die Verlaufkontrolle betrug 0,61 Jahre. Ein klinisches Ergebnis mit der entsprechenden Offset-Rekonstruktion zeigt ◘ Abb. 2.167. Wichtig erscheint in diesem Zusammenhang der Hinweis, dass nach einer Studie von Widmer (2005) die zu hohe Resektion des Schenkelhalses, soweit sie oberhalb des doppelten Radius der implantierten Pfannengröße (gemessen vom Pfannenboden) liegt, zu einem knöchernen Impingement führen kann. Diese Komplikation wird natürlich in den vorliegenden Fällen bei nur leicht proximalisierter Resektionshöhe gegenüber einem Standardimplantat sicher vermieden. Des Weiteren wurde die Konusadapterverbindung eines ausgebauten SMF-Schafts elektronenmikroskopisch untersucht. Nach 11-monatiger Standzeit fanden sich keinerlei Korrosionsspuren, lediglich Gebrauchsspuren, die unsicher auch vom Ausbau resultieren können.

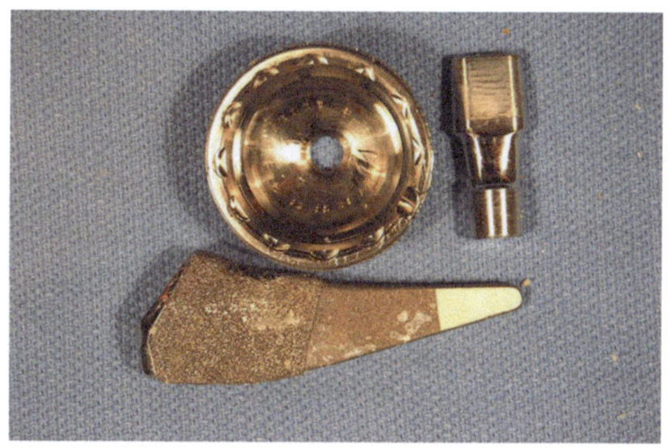

◘ **Abb. 2.71** Entfernte SMF-Prothese mit Nachweis der guten Osseointegration im Bereich der Stiktite-Oberfläche ohne Korrosionspuren am Konusadapter

2.8.7 Revisionsmöglichkeiten

Zu den Revisionsmöglichkeiten ergibt sich die Erfahrung aus dem vom Autor selbst gewechselten Schaft mit septischer Komplikation. Hier war insbesondere die sehr innige Verbindung des Konusadapters mit dem Prothesenschaft durch ein recht einfaches Instrumentarium mühelos zu lösen und anschließend der Ausschläger mit dem Boden der Konusaufnahme mühelos zu verschrauben. Es war ebenso mühelos, den Prothesenschaft trotz guter Osseointegration im Bereich der Stiktite-Oberflächenbeschichtung unter Zuhilfenahme von einigen Meißelschlägen aus dem Implantatlager zu lösen (◘ Abb. 2.71). Dabei kam es jedoch zur Abhebung eines lamellenförmigen Knochenfragments der ventralen Kortikalis beim Übergang vom Schenkelhals zur Intertrochantärregion. Trotz Verwendung eines antibiotikahaltigen Spacers für 3 Monate zur Durchführung eines zweizeitigen Wechsels und dadurch inadäquater Belastung dieser frakturierten Zone war im Anschluss daran die Implantation eines Zementschafts unter Verwendung von Knochenzement mit Spezialantibiotikaanmischung in Form eines zementierten Standardschafts mühelos möglich (◘ Abb. 2.72).

Die Entfernung eines Monoblockschafts wurde in den Autorenhänden noch nicht erforderlich, sie stellt aber die gleichen Anforderungen an den Operateur wie die Entfernung anderer Prothesenschäfte. Als zementfreies Wechselimplantat eignet sich wegen der proximal ähnlichen Geometrie ein Corail-artiger Schaft, beispielsweise der Polarschaft (Smith & Nephews).

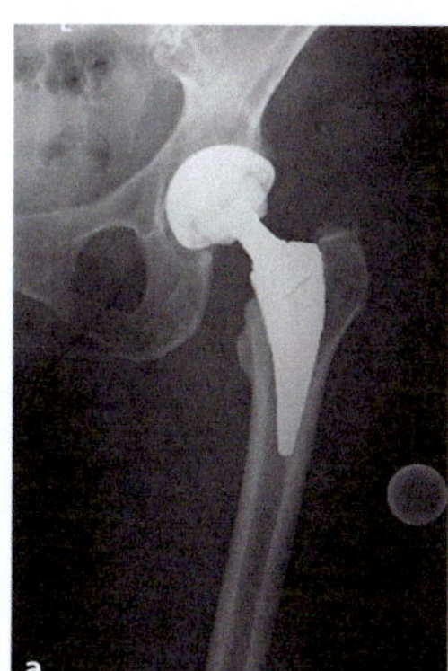

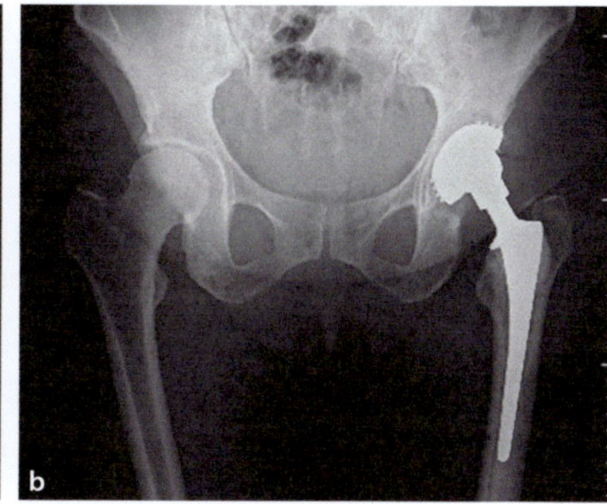

◘ **Abb. 2.72** **a** Patientin nach Versorgung mit SMF-Schaft, **b** gleiche Patientin nach zweizeitigem Wechsel mit Zementschaft wegen Spätinfektion

Zusammenfassend handelt es sich bei dem SMF-Schaft um ein deutlich verkürztes Standardimplantat, welches bei leicht proximalisierter Resektionshöhe mit einem breiten Indikationsspektrum aufgrund seiner Modularität mit hoher Wahrscheinlichkeit alle auftretenden CCD- und Offset-Varianten beherrschen lässt. Damit ist das Implantat eher im Bereich der Kurzschaftprothesen, wie beispielsweise dem Fitmore-Schaft und dem CFP-Schaft, einzuordnen als im Bereich der schenkelhalserhaltenden Prothesen. Dementsprechend ist auch der Einsatzbereich deutlich erweitert.

2.9 Aida

Torsten Mumme

2.9.1 Design-Rationale

Die Aida-Kurzschaftprothese ist eine schenkelhalserhaltende Hüftkurzschaftprothese für die zementfreie Implantation. Die Verankerung erfolgt proximal metaphysär sowie im Bereich des Schenkelhalses. Hier ist ein geschlossener, zirkulärer kortikaler Rahmen des Schenkelhalses anzustreben, um eine optimale Primärstabilität der Kurzschaftprothese zu erreichen. Die Prothese besteht aus einer Ti-Al6-V4-Schmiedelegierung (Implatan) entsprechend der DIN-ISO-Norm 5832/3.

Aufgrund der zementfreien Implantation ist neben der Primärstabilität (Press-fit-Implantation) die Sekundärstabilität der Kurzschaftprothese für die Langlebigkeit von Bedeutung. Entsprechend ist die Aida-Kurzschaftprothese zur metaphysären Verankerung und Osseointegration konzipiert. Die stabile Osseointegration ist vorrangig von der Oberflächenstruktur und -chemie sowie von der Primärstabilität abhängig. Hier ist eine Press-fit-Implantation mit Mikrobewegungen von weniger als 30 µm anzustreben. Bei persistierenden Mikrobewegungen größer als 30 µm kommt es zur Bildung einer bindegewebigen Zwischenschicht an der Grenze zwischen Prothesenschaft und Knochen, woraus eine insuffiziente knöcherne Integration des Schafts resultiert. Wissenschaftliche Studien haben gezeigt, dass Knochenzellen direkt an biokompatible Werkstoffe wie Titan oder dessen Legierungen heranwachsen, wenn ihnen eine strukturierte Oberfläche mit günstiger Porengröße (30 nm) zur Verfügung steht.

Unterschiedliche Verfahren bei der Gestaltung der knochenseitigen Oberfläche der zementfreien Implantate zeigten bezüglich Dauerfestigkeit des Implantats allerdings nicht den gewünschten Erfolg. So verringert sich beispielsweise bei dem Aufsintern von Titankugeln und der damit verbundenen thermischen Belastung die Dauerfestigkeit von Implantaten, die aus Titanlegierungen hergestellt sind, um etwa ein Drittel. Bei korundgestrahlten Oberflächen wurde infolge der Kerbwirkung sogar eine Verringerung der Dauerfestigkeit von zwei Dritteln beobachtet.

In seinem proximalen zwei Dritteln ist der Aida-Kurzschaft entsprechend mit einer Titan-Hydroxylapatit-Beschichtung (Ti/HA) (implaFix) der DIN-ISO-Norm 5832/2 folgend versehen. Diese Ti/HA-Beschichtung wird im Titan-Plasma-Spritzverfahren (TSP) appliziert; verglichen mit dem Sintern oder Korundstrahlen wird beim Aufbringen von porösen Strukturen mittels des TSP-Verfahrens die Verringerung der Dauerfestigkeit des Implantats umgangen. Mit diesem Verfahren lässt sich eine fest anhaftende Reintitanschicht auf das Implantat aufbringen, die dem Knochen eine optimale Oberflächenstruktur zur sekundären Osseointegration bietet. Bei einer Ti/HA-Beschichtung, wie bei der hier vorgestellten Aida-Kurzschaftprothese, wird das TSP-Verfahren unter Zusatz von Hydroxylapatit durchgeführt (◘ Abb. 2.73 und ◘ Abb. 2.74).

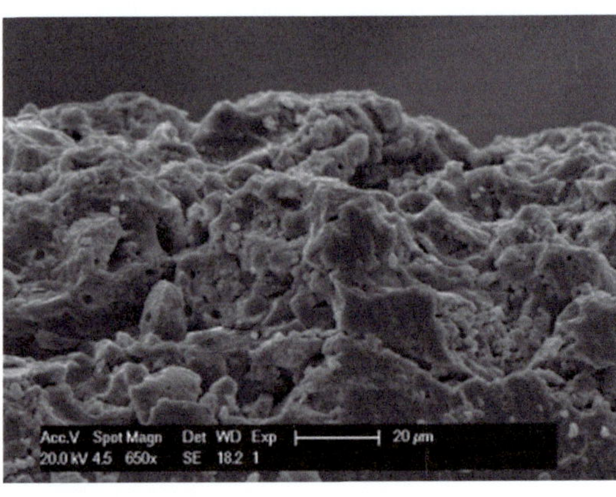

◘ **Abb. 2.73** Rasterelektronenmikroskopie einer HA-Beschichtung (TSP-Verfahren). (Mit freundlicher Genehmigung der Fa. Implantcast)

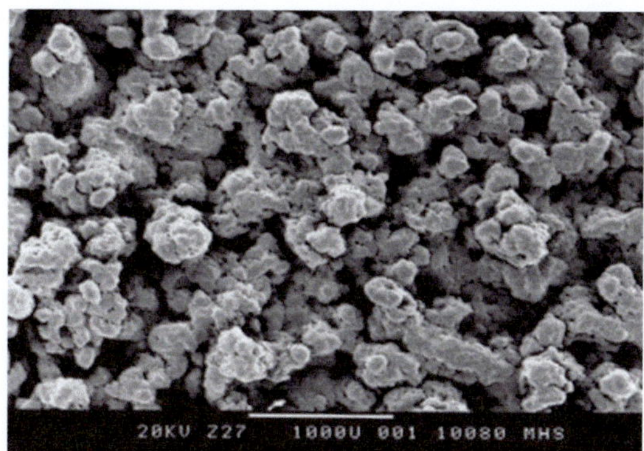

Abb. 2.74 Rasterelektronenmikroskopie einer Ti-Beschichtung (TSP-Verfahren). (Mit freundlicher Genehmigung der Fa. Implantcast)

In seinem distalen Drittel ist der Aida-Kurzschaft poliert (Mittelrauwert: 0,4 µm). Der distale Prothesenanteil dient zur reinen intramedullären Führung bei der Implantation und zur Abstützung an der lateralen Kortikalis. Eine knöcherne Integration der Prothese ist im distalen Anteil nicht erforderlich und gewünscht.

Der Aida-Kurzschaft hat eine doppelkonische Form mit einem trapezförmigen Querschnitt. Diese Formgebung dient der Primärstabilität im Rahmen der Press-fit-Implantation. Des Weiteren kommt es im Rahmen der Implantation zu einer breitflächigen Abstützung des Implantats am Calcar femoris. Dies ist sowohl für die Primär- als auch für die weitere Sekundärstabilität im Verlauf der Osseointegration förderlich (Abb. 2.75).

Die Aida-Kurzschaftprothese ist in ihren Ausmaßen der anatomischen Formgebung des koxalen Femurs entsprechend angepasst. Hier ist der Schaft in seiner mediolateralen Ausdehung bzw. Dimension maximiert und in seiner anteroposterioren Ausdehnung bzw. Dimension minimiert und folgt somit der anatomischen Femurform. Durch diese unterschiedliche mediolaterale und anteroposteriore Dimension des Aida-Kurzschafts wird eine optimale Größenanpassung der Prothese mit einer passgenauen Implantation gewährleistet (Abb. 2.76 und Abb. 2.77).

Die distale Prothesenspitze weist neben ihrer bereits erwähnten polierten Oberfläche ein abgerundetes und breitbasiges Schaftende auf, sodass hier die Gefahr einer iatrogenen Perforation der lateralen proximalen Femurkortikalis minimiert wird.

2.9.2 Konstruktionsprinzip

Die Aida-Kurzschaftprothese wird in 9 Größenabstufungen angeboten. Es sind die Größen 0–8 erhältlich. Diese Abstufung der Kurzschaftprothese im Original folgt der intraoperativ verwendeten Verdichtergrößer. Ein enstprechendes Line-to-line-Präparieren entspricht dem intraoperativen Vorgehen. Das „press-fit" zwischen Originalprothese und letztmalig verwendetem Verdichter wird durch die Ti/HA-Beschichtung (±340 µm) gewonnen. Die Aida-Kurzschaftprothese ist in 2 Offset-Varianten erhältlich: in einer standardisierten Variante mit einem CCD-Winkel von 130° und in einer lateralisierten Variante mit einem CCD-Winkel von 125°. Es handelt sich beim Aida-Kurzschaft um einen Monoblockschaft mit einem 12/14-Eurokonus.

Die für das intraoperative Präparieren zu verwendenden Verdichter stehen wie bereits erwähnt in den Größen 0–8 zur Verfügung. Es handelt sich hier um Verdichter und nicht um Raspeln. Das bedeutet explizit ein Einschlagen der Verdichter bis zur Tiefenmarkierung ohne das bisher gewohnte „Vor-und-zurück-Schlagen" der Raspel. Es wird durch das reine Impaktieren der proximalen, metaphysären Spongiosa ein dichtes spongiöses Implantatlager geschaffen, welches förderlich für die Primär- und Sekundärstabilität ist.

Die Verdichter dienen gleichzeitig als Probeimplantate. Das bedeutet, dass der letztmalig verwendete und bis zur Tiefenmarkierung eingeschlagene sowie in seiner Größendimension das intramedulläre Femur ausfüllende Verdichter in situ belassen wird. Hier bestehen nun die Optionen, auf den Verdichter die Halsvarianten des standardisierten oder des lateralisierten Schafts modular aufzustecken. Entsprechendes Probereponieren erfolgt mit den Köpfen in den jeweilig ausgewählten Durchmessern und Längen. So ist die Möglichkeit einer biomechanisch anatomisch optimalen Rekonstruktion des Hüftgelenkzentrums von Herstellerseite gegeben (Abb. 2.78).

Das operative Vorgehen ermöglicht sowohl das standardisierte als auch das gewebeschonende, weniger invasive Präparieren. Hier sind die Instrumente, insbesondere die Verdichtergriffe, in der normalen oder der weniger invasiven Variante mit

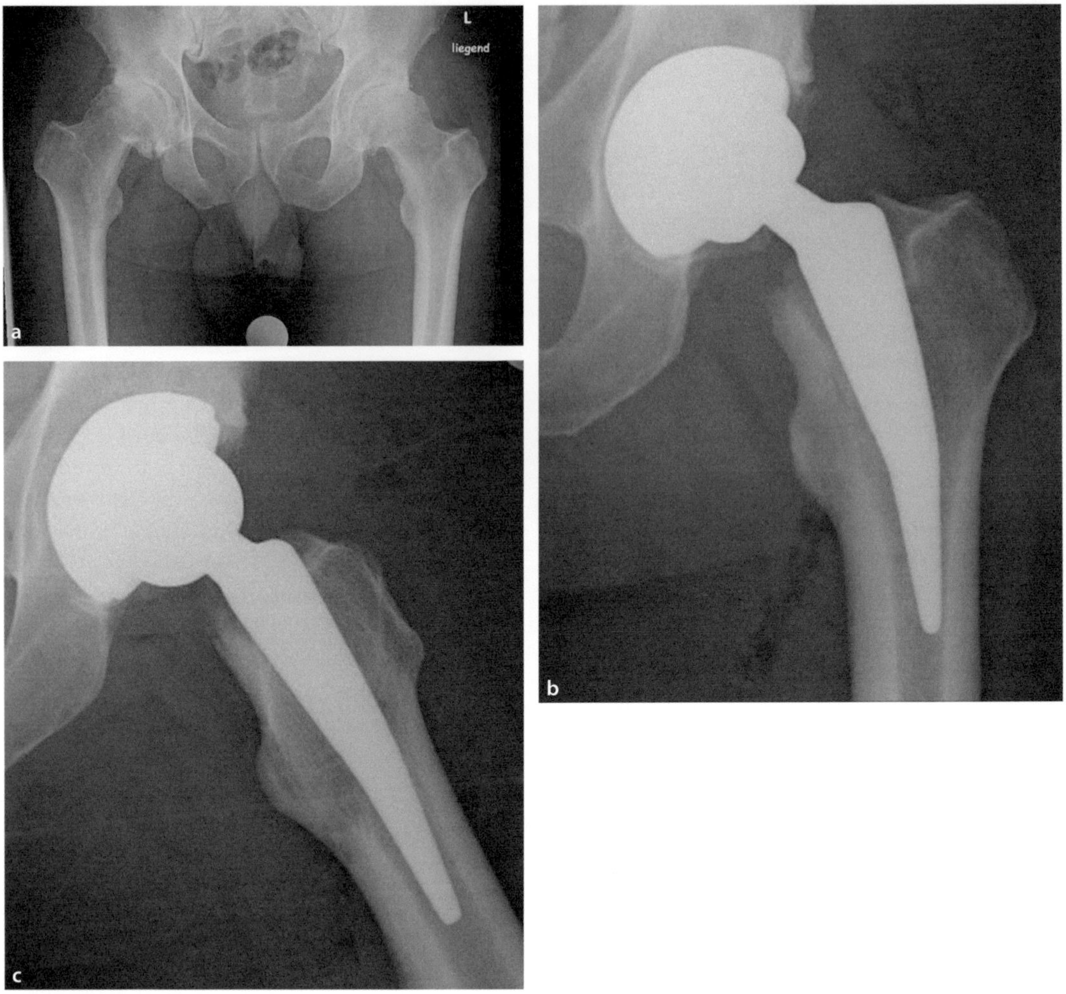

Abb. 2.75 **a** Nativ-radiologische Darstellung der präoperativen Beckenübersicht (Planungsaufnahme), **b** linkes Hüftgelenk postoperativ im anteroposterioren Strahlengang, **c** Lauenstein-Aufnahme. Postoperatives Bild mit breitflächiger Abstützung der Aida-Kurzschaftprothese am Calcar femoris, ca. 5 mm kortikaler geschlossener Schenkelhalsring. Biomechanisch und anatomisch passgenauer Prothesensitz

Abb. 2.76a,b Darstellung der mediolateralen Ausdehung des koxalen Femurs (**a**) im Vergleich zur Formgebung der Aida-Kurzschaftprothese (**b**). (Mit freundlicher Genehmigung der Fa. Implantcast)

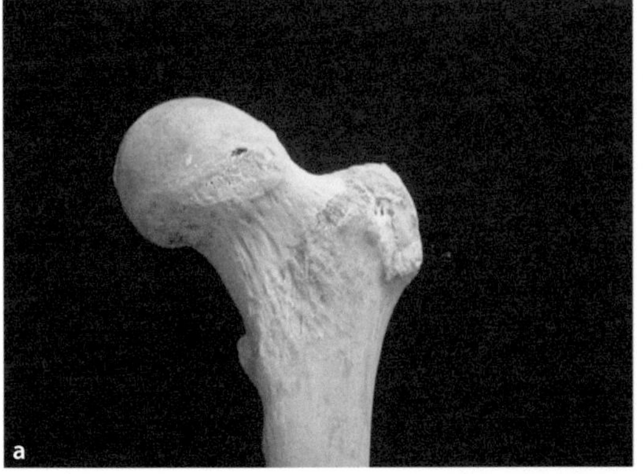

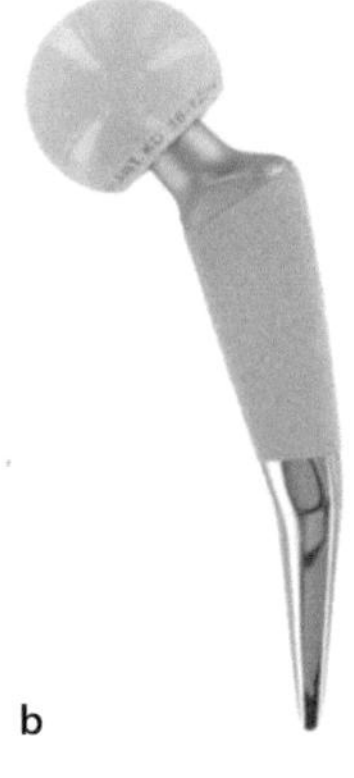

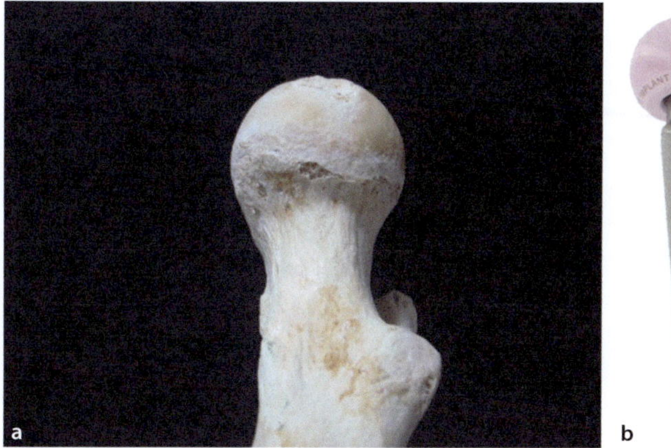
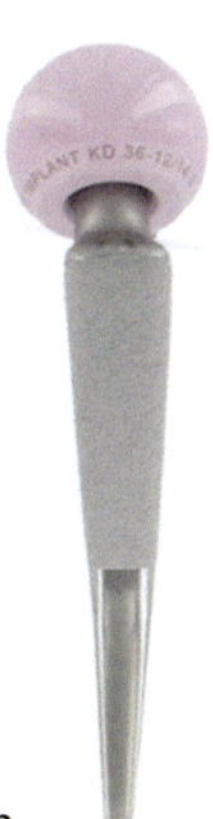

Abb. 2.77 Darstellung der anteroposterioren Ausdehung des koxalen Femurs (**a**) im Vergleich zur Formgebung der Aida-Kurzschaftprothese (**b**). (Mit freundlicher Genehmigung der Fa. Implantcast)

Griffen für die rechte und die linke Seite und entsprechendem Offset erhältlich (Abb. 2.79).

2.9.3 Biomechanische Untersuchungen und FE-Analysen

Nach wie vor stellt die aseptische Implantatlockerung das zentrale Problem der Hüftendoprothetik dar. Der Erfolg der zementfreien Endoprothetik hängt im Wesentlichen vom Erreichen einer adäquaten Primärfixation mit nachfolgender knöcherner Integration (Sekundärfixation) der Prothese ab. Initial wird die Stabilität durch einen Kraft-/Reibschluss mit einer Druckvorspannung („press-fit") erreicht. Knochenumbauvorgänge sowie übermäßige Belastung können die Entwicklung der Sekundärstabilität unterbinden, da die Druckvorspannung rasch reduziert wird. Primärstabilität ohne Mikromigration der Prothese (<30 µm) ist eine wesentliche Voraussetzung für eine erfolgreiche Osseointegration des Implantats mit resultierender sekundärer biologischer Stabilität.

Ein großes Problem, das die Langlebigkeit eines zementfreien Hüftimplantats begrenzt, ist der Verlust der proximalen Knochenmasse, die den Schaft umgibt. Hauptursache dieses ungewollten Phänomens ist die Druckentlastung („stress shielding") des anpassungsfähigen Knochens durch die Prothese. Endresultat ist ein Massenverlust an Knochensubstanz. Zum einem wird der Knochen poröser (interne Umgestaltung), zum anderen wird er dünner (externe Umgestaltung). Die Knochenatrophie gefährdet langfristig die Stabilität der Hüftendoprothese.

Physiologisch werden beim intakten Femur die einwirkenden Kräfte auf die Spongiosabälkchen und teilweise auch auf die Kortikalis übertragen und über die subtrochantere Region günstig auf Kortikalis und Diaphyse verteilt. Diesen physiologischen Verhältnissen kommt der biomechanische Ansatz der proximalen Krafteinleitung am nächsten. Vor diesem Hintergrund sind aus medizinischer Sicht an die Verankerung der zementfreien Hüftschaftprothesen vor allem 3 Anforderungen zu stellen: (1) Primärstabilität, (2) proximale Krafteinleitung, (3) dauerhafte Implantatanbindung an den Knochen.

Der Aida-Kurzschaft ist eine zementfreie Kurzschaftprothese zur operativen Versorgung von Patienten mit guter Knochenqualität. Bei der Entwicklung orientierten sich die Entwickler an dem Design der klinisch bewährten Mayo-Prothese (Fa. Zimmer). Das Konzept der Aida-Kurzschaftprothese basiert wie bei der Mayo-Prothese auf einer metaphysären, zementfreien Verankerung.

Für die Entwicklung der optimierten Geometrie und Formgebung der Aida-Kurzschaftprothese wurde die Finite-Elemente-Methode (FEM) herangezogen (Ebbecke 2006, Ebbecke und Nackenhorts 2005). Die FEM ist ein mathematisches Verfahren zur Lösung von Differentialgleichungen. Mit Differentialgleichungen kann das Verhalten von Strukturen beschrieben werden. Es ist möglich, die Verformung und Spannung von Festkörpern unter Einwirkung von äußeren Belastungen zu berechnen.

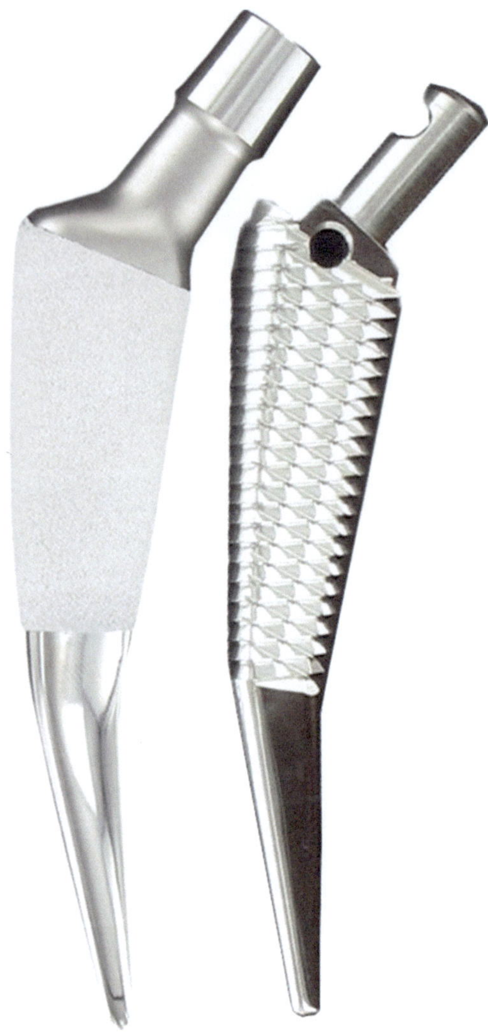

■ **Abb. 2.78** Originalprothese und Verdichter der gleichen Größen im direkten Vergleich. (Mit freundlicher Genehmigung der Fa. Implantcast)

Die Wahl der Methode beschränkt sich hierbei nicht nur auf die Darstellung mechanischer Eigenschaften der Prothese selbst, sondern schließt auch den umliegenden Knochen, die umliegende Muskulatur und den sensomotorischen Regelungsprozess mit ein.

Für die Netz- und Lastannahmen wurde ein umfangreiches Netz aus Hexaederelementen erstellt. Ein Knochen-Prothesen-Verbund aus vernetzten Hexaederelementen gewährleistet stabile, reproduzierbare und aussagekräftige Ergebnisse. Die Anzahl der Elemente des Knochen-Prothesen-Verbundes betrugen 216.819 (■ Abb. 2.80 und ■ Abb. 2.81).

Die Aida-Kurzschaftprothese wurde für die Berechnungen dem gewünschten operativen Vorgehen entsprechend mittig platziert (■ Abb. 2.82). Die angestellten Berechnungen zeigten an der distalen Prothese im Bereich der lateralen Femurkortikalis eine Knochenverdichtung. Dies wird als Abstützreaktion des Knochens zur Fixierung der Prothese bewertet. Ein Rückgang der Zugtrabekel im Bereich des Trochanter major wurde nicht beobachtet. Ein von den Geradschäften bekanntes „stress shielding" entfällt (■ Abb. 2.83).

Ergänzend wurden biomechanische Tests für den Schaft nach DIN ISO 7206-4 und für den Prothesenhals nach DIN ISO 7206-6 durchgeführt. Für den Schaft wurden jeweils 10 Prothesen der kleinsten Größe in der standardisierten und der lateralisierten Variante getestet (5×106 Zyklen bei 2300 N). Die Testserie für den Prothesenhals erfolgte ebenfalls mit der standardisierten und der lateralisierten Variante unter Verwendung eines XXL-Metallkopfes (10×106 Zyklen bei 5340 N). Es kam in keiner der beiden Testserien zu einem Materialversagen (■ Abb. 2.84).

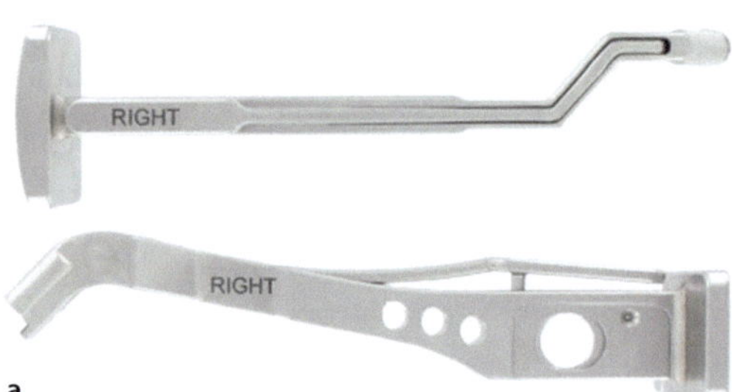

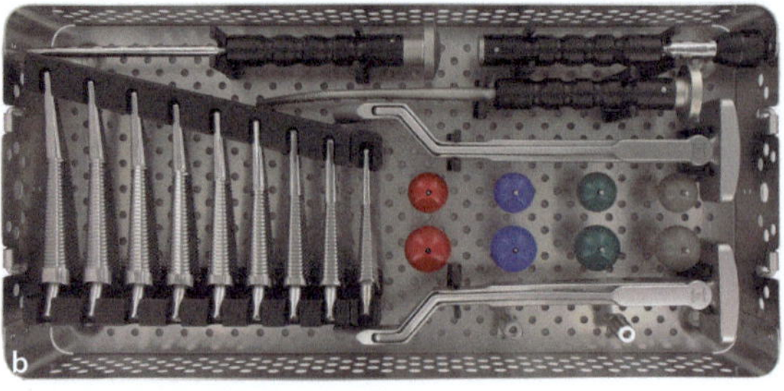

■ **Abb. 2.79** **a** Verdichtergriff für das rechte Hüftgelenk, MIS-Variante mit Offset für das weniger invasive operative Vorgehen, **b** Instrumentarium. (Mit freundlicher Genehmigung der Fa. Implantcast)

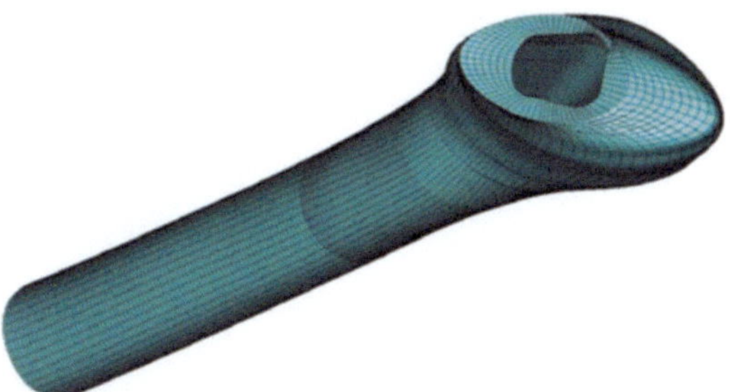

Abb. 2.80 Hexaederelementemodell des Femurs mit präpariertem Implantatlager (FEM). (Mit freundlicher Genehmigung der Fa. Implantcast)

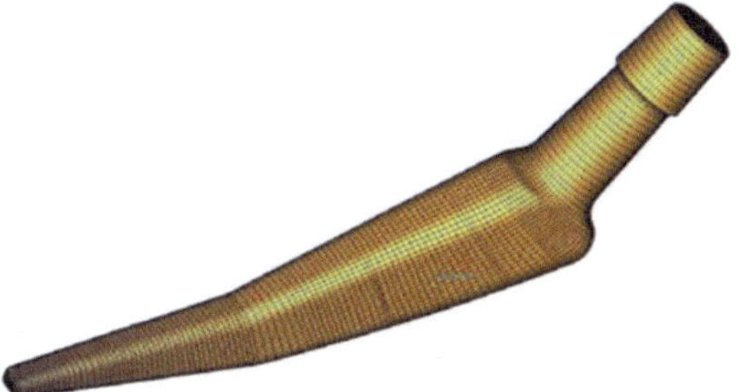

Abb. 2.81 Hexaederelementemodell der Aida-Kurzschaftprothese (FEM). (Mit freundlicher Genehmigung der Fa. Implantcast)

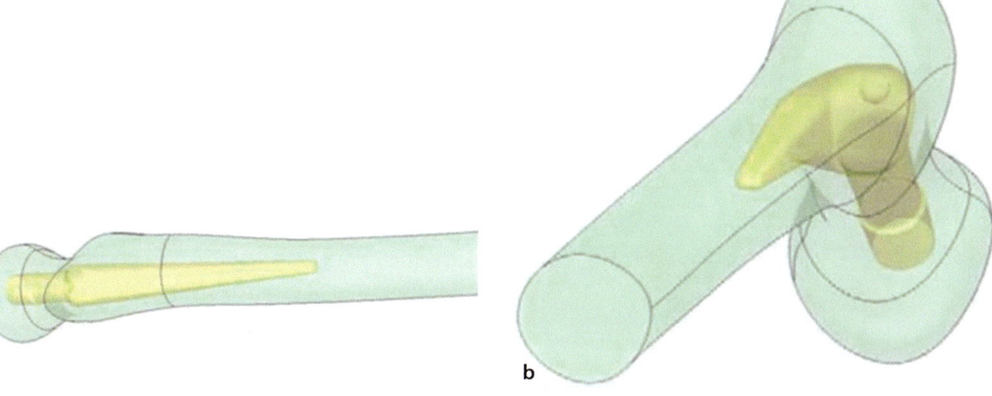

Abb. 2.82a,b Mittiges Platzieren der Aida-Kurzschaftprothese im FEM. (Mit freundlicher Genehmigung der Fa. Implantcast)

2.9.4 Indikationen und Kontraindikationen

Die Aida-Kurzschaftprothese wurde im Jahr 2008 durch ein mehrköpfiges Entwicklerteam aus renommierten Ärzten mit ausgewiesener Expertise auf dem Gebiet der Hüftendoprothetik zusammen mit der Firma Implantcast (Buxtehude, Deutschland) entwickelt. Die ersten klinischen Daten wurden im Rahmen einer klinischen Multicenterstudie gesammelt. Eine CE-Kennzeichnung für das Implantat liegt vor. Seit der CE-Kennzeichnung wurden 2108 Aida-Kurzschaftprothese (Variante Standard: n=1504, Variante lateralisiert: n=604) implantiert.

Als mögliche Indikationen für eine Kurzschaftprothese gelten:

- aktiver Patient
- BMI <35
- gute Knochenqualität
- primäre Arthrose
- sekundäre Arthrose (Trauma, auf den Hüftkopf begrenzte Hüftkopfnekrose, Dysplasiekoxarthrose)

Als mögliche Kontraindikationen für eine Kurzschaftprothese gelten:

- inaktiver Patient
- BMI >35
- reduzierte Knochenqualität
- bekannte Tumoranamnese
- über den Bereich des Hüftkopfes hinausgehende Nekrose
- rheumatoide Arthritis

Abb. 2.83a,b FE-Analyse mit Darstellung der Dichteverteilung im proximalen Femur. **a** Präoperativer Zustand, **b** Zustand 10 Jahre postoperativ. Abstützreaktion im Bereich der lateralen Femurkortikalis an der Prothesenschaftspitze, keine Knochendichteabnahme im Trochanter-major-Bereich bei fehlendem „stress shielding". *Rot* maximale Knochendichte, *blau* minimale Knochendichte. (Mit freundlicher Genehmigung der Fa. Implantcast)

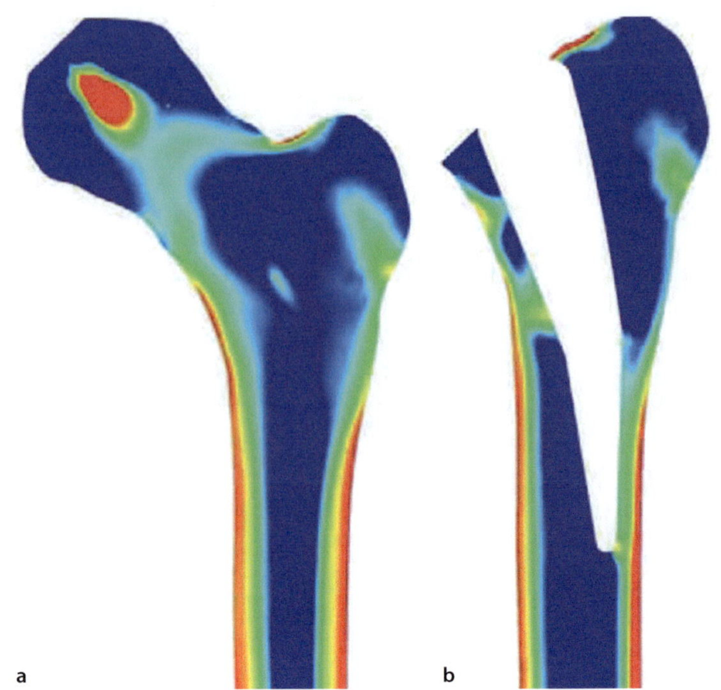

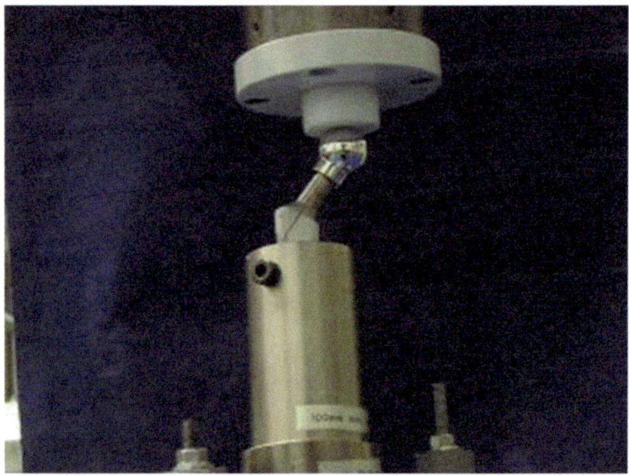

Abb. 2.84 Dynamischer Test des Prothesenhalses nach DIN ISO 7206-6. (Mit freundlicher Genehmigung der Fa. Implantcast)

2.9.5 Mögliche operative Zugänge

Als mögliche operative Zugänge sind die bekannten Standardzugangswege zum Hüftgelenk definiert. Im Einzelnen sind dies der posteriore, transgluteale, anterolaterale, anteriore und, wenn gewünscht, auch der mediale Zugang. Die Entscheidung für den einen oder anderen operativen Zugang trifft der Operateur nach seinen Präferenzen und Vorlieben. Instrumentarien für einen Standardzugang oder ein weniger invasives Vorgehen sind entsprechend vorhanden.

Wir führen die Implantation der Aida-Kurzschaftprothese über den anterolateralen Zugangsweg in Rückenlage durch. Vorteile sehen wir in diesem operativen Zugang in dem weniger invasiven Vorgehen. Hier ist es möglich, das Hüftgelenk ohne das Ablösen oder Inzidieren von Muskulatur, vor allem der Glutealmuskulatur und hier insbesondere des M. glutaus medius, darzustellen. Ebenfalls ist aus unserer Sicht die Orientierung zur Pfannenimplantation vereinfacht. Des Weiteren kann intraoperativ direkt die Beinlänge mit der kontralateralen Seite verglichen werden. Eine besondere Abdeckung und/oder Lagerung ist nicht notwendig. Das zu operierende Bein wird steril abgewaschen und das Operationsgebiet nach hausüblichem Schema steril abgedeckt. Von Vorteil ist die Möglichkeit, dass kontralaterale Bein für die Schaftpräparation und -implantation absenken zu können. Dies ist aber nicht zwingend notwendig.

Der Zugang erfolgt über das Watson-Jones-Intervall mit Darstellen der anterioren Gelenkkapsel. Diese wird subtotal reseziert. Die Schenkelhalsosteotomie wird, verglichen mit der Osteotomiehöhe bei einer Standardgeradschaftprothese, entsprechend der präoperativen Planung subkapital durchgeführt, sodass ein zirkulär geschlossener Schenkelhals von ca. 5 mm verbleibt (◘ Abb. 2.75). Gerade bei der Implementierung der Kurzschaftprothese wird zunächst ein konservatives Osteotomieren des Schenkelhalses empfohlen. Eventuell ist im weiteren Verlauf eine Nachresektion vor Beginn der Schaftimplantation notwendig. Die Gefahr bei einer primär zu weit distalen Schenkelhalsosteotomie, wie man es von der Geradschaftprothesenimplantation gewohnt ist, besteht darin, dass eine suffiziente „Press-fit-Verankerung der Kurzschaftprothese aufgrund eines fehlenden geschlossenen zirkulären Schenkelhalses nicht mehr möglich ist. Hier würde sich die Kurzschaftprothese vielmehr in dem spongiösen Trochanter-major-Bereich abstützen. Dieses kann im weiteren postoperativen Verlauf zum einen zu einer Valgusverkippung und zum anderen zu einem Nachsintern der Schaftprothese führen.

Der Femurkopf wird nach Osteotomie entfernt und die Pfanneneingangsebene durch einen ventralen, einen posterioren und einen inferioren Pfannenhaken dargestellt. Das Präparieren des Pfannenlagers erfolgt entsprechend dem operativen Standard der jeweils zu implantierenden Pfanne. Die Wahl des Pfannenimplantats und der Gleitpaarung obliegt dem Operateur.

Zur Schaftpräparation wird das zu operierende Bein über das kontralaterale in der Viererposition gelagert. Die Schafteingangsebene wird eingestellt. Unter Umständen kann es eine Arbeitserleichterung sein, wenn das kontralaterale Bein abgesenkt wird. Dadurch ist eine verbesserte anteriore Positionierung des zu operierenden proximalen Femurs möglich. Sollte diese Möglichkeit aus lagerungstechnischen Gründen nicht gegeben sein, so ist eine verbesserte anteriore Positionierung des proximalen Femurs auch durch einen entsprechend dorsal knochennah am proximalen Femur platzierten Haken möglich. Mit diesem wird das Femur durch den Assistenten nach anterior gehoben.

Nach Darstellung der Schafteingangsebene und Überprüfung der Osteotomiehöhe entsprechend der präoperativen Planung erfolgt das Eröffnen des intramedullären Markraums. Hierzu wird die Eröffnungsahle manuell (!) entsprechend dem Verlauf

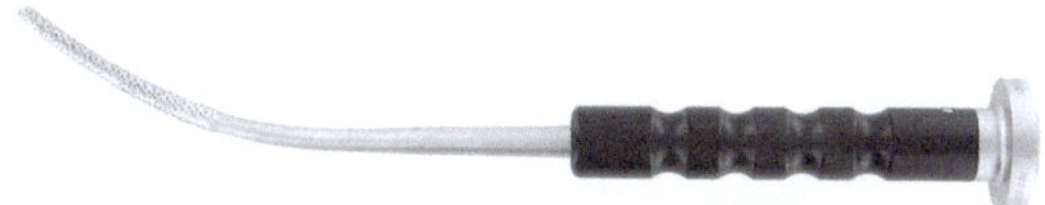

◘ **Abb. 2.85** Ahle zur manuellen intramedullären Eröffnung des proximalen Femurs. Das distale Ahlenende ist abgerundet und stumpf. (Mit freundlicher Genehmigung der Fa. Implantcast)

des Calcar femoris bis zur lateralen Femurkortikalis und an dieser intramedullär entlang laufend vorgetrieben. Hier ist unbedingt auf ein mechanisches Einschlagen der Ahle zu verzichten, da sonst die Gefahr einer Perforation der lateralen Kortikalis besteht. Um diese Gefahr zusätzlich zu reduzieren, ist die Ahle an ihrem distalen Ende abgerundet und stumpf (◘ Abb. 2.85).

Nach Eröffnen des intramedullären proximalen Femurs erfolgt das Präparieren mit den Schaftverdichtern beginnend mit der Größe 0 aufsteigend bis zur passenden „press-fit" verklemmenden Größe unter Beachtung der Antetorsion. Hier sind bei dem weniger invasiven Vorgehen die Verdichtergriffe mit einem Offset für die linke und die rechte Hüfte zu verwenden (◘ Abb. 2.79). Die Tiefenimplantation der Verdichter erfolgt jeweils bis zur entsprechenden Lasermarkierung auf den Verdichtern. Eine zwischenzeitliche Bildwandlerkontrolle zur Dokumentation der anatomischen Schaftpositionierung ist operateurspezifisch zu entscheiden. Auf ein „Vor-und-zurück-Schlagen" der Verdichter sollte verzichten werden. Es soll hier vielmehr der spongiöse Knochen verdichtet als entfernt werden. Ein Raspeln wäre kontraproduktiv.

Zur Probereposition ist es nun möglich, zwischen einem standardisierten und einem lateralisierten Hals zu wählen (◘ Abb. 2.86). Dieses erfolgt nach anatomischen und biomechanischen Gesichtspunkten. Der Hals wird mit dem in situ verbliebenen Verdichter gekoppelt und nachfolgend mit dem Probekopf reponiert. Nach intraoperativer Testung der „range of motion" (ROM) und der Luxationssicherheit werden die Probeimplantate entfernt und durch den standardisierten oder lateralisierten Monoblockkurzschaft ersetzt. Die Press-fit-Implantation der Originalprothese ist zu den Verdichtern „line-to-line", ein „press-fit" wird durch die Plasmaspraybeschichtung erzielt. Dennoch ist beim Einschlagen

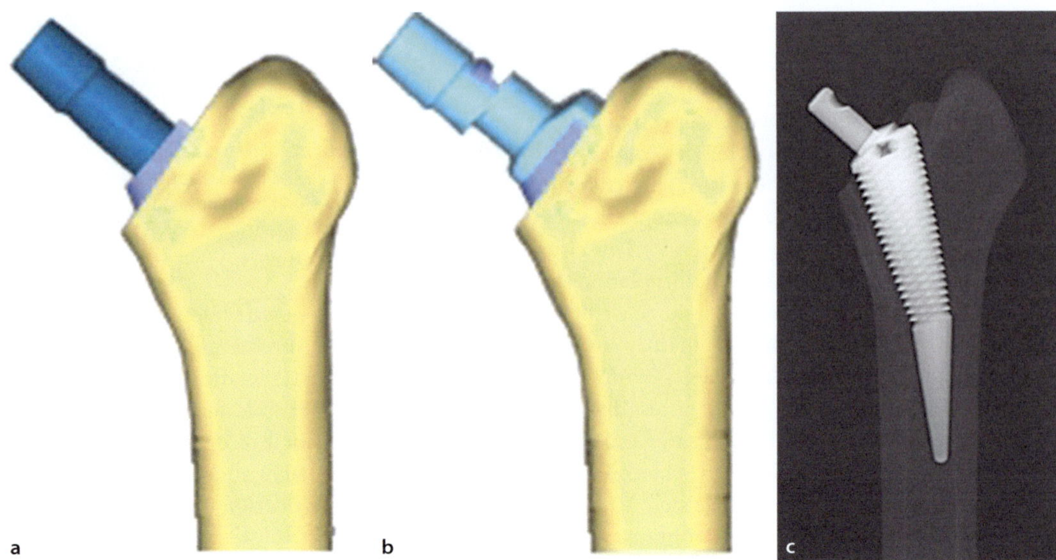

Abb. 2.86a–c Möglichkeit zur Kopplung eines standardiserten (**a**) oder lateralisierten (**b**) Probehalses (Schemazeichnungen) auf den letztmalig verwendeten in situ verbliebenen Verdichter (**c**, nativ-radiologische Darstellung)

der originalen Kurzschaftprothese das Vermeiden von Schaftfissuren mit entsprechender Sorgfalt zu beachten. Nach Koppeln des Originalkopfes wird reponiert, ROM und Luxationssicherheit werden erneut geprüft. Der Verschluss des Operationsitus erfolgt durch Fasziennähte des Tractus iliotibialis, Subkutannähte und Hautverschluss.

2.9.6 Klinische Daten

Anhand der pro- und retrospektiven „Single-surgeon-Daten" des Autors sollten die Primär- und Sekundärstabilität, die knöcherne Integration und Umbauvorgänge sowie die Standzeit der prothetischen Versorgung mit der zementfreien Aida-Kurzschaftprothese dokumentiert werden.

Die Nachbeobachtung (klinisch und nativ-radiologisch) erfolgt 6 Wochen postoperativ und wird nach 12 Monaten postoperativ wiederholt und dokumentiert. Als primäres Zielkriterium wurde der Harris-Hip-Score definiert. Für die funktionelle Beurteilung des Hüftgelenks ist dieser Score das international am weitesten verbreitete Nachuntersuchungsschema (Krämer und Maichl 1993). Es handelt sich um einen klinisch-funktionellen Score mit 91 % subjektiven und 9 % objektiven Anteilen an der Gesamtpunktzahl von 100.

In der von Morrey et al. (2000) publizierten Langzeitstudie, in der 159 implantierte Mayo-Kurzschaftprothesen über einen durchschnittlichen Zeitraum von 6,2 (2–13) Jahren nachuntersucht wurden, verbesserte sich der Harris-Hip-Score von präoperativ 66,3 auf postoperativ 90,4 Punkte. In der vorliegenden Nachuntersuchung wurde der mittlere Harris-Hip-Score der Aida-Kurzschaftprothese bei einem Nachuntersuchungszeitraum von 5 Jahren ermittelt und mit den von Morrey veröffentlichten Ergebnissen verglichen. Es sollte die Nichtunterlegenheit der Aida-Kurzschaftprothese gegenüber der Mayo-Kurzschaftprothese durch einen einseitigen Äquivalenztests nachgewiesen werden, wobei von einer maximalen irrelevanten Differenz von 4 Punkten (Harris-Hip-Score) ausgegangen wurde. Als sekundäre Zielkriterien galten:

1. Nativ-radiologische Lockerungszeichen Die postoperativen Röntgenaufnahmen im Verlauf wurden nach Lockerungszeichen/Lysesäumen (Gruen-Zonen 1–7), nach sekundärer axialer Prothesenschaftmigration, Varus-/Valgusausrichtung der Prothese sowie deren Rotation ausgewertet. Implantate mit einer axialen Migration von mehr als 2 mm oder mit progressiven Lysezeichen wurden als instabil oder locker bewertet. Ein eventuelles Verkippen der Prothese wurde durch Vergleich der Winkel zwischen der Femurdiaphysenlängsachse und dem Prothesenschaft definiert. Änderungen im Verlauf um mehr als 5° wurden als signifikant angenommen. Die Migration und Rotation des Schafts wurden durch den Vergleich von radiologischen Landmarken der Prothese zum Femur (z. B. Trochanteren, Prothesenhals, Prothesenschulter) beurteilt. Die periprothetische Knochenregeneration, die Knochenresorption, progressive radiologische Lysesäume und sichtbare Osteolysen wurden nach den von Engh et al. (1987) beschriebenen Kriterien bewertet. Ein Saum zwischen Knochen und Prothese im Röntgenbild galt als radiologischer Hinweise auf eine mögliche Prothesenlockerung. Die Häufigkeit des Auftretens dieses Lockerungszeichens wurde ermittelt. Die Dokumentation erfolgte anhand der Aufteilung nach Gruen-Zonen.

2. Schaftsinterung Ermittlung der nativ-radiologisch nachweisbaren Schaftsinterung. Die Sinterung (relativ zu anatomischen Referenzpunkten) wurde in Millimetern angegeben und dokumentiert. Die Sinterungsquote wurde für die folgenden 3 Ausprägungsstufen berechnet:

- keine nachweisbare Sinterung
- leichte Sinterung <2 mm
- deutliche Sinterung ≥2 mm

3. „Bone remodeling" Bone-remodeling-Prozesse wurden anhand von 6 Kategorien für jede Gruen-Zone erfasst und mit dem direkt postoperativen Befund verglichen.

4. Revisionen Ermittlung der Revisionsquote unter Angabe des Revisionsgrundes, des Revisionsausmaßes und der revidierten Komponenten.

5. Komplikationen Es erfolgte die prozentuale Aufstellung aller weiteren dokumentierten Komplikationen und unerwünschten Ereignisse.

Im Zeitraum vom Februar 2009 bis zum August 2015 wurden 80 Aida-Kurzschaftprothesen bei 78 Patienten implantiert. Hiervon waren 46 Patienten weiblich und 32 männlich. Eine Patientin und ein Patient erhielten eine zweizeitige beidseitige Versorgung. Die Patienten wurden klinisch sowie nativradiologisch nach 6 Wochen und 12 Monaten postoperativ nachuntersucht. Das mittlere Patientenalter betrug 66 Lebensjahre (min. 32, max. 78 Jahre). Die mittlere Standzeit beträgt aktuell 42 Monate (min. 2, max. 78 Monate).

Als primäres Zielkriterium verbesserte sich der Harris-Hip-Score von präoperativ 40,1 Punkte bis zum gegenwärtigen Zeitpunkt der hier vorliegenden „Zwischenauswertung" auf postoperativ 96 Punkte. Als sekundäre Zielkriterien zeigten sich bis dato keine nativ-radiologischen Lockerungszeichen und keine Schaftsinterungen, Varus-/Valgusverkippungen und/oder Osteolysen. Als „bone remodeling" fand sich in den nativ-radiologischen Verlaufskontrollen eine zunehmende knöcherne Integration der Schaftprothese, eine sichbare Abstützreaktion im Bereich der Prothesenspitze an der lateralen Kortikalis sowie ein bis dato fehlendes „stress shielding" (◘ Abb. 2.83 und ◘ Abb. 2.87).

Als Komplikation mit operativer Revision in dem bisherigen Patientenkollektiv ist eine periprothetische Fraktur zu nennen. Diese ereignete sich am siebten postoperativen Tag bei einem Sturz. Es folgte die operative Revision auf einen zementfreien Geradschaft. Der postoperative Verlauf war im Weiteren ungestört. Periprothetischer Infekte, Prothesenluxationen, Nervenschäden oder ähnliche schwere unmittelbare postoperative Komplikationen traten bis dato nicht auf. Intraoperative Komplikationen wie beispielsweise Femurschaftfissuren zeigten sich nicht. Die Größenabstufungen der Aida-Kurzschaftprothese zeigen eine für die Anatomie adäquate Dimensionierung. Ein intraoperatives Umsteigen auf einen Geradschaft aufgrund einer mangelnden femoralen knöchernen Press-fit-Verankerung war bis dato nicht notwendig.

Die Aida-Kurzschaftprothese lässt sich mit dem speziell entwickelten Instrumentarium weniger invasiv und gewebeschonend implantieren. Muskelgruppen müssen nicht abgelößt werden. Die Aida-Kurzschaftprothese zeigt bis dato einen klinisch und nativ-radiologisch ungestörten Verlauf mit einer nach 6 Wochen bestehenden festen knöchernen Integration ohne sekundäre Dislokationen/

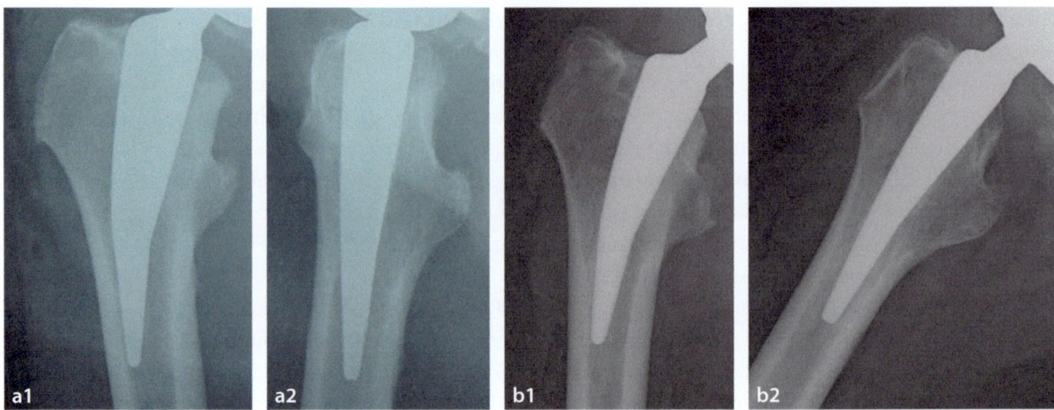

Abb. 2.87a,b Osseointegration der Aida-Kurzschaftprothese im postoperativen Verlauf: nativ-radiologische Darstellung der Hüfte rechts in 2 Ebenen (als Ausschnitt Femur). **a** Am zweiten postoperativen Tag, **b** 5 Jahre postoperativ mit deutlich sichtbarer Reaktion der Kortikalis im distalen Prothesenbereich (Gruen-Zonen 3–5) sowie Knochenverdichtung am Calcar femoris (Gruen-Zonen 6 und 7). Bis dato kein zu erkennendes „stress shielding" im proximalen Femur (Gruen-Zonen 1 und 2)

Sinterungen. Materialbrüche und/oder Schaftnachsinterungen traten bisher nicht auf.

2.9.7 Revisionsmöglichkeiten

Hinsichtlich unseres operativen Zugangswegs bestehen in Bezug auf Revisionsmöglichkeiten keine Einschränkungen. So lässt sich dieser weniger invasive anterolaterale Zugang bei intra- oder postoperativen Komplikationen sowohl nach proximal als auch distal problemlos erweitern. Hinsichtlich der Aida-Kurzschaftprothese sind die Revisionsmöglichkeiten ebenfalls vielschichtig. Die Monoblockprothese wartet mit einem standardisierten 12/14-Eurokonus auf, sodass hier alle Optionen von Kopfwechseloperationen bis hin zu Revisionssystemen geben sind. Sollte der Schaft zu wechseln sein, so ist dies, wie in unserer Studie aufgrund einer Schaftfraktur bis dato einmal notwendig gewesen, möglich. Hier wurde die Aida-Kurzschaftprothese durch eine proximal metaphysär verankernde Geradschaftprothese ausgetauscht und die Fraktur zusätzlich mit 2 Drahtcerclagen versorgt (Abb. 2.88).

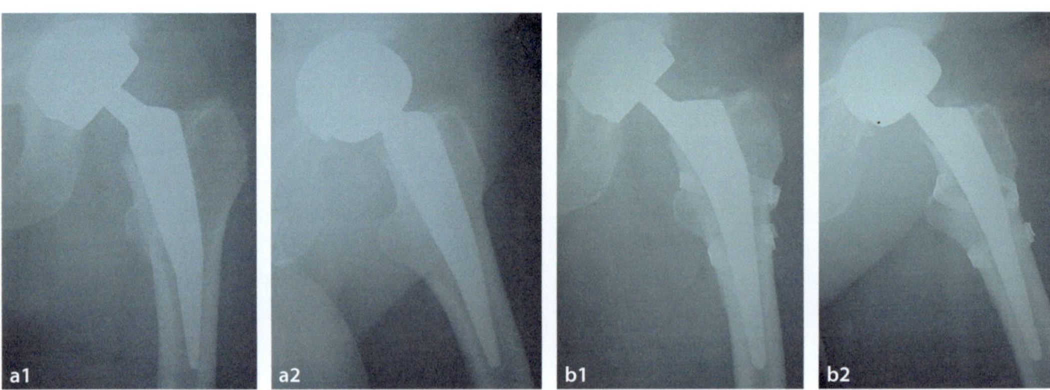

Abb. 2.88a,b Nativ-radiologische Darstellung der Hüfte links in 2 Ebenen. **a** Zweiter postoperativer Tag: achsengerechte Stellung der Prothese ohne Zeichen einer periprothetischen Fraktur oder Fissur, **b** zweiter postoperativer Tag nach notwendiger Wechseloperation der Kurzschaftprothese aufgrund einer periprothetischen Fraktur am siebten postoperativen Tag nach Sturzereignis. Implantation einer zementfreien Geradschaftprothese und Drahtcerclage der Fraktur

Sollte es notwendig sein, bei einem periprothetischen Infekt eine fest knöchern integrierte Aida-Kurzschaftprothese wechseln zu müssen, so ist zu empfehlen, durch entsprechende Flachmeißel die Prothese zirkulär in ihrer metaphysären Verankerung zu lösen. Ein weit nach distal notwendiges periprothetisches intramedulläres Präparieren ist aufgrund der fehlenden Beschichtung der Prothese in diesem Bereich und entsprechend fehlender Osseointegration nicht notwendig. Durch Aufsetzen eines Universalausschlaginstruments auf den 12/14-Eurokonus ist die Aida-Kurzschaftprothese durch axiales Ausschlagen nach proximal zu entfernen. Hier kann nachfolgend eine Versorgung mittels geeigneter Geradschaftprothesen erfolgen. Eine notwendige Implantation eines Revisionslangschafts kann somit in der ersten Wechselsituation umgangen werden.

2.10 Minima

Lars Victor von Engelhardt

Beim Minima-Kurzschaft handelt es sich um ein verkürztes Standardimplantat, das bogenförmig dem Kalkar anliegt und somit dennoch eine großflächige Krafteinleitung gewährleisten soll. Die hierbei optimierte proximale Krafteinleitung ermöglicht eine verblockende, rotationsstabile und damit äußerst stabile metaphysäre Verankerung. Die Raspeln und das eingebrachte Implantat werden während der Implantation nicht gerade, sondern bogenförmig entlang des Kalkars in den Femur eingeführt. Dies führt intraoperativ zu einer Verkleinerung des Knochentraumas im Bereich des Trochanters sowie des Weichteiltraumas im Bereich der Glutealmuskulatur. Somit wird sowohl der knöcherne Ansatz der Glutealmuskulatur als auch die Muskulatur selbst effektiv geschont. Zudem ermöglicht die starke mediale Krümmung entlang des Kalkars einen guten Knochenerhalt, insbesondere im Bereich der bei ggf. anstehenden Revisionsoperationen besonders gefährdeten Trochanterregion. Auch das weitere Instrumentarium des Minima-Kurzschafts zielt auf die Durchführung minimalinvasiver Operationsverfahren.

Die Designmerkmale des monolithischen Schafts, aber auch die zusätzliche Möglichkeit zum Wechsel auf ein modulares System machen die Gelenkrekonstruktion bei Erhalt von Offset und Beinlänge recht zuverlässig plan- und realisierbar. Durch die Möglichkeit eines schonenden, die Gelenkgeometrie rekonstruierenden Vorgehens und auch aufgrund der hohen Primärstabilität soll das Minima-System eine vergleichsweise reduzierte Rehabilitationszeit ermöglichen.

Auch wenn viele Designmerkmale des Minima-Schafts hinsichtlich der Studienlage nicht gerade unbekannt und teilweise auch recht überzeugend scheinen, ist zu berücksichtigen, dass es sich um ein neues System handelt, das bisher nur in einzelnen Zentren eingebaut wurde. Somit ist die Datenlage zum Minima-Schaft noch dünn und mittel- und langfristige Ergebnisse fehlen vollständig. Nicht nur der Behandler sollte sich dieser Situation bewusst sein, auch sollte der Patient vor der Implantation entsprechend aufgeklärt sein.

2.10.1 Design-Rationale

Das Minima-Hüftschafsystem besteht aus 2 Schaftkonzepten – der monolithischen Ausführung Minima S und der modularen Ausführung Minima M. Das Design beider Schäfte zeichnet sich durch eine Reihe besonderer Merkmale auf, die die mechanische Stabilität erhöhen und eine adäquate Lastverteilung auf die Knochenoberfläche gewährleisten sollen. So finden sich verschiedene Querschnittsgeometrien längs des Schafts, die die Kraftübertragung in den unterschiedlichen Abschnitten des Femurkanales optimieren sollen. Entsprechend der Literatur kann eine Druckentlastung in den proximalen Femurabschnitten einen Verlust der proximalen Knochenmasse nach sich ziehen (Huiskes et al. 1992, Hughes et al. 1995). Um dieses Problem der Hüftendoprothetik zu adressieren, findet sich im metaphysären Abschnitt zur Verstärkung des femoralen „press-fit“ und zur Optimierung der Krafteinleitung ein trapezförmiger Querschnitt. Im distalen Abschnitt findet sich ein rechtwinkliger Querschnitt (◘ Abb. 2.89). Dies entspricht dem Zweymüller-Design, das sich

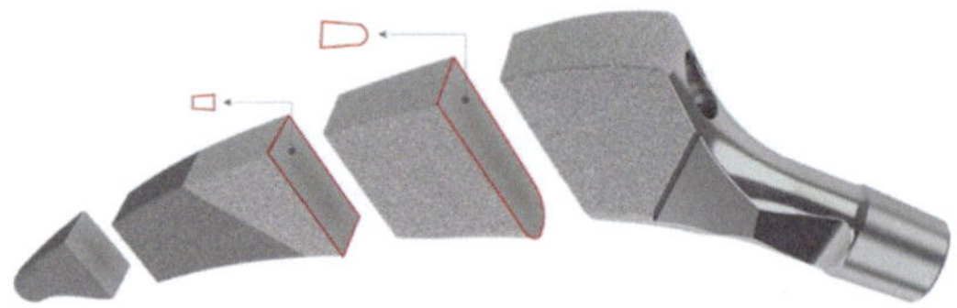

Abb. 2.89 Querschnittsgeometrien längs des Schafts. (Mit freundlicher Genehmigung der Fa. Lima Deutschland)

entsprechend aktueller Registerdaten im Langzeit-Follow-up vergleichsweise gut bewährt hat (Janda et al. 21010, Korovessis et al. 2011).

Um nicht nur proximal, sondern auch weiter distal eine anatomische Passform zu erreichen, weist der Minima-Schaft entsprechend dem Adam-Bogen einen großen Krümmungsradius von 100 mm auf (Abb. 2.90). Das abgerundete, mediale Schaftprofil sorgt für eine optimierte Kraftverteilung auf den Calcar femoris. Diese Designkomponenten sollen einen passgenauen anatomischen Sitz mit einer entsprechend guten metaphysären Verankerung sicherstellen und somit eine hohe Primär- und Sekundärstabilität gewährleisten. Zudem soll die anatomische Passform eine Druckentlastung mit der als Anpassungsreaktion beschriebenen Knochenatrophie und der langfristig damit einhergehenden Implantatlockerung (Hughes et al. 1995, Engh et al. 1987) möglichst vermeiden. Aktuelle Arbeiten zu Kurzschäften weisen daraufhin, dass auf diesem Weg auch wirklich ein Rückgang der periprothetischen Knochenqualität reduziert werden kann (Chen et al. 2009, Jahnke et al. 2014).

Eine konische Schaftgeometrie verkeilt sich im Knochen und verhindert ein Absinken der Prothese im Knochen. Der Minima-Schaft weist, zusätzlich zu den klinisch erprobten Vorteilen einer dreifach konischen Schaftgeometrie, eine vierte konische Schaftgeometrie auf (Abb. 2.91). Eine vierte Konizität verbessert das „fit and fill" im subtrochantären Bereich und damit die axiale Stabilität. Neben der guten primären Verankerung und dem minimierten Risiko des Nachsinterns verbessert dies die Kraftübertragung in den proximalen Femur. Dadurch bleibt die Knochenqualität erhalten, und ein „stress shielding" wird vermieden (Jerosch 2011).

Das a.-p.-Profil des Schafts besitzt eine Doppel-V-Form mit einer 7°-Angulierung im proximalen und einer 3°-Angulierung im distalen Abschnitt

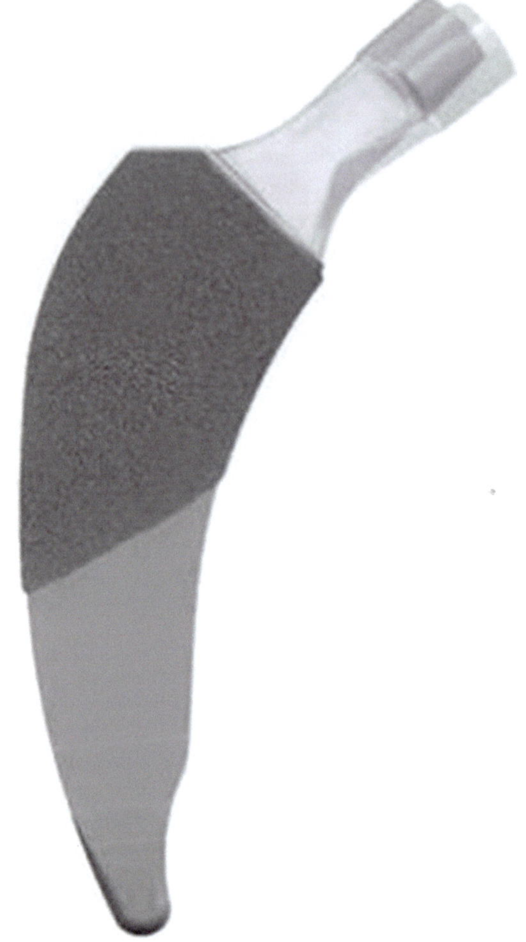

Abb. 2.90 a.-p.-Ansicht der Krümmung mit 100 mm-Radius. (Mit freundlicher Genehmigung der Fa. Lima Deutschland)

(Abb. 2.91). Dies soll die Primärstabilität verbessern und die metaphysäre Verankerung optimieren. Entsprechend den Angaben der Entwickler soll dieses Design auch die proximale Verteilung der Torsionskräfte und die diaphysäre Abstützung gegen Biegekräfte verbessern.

Nach einer zementfreien Endoprothesenversorgung werden in bis zu 36 % noch Schmerzen im Oberschenkel beschrieben (Kawamura et al. 2001). Das Auftreten dieses Schmerzbildes hängt mit dem Prothesentyp zusammen und macht in einigen Fällen auch eine Revisionsoperation notwendig (Brown

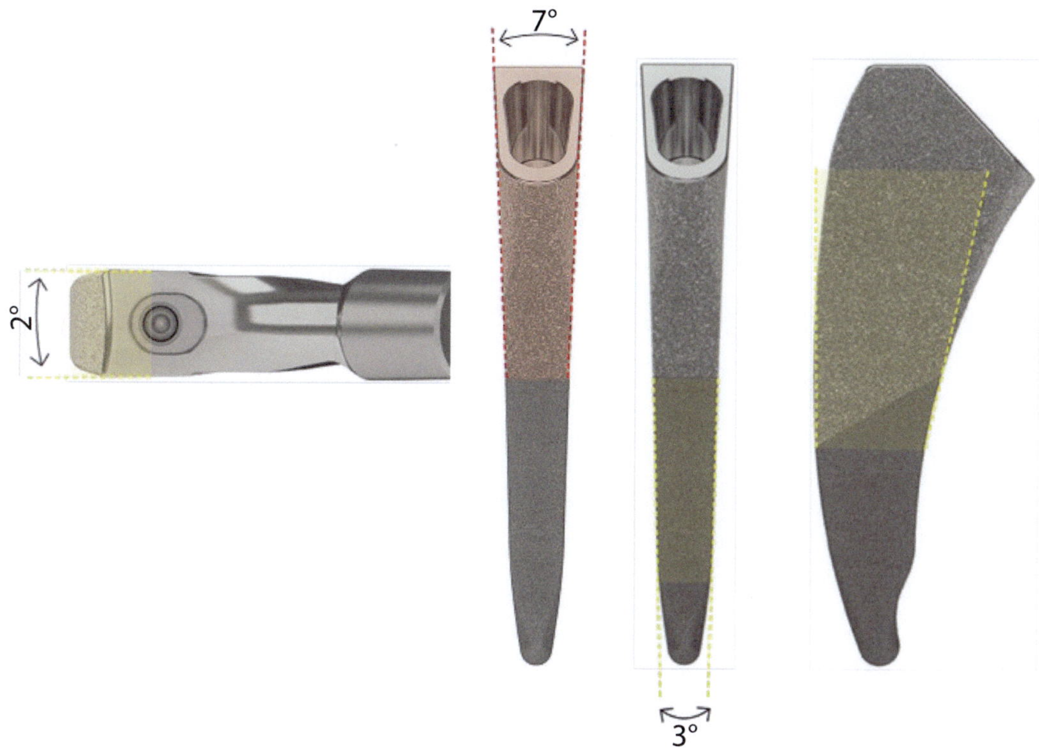

◘ **Abb. 2.91** Übersicht über die vierfach konische Schaftgeometrie und doppelte V-Form in der axialen Ansicht. (Mit freundlicher Genehmigung der Fa. Lima Deutschland)

et al. 2002). Häufig wird hierbei ein „stress shielding" mit lokalen Spannungsspitzen bei einem Kontakt zwischen der Prothesenspitze und dem femoralen Kortex diskutiert (Mishra et al. 1997, Burkart et al. 1993). Um solche schmerzhaften Druckphänomene zwischen der Prothesenspitze und dem femoralen Kortex zu vermeiden, zeigt der Minima-Schaft im distalen medialen Abschnitt ein konisch angeschnittenes Schaftprofil (◘ Abb. 2.92). Neben der Vermeidung einer Druckspitze erleichtert dies die Einbringung des Schafts in den Markkanal und minimiert das Risiko einer Schaftperforation. Darüber hinaus ermöglicht diese Aussparung eine Anpassbarkeit an mögliche individuelle Knochenmorphologien.

Ein Anschlagen des Konushalses an der Pfanne wird als Prothesenimpingement bezeichnet. Dies kann den Bewegungsumfang beinträchtigen und eine Luxation des Prothesenkopfes verursachen (Scifert et al. 2001). Eine optimierte Geometrie und Dimensionierung des Prothesenhalses kann die Beweglichkeit der

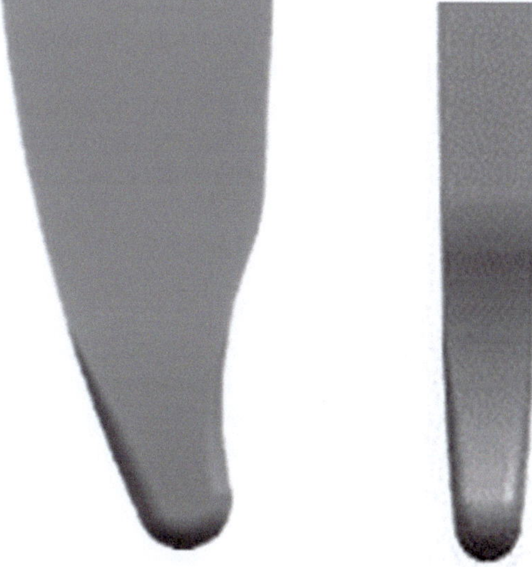

◘ **Abb. 2.92** Konischer distaler Abschnitt des Minima-Schafts. (Mit freundlicher Genehmigung der Fa. Lima Deutschland)

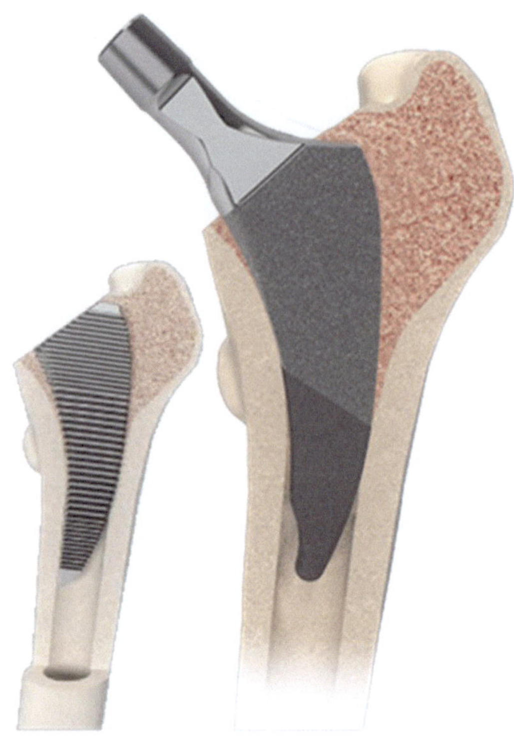

Abb. 2.93 Minima-Schaft mit dem konischen Halssegment in a.-p.-Ansicht. (Mit freundlicher Genehmigung der Fa. Lima Deutschland)

Prothese steigern und solche Luxationsereignisse vermeiden (Barrack et al. 2001). Aus diesem Grund ist die Dimensionierung des Prothesenhales bei der Minima-Prothese konisch ausgeführt (Abb. 2.93). Hierdurch reduziert sich die Gefahr eines ungewollten Kontakts zwischen Schaft und Gelenkpfannenrand, da sich der Bewegungsumfang erhöht.

Materialeigenschaften

Die Minima-Schäfte werden aus der in der Endoprothetik erprobten Ti-6A-l4V-Titanlegierung gemäß ISO 5832-3 geschmiedet. Der proximale und metaphysäre Abschnitt ist zur Gewährleistung und Verbesserung der Primär- und Sekundärstabilität mit einer porösen Reintitanbeschichtung mit einer Dicke von ca. 200 µm versehen, die in einem Vakuumplasmasprayverfahren aufgetragen wird. Die große Porosität, kombiniert mit extremer Rauigkeit, ergibt eine exzellente, FDA-konforme Beschichtung für ein beschleunigtes Knocheneinwachsen. Die Oberfläche des distalen Schaftabschnitts weist – durch eine Strahlbehandlung mit Korundpartikeln – eine sog. makroraue Struktur auf. Die Prothesenhälse besitzen eine hochglanzpolierte Oberflächenvergütung, um Polyethylenabrieb bei ungewollten Kontakten mit dem Inlay-Rand zu minimieren. Die modulare Minima M ist sowohl mit einer Halskomponente in CoCrMo als auch in Ti6Al4V verfügbar. Die Halskomponente aus der Ti-6Al-4 V-Schmiedelegierung wird ausschließlich für Patienten mit CoCrMo-Allergie angeboten.

Größen

Der Minima-Schaft ist in der modularen M- und der nicht modularen S-Variante in jeweils 12 Größen erhältlich. Die Abmessungen der Schäfte nehmen harmonisch abgestuft mit der Größe zu: In der Vorderansicht erhöht sich die Breite bei den Größen 1–10 in Schritten von 0,7 mm und bei den Größen 10–12 in Schritten von 1 mm; in der Seitenansicht nimmt die Dicke um jeweils 0,2 mm zwischen 2 Größen zu. Der Minima-S-Schaft ist in einer Standardausführung mit einem CCD-Winkel von 134° und einer lateralisierenden Version mit einem CCD-Winkel von 131° erhältlich. Das Offset jeder Schaftgröße vergrößert sich beim Wechsel auf die jeweilige lateralisierende Version bei unveränderter Höhe des Rotationszentrums um 5 mm.

Das Minima-M-System wird durch 12 Femurhalskomponenten in verschiedenen Kombinationen von Länge, Offset und Anteversion vervollständigt (Abb. 2.94). Es sind Short- und Long-Versionen erhältlich; der Längenunterschied über die Halsachse beträgt 10,5 mm. Im Bezug auf das Offset stehen eine Standardausführung und eine lateralisierende Ausführung zur Verfügung. Eine identische OP-Technik und ein identisches Instrumentarium, sowohl für die modulare als auch für die nicht modulare Schaftversion, decken ein außerordentlich breites Spektrum klinischer Fälle ab.

Die Wahrscheinlichkeit des Auftretens von Komplikationen oder eines Versagens der Hüftgelenktotalendoprothese ist bei schwergewichtigen und körperlich sehr aktiven Patienten erhöht. Beim Minima-M-Schaft sind daher entsprechend den Herstellerangaben die folgenden Kombinationen von modularen Halskomponenten und Femurköpfen zulässig: Mit Ausnahme der lateralisierenden modularen

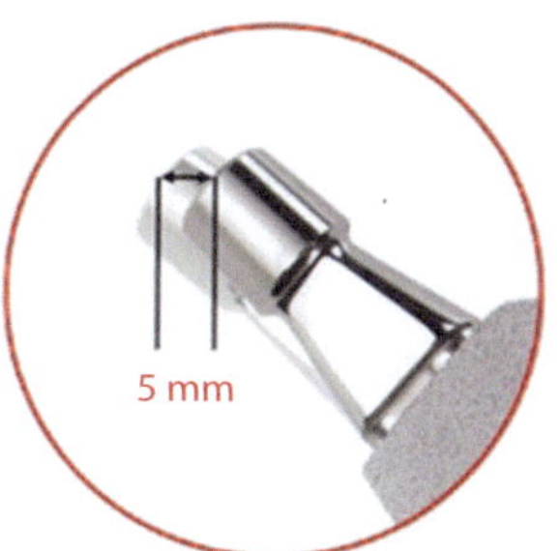

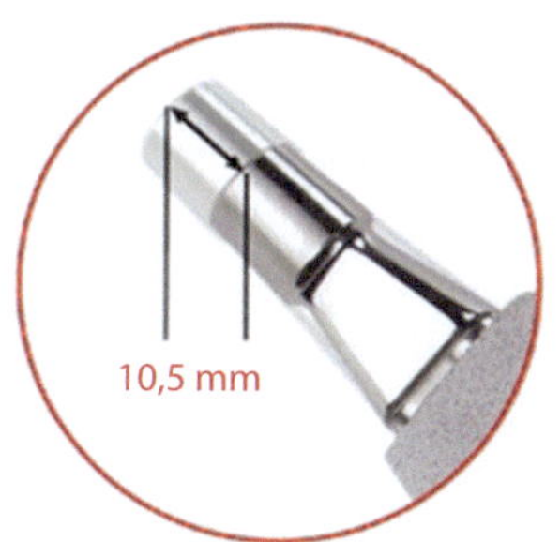

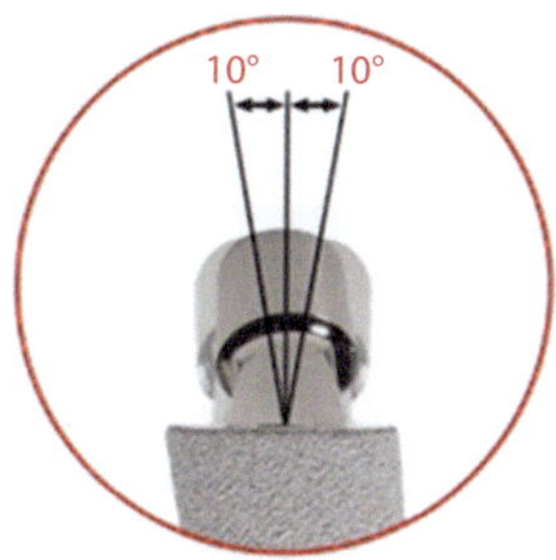

Abb. 2.94a–c Unterschiedliche modulare Halsausführungen. **a** Standardhals und lateralisierender Hals, **b** kurze und lange Version, **c** 10° antevertierter Hals, Standardhals und 10° retrovertierter Hals. (Mit freundlicher Genehmigung der Fa. Lima Deutschland)

Halsausführung Long (Lat-L) dürfen die modularen Halskomponenten mit Femurköpfen in den Ausführungen S, M, L und XL kombiniert werden. Die lateralisierende modulare Halsausführung Long (Lat-L) darf ausschließlich mit Femurköpfen in den Ausführungen S, M und L kombiniert werden.

2.10.2 Präoperative Planung

Die präoperative Planung der Positionierung, Größe, Ausführung und Kombination der zu verwendenden Komponenten entsprechend der individuellen anatomischen Situation ist mit dem Minima-System mithilfe eines geeigneten digitalen Planungsprogramm, wie beispielsweise mediCAD (Abb. 2.95) oder den zur Verfügung stehenden speziellen Röntgenschablonen (Abb. 2.96) (Vergrößerungsfaktor 15 %) anhand frontaler und axialer Röntgenaufnahmen problemlos möglich.

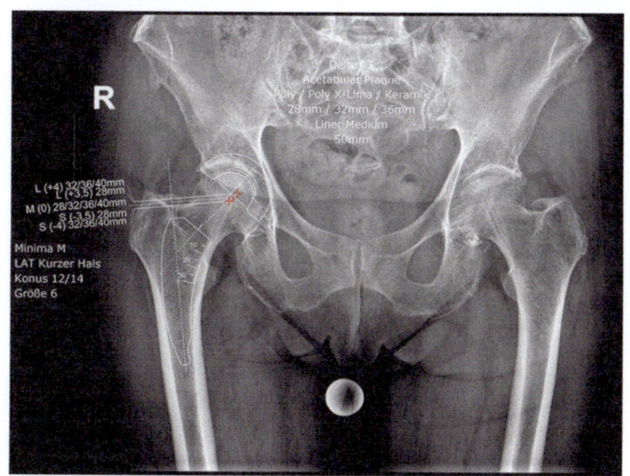

Abb. 2.95 Planungsbild mit mediCAD

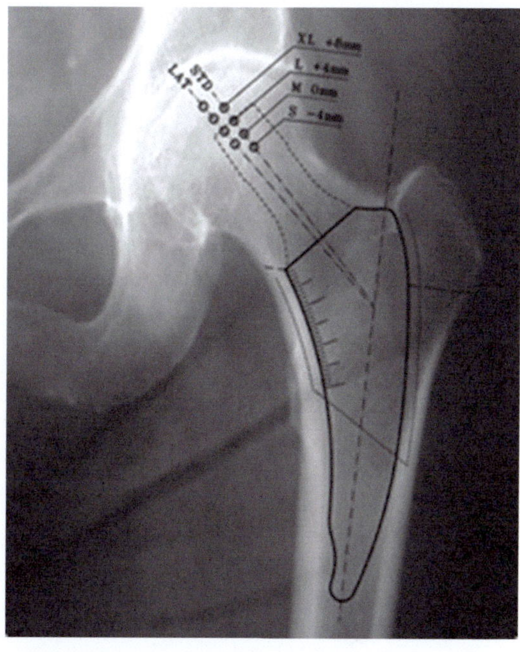

Abb. 2.96 Planungsbild mit aufgelegter Röntgenschablone. (Mit freundlicher Genehmigung der Fa. Lima Deutschland)

2.10.3 Indikationen und Kontraindikationen

Das im Vergleich zu anderen Kurzschäften vergleichweise wenig limitierte Indikationsspektrum sehen wir als einen großen Vorteil des Minima-Schafts. Dies liegt vor allem an der vergleichsweise langstreckigen, metaphysären, bis in die Diaphyse reichenden Fixation des Schafts mit einer designbedingten hohen Primär- und Sekundärstabilität und zum anderen an den guten Möglichkeiten, die Gelenkgeometrie zu rekonstruieren. So sind die Minima-S- und -M-Schäfte wie auch die meisten zementfrei fixierten Schäfte für den Einsatz bei partieller oder totaler Hüftgelenkarthroplastik bei folgenden Zuständen indiziert: primäre Koxarthrose, Koxarthrose bei Dysplasie, avaskuläre Nekrose, posttraumatische Arthritis, rheumatoide Arthritis, Femurkopf- und -halsfrakturen und vereinzelt auch Revisionen bei gut erhaltener Femurknochensubstanz.

Kontraindikationen für die Implantation der Minima-Schäfte sind die allgemein üblichen für die primär zementfreie Hüftendoprothetik. So sind lokale oder systemische Infektionen Beispiele für absolute Kontraindikationen. Relative Kontraindikationen sind schwere Gefäßerkrankungen, die die betroffene Extremität gefährden, eine schlechte trophische Knochensituation mit möglicher Beeinträchtigung der Implantatstabilität oder Überempfindlichkeiten gegenüber metallischen Implantatwerkstoffen. Bei Patienten mit CoCrMo-Allergie sind die modularen Halskomponenten in der Ti-6Al-4 V-Ausführung zu verwenden. Als Risikofaktor bei der modularen Version gilt entsprechend den Herstellerangaben ein Übergewicht mit einem BMI >28 kg/m^2. Weitere Risikofaktoren für nicht zufriedenstellende Ergebnisse sind eine falsche Implantatpositionierung, wie beispielsweise eine Varusposition, oder eine Unterdimensionierung des Schafts, eine ausgeprägte Osteoporose, schwere Deformitäten mit einer unzureichenden Fixierung oder Positionierung des Implantats etc.

2.10.4 Mögliche operative Zugänge und Operationstechnik

Für die endoprothetische Versorgung mit dem Minima-Schaft besteht bei der Auswahl des operativen Zugangs keine Limitierung. Generell zielt das Instrumentarium des Minima-Kurzschafts auf die Durchführung minimalinvasiver Operationsverfahren. Bekanntermaßen entstehen gerade hinsichtlich des kosmetisch erwünschten möglichst kurzen Hautschnitts besondere Gefahren. Zum einem kann eine reduzierte Übersicht zu Fehlimplantationen führen, zum anderen können Hautschäden durch übertriebene Zug- und Druckkräfte die Wundheilung beeinträchtigen. Dennoch ist unserer Erfahrung nach auch mit dem Minima-System eine kurze Hautinzision von 6–10 cm unter Einhaltung des Prinzips des beweglichen Fensters, bei dem zeitweise der Zug oder Druck auf der Haut reduziert bzw. nachgelassen wird, wenn dieser nicht notwendig erscheint, in den allermeisten Fällen ohne Gefahren standardisiert durchführbar. Zudem gewährleisten möglichst wenige Raspel- und Fräsenwechsel eine einfache Weichteil- und Hautschonung.

Natürlich ist aus biomechanischer Sicht die Reduktion des Weichteiltraumas im Bereich der Glutealmuskulatur ungleich wichtiger. Auch ist die Verkleinerung des Knochentraumas im Bereich des Trochanters als Ansatzregion der Glutealmuskuatur von besonderem Interesse. Die Eigenschaften des Minima-Schafts, wonach die Raspeln und das eingebrachte Implantat nicht gerade in den Femur, sondern bogenförmig entlang des Kalkars eingeführt werden, sind hierfür von praktischem Nutzen. Intraoperativ lässt sich vor diesem Hintergrund ein Knochentrauma im Bereich der Trochanters sowie ein Weichteiltrauma im Bereich der Glutealmuskulatur recht sicher vermeiden. Somit wird nicht nur die Muskulatur, sondern auch der knöcherne Ansatz der Glutealmuskulatur effektiv geschont. Dies erweist sich nicht nur langfristig hinsichtlich ggf. anstehender Revisionsoperationen, sondern auch hinsichtlich der postoperativen Frührehabilitation als vorteilhaft.

Wir verwenden zur Primärimplantation den anterolateralen minimalinvasiven Zugang nach Jerosch. Dieser erfolgt in Rückenlage und ermöglicht eine schonende chirurgische Luxation der Hüfte zur Durchführung der Schenkelhalsosteotomie unter Sicht (Jerosch et al. 2006). Die weitere Implantationstechnik zeichnet sich je nach Befund durch eine standarisierte und allenfalls leicht proximalisierte Schenkelhalsresektion aus. Somit ist der Minima-Schaft nach der Klassifikation von Jerosch eher als schenkelhalsresezierende Prothese einzustufen (Jerosch 2011). Ein knöchernes Impingment zwischen Schenkelhalsüberständen und Pfanne wird recht zuverlässig vermieden (Barrack et al. 2001).

2.10.5 Klinische Daten

Die Minima-Prothese ist ein neues System, das bisher nur in einzelnen Zentren in Deutschland und Italien eingebaut wurde. Gemeinsam mit einer Klinik in Mailand erfolgt an unserer Klinik aktuell eine über 5 Jahre angelegte Multicenterstudie mit einer Serie von Primärimplantationen. Zurzeit stehen dezidierte Auswertungen noch aus, sodass nur erste Eindrücke vorgestellt werden können. Da die falsche Auswahl, Positionierung, Ausrichtung oder Fixierung der Implantatkomponenten zu abnormen Belastungsverhältnissen führen kann und dies wiederum die Funktion und die Überlebensraten beinträchtigen kann, erfolgte in unseren Fallserien die standardisierte Verwendung von Probekomponenten zur Überprüfung der korrekten Größe und Positionierung des zu verwendenden Implantats. Hierbei entsprachen die schließlich eingebrachten Originalkomponenten der Minima-Implantatsysteme stets sehr genau den zuvor ausgetesteten Probekomponenten. Die Festigkeit der Verbindung der Komponenten warf bei trockener und sauberer Anwendung keinerlei Probleme auf.

In den ersten radiologischen Nachuntersuchungen zeigte sich, dass mit dem Minima-Schaft die Gelenkgeometrie hinsichtlich Beinlänge und Offset meist recht genau wiederhergestellt werden kann. Eine Migration des Schafts von mehr als 2 mm zeigte sich in 2 Fällen, wobei dies während des ersten Follow-up nach 6 Wochen beobachtet wurde. Hierbei bestanden keine Schmerzen, zudem sistierte die Migration im nächsten Follow-up nach 6 Monaten. Somit sind die ersten Eindrücke hinsichtlich der Migrations- und Lockerungsraten zufriedenstellend.

Ein Implantatversagen wurde in keinem Fall beobachtet. Komplikationen hinsichtlich der Schaftimplantation mussten wir in 3 der ersten 50 Fälle beobachten. In allen Fällen erschien uns ein Wechsel auf ein anderes Schaftsystem erforderlich. Bei einer Patientin mit einer Coxa valga antetorta und einem recht kleinen Markkanal konnte der kleinste Schaft der Größe 1 entgegen der präoperativen Planung trotz zusätzlicher Präparation des Markkanals nicht ausreichend tief eingebracht werden. Zum Erreichen einer ausgeglichenen Beinlänge erfolgte daher der Wechsel auf einen zementfreien Polarschaft der Größe 0 (Sonderanfertigung)

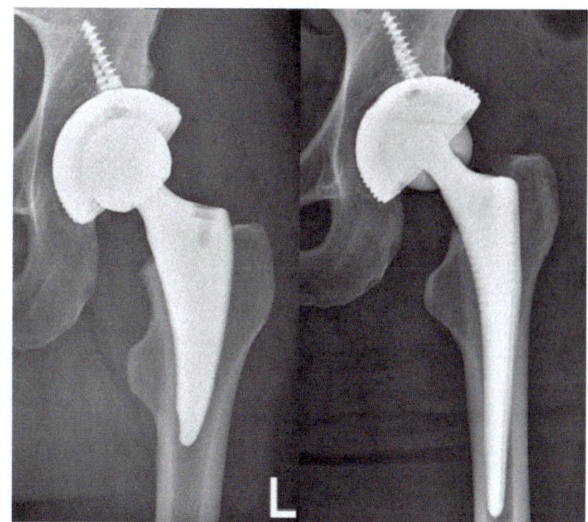

Abb. 2.97a,b Patientin mit Coxa valga antetorta und kleinem Markkanal. **a** Entgegen der Planung findet sich ein ungenügend tiefer Schaftsitz der kleinsten Schaftgröße. Trotz Verwendung eines kurzen Halses ist die Beinlängendifferenz nicht zufriedenstellend, **b** Wechsel auf einen zementfreien Polarschaft der Größe 0 (Sonderanfertigung)

der Fa. Smith & Nephew. Erst hiermit konnten wir schließlich eine regelrechte Gelenkgeometrie erreichen (Abb. 2.97). Somit sollte der Aspekt, dass die kleinste Größe des Minima-Schafts vergleichsweise voluminös ausfällt, dem Operateur bei Patienten mit einem kleinen Markkanal unbedingt bewusst sein.

Zwei Patientinnen erlitten nach 7 und 8 Wochen beim Übergang zur Mobilisation ohne Gehstützen erhebliche Schaftschmerzen und ein Nachrutschen des Schafts um jeweils ca. 4 mm (Abb. 2.98). Bei diesen Patientinnen haben wir, wie auch bei einigen anderen Patienten dieser Fallserie, eine Teilbelastung für 6 Wochen aufgrund einer gering reduzierten Knochenqualität empfohlen. Auf den jeweils umgehend angefertigten Computertomogrammen bestätigte sich in beiden Fällen die vermutete Schaftfraktur im Bereich des Kalkars ohne Dislokation (Abb. 2.99). Auch wenn wir intraoperativ routinemäßig den Kalkarbereich hinsichtlich möglicherweise auftretender Schaftfissuren beobachten und insbesondere in diesen Fällen zu tiefe bzw. zu nahe am Trochanter minor gelegene Schenkelhalsresektionen vermieden haben, ist retrospektiv davon auszugehen, dass diese Fissuren/Frakturen durchaus auch intraoperativ entstanden sein können. Bei diesen beiden Patientinnen erfolgte der Wechsel

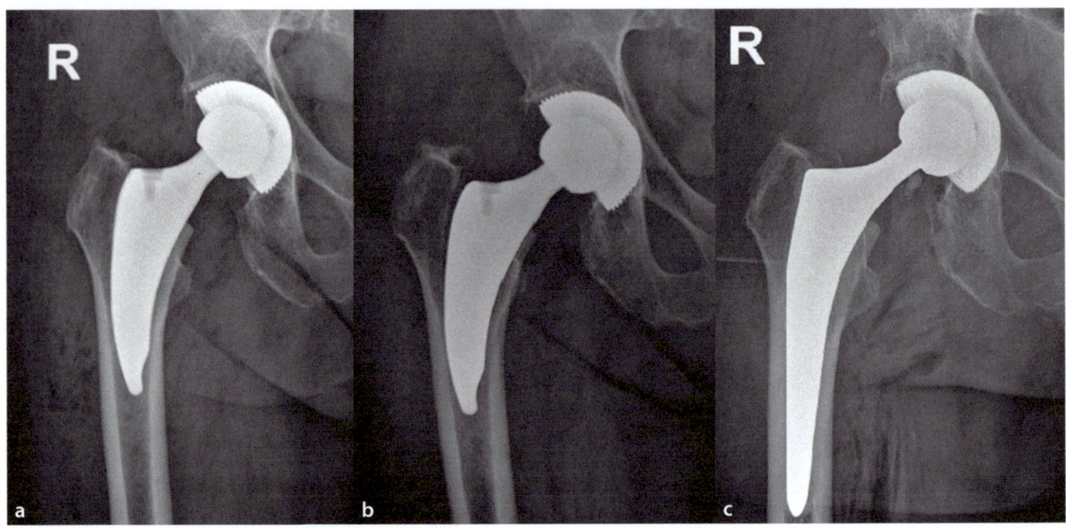

Abb. 2.98 **a** Primärimplantierter Minima-Schaft, **b** deutliches Nachrutschen des Schafts und Schaftschmerzen 7 Wochen später mit nicht dislozierter Schaftfraktur auf Kalkarhöhe in der angefertigten CT-Aufnahme, **c** Wechsel auf einen zementierten Polarschaft der Fa. Smith & Nephew

auf einen zementierten Polarschaft der Fa. Smith & Nephew (Abb. 2.98).

Da die Frakturen in beiden Fällen auf Höhe des Übergangs, an dem die Doppel-V-Form des Schafts von 7° proximal auf 3° distal wechselt, aufgetreten sind, könnte dieses Double-taper Prinzip unter Umständen eine Ursache für das Auftreten einer solchen Fissur oder Fraktur sein. Ähnliche Schaftfrakturen im Übergangsbereich eines kragenlosen „double taper" wurden gerade in jüngster Zeit bei anderen Schaftsysteme mehrfach beschrieben (Brodén et al. 2015, Watts et al. 2015, Raj et al. 2008).

Auch das keilförmige Prothesendesign mit einer breiten, entlang des medialen Kalkars anliegenden Fläche und der Divergenz zum lateralen Kortex hin könnte solche periprothetischen Frakturen verursachen. So zeigte der Fitmore-Schaft, der sich diesbezüglich durch ein ähnliches Design auszeichnet, in einer ersten Fallserie mit 113 Patienten in 3 Fällen eine ähnliche periprothetische Femurfraktur (Götze 2013).

Eine weitere, zu diskutierende Ursache für die beiden in unserer Fallserie beobachteten Schaftfrakturen könnte der vergleichsweise große

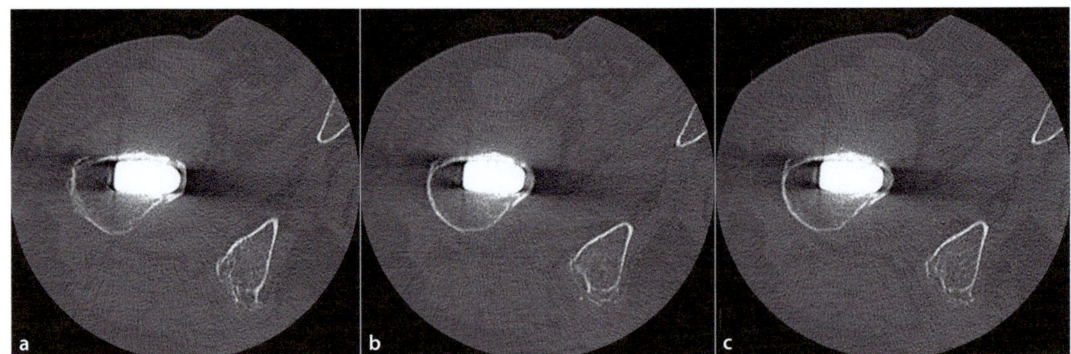

Abb. 2.99 CT-Untersuchung der Patientin aus Abb. 2.98. In den 3 abgebildeten aufeinanderfolgenden Schichten zeigt sich die vermutete Schaftfraktur im Bereich des Kalkars ohne Dislokation

Volumensprung von der Raspelahle zur Eröffnung des Markkanals zur ersten impaktierenden Schlagraffel des Minima-Schafts darstellen. Verglichen mit anderen Schaftsystemen sind zum Einbringen der ersten, vergleichsweise voluminösen Schlagraffel der Größe 1 tendenziell etwas mehr Hammerschläge oder auch ein erneutes Einführen der Raffel erforderlich. In Anbetracht dieser alarmierenden Komplikationen des Minima-Schafts sollte die Schaftpräparation insbesondere bei Prothesensystemen mit einem entsprechend keilförmigen Schaftdesign außerordentlich behutsam und schonend erfolgen.

2.10.6 Revisionsmöglichkeiten

Bislang haben wir 3 Minima-Schäfte, wie im vorangegangenen Absatz bereits erwähnt, entfernt und auf ein anderes System gewechselt. Der im Instrumentensieb befindliche Ausschläger wurde hierfür auf die Nut mit einem Innengewinde im Bereich der Prothesenschulter aufgeschraubt. Anschließend ließ sich der Prothesenschaft in allen Fällen durch wiederholte Schläge im Verlauf des Markanals retrograd herausschlagen. Durch diese ausschließlich axial gerichtete Kraft lassen sich Schäden am Knochenlager, beispielsweise im Bereich des Kalkars, unserem Erachten nach eher vermeiden als mit den am Konus greifenden Ausschlaginstrumenten. So zeigten sich auch in den 3 von uns revidierten Fällen keine Schäden am Knochenbett, wobei anzumerken ist, dass die Revisionen 2, 7 und 8 Wochen nach der jeweiligen Primärimplantation erfolgten.

2.11 MiniHip

Jörg Jerosch

2.11.1 Design-Rationale

Das Design des MiniHip-Implantats stützt sich auf Auswertungen von Computertomogrammen des natürlichen Femurs von Patienten, die eine Hüftendoporthese erhiehlten (Ortho-Doc-Daten = Planungadaten für OP-Roboter). Diese wurden herangezogen, um die optimale Schaftgeometrie, Schenkelhalslänge und -größe der Prothesen sowie das individuelle Rotationszentrum der jeweiligen Patienten zu bestimmen. Darüber hinaus wurden Finite-Elemente-Analysen durchgeführt, um Veränderungen bei der Belastung, der Fixierung und der Knochenmineraldichte zu bestimmen.

Stabilität und Frakturresistenz des Implantats wurden mittels biomechanischer Tests verifiziert. Das MiniHip-Implantat und die MiniHip-Instrumente umfassen ein vielseitiges und effizientes System, das auch bei aktiven Patienten erfolgreich eingesetzt werden kann und ein günstiges Ergebnis erwarten lässt. Der MiniHip-Schaft zeichnet sich durch folgende Eigenschaften aus:

- kurzer Hüftschaft für maximalen Knochenerhalt und minimalinvasives Vorgehen
- Titanlegierung für eine höhere Biokompatibilität
- polierte, schmale Schenkelhalskomponente für größeren Bewegungsumfang
- schenkelhalsteilerhaltende Resektionstechnik
- Finnen für eine erhöhte Rotationsstabilität
- Bi-coat für eine initiale und langfristige Osseointegration
- polierte distale Spitze zur Verhinderung einer distalen Fixierung und zur Senkung des Risikos für anterioren Oberschenkelschmerz
- stufenweise zunehmende Schenkelhalslänge und femorales Offset in 9 Größen für anatomischen Sitz sowie gute Rekonstruktion von Offset, Beinlänge und CCD-Winkel

2.11.2 Konstruktionsprinzip

Die Geometrie der MiniHip-Prothese basiert auf einer detaillierten Auswertung umfassender Computertomogramme von Patienten, die eine Hüftendoprothese erhielten (Ortho-Doc Daten); diese Information wurde kombiniert mit der Philosophie von schenkelhalsteilerhaltenden Kurzschäften, die sich seit über 20 Jahren im klinischen Alltag bewährt haben. Die CT-Analyse (◘ Abb. 2.100) wurde unter Zuhilfenahme genormter Referenzpunkte durchgeführt, darunter 50 auf dem proximalen Femur befindliche Hauptpunkte, welche die Größe und Gestalt des Knochens des Probanden charakterisieren.

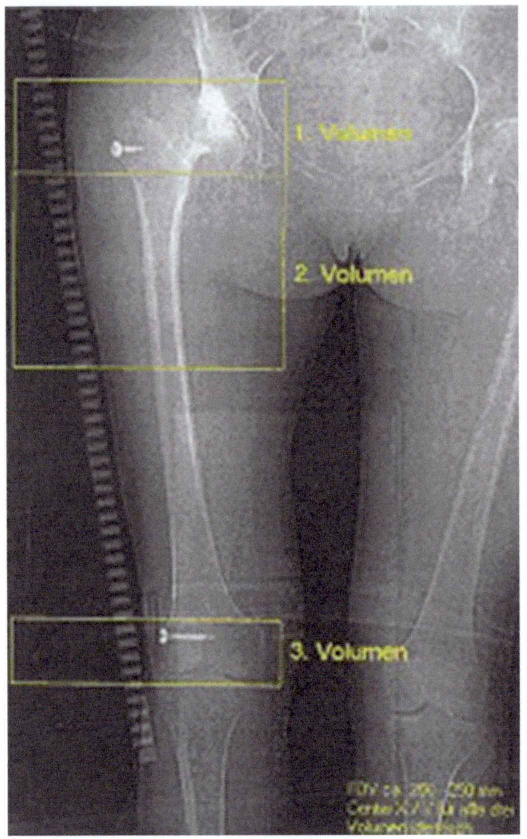

■ **Abb. 2.100** Abbildungsbereich der CT-Daten

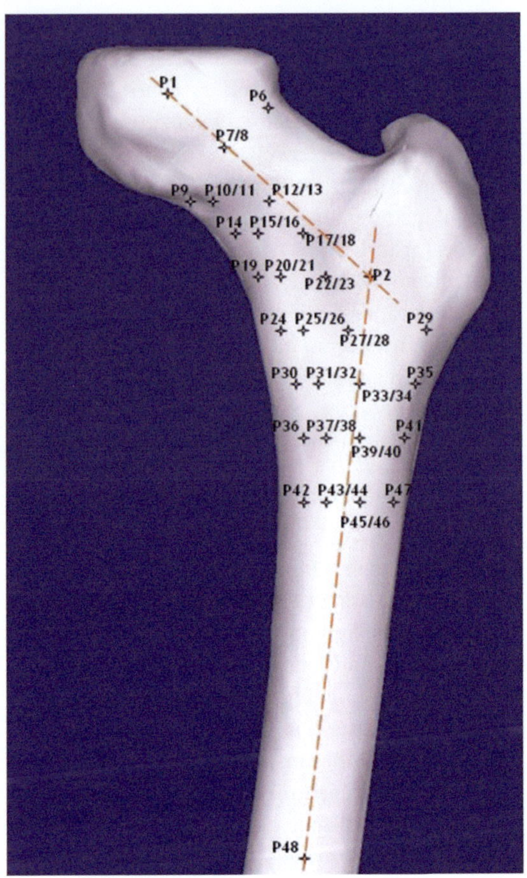

■ **Abb. 2.101** Festlegung der Messpunkte

Die wichtigsten Messpunkte wurden dann wie folgt definiert:

- anterior-posteriores interkortikales Dickenprofil
- mediolaterales interkortikales Dickenprofil
- Radius des Kalkars
- CCD-Winkel

Die resultierenden Messwerte zeigten eine Anlagerung von Datenpunkten um einen Mittelpunkt herum, welche das mediale Femur und so die mediale Implantatgröße repräsentierten (■ Abb. 2.101). Eine Überlappung der Standardverteilungen wies auf eine starke Korrelation zwischen diesen Datenpunkten und den das Implantat definierenden Messwerten hin, wie zum Beispiel beim CCD-Winkel. Dies zeigte, dass diese definierenden Messwerte sich über die verschiedenen Alters- und Geschlechtsgruppen (Patientendemographie) hinweg proportional aufteilten (Jerosch und Glameyer 2009).

Eine Analyse der entsprechenden Abstufungen, die herangezogen wurden, um diese Merkmale über die Population hinweg zu skalieren, ergab, dass 9 Implantatgrößen erforderlich sind, um die Patientenpopulation zu erfassen. Eine Validierung der Analyse wurde durch die virtuelle Implantierung jeder Implantatgröße in ein adäquates Femur erreicht, das aus dem entsprechenden Größenspektrum ausgewählt wurde (■ Abb. 2.102).

Primärstabilität Der initiale „scratch-fit" der zementfreien Bi-coat-Oberfläche erzeugt eine hohe Friktion und damit eine sichere primäre Fixierung. Die Antirotationsfinnen verleihen zusätzliche Stabilität in der Torsionsebene, um Mikrobewegungen auf ein Minimum zu reduzieren. Langfristige Fixierung

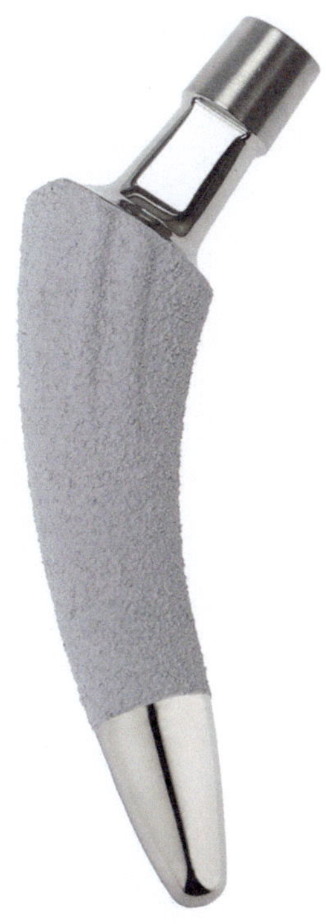

■ **Abb. 2.102** Der MiniHip-Schaft

und anhaltende Stabilität werden darüber hinaus auch durch die klinisch bewährte osteokonduktive Bi-coat-Oberfläche erzielt. Die initiale Stabilität wird noch weiter verbessert durch den Einsatz der mittleren Schenkelhalsresektion, bei der ein bedeutender Anteil des Schenkelhalses erhalten bleibt und so die strukturelle Integrität des proximalen Femurs weiterhin gewährleistet ist. Dieser Umstand sowie die Sitz- und Füllungsgeometrie des Implantats stellen eine gute Torsionsstabilität sicher und ermöglichen so eine stabile Lösung für den anspruchsvollen, aktiven Patienten.

Günstige Belastung Die initiale und langfristige Stabilität des MiniHip-Schafts wird durch den Verlauf der Belastung im Hüftschaft erzielt. Diese wesentliche Eigenschaft wurde mittels Finite-Elemente-Analyse (FEA) validiert, bei der ein Modell des MiniHip-Schafts mithilfe eines CT-basierten Femurmodells analysiert wurde. Dabei wurden einschlägige Materialeigenschaften sowie Grenzbedingungen zugrunde gelegt, um die natürlichen Bedingungen einschließlich der Belastung und der Muskelkraft zu reproduzieren. Anhand der Ergebnisse wurden Bilder von den Veränderungen der Knochenmineraldichte und der Dual-Röntgen-Absorptiometrie (DEXA) generiert. Die FEA ergab, dass sich die Belastung entlang des Pfades der maximalen Steifigkeit bewegt und dabei durch die 3 Kontaktpunkte des medialen Kalkars, des lateralen Kalkars und des lateralen Kortex fließt. Die dokumentierten typischen Belastungen lagen weit unterhalb der Streckgrenze des Knochens und wiesen somit nicht auf ein Frakturrisiko hin. Mikrobewegungen an der Implantat-Knochen-Schnittstelle lagen weit unterhalb des Grenzwerts von 150 µm, ausgenommen die Nähe der Finnen, was darauf hindeutet, dass diese eine ausgezeichnete Torsionsstabilität gewährleisten. Die Veränderungen der Knochenmineraldichte waren günstig und lassen auf langfristige Stabilität schließen.

Mobilität Hohe Aktivität erfordert auch hohen Bewegungsumfang. Der MiniHip-Schaft zeichnet sich durch ein flaches Schenkelhals- und Hüftschaftprofil aus, welches das Hüftkopf-Schenkelhals-Verhältnis erhöht und so den sicheren Bewegungsumfang des Implantats vergrößert. Das Schenkelhalsprofil wurde angepasst, um den Bewegungsumfang zu maximieren, ohne dabei die Stabilität des Implantats zu beeinträchtigten. Dabei wird das Design der Halskomponente den höchsten internationalen Standards bezüglich Bruchfestigkeit gerecht.

Individuell patientengerechte Lösungen Als kritische Faktoren der Biomechanik der Hüfte nach Ersatz eines Hüftgelenks werden der CCD-Winkel (■ Abb. 2.103) sowie das femorale Offset (■ Abb. 2.104) identifiziert. Dies wurde auch von Schidlo et al. (1999) bestätigt, die einen CCD-Winkel von 128±8,9° nachweisen konnten. Trotzdem sind nach wie vor die meisten Prothesensysteme mit einem CCD-Winkel von etwa 135° ausgestattet (Effenberger et al. 2005, Jerosch und Funken 2004), um durch Offset-Verkleinerungen und die damit verbundene Valgisierung den in der horizontalen wirksamen Hebelarm der Prothese zu verringern. Die dabei denkbare Überlastung und Insuffizienz der Muskulatur wird in Kauf genommen, obwohl eine biologische und biomechanische Wiederherstellung

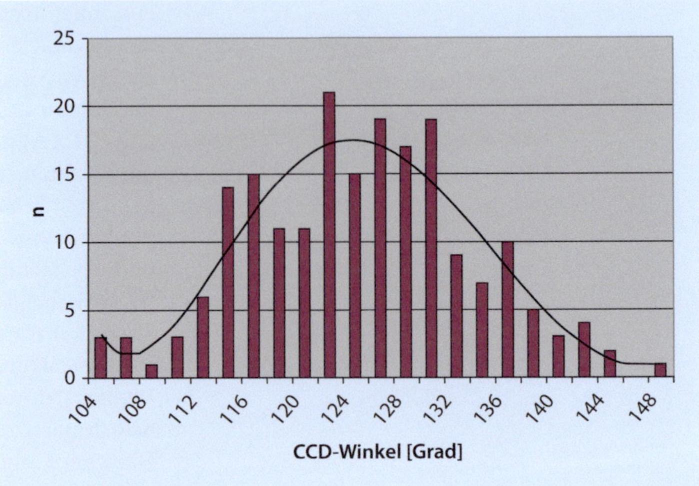

Abb. 2.103 CCD-Winkel (MW: 124,9±8,2°) bei Patienten, die eine Endoprothese erhalten. (Aus Jerosch und Glameyer 2008)

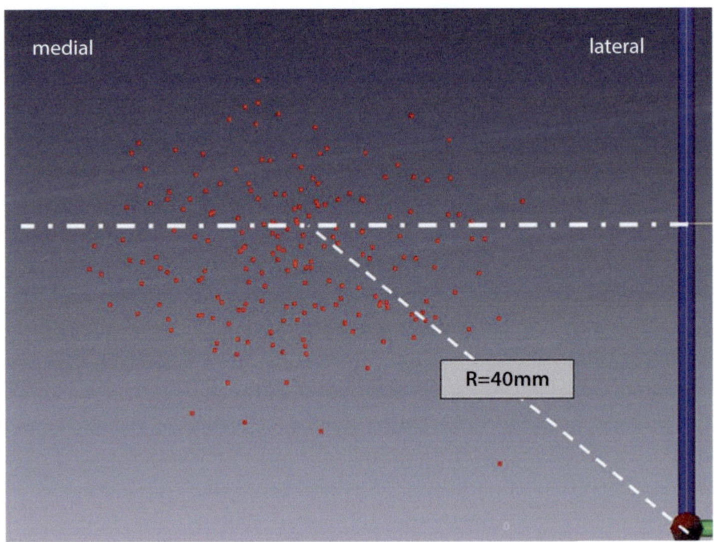

Abb. 2.104 Femorales Offset (MW: 35,9 mm) bei Patienten, die eine Endoprothese erhalten. (Aus Jerosch und Glameyer 2008)

der Anatomie anzustreben ist. Wenn allerdings als Bedingung für eine gute postoperative Funktion die Wiederherstellung des ursprünglichen individuellen Offsets das Ziel ist, sollten moderne Prothesensysteme eine Rekonstruktion des Offsets und der Beinlänge gewährleisten. Durch die Reduzierung des CCD-Winkels kann so eine Verringerung der Gelenkkraft erreicht werden.

Das Spektrum der MiniHip-Implantate bietet ein dynamisches Offset und eine dynamische Schenkelhalslänge, welche die Hüftschaftkomponente verlängert und so ein anatomisches Implantat bietet, das an den individuellen Patienten angepasst ist (Abb. 2.105). Beim MiniHip-System steht intraoperativ eine Auswahl an Artikulationen zur Verfügung, die auf die spezifischen Anforderungen der Aktivität der einzelnen Patienten abgestimmt ist. Die Prothese besitzt einen universellen 12/14-Konus. Das Instrumentensieb für die Implantation ist sehr übersichtlich (Abb. 2.106).

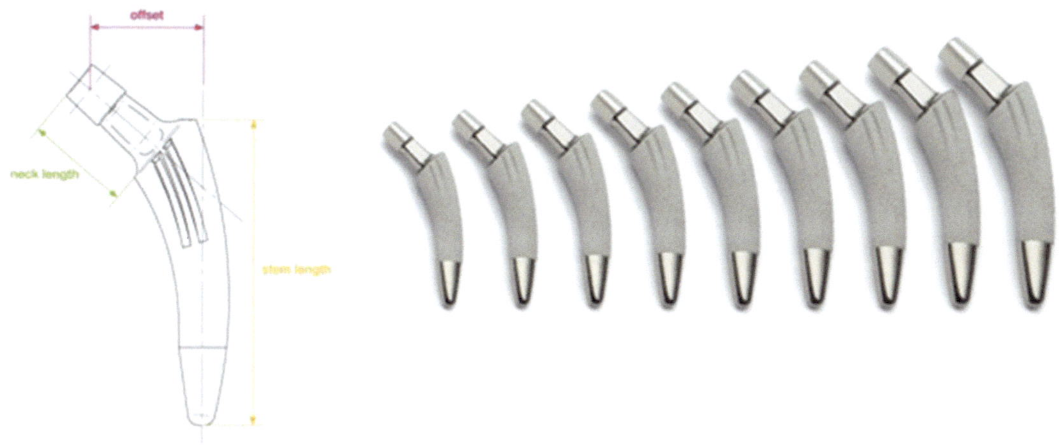

Size	1	2	3	4	5	6	7	8	9
offset	32.2	33.3	34.5	35.6	36.8	37.9	39.1	40.2	41.4
neck length	29.5	30.5	31.5	32.5	33.5	34.5	35.5	36.5	37.5
stem length	79.5	84.2	89.0	93.8	98.5	103.3	108.0	112.8	117.5

Abb. 2.105 Halslänge und Offset wachsen mit der Schaftgröße (Tab. 2.6)

Tab. 2.6 Halslänge und Offset wachsen mit der Schaftgröße

Größe	Schaftlänge [mm]	Halslänge [mm]	Offset [mm]
1	79,5	25,0	32,2
2	84,2	26,0	33,3
3	89,0	27,0	34,5
4	93,8	28,0	35,6
5	98,5	29,0	36,8
6	103,3	30,0	37,9
7	108,0	31,0	39,1
8	112,8	32,0	40,2
9	117,5	33,0	41,4

2.11.3 Theoretische Grundlagen

Biomechanische Untersuchungen

Die Primärstabilität einer Endoprothese wird als wichtigster Faktor für den Therapieerfolg angesehen. Seit den Arbeiten von Bergmann et al. (1993) erfuhr das Torsionsmoment bei Hüftendoprothesen insofern eine entscheidende Würdigung, als bei diesen Untersuchungen festgestellt wurde, dass beim Treppensteigen ein nach innen drehendes Drehmoment an jeder Hüfte auftritt; es liegt in der Größenordnung von mehr als 40 Nm. Damit wird auch erklärlich, dass manche Endoprothesenmodelle, die einen eher ovalären Querschnitt hatten, mit Frühlockerungen behaftet waren, da hier offenbar keine ausreichende Torsionsstabilität gegeben war.

Die Frage nach der Torsionsstabilität ist bei den Kurzschaftprothesen umso relevanter, als hier zumindest unmittelbar postoperativ das Einwachsen in die Spongiosa noch nicht gegeben ist. Wir konnten in biomechanischen Untersuchungen zeigen, dass die primäre Rotationsstabilität 2- bis 3-mal höher ist als Belastung beim Treppensteigen (Jerosch und Plitz 2009). Gleichzeitig hat die ovaläre Form des Schafts einen relativ langen Setzpunkt (Abb. 2.107). Das bedeutet für den klinischen Alltag, dass das Risiko für eine Schaftfraktur bei der Implantation reduziert ist. Der Setzpunkt ist bei Prothesentypen mit einer Keilform deutlich kürzer, was das Risiko auf eine intraoperative Fraktur deutlich erhöht.

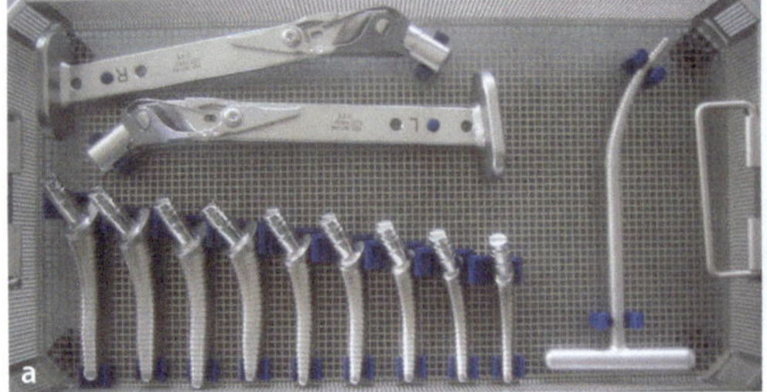

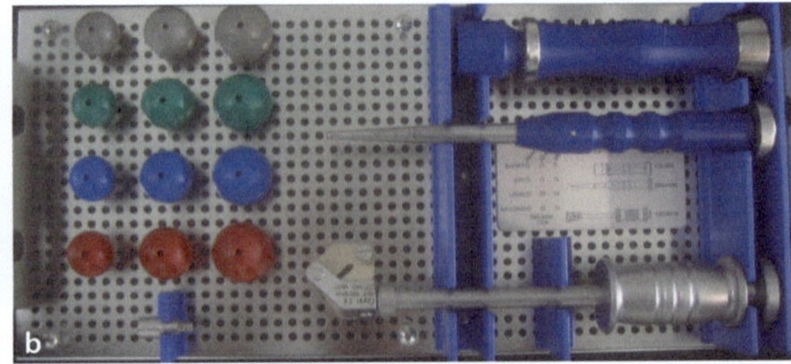

Abb. 2.106 Instrumtensieb für den MiniHip-Schaft

FE-Analyse

In einem Finite-Elemente-Modell wurde der MiniHip mit dem zementfreien Standardschaft Metafix (Fa. Corin) verglichen. Als Belastungsmodell wurden 2 physiologische Belastungssituationen überprüft. Hierbei handelte es sich um die Belastung beim Treppensteigen sowie beim Gehen auf einer 45°-Ebene. Die Implantate wurden jeweils in einen Humanpräparatefemur eingebracht. Die Daten für Größe und Richtung der einwirkenden Muskelkräfte sowie die Gelenkreaktionskräfte wurden den Untersuchungen von Heller at al. (2001, 2004) sowie von Duda at al. (1998) entnommen. Die Daten wurden in das Humanpräparatefemur projiziert, und es wurde ein Äquivalent-Referenzkoordinatensystem verwendet (Duda et al. 1998). Der intakte und nicht mit Implantat versehene Femur wurde ebenso unter den beiden Belastungsbedingungen untersucht, diese Daten dienten als Ausgangswerte für die weitere Analyse.

Beim Kurzschaftimplantat wurden 4 Größen (Gr. 2–5), beim Standardschaftimplantat wurde die Größe 2 in das Kadavermodell mittels virtueller Operation

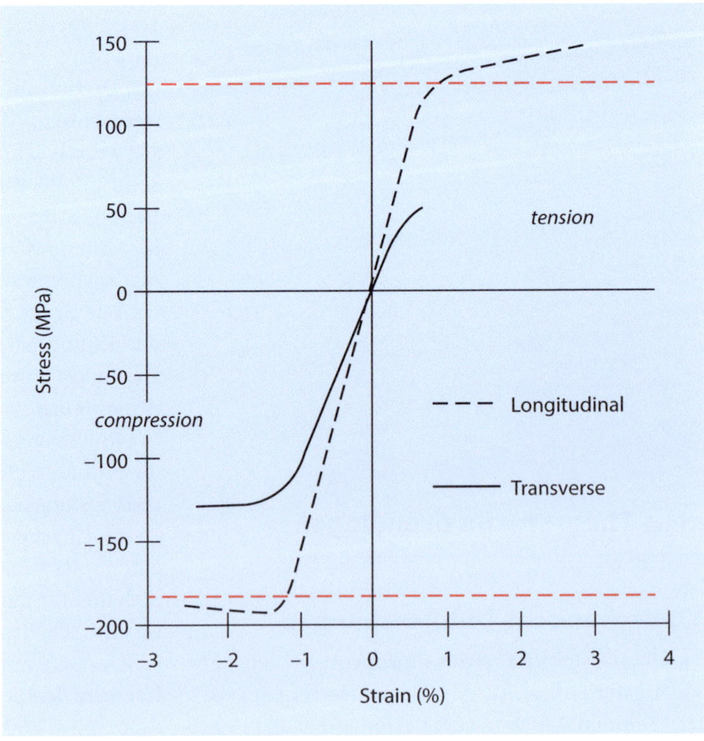

Abb. 2.107 Setzpunkt der MiniHip-Prothese. (Mit freundlicher Genehmigung der Fa. Corin)

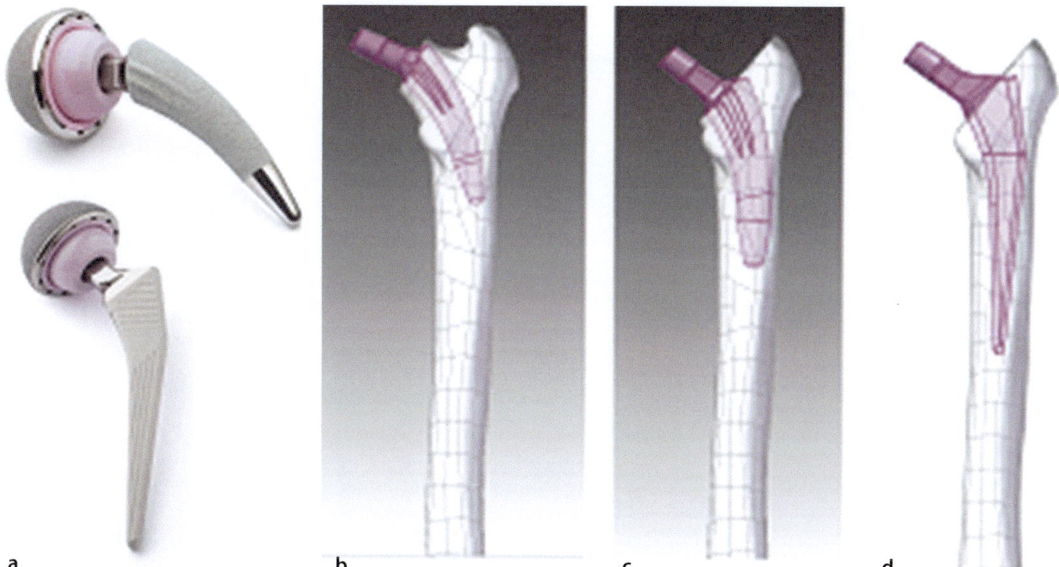

Abb. 2.108 a MiniHip- und Metafix-Schaft, b implantiert Schäfte: MiniHip Gr. 2, MiniHip Gr. 5, Metafix Gr. 2

implantiert (Abb. 2.108). Hierbei wurden die Standardoperationstechniken und Vorgaben der Hersteller berücksichtigt. Ein mit den Implantaten vertrauter Orthopäde überprüfte die Implantatplatzierung. Das femorale Rotationszentrum wurde in allen Fällen rekonstruiert. Bei den größeren Prothesengrößen des Kurzschaftsystems musste schrittweise ein größerer Anteil des Femurs reseziert werden. Die Größe 2 war für den individuellen Femur die vorgegebene korrekte Größe. Dies galt sowohl für den Kurzschaft als auch für den Standardschaft.

Die dreidimensionale Geometrie des Femurs wurde anhand eines Computertomogramms eines weiblichen Femurs (44 Jahre, rechte Seite) rekonstruiert. Die Beschaffenheit des Knochens wurde anhand der Hounsfield-Einheiten des Computertomogramms festgelegt. Das Elastizitätsmodul des Knochens wurde als isotrop angenommen. Es wurde festgelegt mithilfe der kubischen Relation der Knochendichte (Carter und Hayes 1977) sowie der Formel $E=cp^3$, mit $c=3790$ MPa g^{-3} cm^9. Die Poisson-Ratio für die unterschiedlichen Knochenregionen variierte zwischen 0,2 und 0,32 in Abhängigkeit von der Knochendichte (Carter und Hayes 1977).

Die Kontaktanalyse wurde angewendet, um die Interaktion zwischen Prothesenschaft und Knochen in jedem Fall zu modellieren. Es wurden 2 Bedingungen modelliert („frictional“, „bonded“). Der Friktionskontakt wurde angewendet, um die unmittelbar postoperative Phase zu simulieren, bei der noch wenig knöcherne Integration erfolgte. Der Bonded-Kontakt repräsentiert den Bereich, in dem der Knochen das Implantat bereits vollständig integriert hat. Für den Friktionskontakt wurde das Coulomb-frictional Modell verwendet, mit einem Friktionskoeffizienten von 0,61 zwischen dem beschichteten Teil der Prothese und dem Knochen. In dem Anteil der Prothese, der hochpoliert war (Spitze der MiniHip) wurde ein friktionsloser Kontaktalgorithmus verwendet. Die Belastung entlang des medialen und lateralen Femur wurde für jedes Implantat analysiert und auch mit dem nicht implantierten Femur verglichen. Die „strain energy density“ (SED) wurde für die Größe 2 der Prothesen entlang der Gruen-Zonen dokumentiert.

Die Variabilität und die Größe der Kompressions- und Dehnungskräfte (Abb. 2.107) entlang der medialen und lateralen Kortikalis waren bei der MiniHip der Größe 2 und dem nicht implantierten Femur gut vergleichbar. Der Korrelationskoeffizient (CC) betrug 0,94 und 0,98 für die Belastung Treppensteigen in der unmittelbaren postoperativen Phase. Der korrespondierende Korrelationskoeffizient für den Standardschaft betrug 0,47 und 0,82

2

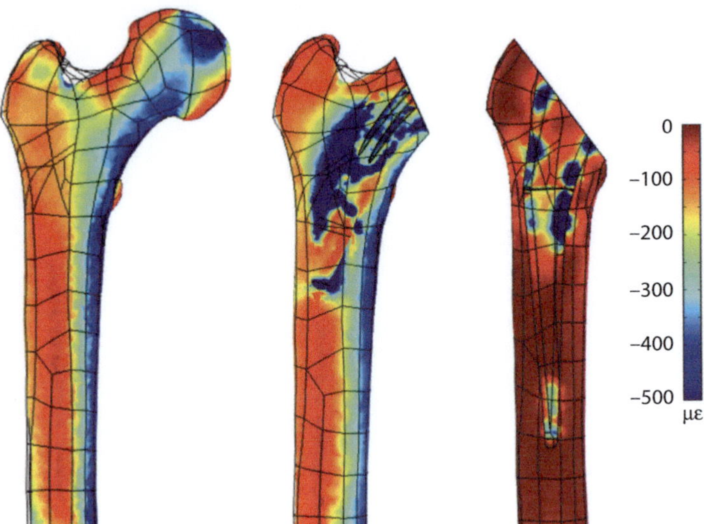

Abb. 2.109a–c Konturplots der Kompressionsbelastung. **a** Intaktes Femur, **b** Femur mit MiniHip-Schaft der Gr. 2, **c** Femur mit Metafix-Implantat der Gr. 2

(Abb. 2.109). Die mittlere Kompressionsbelastung entlang der medialen Kortikalis für das nicht implantierte Femur beim Treppensteigen und Gehen war 232 μStrain und 211 μStrain. Die korrespondierende Belastung für den Standardschaft war in der unmittelbaren postoperativen Phase 36 % und 35 % geringer. Die korrespondierende Belastung für den MiniHip-Schaft der Größe 5 war 34 % und 31 % geringer.

Ganz anders stellte sich die Situation beim korrekt dimensionierten MiniHip-Implantat der Größe 2 dar. Hier war die Belastung 8 % höher bzw. 8 % geringer. Dies lässt den Schluss zu, dass bei einer Überdimensionierung und zu tiefer Resektion des MiniHip-Schafts die Belastung entlang der medialen Kortikalis reduziert wird und das Implantat sich vom Grundsatz her wie ein Standardimplantat verhält (Abb. 2.110).

Nach Implantation des zementfreien Standardimplantats (Metafix Gr. 2) waren die SED in den Gruen-Zonen 6 und 7 52 % und 45 % geringer als beim nicht implantierten Femur. Bei der MiniHip der Größe 2 waren die korrespondierenden SED nur

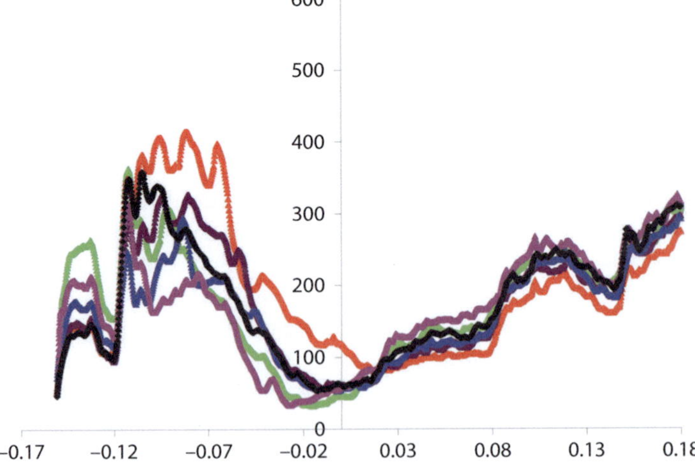

Abb. 2.110 Kompressions- und Dehnbelastung („microstrain") entlang der medialen und lateralen Kortikalis des Femurs beim Gehen und friktionalen Kontakt

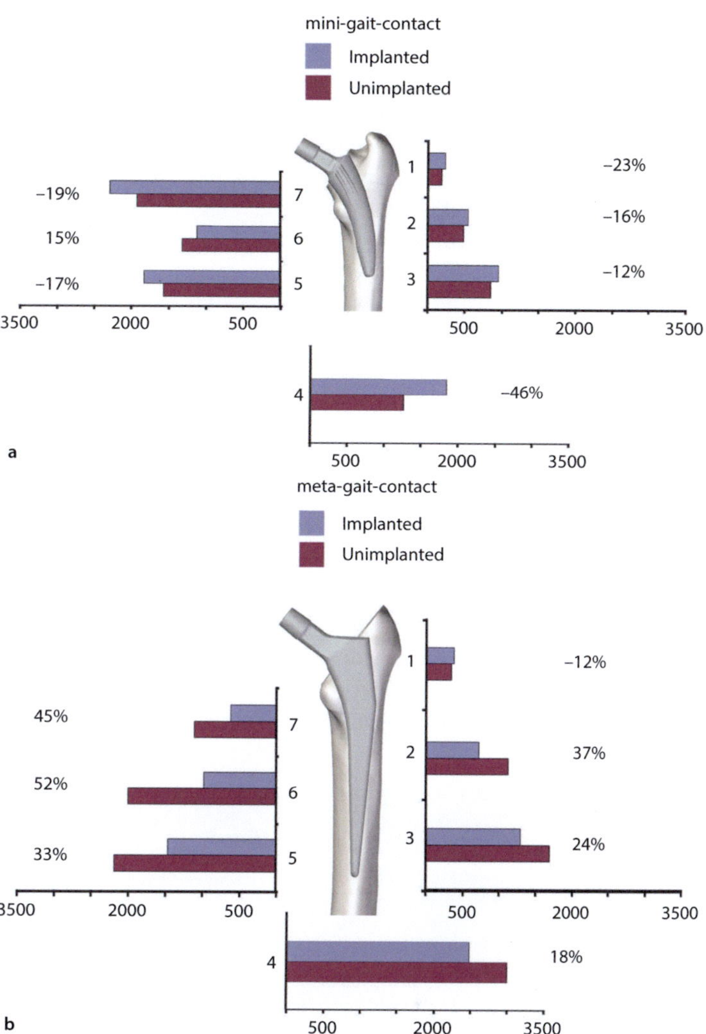

Abb. 2.111a,b SED in den unterschiedlichen Gruen-Zonen. **a** MiniHip-Prothese, **b** Metafix-Prothese

19 % geringer bzw. sogar 15 % höher im Vergleich zum nicht implantierten Femur. Beim Kurzschaftsystem waren die SED in der Gruen-Zone 3 um 12 % höher als beim nicht implantierten Femur, was die Möglichkeit zum Knocheneinbau lateral und distal verbessert (Abb. 2.111).

Die vorliegenden Daten lassen den Schluss zu, dass bei einer korrekt implantierten MiniHip-Kurzschaftprothese das Konzept der mehr proximalen Belastung des Femurs umgesetzt wird. Es zeigte sich eine nahezu doppelt so hohe Belastung der medialen Kortikalis im Vergleich zum Standardschaft. Zusätzlich war bei der korrekten Implantation der proximale Knochenverlust im Bereich des Schenkelhalses aufgrund der höheren Resektion um 20 % geringer. Beim Einbau der MiniHip-Prothese über eine zu tiefe Resektion verhält sich der Schaft aufgrund der vorliegenden Daten offenbar vergleichbar zu einem Standardschaft.

Der MiniHip-Kurzschaft führt zu geringeren Veränderungen der mechanischen Belastung des proximalen Femurs. Aufgrund der vorliegenden Daten lässt sich vermuten, dass ein geringerer Knochenverlust in den Gruen-Zonen 6 und 7 zu erwarten ist, sodass eine gute knöcherne Integration im lateralen distalen Bereich entsteht.

Position des femoralen Rotationszentrums nach Implantation der MiniHip-Prothese

Nach virtueller Implantation zweier zementfreier Standardprothesen und der schenkelhalsteilerhaltenden MiniHip-Prothese wurde das femorale Rotationszentrum bestimmt (◘ Abb. 2.112). In der anteroposterioren Projektion zeigt sich, dass bei der MiniHip-Prothese das Rotationszentrum medialer und inferiorer steht. Im axialen Strahlengang findet sich das femorale Rotationszentrum weiter ventral.

2.11.4 Indikationen und Kontraindikationen

Während früher relativ enge Indikationsgrenzen hinsichtlich Alter, Osteoporose und CCD-Winkel vonseiten des Herstellers Corin festgelegt wurden, so ist bei Beachtung der Operationstechnik (► Abschn. 2.11.5) die Indikation mittlerweile deutlich weiter gefasst. Prinzipiell kann bei jedem Patienten, bei dem eine zementfreie Standardprothese implantiert wird, auch der MiniHip-Schaft implantiert werden. Bei einigen Indikationen, wie beispielsweise Hüftdysplasien, hat der Kurzschaft sogar einen Vorteil (siehe unten). In Einzelfällen wurde der Kurzschaft auch bereits bei Patienten über 80 Jahren implantiert, sodass eine Osteoporose der Implantation prinzipiell nicht entgegensteht. Hierbei ist jedoch besonders auf das Operationsprinzip „fit and fill" im Schenkelhalsbereich zu achten. Dennoch stellt sich natürlich auch die Frage, ob man nicht zu traditionellen zementierten Systemen übergeht.

In verschiedenen Studien ist ein CCD-Winkel zwischen 117 und 145° rekonstruiert worden, sodass auch hier keine Kontraindikation mehr besteht. Bei einem erhöhten Body-Mass-Index gilt es zu beachten, dass das Prinzip des „fit and fill" realisiert wird, dann ist auch eine sichere Verankerung bei höherem BMI möglich. Schwierige Situation nach einem Morbus Perthes oder einer Epiphysiolysis capitis femoris sind gut mit dem MiniHip-Schaft zu versorgen (◘ Abb. 2.113).

Auch Patienten mit hohen Hüftluxationen sind adäquat zu versorgen. Hier ist besonders von Vorteil,

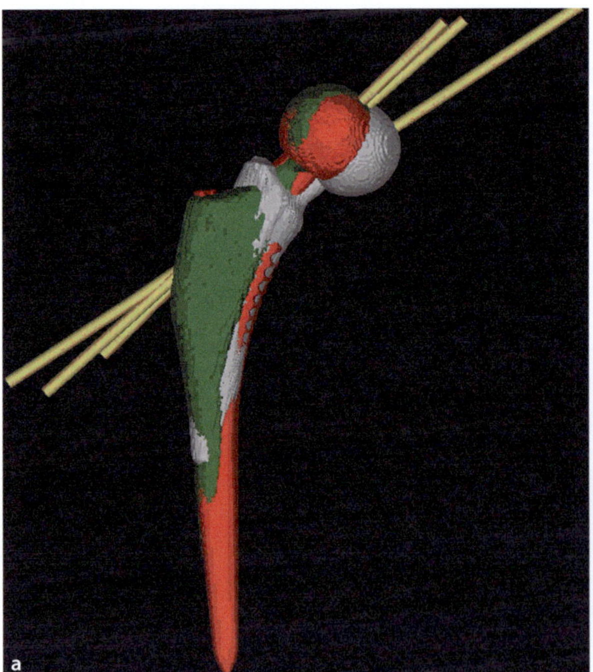

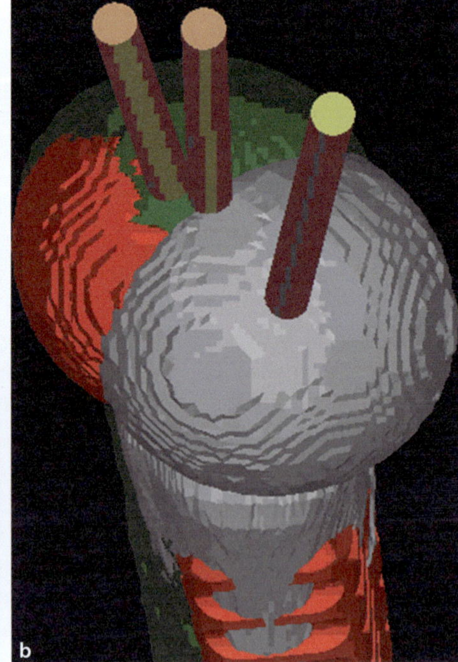

◘ **Abb. 2.112a,b** Virtuelle Implantation zweier zementfreier Standardprothesen (grün und rot) im Vergleich zur schenkelhalsteilerhaltenden MiniHip-Prothese

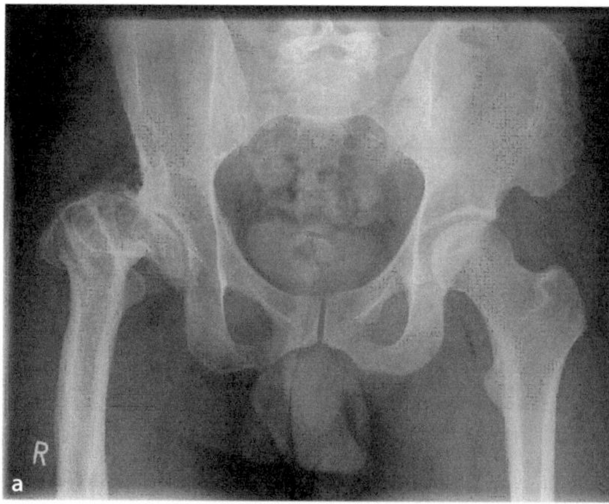

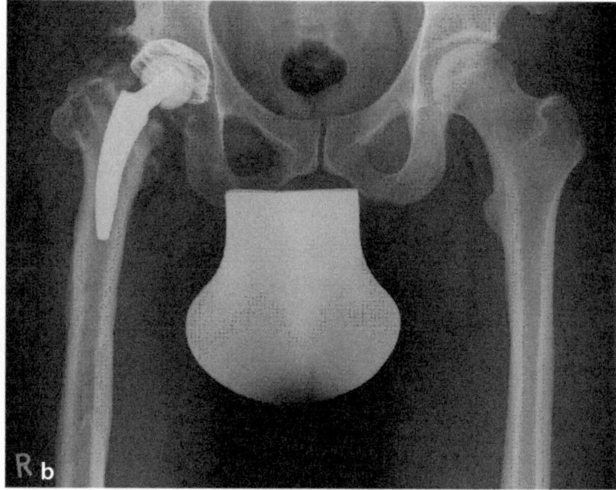

Abb. 2.113a,b Implantation einer MiniHip-Prothese bei sekundärer Arthrose nach Epiphysiolysis capitis femoris

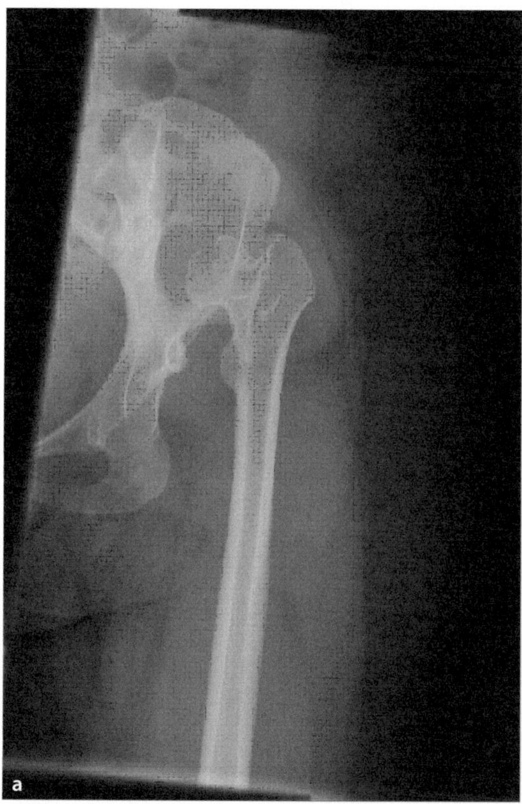

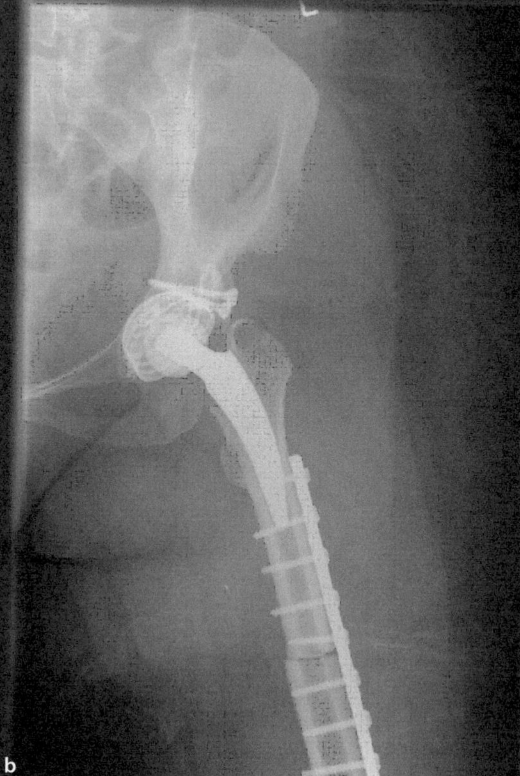

Abb. 2.114a,b MiniHip-Prohese nach hoher Hüftluxation

dass der Hüftschaft sich nach distal verjüngt, was dem häufig sehr schmalen Markkanal bei diesen Patienten sehr zugute kommt. Ein Aufbohren des Schafts ist so nicht notwenig. Auch ist das Operationsprinzip ein etwas anderes als beispielsweise bei Verkürzungsosteotomien, bei denen das Femur dann mit dem Prothesenschaft aufgefädelt wird. Bei der MiniHip-Prothese wird nach Implantation der Pfanne, wobei der eigene Kopf evtl. als Harris-Plastik verwendet wird, zunächst der MiniHip-Schaft implantiert. Anschließend wird deutlich unterhalb der Schaftspitze eine Osteotomie zur Verkürzung und Derotation angelegt, diese wird dann mit einer winkelstabilen Platte versorgt (◘ Abb. 2.114 und ◘ Abb. 2.115). Auch bei akuten oder chronischen Schenkelhalsfrakturen mit noch geeigneter Knochensubstanz ist die MiniHip-Prothese geeignet (und ◘ Abb. 2.116 und ◘ Abb. 2.117).

Spezialindikationen stellen zum Beispiel Patienten nach komplizierten Verläufen von Azetabulumfrakturen dar, bei denen beispielsweise eine Infektion entstanden ist. Hier kann man knochensparend auch bei jungen Patienten eine gute Rekonstruktion erreichen (◘ Abb. 2.118). In einzelnen Fällen wurde der Schaft auch bereits bei jungen Patienten mit infantiler Zerebralparese verwendet, bei denen eine sekundäre Koxarthrose vorlag (◘ Abb. 2.119). Bei Deformitäten des proximalen Femurs bietet sich die MiniHip-Prothese besonders an (◘ Abb. 2.120 und ◘ Abb. 2.121).

2.11.5 Mögliche operative Zugänge und Operationstechnik

Dank der vielseitigen Instrumente kann der MiniHip-Hüftschaft im Rahmen eines standardmäßigen chirurgischen Zugangs implantiert werden. Das innovative Design der Instrumente erlaubt die Eröffnung der Hüfte über alle chirurgischen Zugänge (posterior, anterolateral, ventral), einschließlich minimalinvasiver Verfahren. Für diese wurden die speziellen Double-Offset-Handgriffe integriert. Um an die Umgebung der OP-Säle angepasst zu sein, wurde ein effizientes und einfach zu handhabendes Instrumentensieb erstellt.

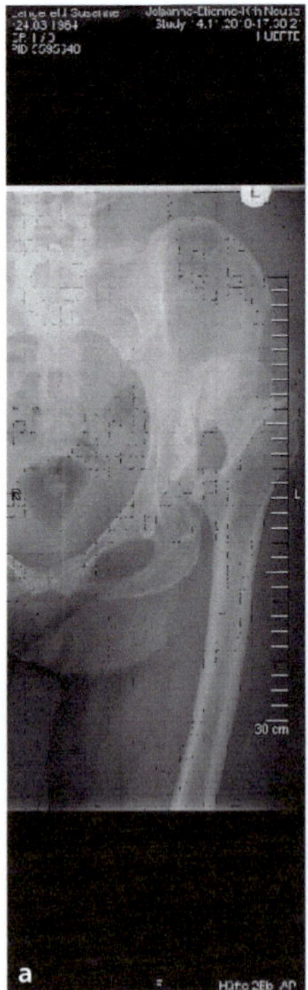

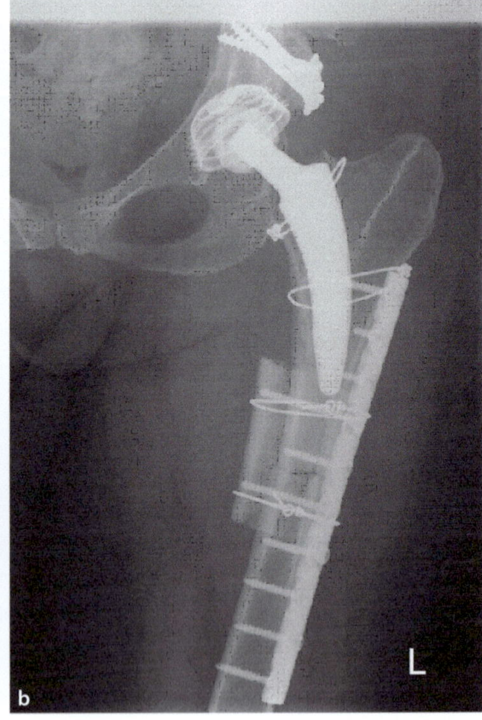

◘ **Abb. 2.115a,b** MiniHip-Prohese nach hoher Hüftluxation

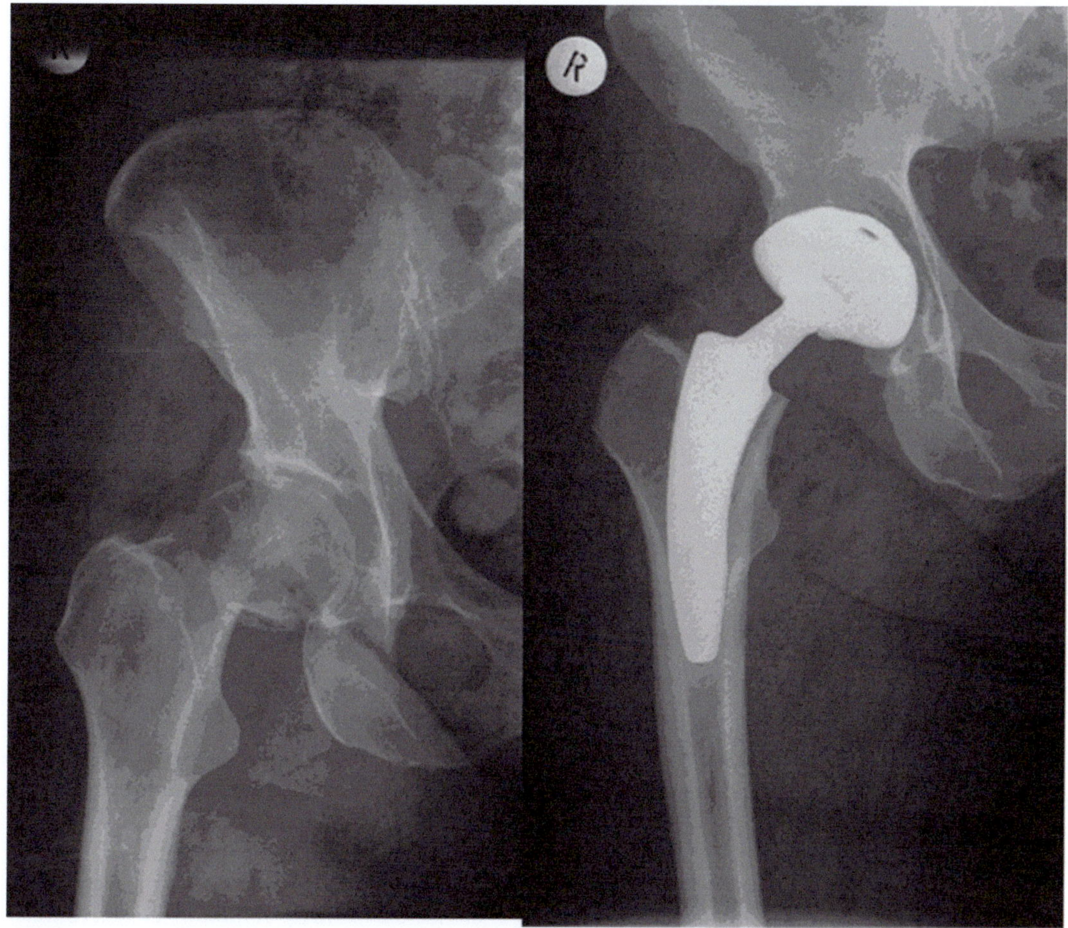

Abb. 2.116a,b MiniHip-Prohese nach akuter Schenkelhalsfraktur

Kompaktes Verdichten (primäres „impaction grafting“): Es werden Impaktoren verwendet, um die Spongiosa im Schenkelhals zu verdichten und so eine signifikant stärkere Fixierung und einen signifikant stärkeren Knochenerhalt zu realisieren (Green et al. 1999).

Operationstechnik und Implantationsprinzipien

Bei der Implantation soll die individuelle Patientenanatomie berücksichtigt werden. Ziel ist es nicht, nach einer Standardresektion des Schenkelhalses mithilfe hoher Modularität des Implantats die Biomechanik zu rekonstruieren, sondern dieses Ziel durch die individualisierte Schenkelhalsosteotomie anhand der präoperativen Planung zu erreichen (Abb. 2.122). Nach der Darstellung des Schenkelhalses erfolgt eine sogenannte 90–90 Resektion des Schenkelhalses; diese verläuft parallel zur Kopf-Hals Ebene. Dies bedeutet, dass der Schenkelhals 90° in Relation zum anterioren Kortex und 90° in Relation zum Kalkar (medialer Schenkelhals) reseziert wird (Abb. 2.123).

Je nach CCD-Winkel und Offset erfolgt dann anhand der präoperativen Planung eine hohe, mittlere oder tiefe Schenkelhalsresektion (Abb. 2.124). Dies hat den großen Vorteil, dass man über das

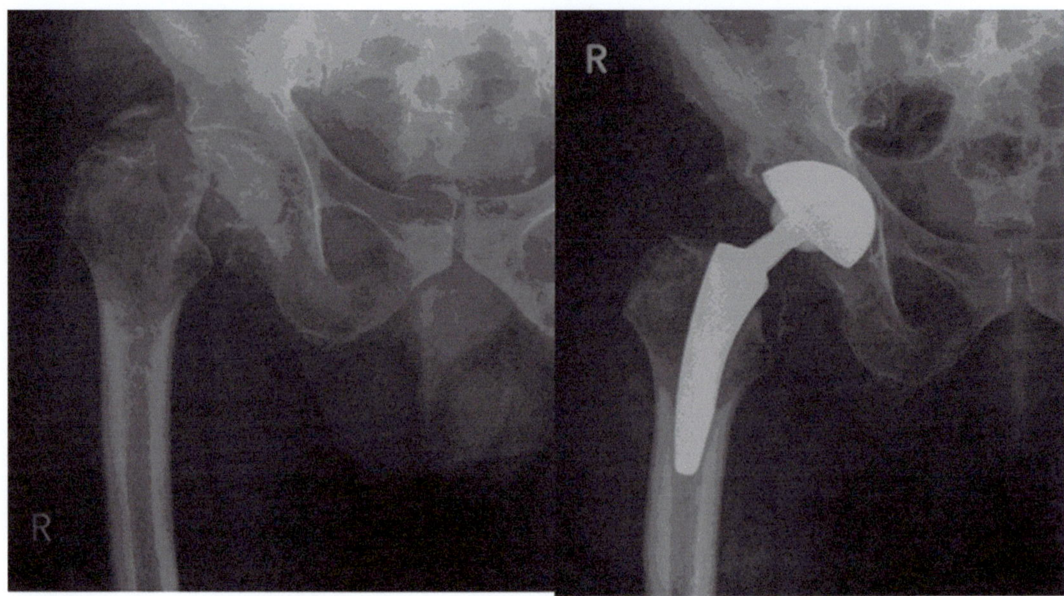

Abb. 2.117a,b MiniHip-Prohese nach chronischer Schenkelhalsfraktur

Ausmaß des Knochenerhalts am Schenkelhals Offset und Beinlänge rekonstruieren und die Modularität des Implantats selber gering halten kann.

Bei einer normalen Hüfte mit einem CCD-Winkel zwischen 125 und 130° erfolgt eine Resektion etwa in der Mitte des Schenkelhalses parallel zur Kopf-Hals Ebene. Bei der valgischen Hüfte erfolgt eine tiefe Resektion in Relation zur Fossa piriformis, was zu einem valgischen CCD-Winkel und einem geringen Offset führt. Bei der varischen Hüfte ist in der Regel eine hohe subkapitale Resektion notwendig, um das bei diesen Hüfttypen in der Regel hohe Offset rekonstuieren zu können (Abb. 2.125).

Anders als bei der konventionellen Technik, bei der der Trochanter minor die Referenz darstellt, ist bei der für die MiniHip empfohlenen Operationstechnik die Fossa piriformis der Referenzpunkt. Dies aus 2 Gründen:

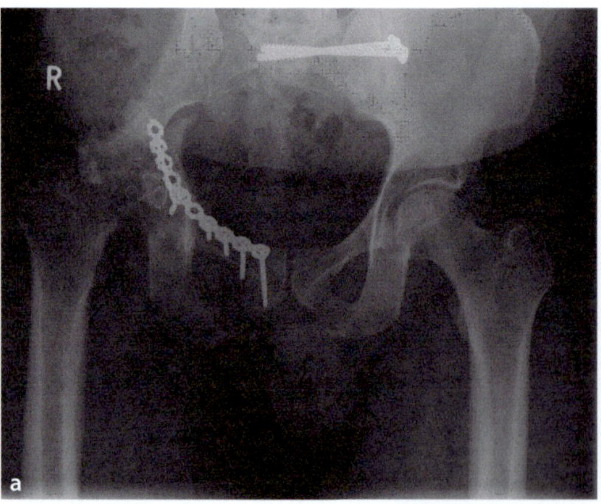

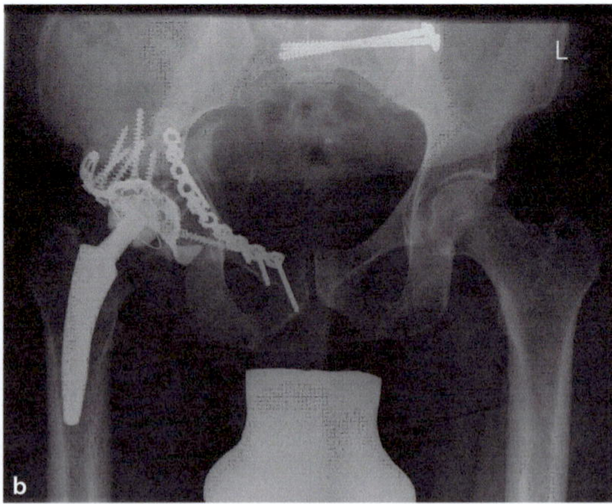

Abb. 2.118a,b MiniHip-Prohese nach Infekt

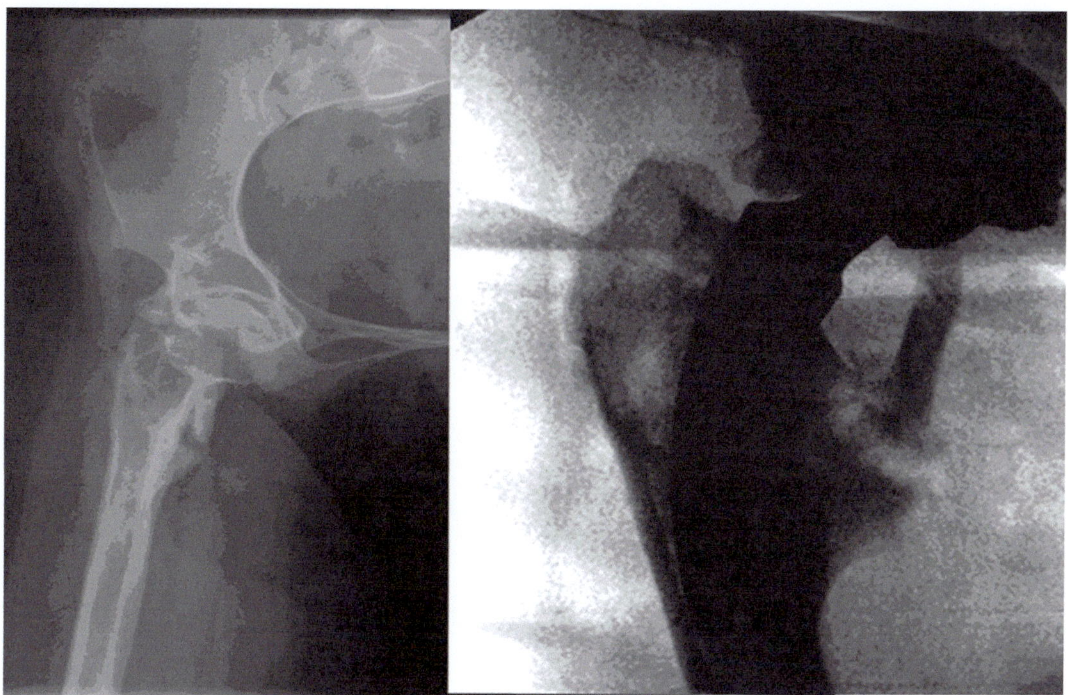

■ **Abb. 2.119a,b** MiniHip-Prohese bei infantiler Zerebralparese

- Bei den meisten minimalinvasiven Operationszugangstechniken ist der Trochanter minor gar nicht mehr visuell oder palpatorisch erreichbar.
- Bei Einhaltung der Operationstechnik mit der 90-90-Resektion und der hohen subkapitalen Resektion bei varischen Hüften, der Mid-neck-Resektion bei Standardhüften und der tiefen Resektion in der Fossa piriformis bei valgischen Hüften, ist die Distanz zum Trochanter minor nahezu immer konstant.

Ein weiteres Charakteristikum der empfohlenen Operationstechnik ist, dass bei varischen Hüften die Prothese in der Regel deutlich kleiner ist als bei valgischen Hüften. Das liegt daran, dass bei varischen Hüften die Resektion deutlich oberhalb des Isthmus des Schenkelhalses erfolgt und der Isthmus der limitierende Durchmesser für die Prothesengröße dargestellt (■ Abb. 2.126).

Ziel ist es also, einen „isthmus wedge" in Fit-and-Fill-Technik im Schenkelhals zu erreichen (■ Abb. 2.127). Dies erlaubt dann auch die gute Rekonstruktion von Offset und Beinlänge. Bei einer zu tiefen Resektion oder bei einer gewollt tiefen Resektion bei einer valgischen Hüfte wird ein metaphysealer/diaphyseales „fit and fill" erreicht, was bei valgischen Hüften durchaus gewünscht wird, bei Standardhüften jedoch zu einer Reduktion des Offsets und des CCD-Winkels führt (■ Abb. 2.128, ■ Abb. 2.129, ■ Abb. 2.130, ■ Abb. 2.131). Um nach der 90-90-Osteotomie dieses Verankerungsprinzip zu erreichen, erfolgt die Eröffnung des Schenkelhalsmarkraums im posterolateralen Quadranten der Osteotomieebene.

Wird die Eröffnung zentral oder sogar medial durchgeführt, stößt die Prothese lateral an der Kortikalis an und es wird kein ausreichendes „fit and fill" erreicht. Die Eröffnung des Markraums erfolgt zunächst mit einem ausreichend langen Löffel, der mit der stumpfen Seite zur lateralen Kortikalis geneigt ist, dies verhindert das Anlegen einer Via falsa. Anschließend wird der Markraum mit einer Ahle über diesen bereits eröffneten Bereich vorbereitet (■ Abb. 2.132, ■ Abb. 2.133, ■ Abb. 2.134).

Es erfolgt dann das graduelle Erweitern des Prothesenbettes im Schenkelhals mit den Impaktoren.

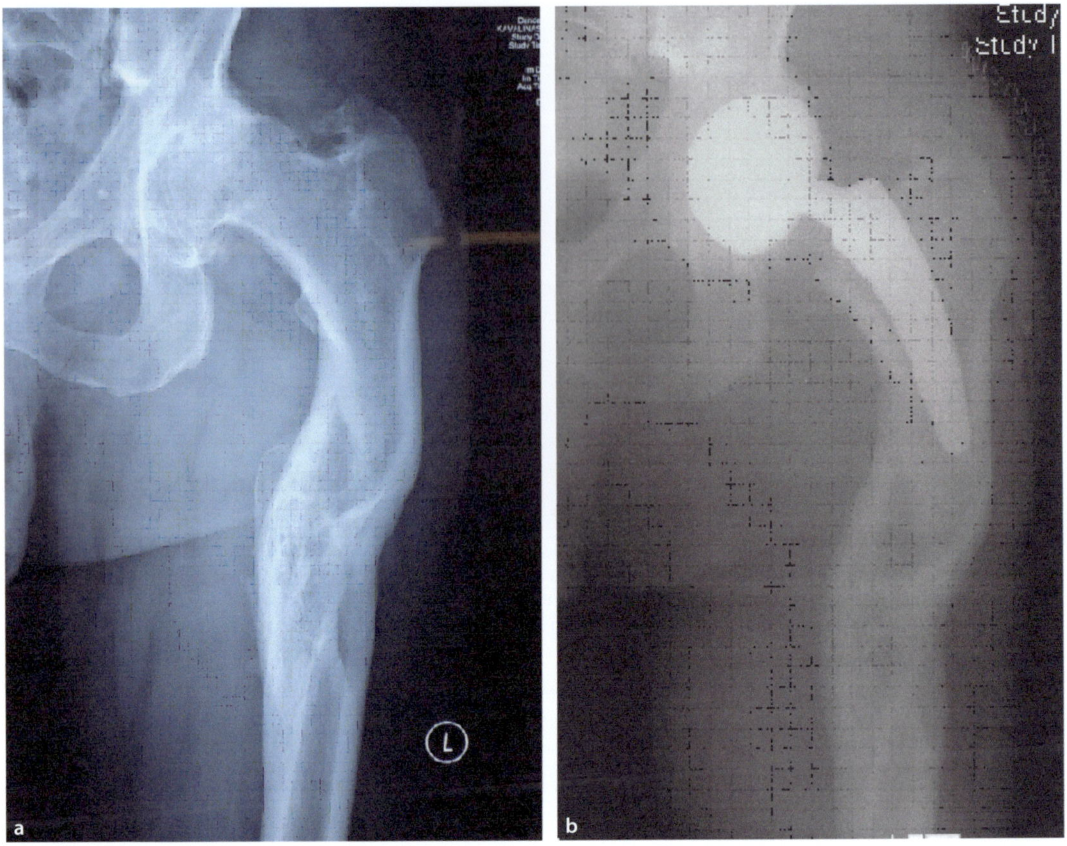

Abb. 2.120a,b MiniHip-Prothese nach fehlverheilter Femurfraktur

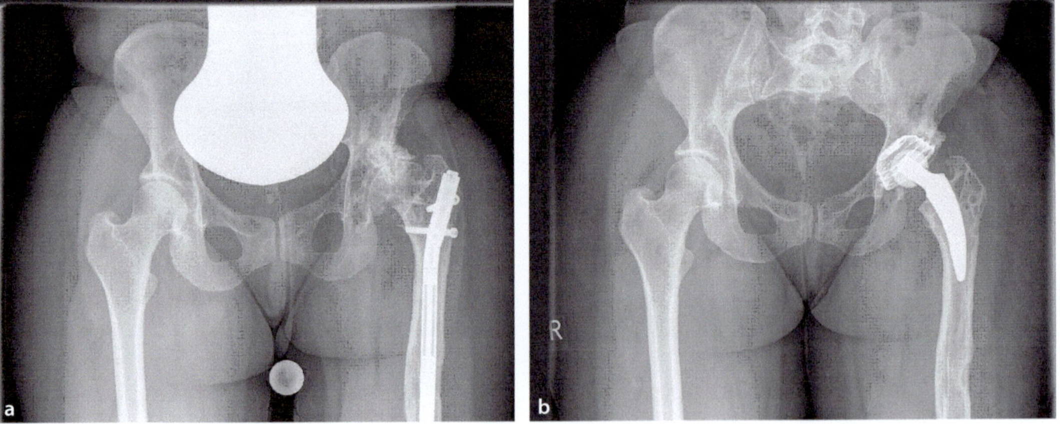

Abb. 2.121a,b MiniHip-Prohese nach Verlängerungsnagel (**a**) mit Fehlstellung am Trochanter major

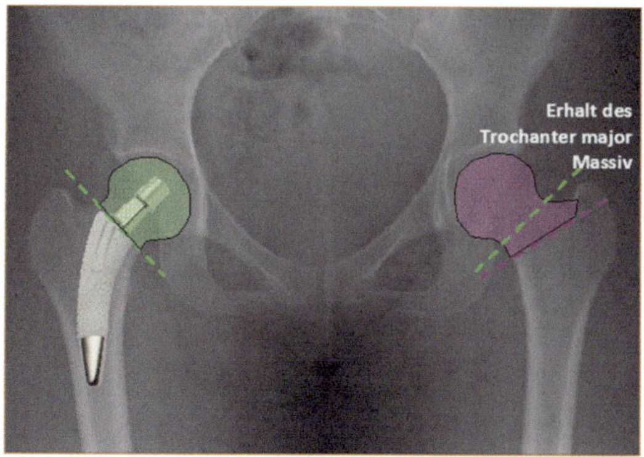

Abb. 2.122 Bei der schenkelhalsteilerhaltenden Technik bleibt das Trochanter-major-Massiv unangetastet

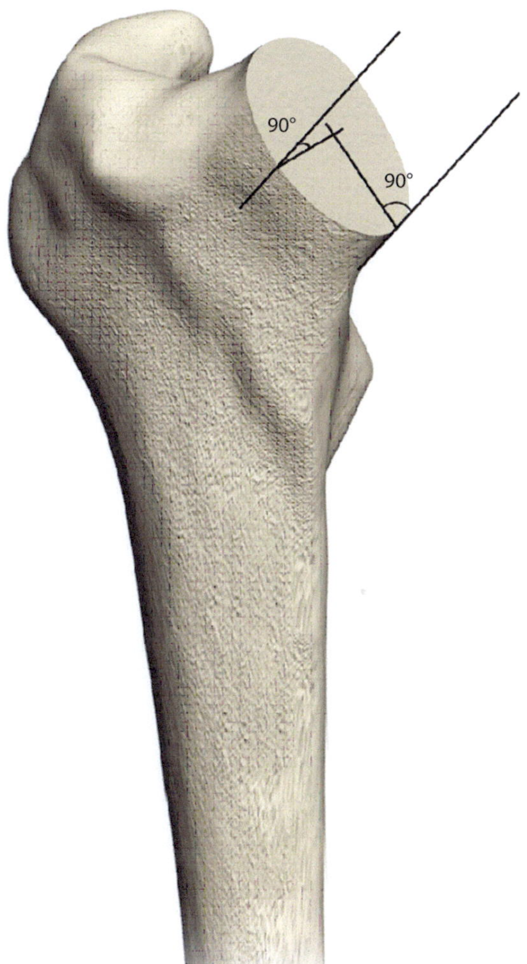

Abb. 2.123 90–90-Resektion des Schenkelhalses parallel zur Kopf-Hals Ebene

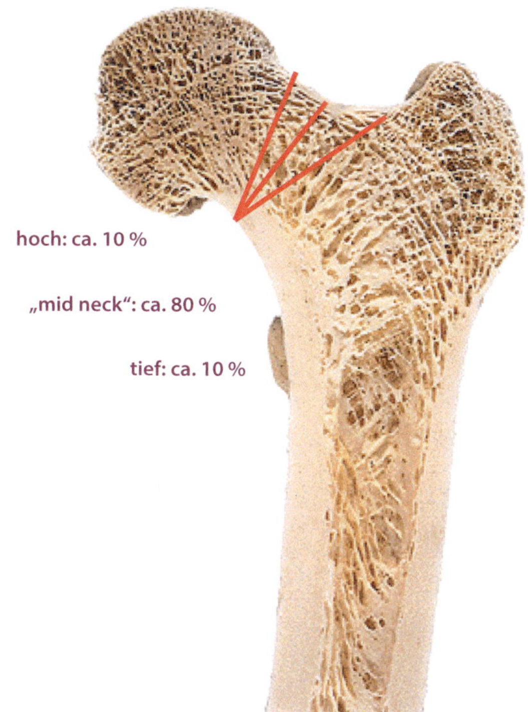

Abb. 2.124 Resektionshöhen bei varischen, normalen und valgischen Hüften

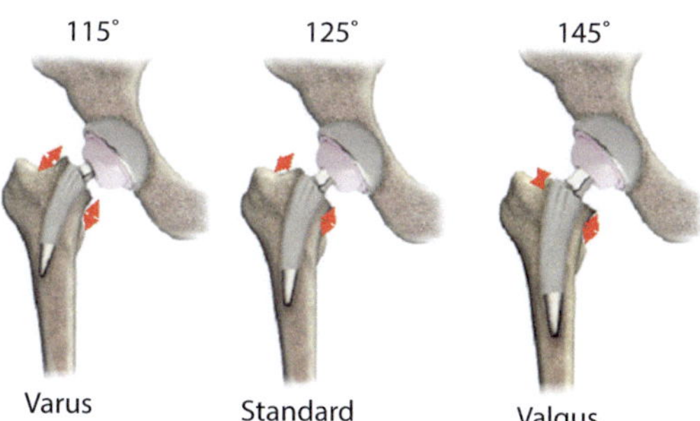

Abb. 2.125 Resektionsprinzipien bei varischen, normalen und valgischen Hüfte

Hierbei ist darauf zu achten, dass ein Aufraspeln des Schafts für ein zementfreies Standardsystem ein völlig anderes Vorgehen ist als das Impaktieren des spongiösen Schenkelhalsanteils (primäres „impaction grafting“). Wenn man mit einer Raspel den Femurmarkkanal für eine zementfreie Standardprothese eröffnet, erreicht man in der Regel die vorher vorgesehene Prothesengröße, zu spüren unter anderem am Klang der Raspel. Ein weiteres Aufraspeln ist dann in der Regel nicht mehr möglich.

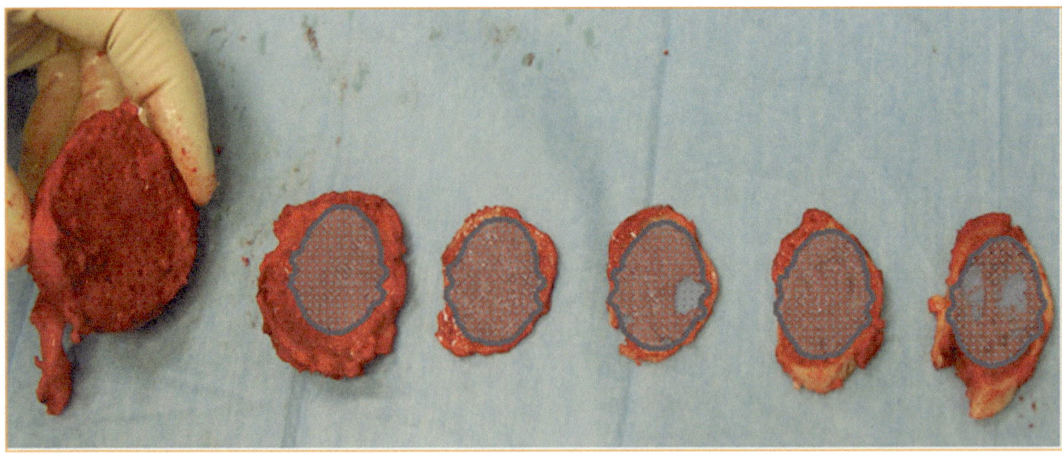

Abb. 2.126 Durchmesser des Schenkelhalses in unterschiedlichen Resektionshöhen

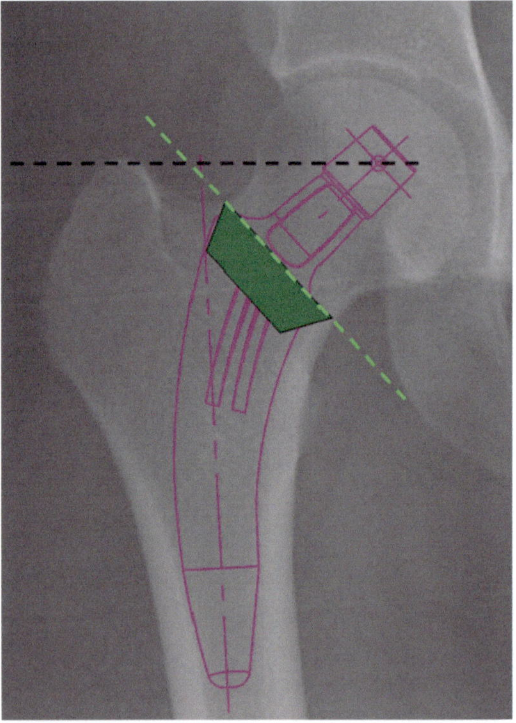

Abb. 2.127 „Istmus wedge" mit gutem „fit and fill" im Schenkelhals

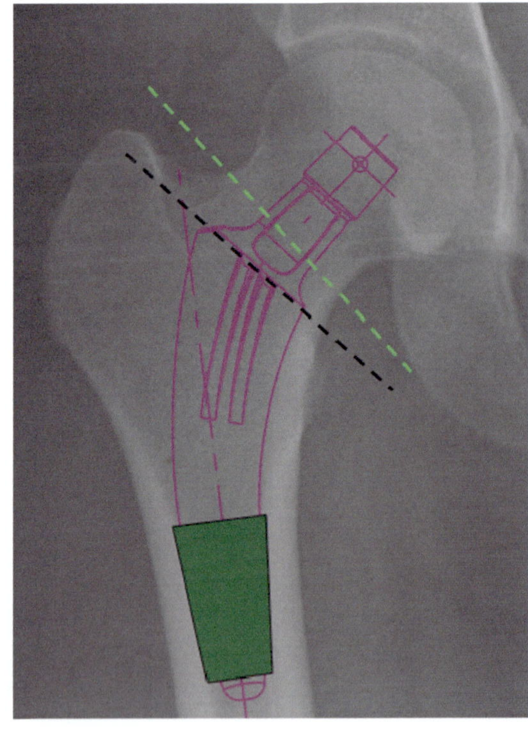

Abb. 2.128 Diaphysäre Verankerung bei tiefer Resektion in Höhe der Fossa piriformis

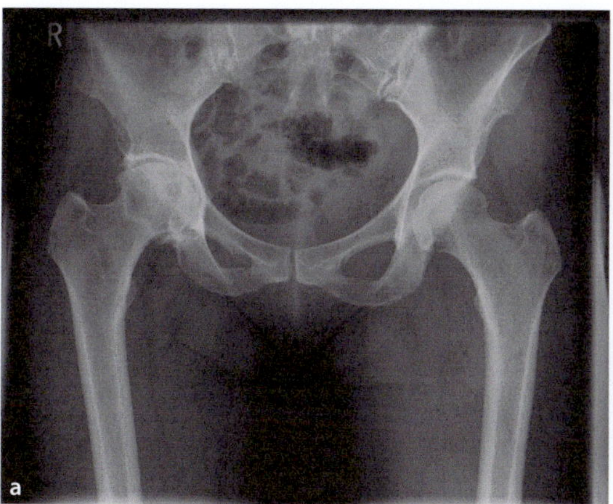

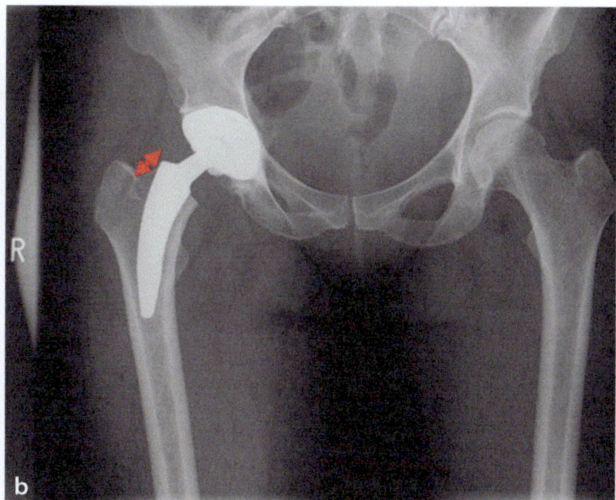

Abb. 2.129 Resektion des Schenkelhalses einer normalen Hüfte prä- zu postoperativ

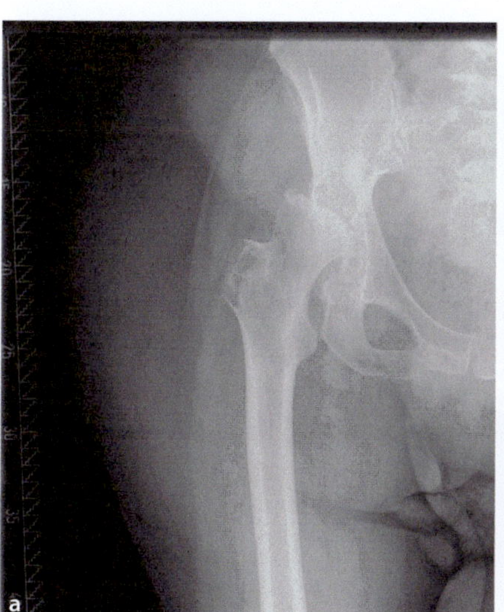

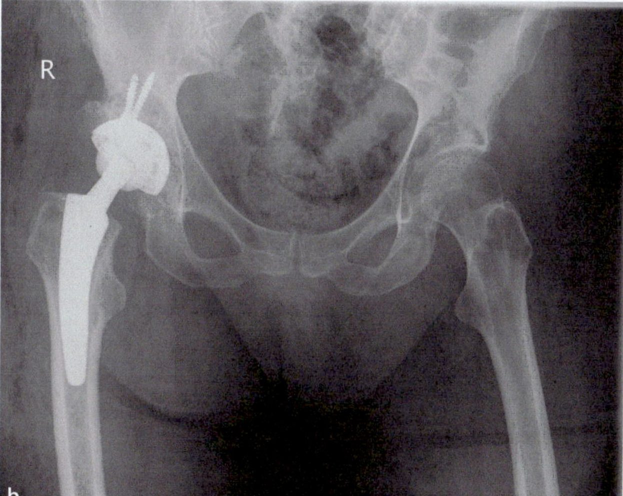

Abb. 2.130 Resektion des Schenkelhalses einer valgischen Hüfte prä- zu postoperativ

Dies ist anders bei der Impaktion der Spongiosa des Schenkelhalses. Hier kann durchaus das Gefühl entstehen, dass auch ein Impaktor, der eine Größe kleiner ist als ausgemessen, bereits stabil verankert ist. In dieser Phase der Operation muss man sich ein wenig Zeit lassen, um dem spongiösen Knochen die Möglichkeit zu geben, nachzugeben. Falls es nicht möglich ist, die vorher gewählte Prothesengröße als Impaktor einzubringen, sollte intraoperativ geröngt werden. In der Regel ist man dann deutlich zu varisch eingegangen. Ist der definitive Impaktor bis zur entsprechenden Tiefe eingebracht, erfolgt eine Probereposition mit einer mittleren Halslänge. Hier werden dann noch einmal Beinlänge, Offset und Stabilität überprüft, und es kann bei Bedarf über die Halslänge nachjustiert werden. Ist die richtige Impaktorgröße verwendet, so zeigt sich nach Entfernung des Impaktors ein kortikaler Kontakt posterolateral (Abb. 2.135).

Anschließend wird die Prothese zunächst mit der Hand eingebracht. Dieses sollte manuell soweit möglich sein, dass die Prothese maximal noch 1 cm übersteht (Abb. 2.136). Steht die Prothese weiter über, muss nochmals der Impaktor verwendet

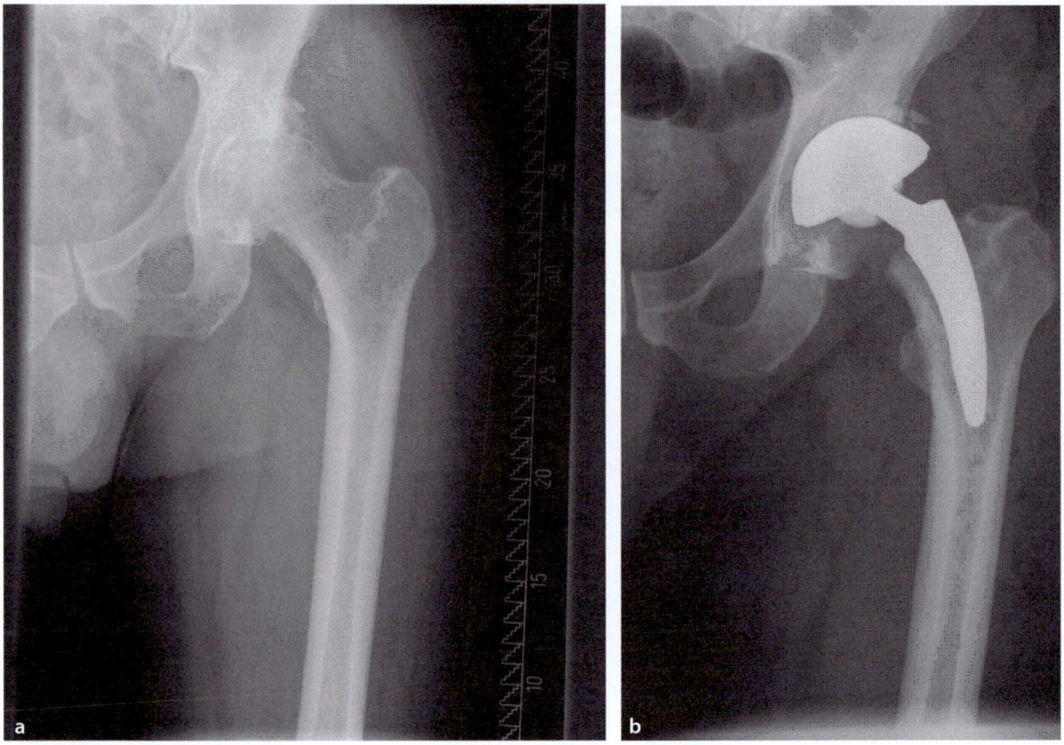

Abb. 2.131 Resektion des Schenkelhalses einer varischen Hüfte prä- zu postoperativ

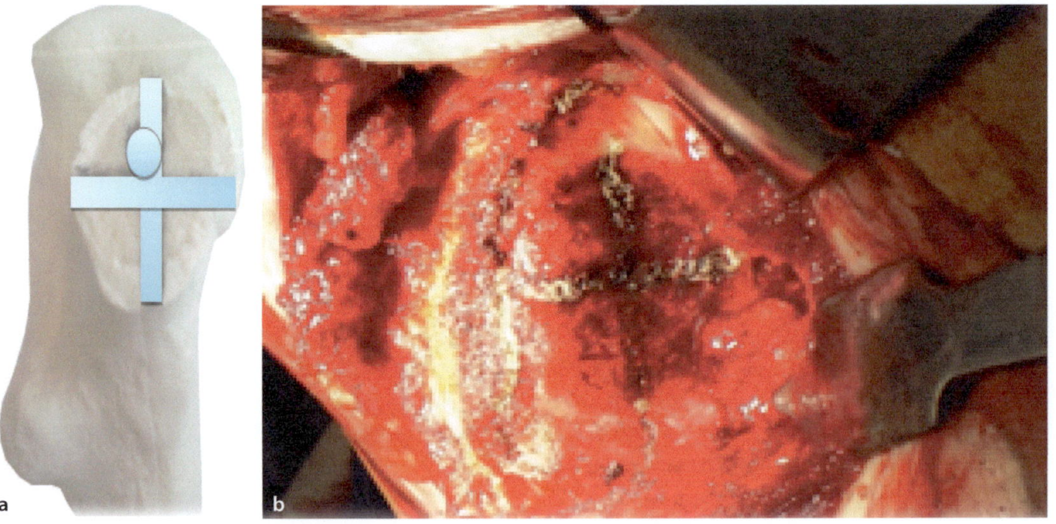

Abb. 2.132a,b Markraumeröffnung posterolateral im Bereich der Osteotomieebene

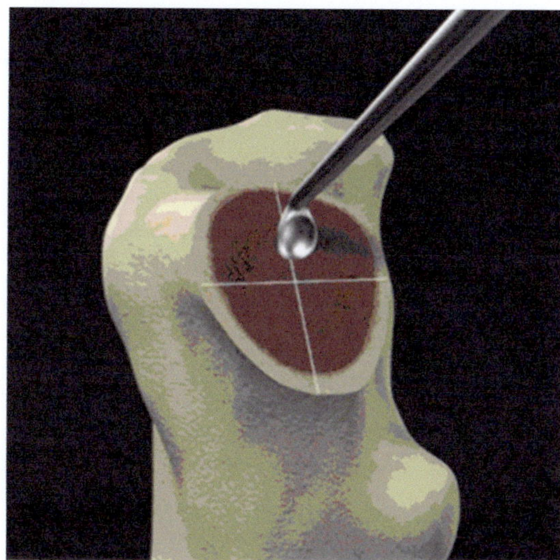

Abb. 2.133 Markraumeröffnung mit einem stumpfen Löffel

werden. In seltenen Fällen kann ein größerer Impaktor zur Anwendung gelangen. Versucht man, die Prothese einzuschlagen, solange sie noch weiter als 1 cm heraussteht, so gelingt dies nicht, und es resultiert eine Beinverlängerung. Wie bei allen Prothesentypen ist darauf zu achten, dass keine Kante unmittelbar der Kortikalis anliegt, da dieses aufgrund der punktuellen Kraftübertragung zu einer Fissur führen könnte

Fixationsprinzip

Häufig wird bei den Kurzschaftprothesen lediglich auf eine zweidimensionale Fixation im a.-p.-Röntgenbild abgehoben. Hier wird es oft so dargestellt, dass die Prothese am medialen Kalkar und an der lateralen Femurkortikalis abstützt. Dieses ist nicht das Konstruktionsprinzip bei der MiniHip. Bei der MiniHip ist es das Prinzip, dass primär eine Fixation wie bei Standardlangschaftprothesen (posterior-anterior-posterior, PAP) die Stabilität sichert. Dieses Konstruktionsprinzip konnte dann auch bei unseren Patienten so überprüft werden. Bei den ersten 25 Patienten wurden CT-Analysen durchgeführt mit der Frage nach der Schenkelhalsfüllung nach eventuellen Schaftfissuren, die intraoperativ

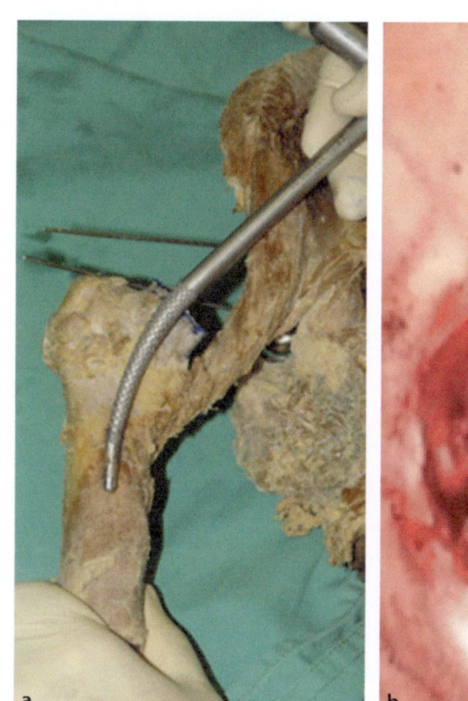

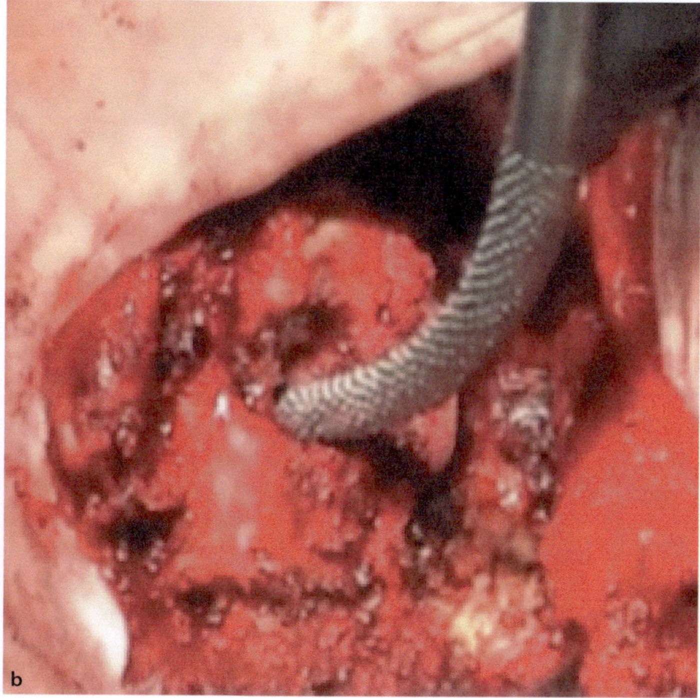

Abb. 2.134a,b Eröffnung mit der Starterahle

2

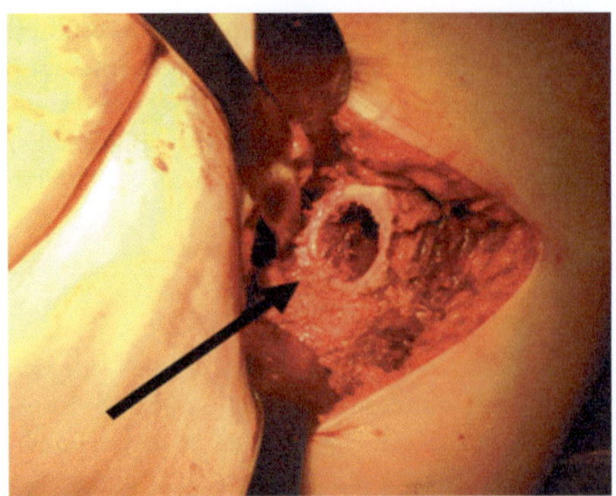

Abb. 2.135 Kontakt zu posterolateralen Kortikalis nach Impaktieren bis zur korrekten Größe

nicht zur Darstellung kamen, sowie auch mit der Frage nach der axialen Fixation. Es konnte bestätigt werden, dass die theoretischen Überlegungen auch in die Praxis umgesetzt werden können. Es zeigte sich eine gute Fixation bei den Prothesen (Abb. 2.137). Dies führte dazu, dass auch bei völlig falscher, deutlich zu tiefer Resektion, aber ausreichendem „fit and fill", die Stabilität gegeben ist (Abb. 2.138).

2.11.6 Klinische Daten

Röntgenanalysen von CCD-Winkel, Offset und Beinlänge

In einer prospektiven multizentrischen Studie wurde die Rekonstruierbarkeit der individuellen Anatomie (Offset, CCD-Winkel, Beinlängen) mithilfe des MiniHip-Schafts radiologisch analysiert (Jerosch et al. 2011). Es wurden 250 Hüften von 246 Patienten, die mit einem meta-diaphysär verankernden Kurzschaftsystem versorgt worden waren, erfasst. Die Operationen erfolgten durch insgesamt 5 Operateure an 4 verschiedenen Krankenhäusern in Deutschland in den Jahren 2008 bis 2010. Das Patientenalter betrug im Mittel 59,7 Jahre (27–82 Jahre). Die Geschlechterverteilung zeigte 129 Frauen (130 Hüften) und 117 Männer (120 Hüften). Bei allen Patienten wurde der Schaft mit einem zementfreien Pfannensystem kombiniert. Die radiologischen Ausmessungen fanden von Dezember 2009 bis August 2010 in den 4 Krankenhäusern statt. Die Dokumentation und Auswertung der Röntgenparameter erfolgte von einer Person. Von allen Patienten wurden unter standardisierten Bedingungen präoperativ und postoperativ

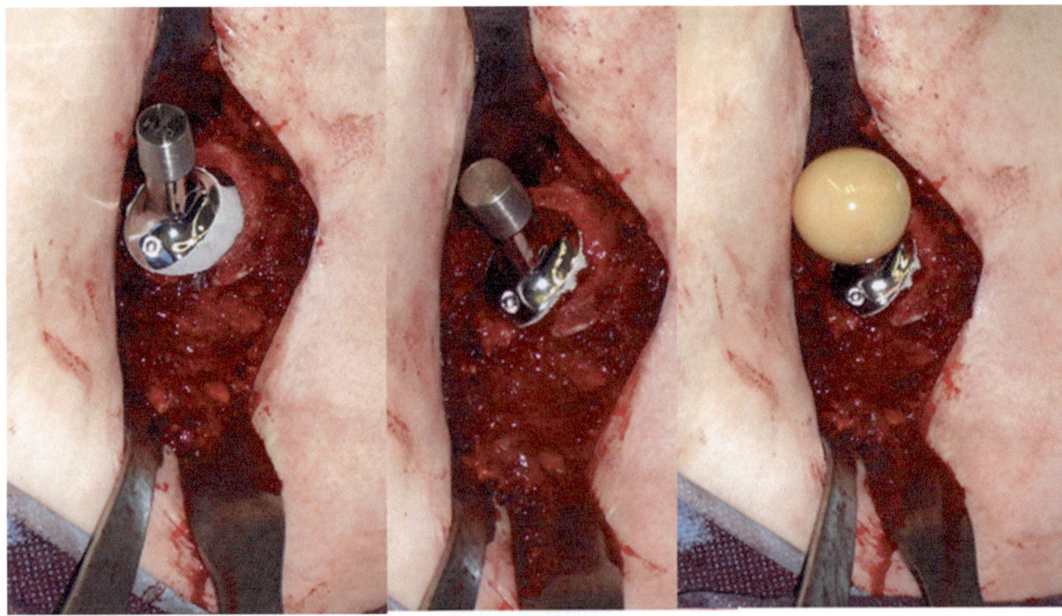

Abb. 2.136 Überstand des Schafts nach manuellem Einbringen

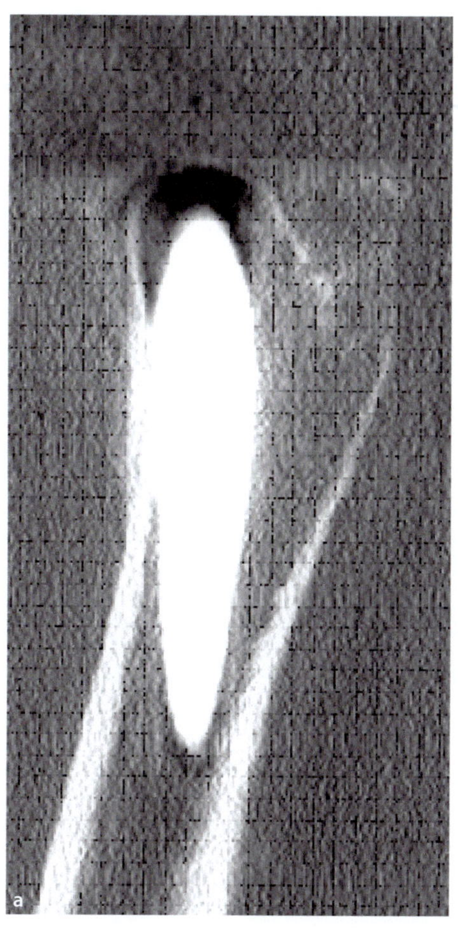

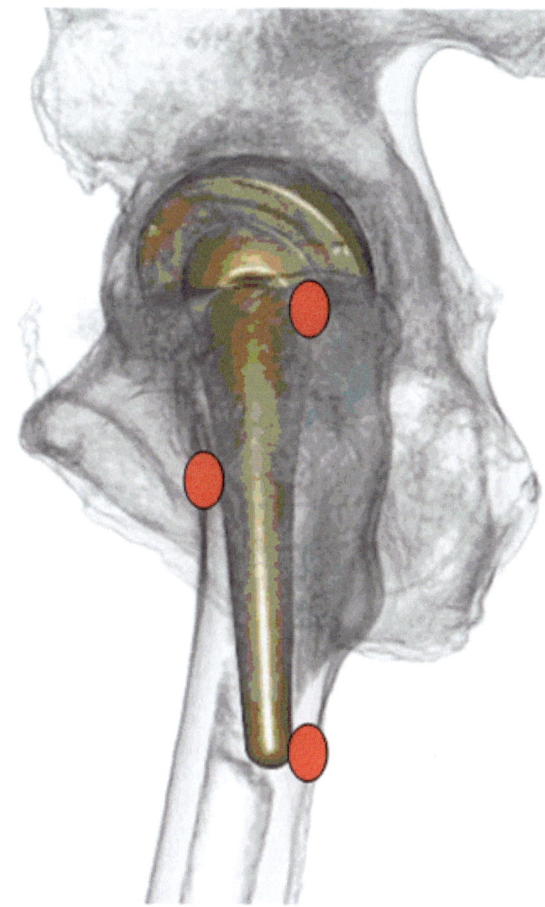

■ **Abb. 2.137a,b** PAP-Fixation. **a** CT, **b** 3D-CT

Beckenübersichtsröntgenbilder in anterior-posteriorer Aufnahmetechnik angefertigt.

Das Offset wurde durch die Implantation der verwendeten meta-diaphysär verankernden Kurzschaftprothese lediglich um durchschnittlich 0,28 cm (SD: 0,45 cm) erhöht (■ Tab. 2.7). Das Maximum der Vergrößerung des Offsets lag bei +1,53 cm; das Minimum in Bezug auf die Verkleinerung des Offsets bei –1,11 cm. Die durchschnittliche Veränderung des präoperativen CCD-Winkels lag nur bei –0,51° (SD: 4,10°). Es wurde bei einem Patienten eine Steigerung des CCD-Winkels um +11° und bei einem Patienten eine Verringerung des CCD-Winkels um –16° gesehen (■ Tab. 2.7). Hierbei wurden jeweils präoperative Extremwerte in einen physiologischen Bereich überführt, um die Beinlänge anzugleichen.

Die Beinlängendifferenz betrug durchschnittlich lediglich +0,09 cm (SD: 0,34 cm). Die maximale Beinverkürzung betrug –0,8 cm und die maximale Verlängerung +1,5 cm. Ein signifikanter Unterschied der gemessenen Werte zwischen weiblichen und männlichen Patienten wurde in Bezug auf die gemessenen Parameter nicht gefunden (■ Tab. 2.7).

Die eingebaute Kurzschaftprothese wurde auch in extremen präoperativen Varus- und Valgussituationen eingebaut. Bei der am deutlichsten varischen Hüfte, bei der eine MiniHip-Kurzschaftprothese eingebaut wurde, betrug der CCD-Winkel 114°. Der maximale CCD-Winkel, bei dem eine MiniHip-Kurzschaftprothese eingebaut wurde, betrug 148°. Postoperativ lagen die Extremwerte bei 117 und 149°. Beispiele für die präoperative Planung und

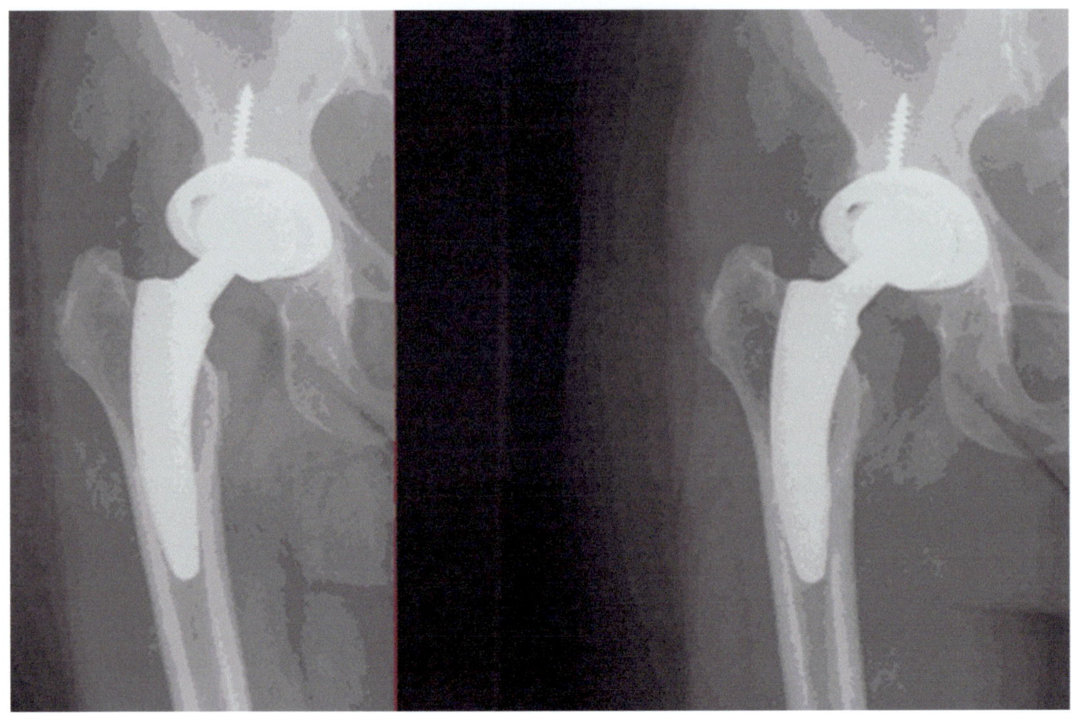

Abb. 2.138a,b Zu tiefe Resektion, jedoch mit gutem diaphysären „fit and fill" ohne jegliche Nachsinterung. **a** Nachuntersuchung nach einem Jahr, **b** nach 4 Jahren

Tab. 2.7 Veränderungen von Offset, CCD-Winkel und Beinlänge prä- zu postoperativ

Veränderungen	Mittelwert ± SD	Maximum	Minimum
Gesamt (n=250)			
Offset	0,29±0,45 cm	1,53 cm	−1,11 cm
CCD-Winkel	−0,51±4,10°	11°	−16°
Beinlänge	0,09±0,36 cm	1,5 cm	−0,8 cm
Männer (n=120)			
Offset	0,27±0,43 cm	1,4 cm	−1,11 cm
CCD-Winkel	−0,93±3,74°	11°	−13°
Beinlänge	0,07±0,33 cm	1,4 cm	−0,8 cm
Frauen (n=130)			
Offset	0,33±0,48 cm	1,53 cm	−0,65 cm
CCD-Winkel	−0,32±4,64°	9°	−16°
Beinlänge	0,10±0,34 cm	1,5 cm	−0,8 cm

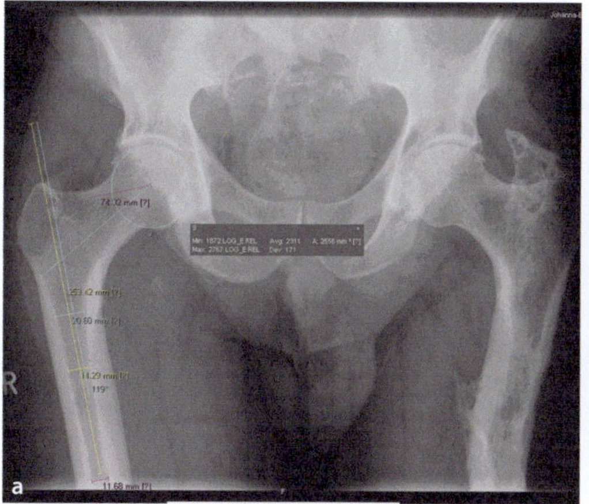

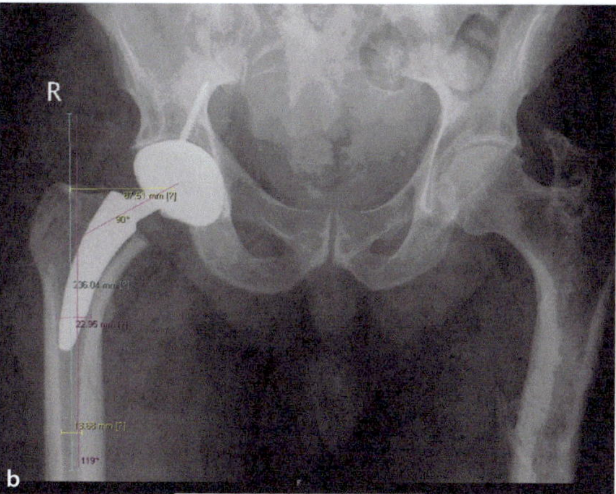

Abb. 2.139a,b Varische Hüfte (CCD-Winkel 119°). **a** Präoperative Planung, **b** postoperative Messung der anatomischen Rekonstruktion (postoperativer CCD-Winkel 119°)

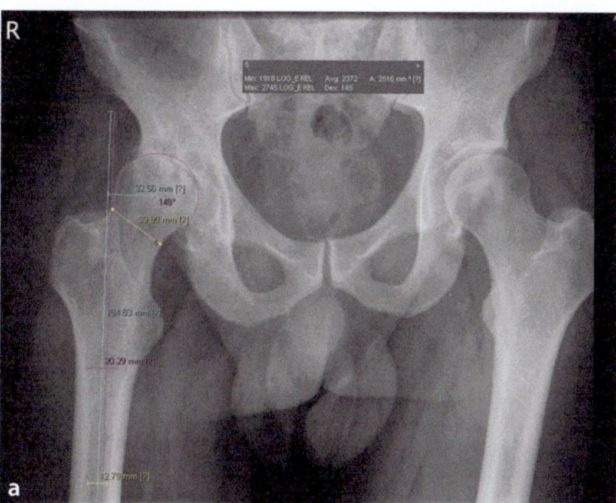

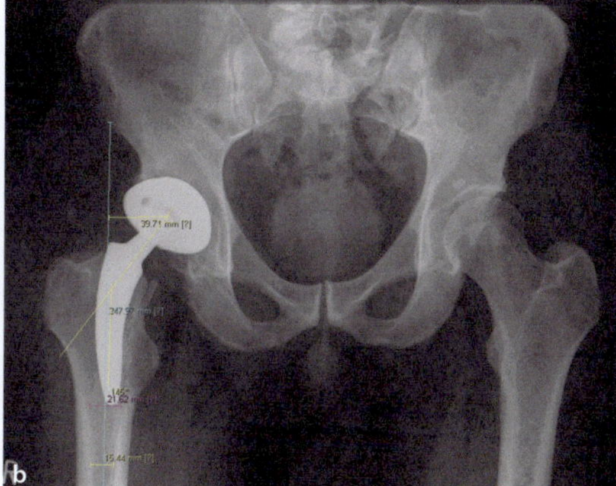

Abb. 2.140a,b Valgische Hüfte (CCD-Winkel 148°). **a** Präoperative Planung, **b** postoperative Messung der postoperativen Rekonstruktion (postoperativer CCD-Winkel 145°)

postoperativen Messungen solcher extremen CCD-Winkel zeigen ◘ Abb. 2.139 für eine varische Hüfte und ◘ Abb. 2.140 für eine valgische Hüfte.

Szintigraphische Ergebnisse

Von einigen Patienten haben wir szintigraphische Ergebnisse nach 6 und 9 Monaten. Hier wurde die Szintigraphie verwendet als Screeningmethode für unspezifischen Rückenschmerz. Es zeigte sich erstaunlicherweise, dass der Schaft bei vielen Patienten bereits keinerlei szintigraphische Reaktionen mehr zeigt (◘ Abb. 2.141 und ◘ Abb. 2.142).

Radiologische Ergebnisse 5 Jahre postoperativ

Bei radiologischen 5-Jahreskontrollen war es besonders interessant zu beobachten, ob im Bereich der lateralen Kortikalis oder des medialen Kalkars (Gruen-Zone 7) eine Reaktion auftritt (Seeger et al. 2015). Dazu wurden aus einem Gesamtkollektiv von 172 Patienten (191 Hüften) mit MiniHip-Implantation 147 Röntgenergebnisse radiologisch ausgewertet. Bei 5 Patienten lagen heterotope Ossifikationen vor (Brooker-Grad I: n=1; Brooker-Grad II: n=4). Es zeigt sich im lateralen Schaftbereich keine kortikale Reaktion. Dies korreliert durchaus auch mit

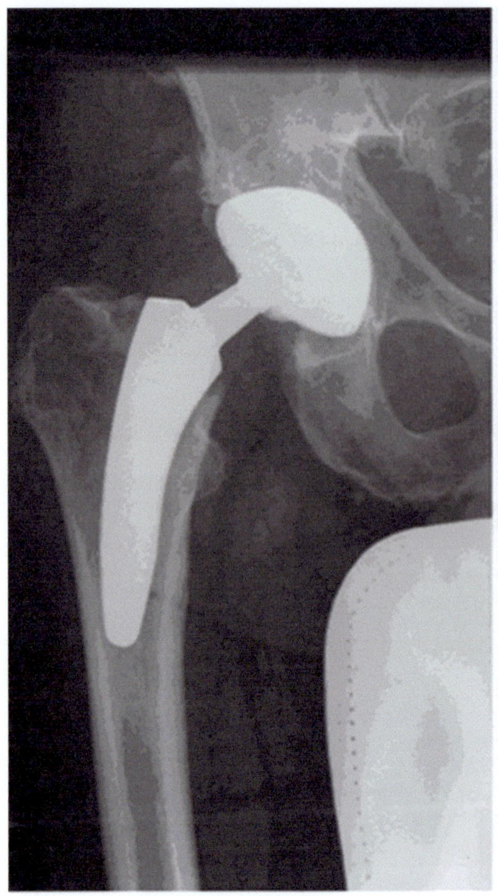

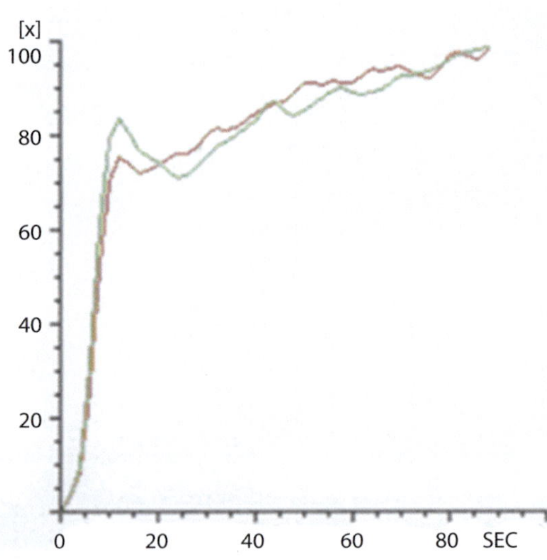

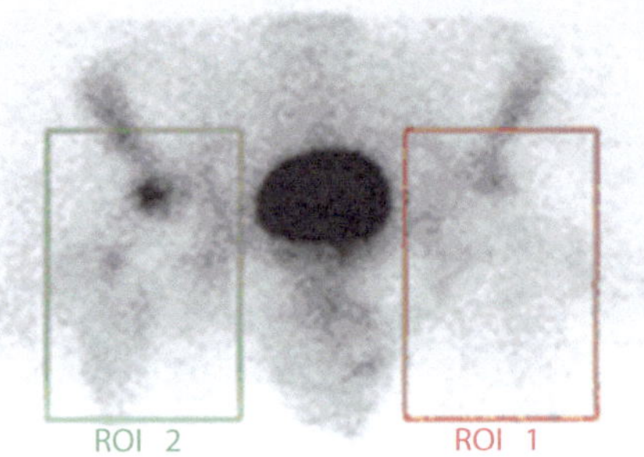

Abb. 2.141 Szintigraphie 6 Monate nach MiniHip-Implantation

den klinischen Befunden, dass ein Schaftschmerz nicht auftritt, weder in der Frühphase noch in der Spätphase. Die Gruen-Zone 7 am medialen Kalkar zeigt bei varisch implantierten Hüften radiologisch keinen substanziellen Knochenverlust (Abb. 2.143 und Abb. 2.144).

Klinische Ergebnisse

Von 2008 bis 2009 wurden 191 MiniHip-Kurzschäfte bei 172 Patienten implantiert, die zur 5-Jahresnachuntersuchung zur Verfügung standen (Seeger et al. 2015). Das durchschnittliche Alter betrug 59,5 Jahre (±10,6 Jahre) (Abb. 2.145).

Zur klinischen Dokumentation wurden verschiedene Scoresysteme verwendet, unter anderen der EQ-5D-Score. Es handelt sich dabei um ein Scoresystem der EuroQol-Gruppe, mit dem die gesundheitsbezogene Lebensqualität dokumentiert wird. Es besteht aus 5 Dimensionen (Mobilität, Selbstversorgung, übliche Tätigkeiten, Schmerzen/Beschwerden, Angst/Depression). Die Antworten werden jeweils in 5 Gruppen eingeteilt (keine, leichte, moderate, schwere, extreme Probleme).

Des Weiteren wurde der Oxford-Hip-Score verwendet. Hierbei handelt es sich um einen gelenkbezogenen Score mit 12 Multiple-choice-Fragen für den Patienten mit den folgenden Kriterien:

- Schmerzen
- Bewegungseinschränkungen
- Einschränkungen im Alltag

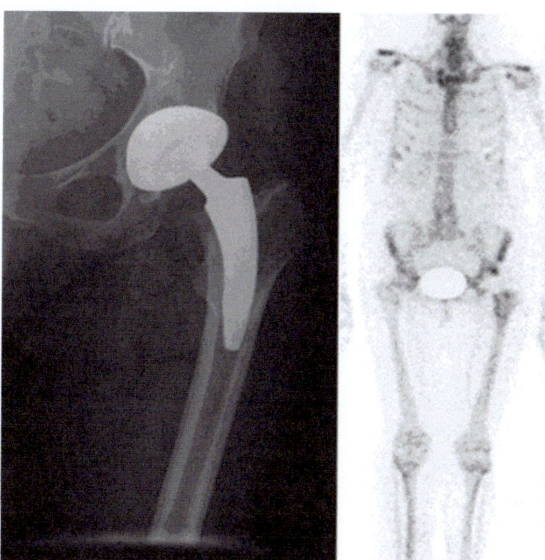

Abb. 2.142 Szintigraphie 9 Monate nach MiniHip-Implantation

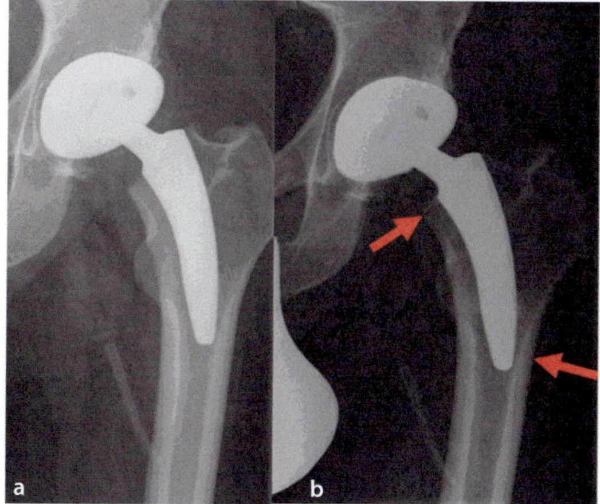

Abb. 2.143a,b Röntgenbilder direkt postoperativ (a) und nach 5 Jahren (b)

Es gibt 5 Antwortmöglichkeiten (nie, manchmal, oft, meistens, immer oder keine Probleme, sehr leichte Mühen, mäßige Mühen, starke Probleme, unmöglich), minimale Punktzahl 0; maximale Punktzahl 48.

Auch der HOOS-Score (Hip Dysfunktion and Osteoarthritis Outcome) wurde verwendet. Er umfasst 40 Multiple-choice-Fragen für den Patient mit den folgenden Kriterien (min. 0; max. 100):

- Symptome und Steifigkeit
- Schmerzen

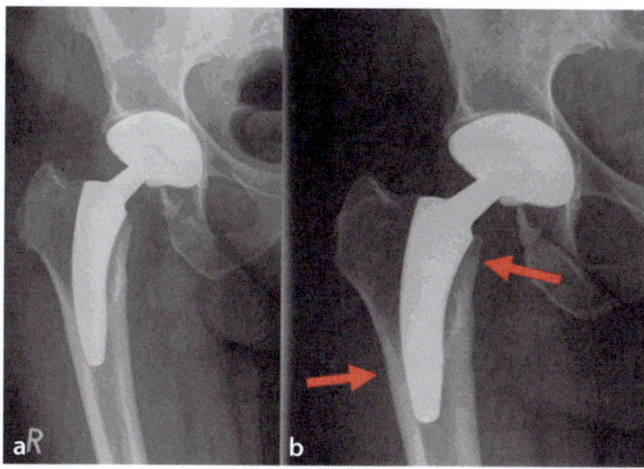

Abb. 2.144a,b Röntgenbilder direkt postoperativ (a) und nach 5 Jahren (b)

- Funktion im täglichen Leben
- Sport und Freizeit
- Lebensqualität

Sowohl OHS als auch HOOS zeigen sehr zufriedenstellende Ergebnisse (Abb. 2.146 und Abb. 2.147). Abb. 2.148 zeigt die kummulative 5-Jahresüberlebensrate.

Es fanden sich im Patientenkollektiv 3 aseptische und eine septische Schaftlockerung, dabei war 2-mal eine Unterdimensionierung des Schafts mit Nachsintern die Ursache:

- 1 aseptische Schaftlockerung 4 Monate postoperativ
- 1 aseptische Schaftlockerung 12 Monate postoperativ; Subsidenz 12 mm
- 1 aseptische Schaftlockerung 12 Monate postoperativ; Subsidenz 15 mm
- 1 septische Schaftlockerung 20 Monate postoperativ

Bei einem Patienten mit aseptischer Schaftlockerung wurde 23 Monate postoperativ eine Schaftrevision mit Traktopexie, Bursektomie und Exostosenabtragung durchgeführt.

Im Vergleich zu anderen Kurzschaftprothesen hat die MiniHip-Prothese gute frühe und mittelfristige klinische Ergebnisse (Abb. 2.149). Breil-With et al. (2016) publizierten 5- bis 6-Jahresergebnisse der MiniHip. Es wurden 109 Koxarthrosehüften, die mit MiniHip versorgt worden waren, erfasst. Die Versorgung war in Rückenlage über einen

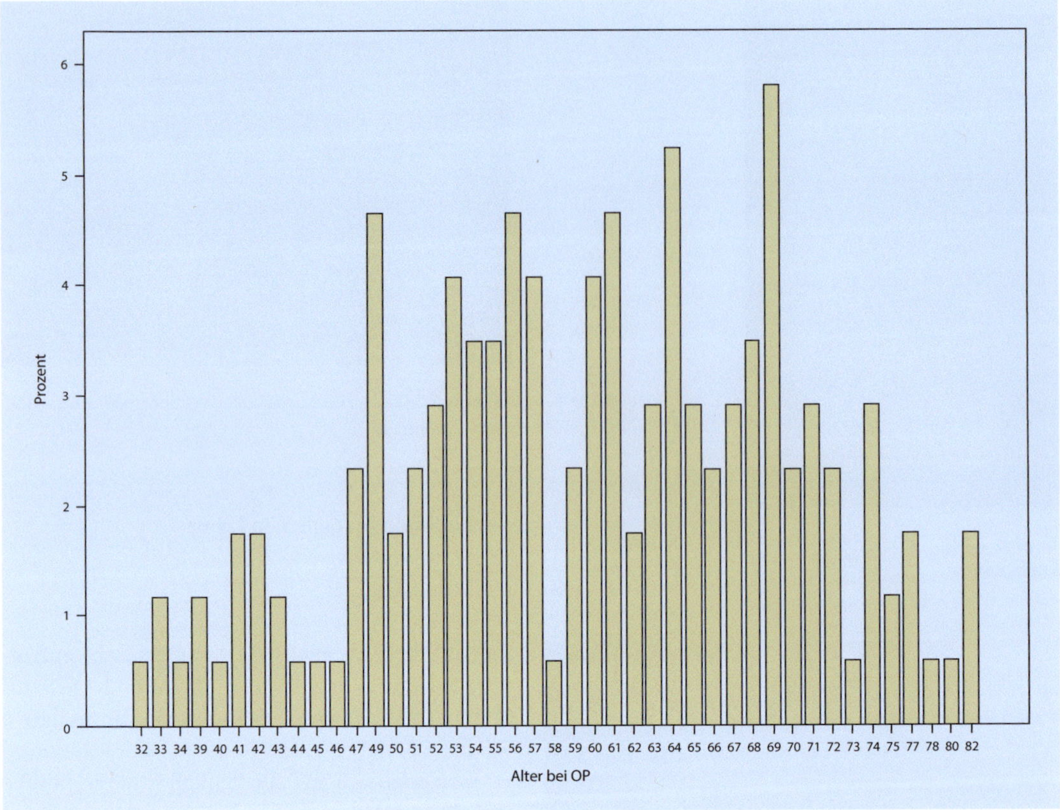

■ **Abb. 2.145** Alter bei Implantation der MiniHip

■ **Abb. 2.146** 5-Jahresergebnisse im OHS

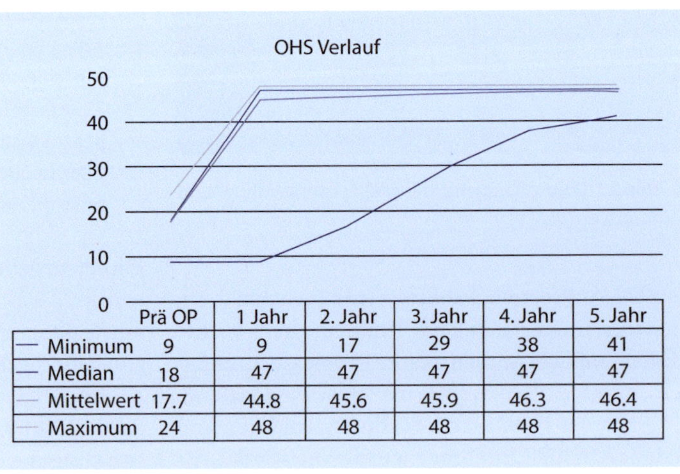

	Prä OP	1 Jahr	2. Jahr	3. Jahr	4. Jahr	5. Jahr
Minimum	9	9	17	29	38	41
Median	18	47	47	47	47	47
Mittelwert	17.7	44.8	45.6	45.9	46.3	46.4
Maximum	24	48	48	48	48	48

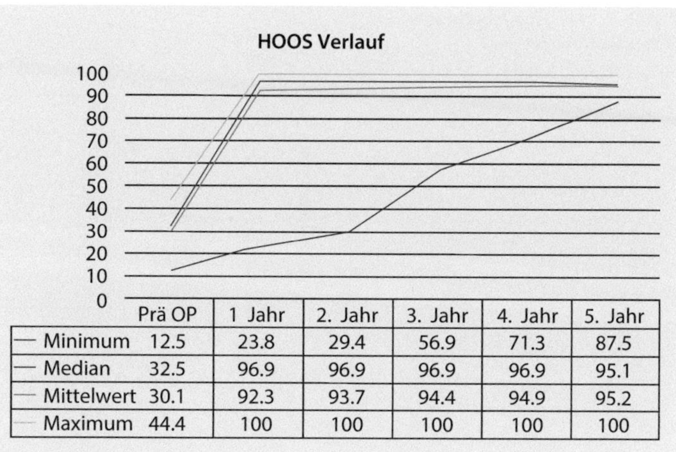

	Prä OP	1 Jahr	2. Jahr	3. Jahr	4. Jahr	5. Jahr
Minimum	12.5	23.8	29.4	56.9	71.3	87.5
Median	32.5	96.9	96.9	96.9	96.9	95.1
Mittelwert	30.1	92.3	93.7	94.4	94.9	95.2
Maximum	44.4	100	100	100	100	100

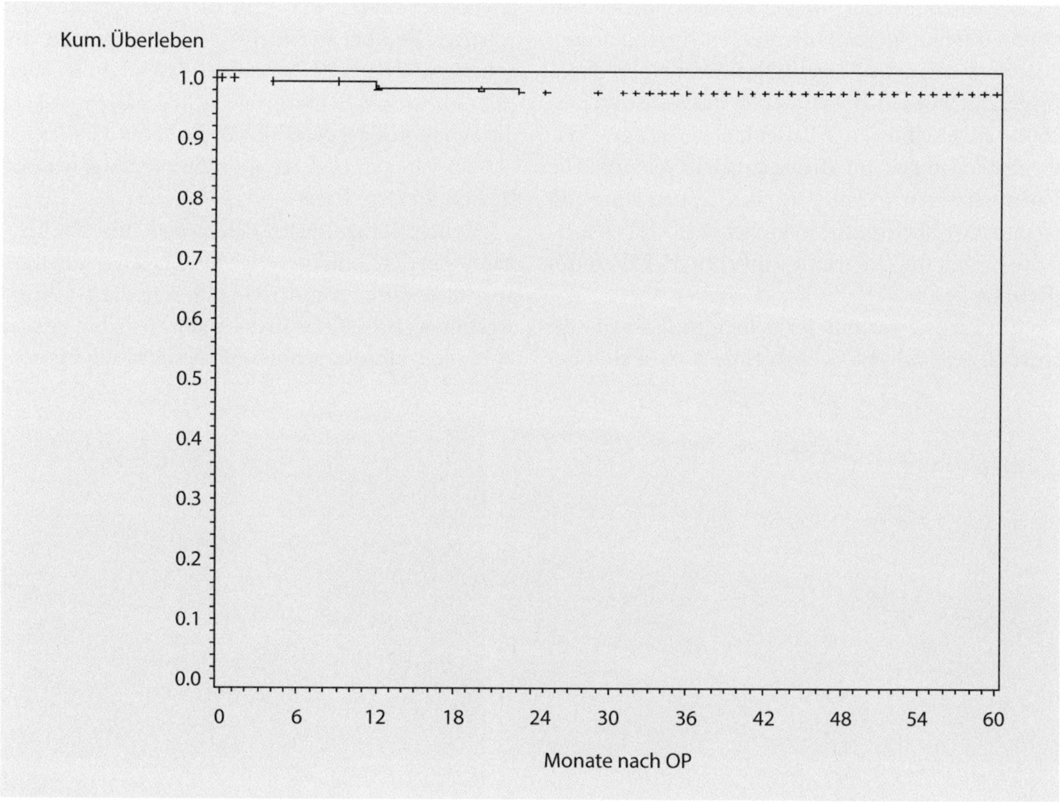

Abb. 2.147 5-Jahresergebnisse im HOOS

Abb. 2.148 Kummulative 5-Jahresüberlebensrate

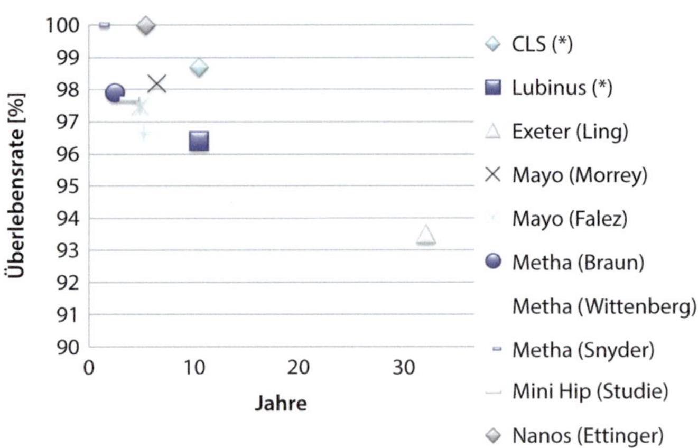

Abb. 2.149 Überlebensraten im Vergleich zu anderen Kurzschaftprothesen

minimalinvasiven anterolateralen Zugang (ALMI) erfolgt (Abb. 2.150) (Ercan 2015).

Die Nachuntersuchungen wurden jährlich von einem unabhängigen Untersucher durchgeführt. Hierbei wurden die Scores (OHS, HOOS) erhoben. Insgesamt wurden 109 Hüften in die Nachuntersuchung eingeschlossen; 7 Patienten wurden zweizeitig bilateral mit einem MiniHip-Schaft versorgt. Die Patienten waren im Mittel 61 Jahre (33–82 Jahre) alt, 56 waren weiblich und 53 männlich. In 54 Fällen handelte es sich um die rechte Hüfte, in 55 Fällen um die linke.

Ein Patient war mit der Schaftgröße 1 versorgt worden (0,9 %), die Schaftgröße 2 fand sich bei keinem der untersuchten Patienten. Schaftgröße 3 war bei 12 Patienten (11 %), Größe 4 bei 21 Patienten (19,3 %) implantiert worden. Am häufigsten war Schaftgröße 5 bei 33 Patienten (30,3 %), gefolgt von Schaftgröße 6 bei 22 Patienten (20,2 %). In 9 Fällen (8,3 %) war die Schaftgröße 7, in 8 Fällen (7,3 %) die Schaftgröße 8 gewählt worden. Nur 3 Patienten (2,8 %) waren mit der Schaftgröße 9 versorgt worden (Abb. 2.151).

Keiner der gefragten Patienten lehnte die Teilnahme an der klinischen Nachuntersuchung ab. Insgesamt konnten somit 109 Hüften in die 1-Jahresergebnisse, 105 Hüften in die 2-Jahresergebnisse und 99 in die 3-Jahresergebnisse eingeschlossen werden;

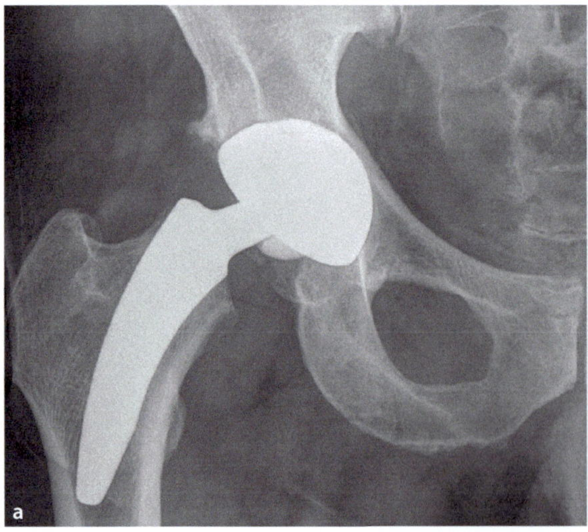

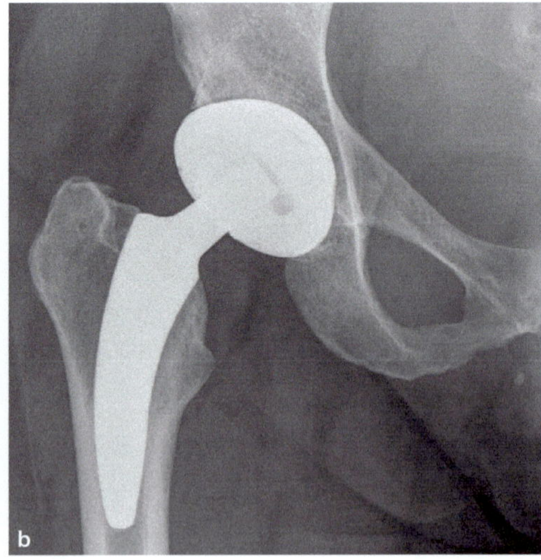

Abb. 2.150a,b Beispiele für eine varische (**a**) und valgische (**b**) Implantation

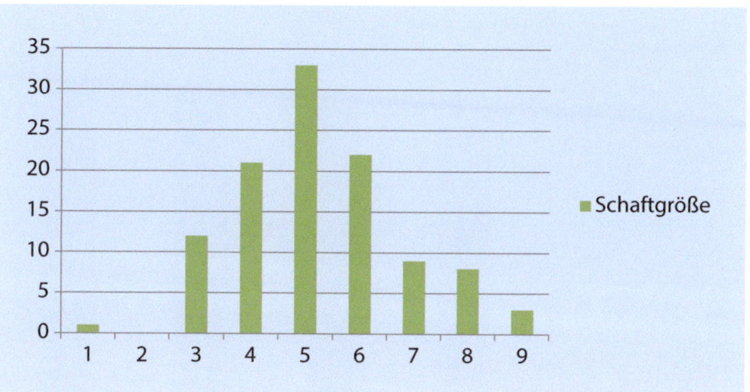

Abb. 2.151 Verteilung der Schaftgrößen

4-, 5- und 6-Jahresergebnisse liegen für 91, 84 bzw. 36 Hüften vor.

Bei 109 Hüften waren der Oxford-Hip-Score und der HOOS präoperativ aufgezeichnet worden. Der OHS lag präoperativ im Mittel bei 16,3 (Median 17; max. 23; min. 9), der HOSS präoperativ bei 30,1 (Median 32,5; max. 44,4; min. 12,5).

Postoperativ stieg der OHS nach einem Jahr auf 42,5 (Median 46; max. 48; min. 9) an. Nach 5 Jahren lag der OHS im Mittel bei 45,1 (Median 47; max. 48; min. 24).) (Abb. 2.152). Der HOOS stieg im ersten postoperativen Jahr auf einen Mittelwert von 87,1 (Median 93,8; max. 100; min. 23,8). Nach 5 Jahren lag der Mttelwert bei 91,9 (Median 93,8; max. 100; min. 48,1) (Abb. 2.153).

Bei 4 Patienten kam es zu Revisionsoperationen. Bei einem Patienten wurde aufgrund einer Schaftsinterung nach 16 Monaten ein Schaftwechsel auf einen zementfreien Standardschaft durchgeführt. Eine Patientin klagte über ein Psoas-Impingement. Hier wurde 4 Monate post implantationem ein Pfannenwechsel durchgeführt. Ein Patient wurde aufgrund eines Spätinfekts revidiert (Propionibacterium acnes, 18 Monate nach Implantation). Hier wurde

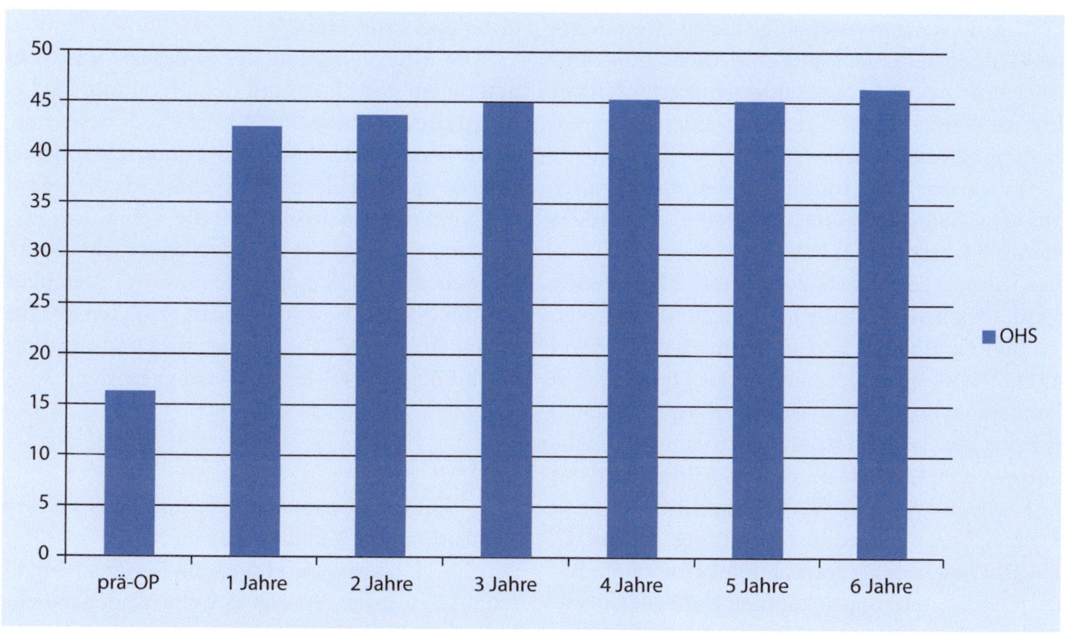

Abb. 2.152 Entwicklung des OHS von präoperativ bis zur 5-Jahreskontrolle

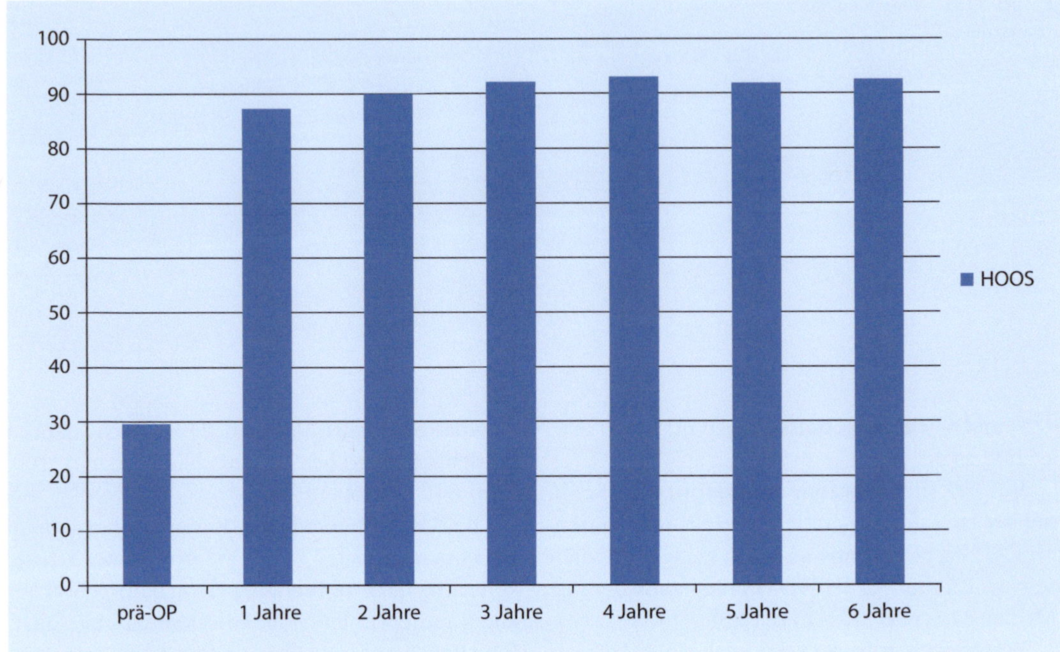

Abb. 2.153 Entwicklung des HOOS von präoperativ bis zur 5-Jahreskontrolle

ein zweizeitiger Prothesenwechsel durchgeführt. Bei einer Patientin wurde aufgrund einer hohen Luxation initial eine Verkürzungsderotationsosteotomie durchgeführt. Hier wurde aufgrund einer verzögerten Heilung der Osteotomie eine Anfrischung und Anlagerung eines Beckenkammspans erforderlich. Im Anschluss kam es zu einer zufriedenstellenden Heilung (Abb. 2.154).

Es wurden keine Todesfälle oder postoperative Nervenschädigungen nachgewiesen. Außerdem wurde bei keinem der Patienten eine postoperative Thrombose gesehen. Postoperative Luxationen wurden wir bei keinem der 109 Patienten beobachtet.

Im Rahmend der 5-Jahreskontrolle wurden von 43 Hüften Röntgenbilder angefertigt. Die restlichen Patienten wünschten zu diesem Zeitpunkt keine Röntgenkontrolle. Im Verlauf der 5-jährigen Nachuntersuchungsperiode wurden bei 8 Patienten (7 %) heterotope Ossifikationen beobachtet (Brooker-Grad I: 3-mal, Brooker-Grad II: 3-mal, Brooker-Grad III: 2-mal). Diese waren jedoch alle klinisch asymptomatisch. Schaftsinterungen konnten in 2 Fällen nachgewiesen werden. In einem Fall kam es wie oben berichtet zu einer revisionspflichtigen Sinterung von 12 mm. In einem zweiten Fall kam es bei der Einjahreskontrolle zu einer Schaftsinterung von 6 mm. Die Patientin berichtete jedoch über keinerlei Schmerzen in der operierten Hüfte.

Die Altersverteilung des Kollektivs war recht heterogen; das Maximum der Verteilung lag bei 61–70 Jahren (Abb. 2.155). Hier wurde betrachtet, ob die verwendete Prothese bei unterschiedlichen Altersgruppen schlechtere Ergebnisse in Bezug auf die funktionellen Scores oder die Komplikationsrate aufzeigt. Es zeigte sich, dass dem nicht so war. Die Scores HOOS und OHS waren vergleichbar (Abb. 2.156). Die 4 Revisionen erfolgten alle bei Patienten unter 65 Jahren. Auch die Drop-out-Rate war bei den über 65-Jährigen etwas geringer.

DEXA-Daten

In die DEXA-Untersuchung („dual energy X-ray absorptiometry") konnten 62 Patienten im Alter von 25–78 Jahren (34 Frauen, 28 Männer) eingeschlossen werden. Es zeigt sich eine Knochendichteabnahme nach 3 Monaten in allen Gruen-Zonen (Abb. 2.157). Der Abfall in den Gruen-Zonen 1,

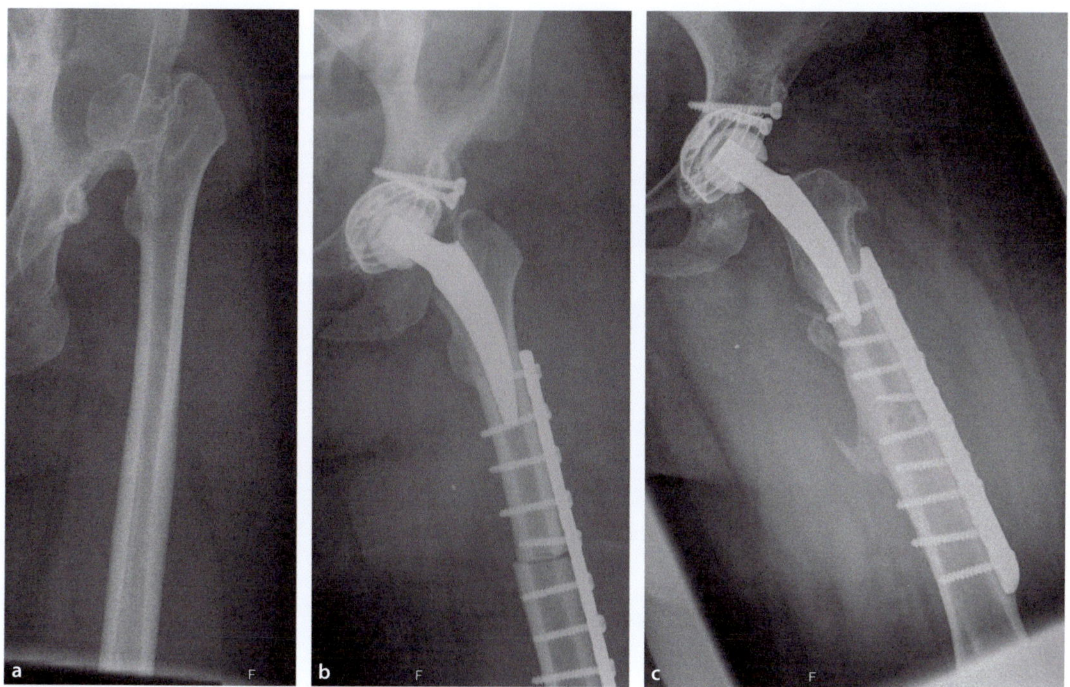

Abb. 2.154a–c Implantation einer MiniHip mit begleitender Verkürzung und Derotation. **a** Präoperativ, b postoperativ, c nach 2 Jahren

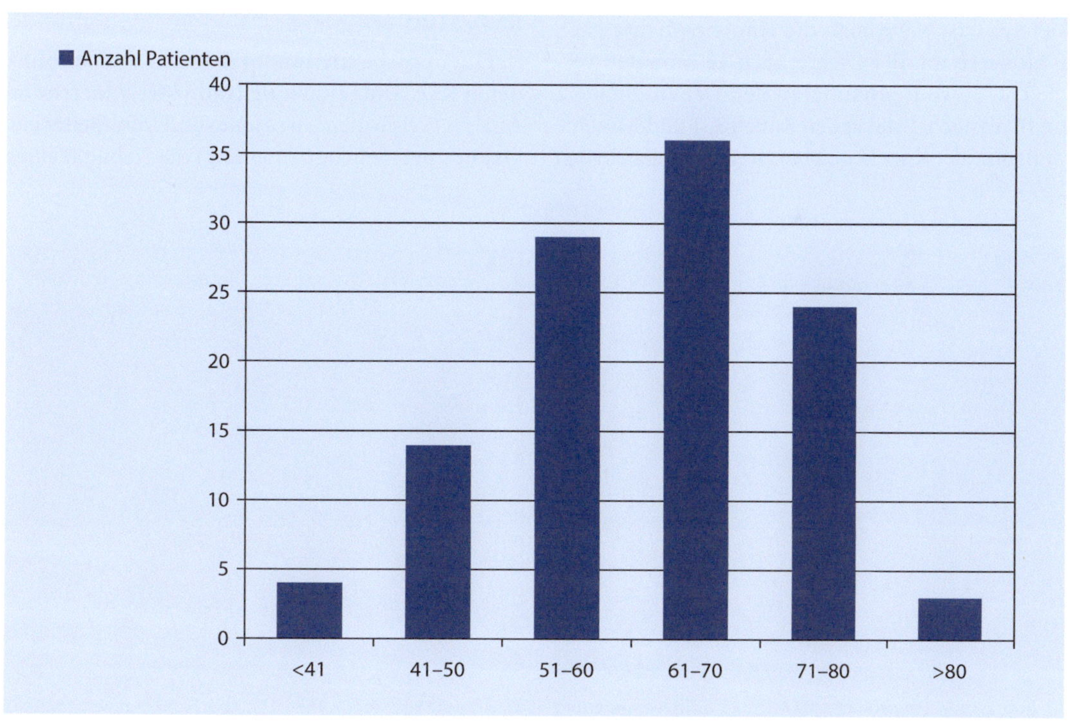

Abb. 2.155 Altersverteilung

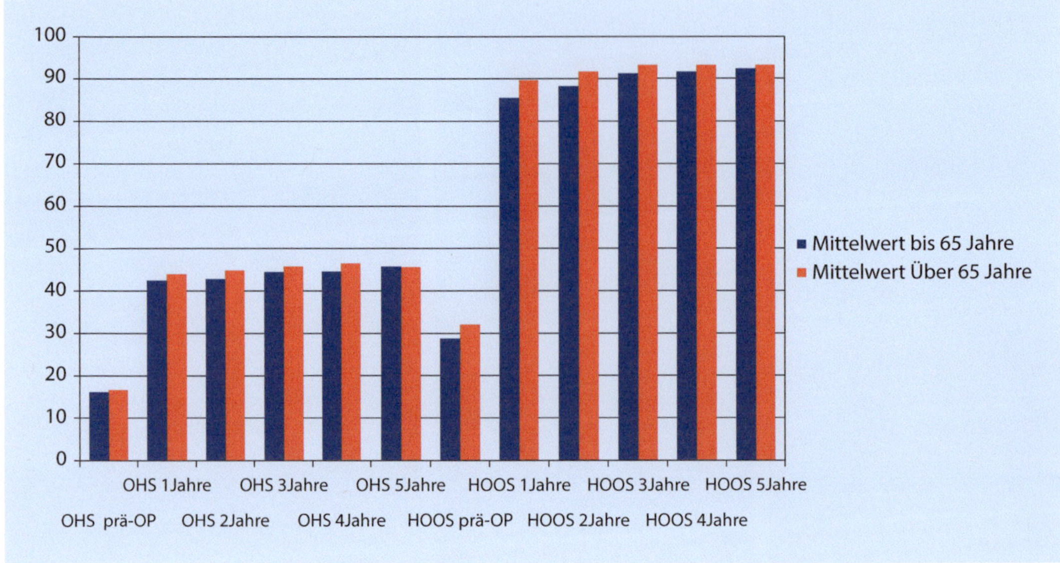

Abb. 2.156 Mittelwerte OHS/HOOS für über bzw. unter 65-Jährige

2, 4 und 7 ist jeweils signifikant. Nach 12 Monaten sind die Veränderungen in diesen genannten Zonen weiterhin signifikant, wenn man vom Ausgangswert postoperativ ausgeht (Abb. 2.158). Anders sieht es aus, wenn man die Knochendichte nach 6 Monaten mit der Dichte nach 12 Monaten vergleicht. Sowohl proximal in den Gruen-Zonen 1 und 7 als auch distal in den Zonen 3, 4 und 5 ist eine Zunahme der Knochendichte zu verzeichnen. In den korrespondierenden Gruen-Zonen 2 und 6 ist eine leichte Abnahme erkennbar (Abb. 2.159).

RSA-Studien

In einer prospektiv randomisierten und verblindeten RSA-Untersuchung (radiostereometrische Analyse) verglichen Glyn-Jones und Mitarbeiter aus Oxford (persönliche Mitteilung) die Stabilität eines

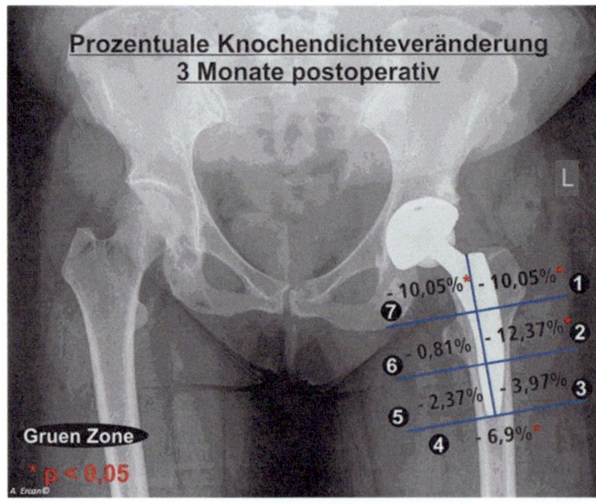

Abb. 2.157 Periprothetische Knochendichteveränderung 3 Monate postoperativ

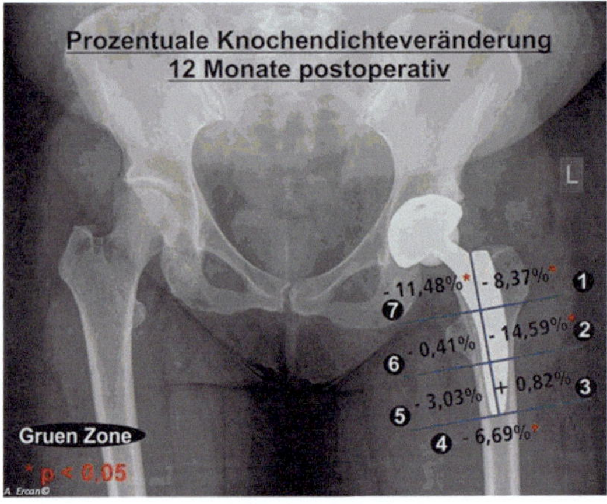

Abb. 2.158 Periprothetische Knochendichteveränderung 12 Monate postoperativ

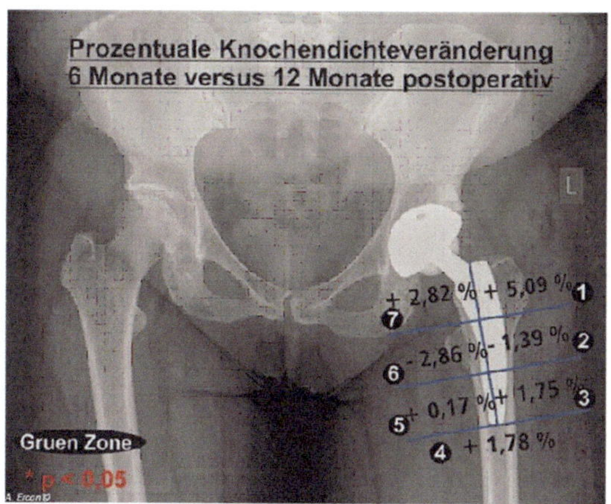

Abb. 2.159 Periprothetische Knochendichteveränderung 6 versus 12 Monate postoperativ

Tab. 2.8 RSA-Daten nach Implantation einer MiniHip- bzw. Metafix-Prothese

Prothesentyp	Kopfmigration [mm]	Prothesenspitzenmigration [mm]
MiniHip	0,086	0,059
Metafix	0,556	0,185

schenkelhalsteilerhaltenden Kurzschafts (MiniHip) mit der Stabilität eines Standardschafts (Metafix). Die Studie ergab eine Kopfmigration beim Kurzschaft von 0,086 mm und beim Standardschaft von 0,556 mm. Die Prothesenspitze zeigte beim Kurzschaft eine Migration von 0,059 mm und beim Standardschaft von 0,185 mm. Die Autoren schlussfolgerten, dass beim Kurzschaft nur sehr geringe Bewegungen in der früher postoperativen Phase bis zur Osteointergration auftreten (Tab. 2.8).

2.11.7 Revisionsmöglichkeiten

Von uns wurden 3 Revisionen bei Patienten mit einer Nachsinterung des Schafts durchgeführt (Abb. 2.160). Die Schadensanalyse ergab in der Regel die Verwendung eines zu kleinen Schafts bei schweren männlichen Patienten.

Bei der Revision der MiniHip-Prothese bei nicht nachgesintertem Schaft kann zunächst eine Standardreosteotomie in die Fossa piriformis hinein erfolgen (Abb. 2.161). Damit steht ein oberer Anteil der Prothese bereits frei. Mit einem Kastenmeißel oder einem schmalen Zentimetermeißel erfolgt der

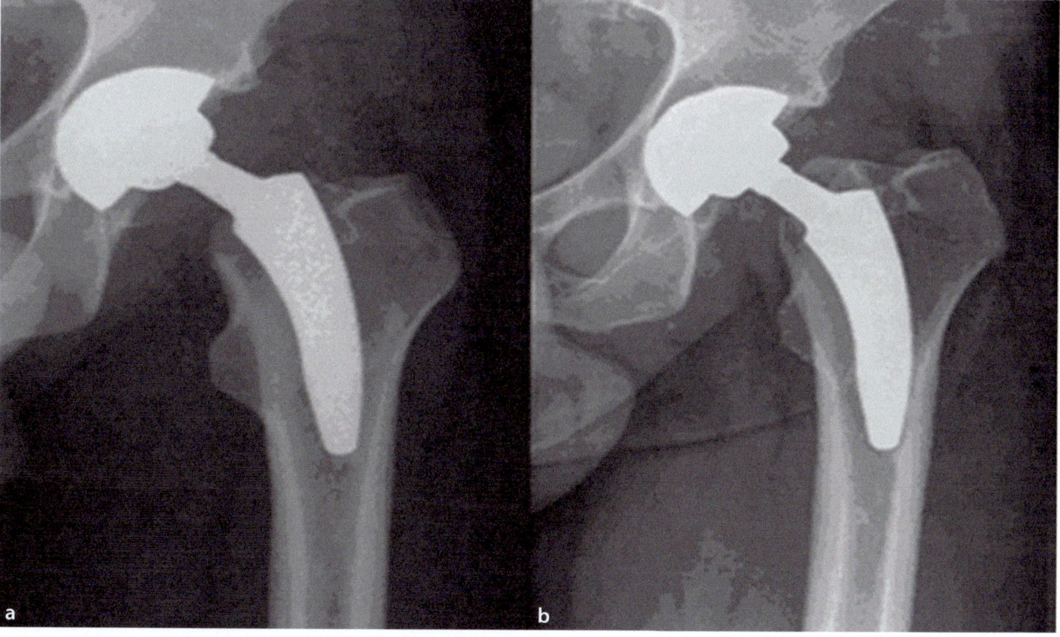

Abb. 2.160a,b Sinterung nach 9 Monaten bei unterdimensioniertem Implantat

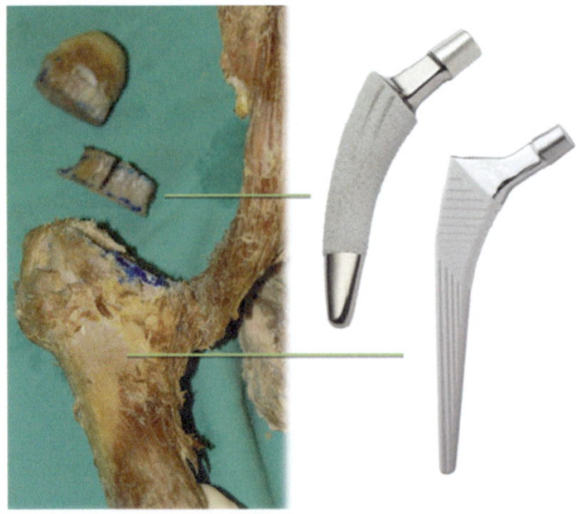

Abb. 2.161a,b Notwendige Nachresektion im Bereich des Schenkelhalses mein Wechsel von der MiniHip- auf eine Standardprothese

Eingang in die Fossa piriformis wie bei einer normalen Geradschaftimplantation. Dann kann mit Klingenmeißeln die Prothese lateral, ventral und dorsal freigelegt werden. Bei den von uns durchgeführten Eingriffen musste medial am Kalkar nicht noch zusätzlich osteotomiert werden, sondern die Prothese war dann explantierbar. Ansonsten müsste man evtl. noch mit einem schmalen Klingenmeißel am medialen Kalkar entlang meißeln. Nach Explantation der MiniHip-Prothese war es in allen Fällen möglich, eine zementfreie Standardprothese zu implantieren (Abb. 2.162).

2.11.8 Histologie eines explantierten MiniHip-Schafts

Bei einem Revisionspatienten konnte das Material des explantierten Schafts im Institut für Osteologie und Biomechanik des Universitätsklinikums Hamburg-Eppendorf (Dr.-Ing. Michael Hann) aufgearbeitet werden. Das Implantat war nur ca. 2 Monate in situ.

- **Präparation:** Nach Fixation in 3,5 %igem Formalin sowie einer Foto- und Röntgendokumentation erfolgten das Zertrennen der Schaftkomponente mit einer Diamantbandsäge und die Aufarbeitung zu unentkalkten Dünnschliffpräparaten.
- **Färbungen:** Toluidinblau.

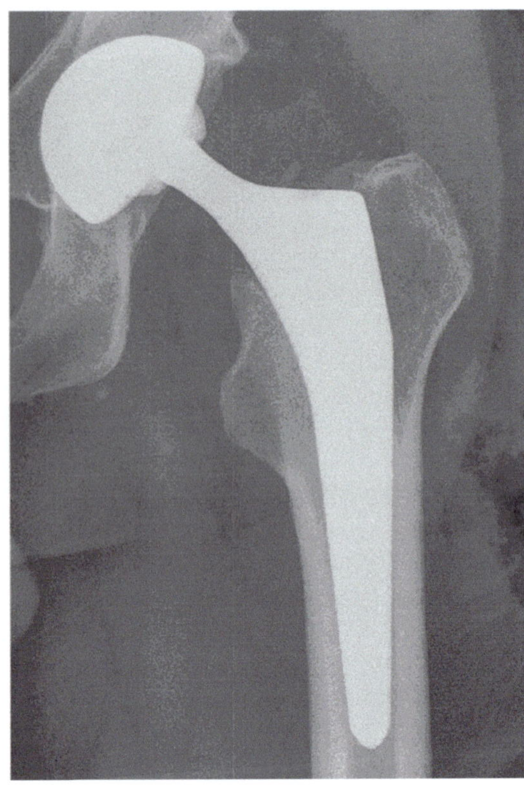

Abb. 2.162 Postoperativ nach Wechsel vom MiniHip- auf einen Standardschaft

Bei der Explantation einer zementfrei verankerten Endoprothese verbleibt Knochengewebe primär nur in den Bereichen am Implantat, in denen ein guter Verbund zwischen Gewebe und Implantat bestand. Eine Bewertung der Gewebereaktionen über die gesamte Implantatoberfläche oder histomorphometrische Untersuchungen zum Implantat-Knochen-Kontakt sind damit nur sehr eingeschränkt sinnvoll. Für die begrenzten Gewebeareale können jedoch allgemeine histologische Reaktionen beschrieben werden. Dünnschnitt- und/oder Dünnschliffpräparate zeigen nur ein zweidimensionales Bild der dreidimensionalen Knochenstruktur, was bei der Interpretation berücksichtigt werden muss.

Histologisch sieht man an der Implantatoberfläche vitalen Knochen mit vereinzelten Knochenneubildungen. Einzelne Trabekel weisen in der gesamten Breite einen direkten Kontakt zur beschichteten Implantatoberfläche (HA) auf (Abb. 2.163a–c). Vereinzelt zeigt sich aber auch ein direkter Kontakt zwischen Knochen und Basismaterial der Endoprothese

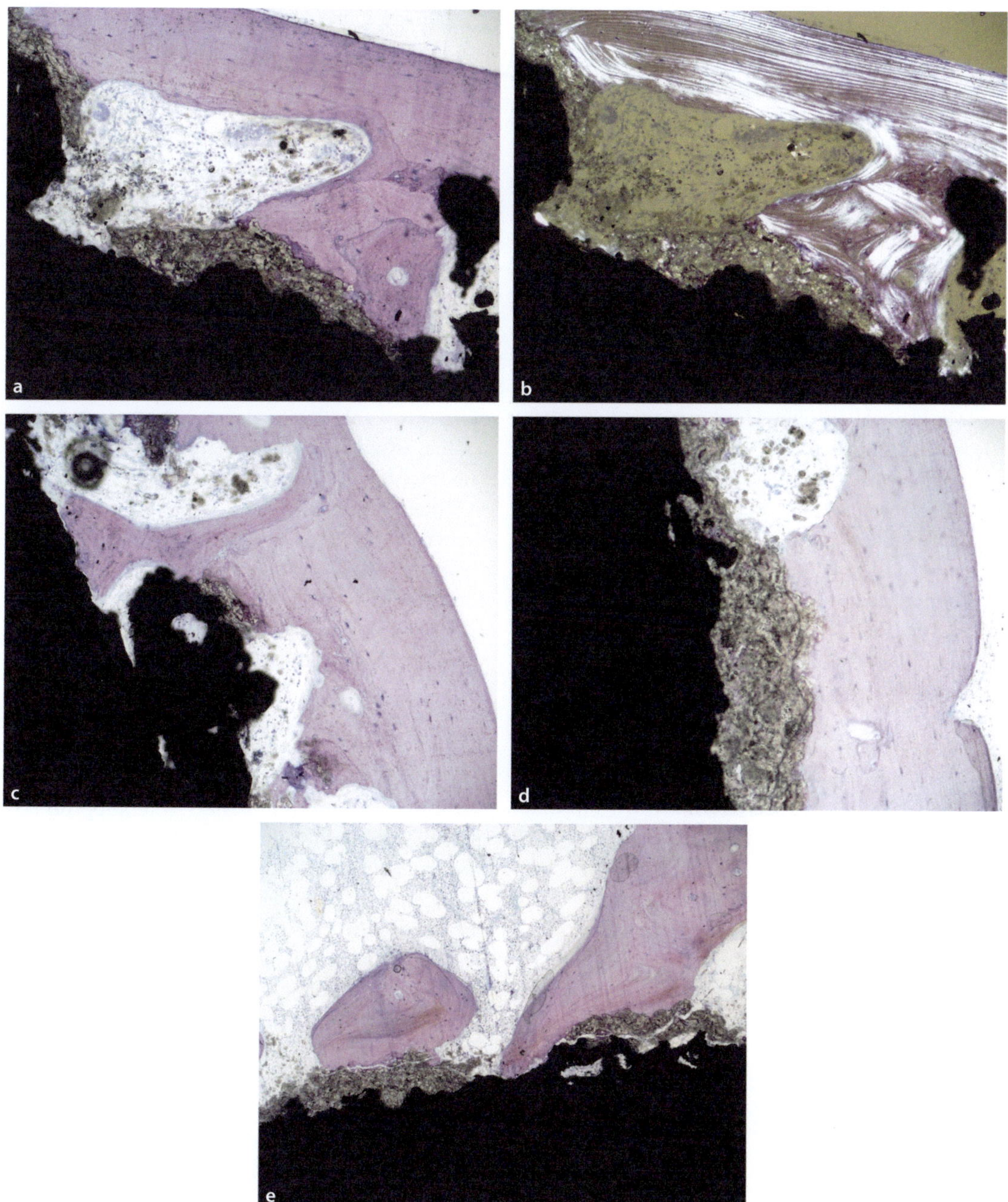

Abb. 2.163a–e Histologie der Implantatoberfläche. **a–c** Vitaler Knochen an der Implantatoberfläche mit vereinzelten Knochenneubildungen, **d, e** vereinzelt auch direkter Kontakt zwischen Knochen und Basismaterial der Endoprothese

(Abb. 2.163d,e). In den Arealen, die für die Beurteilung zur Verfügung standen, ist die Implantatintegration als gut anzusehen. Die gewebefreien Implantatabschnitte lassen keine Beurteilung zu.

2.11.9 Fazit und klinische Relevanz

Der MiniHip-Schaft zeichnet sich durch folgende spezifische Merkmale aus:

- Die Resektionsebene wird an die individuelle Anatomie angepasst; es ist immer eine 90-90-Resektion vorzunehmen. In Abhängigkeit vom CCD-Winkel wählt man eine von 3 Resektionshöhen (subkapital-, „mid neck", tief).
- Es erfolgt ein Impaktieren der Spongiosa des Schenkelhalses und nicht ein Aufraspeln mit Entfernung des Knochens im Bereich des Femurschafts.
- Es können sowohl sehr varische Hüften (CCD-Winkel 117°) als auch sehr valgische Hüften (CCD-Winkel 149°) versorgt werden.
- Für spezielle Indikationen (z. B. enger Markkanal bei hohen Hüftluxationen) bieten sich durch den MiniHip-Schaft neue Therapieansätze.
- Der MiniHip-Schaft erlaubt ein weichteilschonendes („around the corner") und insbesondere knochensparendes Operieren im Bereich des Trochantermassivs. Für den Fall der Revision ist ein Wechsel auf einen Standardgeradschaft problemlos möglich. Mit nur 9 Prothesengrößen ist eine Rekonstruktion der individuellen Biomechanik von mehr als 90 % der Patienten möglich.
- Die 5-Jahresüberlebensrate ist vergleichbar mit derjenigen von anderen zementfreien Standardschaftsystemen.
- DEXA-Untersuchungen nach einem Jahr zeigen einen geringen Knochenverlust, insbesondere am proximalen Femur.
- RSA-Daten zeigen eine größere primäre Stabilität als bei einem zementfreien Standardschaft.

2.12 Fitmore

Christian Götze

Als kurzer gebogener Schaft überzeugt der Fitmore-Schaft in der individuellen Rekonstruktion der Hüftendoprothetik bei primärer oder sekundärer Koxarthrose. Vier Schaftfamilien mit unterschiedlichen Offsets und CCD-Winkeln ermöglichen bei jeweils 12 Größen eine individuelle Planung. Somit ist neben der genauen Ausfüllung auf der endofemoralen Seite die extrafemorale Rekonstruktion exakt möglich. Unsere Erfahrungen basieren auf mehr als 1300 Hüftendoprothesenoperationen mit dem Fitmore-Schaft, der an unserer Klinik seit 2008 eingesetzt wird. Durch die gebogene Form der Prothese, an den Kalkar des proximalen Femurs adaptiert, sind minimalinvasive Verfahren besser durchführbar. Durch die meta-diaphysäre Fixierung des Prothesenschafts konnte biomechanisch eine hohe Primärstabilität vergleichbar mit derjenigen von Standardschäften festgestellt werden. Eine primäre Vollbelastung ist somit postoperativ möglich. Mittelfristige klinische wie auch radiologische Untersuchungen bestätigen den Einsatz des Fitmore-Schafts als Standardprothese. Ältere Patienten mit osteopener Knochenstruktur stellen dabei keine Kontraindikation dar. Radiologisch können im mittelfristigen Verlauf periprothetische kortikale Hypertrophien am distalen Schaftanteil auftreten, die in der Regel asymptomatisch sind. In Verbindung mit den minimalinvasiven Zugängen lässt sich dieser kurze Schaft zunehmend als Standardkonzept in der Hüftendoprothetik realisieren.

2.12.1 Design-Rationale

Seit Einführung der modernen Hüftendoprothetik in den 1960er-Jahren durch Sir John Charnley stellt die Alloarthroplastik am Hüftgelenk eines der herausragenden Therapieelemente in der modernen orthopädischen chirurgischen Therapie dar. Neben der verbesserten Lebensqualität können durch die Operation die Hüftschmerzen reduziert sowie die Funktionalität und Beweglichkeit des operierten Gelenks wiederhergestellt werden. Grundprinzip der modernen zementfreien Hüftalloarthroplastik ist eine primäre Fixation der Gelenkpartner im autologen Knochen, um eine sekundäre Osseointegration der azetabulären und femoralen Prothesenkomponenten zu gewährleisten.

Um die Biomechanik des Gelenks zu rekonstruieren, ist sowohl die Positionierung der Pfanne als auch die Wiederherstellung des Offsets ein entscheidender Teil der Operation. Kinematische Aspekte (Widmer und Majewski 2005) sowie die Standzeit der Implantate (Sakalkale et al. 2001) werden in der Wiederherstellung des Offsets durch die Prothesenimplantation positiv berücksichtigt. Durch eine

Rekonstruktion des Offsets können eine verbesserte Abduktionskraft (Asayama et al. 2005) sowie ein größerer Bewegungsumfang (Sarin et al. 2005) erreicht werden. Bei herkömmlichen Stielprothesen mit distaler Verankerung gelingt häufig aufgrund der mangelnden Variabilität die Rekonstruktion der Gelenkgeometrie nicht (Lecerf et al. 2009), da das Offset abhängig von der Schaftgröße festgelegt ist. Bei nicht Wiederherstellung des Offsets kann dies zu Dislokationen und Einschränkungen der Mobilität des betroffenen Patienten führen.

Das Offset der Hüfte und die individuelle anatomische Varianz am proximalen Femur sind aber, wie die Arbeit von Noble et al. (1986) bestätigt, mit einer extrem hohen Variabilität belegt. Aufgrund dieser anatomischen Untersuchungen zur heterogenen Variabilität des proximalen Femurs wurde ab Mitte der 1980er-Jahre der Einsatz individueller adaptierter Femurschaftprothesen von verschiedenen Autoren propagiert (Aldinger et al. 1984). Neben der optimierten endofemoralen Verklemmung sollte das Offset durch CT-Daten-Analysen erfasst und mittels CAD-Verfahren („computer-assisted design") in der Prothesenherstellung rekonstruiert werden. Eigene biomechanische In-vitro-Untersuchungen zeigen jedoch im Vergleich zu konventionellen Geradschaftprothesen keine verbesserte endofemorale Primärstabilität (Götze et al. 2002). Klinische und ganganalytische mittelfristige Untersuchungen von Patienten nach Implantation individueller Prothesen zeigen statistisch keine Differenz im Vergleich zu Patienten nach Implantation konventioneller Geradschaftprothesen (Götze et al. 2009).

Um Schaftgröße und Offset unabhängiger voneinander wiederherzustellen, wurde der Fitmore-Schaft („der Besserpasser") entwickelt (◘ Abb. 2.164). Dieser Schaft der Firma Zimmer (Winterthur, Schweiz) ist ein kurzstieliger gebogener Prothesenstiel, der im proximalen metaphysären Anteil mit einer groben Titan-Plasma-Beschichtung (Porolock, 100–200 µm, 25–30 % Porosität) versehen ist, um eine möglichst metaphysäre Primärstabilität und ein schnelles Knochenanwachsen zu gewährleisten (◘ Abb. 2.164a). Die Form des Fitmore-Schafts ist angelehnt an die individuelle Anatomie des Hüftgelenks. Hierzu erfolgten Röntgenanalysen einer großen europäischen und US-amerikanischen Stichprobe von mehr als 500 Hüftgelenken.

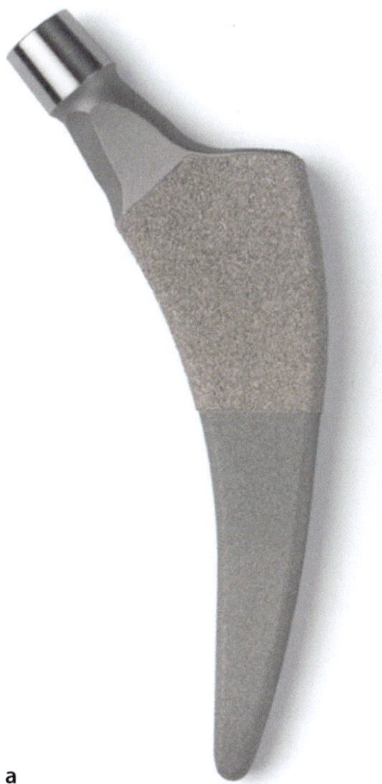

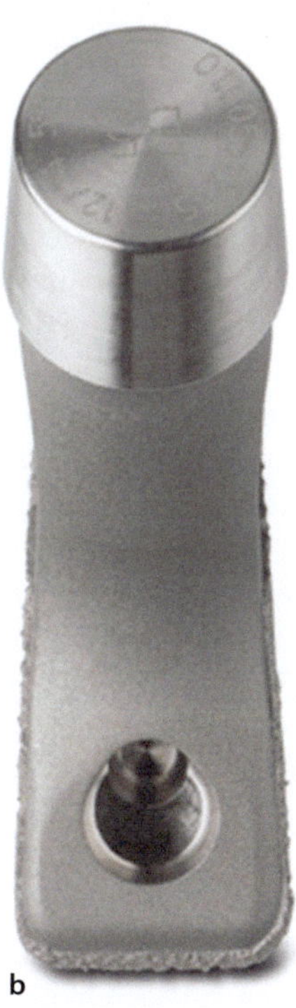

◘ **Abb. 2.164a,b** Fitmore-Prothese. **a** Proximale poröse Titan-Plasma-Beschichtung (Porolock) zur Optimierung der methaphysären Primärstabilität (100–200 µm, 25–30 % Porosität), **d** trapezförmiger Querschnitt zur Optimierung der Primärstabilität. (Mit freundlicher Genehmigung der Fa. Zimmer)

Dabei wurde die Entwicklung der Stielprothesen in 2 Richtungen vorangetrieben. Zum einen sollte die Entwicklung des Prothesenstiels von Offset und Größe der Schaftprothese im endofemoralen Lager unabhängig sein. Zur Rekonstruktion und Anlage am Kalkar wurden 3 unterschiedliche Schaftkurvaturen entwickelt. Somit liegen Schäfte mit größerem Offset auch für kleinere und schmalere Markräume sowie Schäfte mit kleinerem Offset für Hüften mit größeren Markräumen zur individuellen Rekonstruktion am proximalen Femur vor. Zum anderen sollten durch die gebogene Schaftform der Fitmore-Prothese in Kombination mit minimalinvasiven Operationsverfahren der Knochen im Bereich des Trochanter major und die Muskelansätze geschont und erhalten werden. Durch die Anlagerung an die mediale Kurvatur des Kalkars sowohl beim Raspeln des endofemoralen Lagers als auch bei der Prothesenstielimplantation lassen sich diese Kriterien verwirklichen (◻ Abb. 2.165).

Das Design der Fitmore-Stielprothese ist durch eine hohe Primärstabilität im endofemoralen Lager gekennzeichnet. Biomechanische Untersuchungen von Bieger et al. (2011) am endofemoralen Knochen bescheinigen dem Fitmore-Schaft im Vergleich zum CLS-Schaft und zur Mayo-Kurzschaftprothese eine optimierte Rotationsstabilität, vor allem im proximalen metaphysären Femur. Die Primärstabilität wird durch eine Press-fit-Fixation durch ein dreifach konisch zulaufendes Design (◻ Abb. 2.164) ermöglicht, die eine gleichmäßige Lastverteilung auf den proximalen Femur gewährleistet. Dabei erfolgt die Lastübertragung der Prothese im metaphysären Anteil durch einen direkten Kontakt zwischen Prothese und Kalkar. Während der Hals der Prothese in den Familien B-extended und C rund ist, wurde die Konusform des Halses in den Familien A und B V-förmig konstruiert, um den Bewegungsumfang zu vergrößern. Zur individuellen Rekonstruktion liegen 3 unterschiedliche Schaftfamilien mit 4 Offset-Versionen vor (◻ Abb. 2.166). Bei jeweils 12 Größen bzw. 14 Größen in den Schaftfamilien B und B-extended können somit 52 unterschiedliche Schaftprothesen gewählt werden.

Diese hohe Anzahl an unterschiedlichen Prothesen erfordert eine exakte präoperative Planung der Prothesenimplantation anhand der individuellen Hüftgelenkgeometrie. Adaptiert an das zu

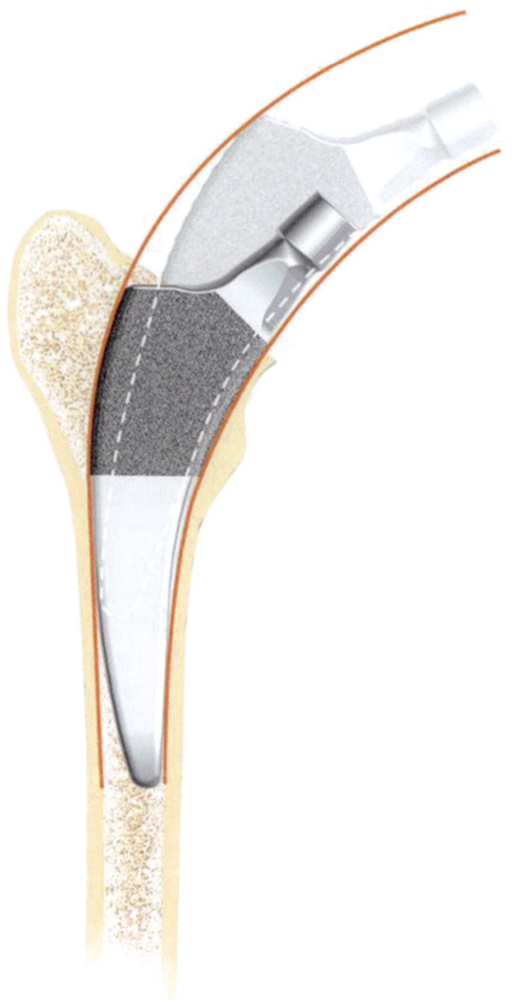

◻ **Abb. 2.165** Kalkaraadaptierter gebogener Fitmore-Schaft, optimiert für die minimalinvasive Hüftprothesenimplantation. (Mit freundlicher Genehmigung der Fa. Zimmer)

rekonstruierende Rotationszentrum wird zunächst die Schaftfamilie durch Anlage an den Kalkar festgelegt. Erst im folgenden Schritt wird die Größe der Prothese durch Anlage an die laterale Kortikalis bestimmt. Bei extremen Deformitäten des proximalen Femurs, aber auch bei extremer Außenrotationsfehlstellung der betroffenen Hüftseite im Röntgenbild kann die Gegenseite in der Planung berücksichtigt werden. Von der extremen Coxa vara bis hin zur Coxa valga können durch Nutzung der Fitmore-Schaftfamilie C (127° CCD) bis A (140° CCD) eine

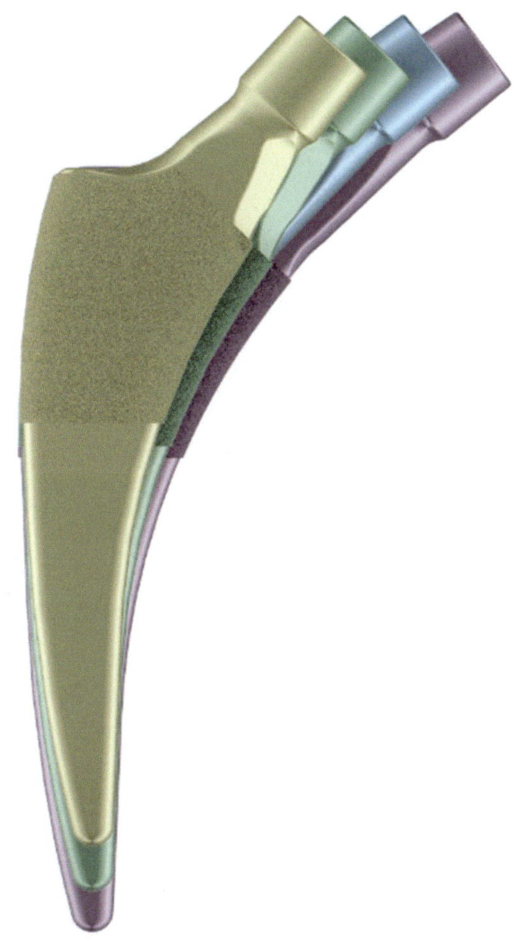

■ **Abb. 2.166** Die Fitmore-Schaftfamilien mit 4 unterschiedlichen CCD-Winkeln und Offset-Versionen: Familie A mit 140° CCD-Winkel (12 Größen), Familie B mit 137° (14 Größen), Familie B Extended mit 129° (14 Größen) und Familie C 127° (12 Größen). Somit ergeben sich 52 verfügbare verschiedene Größen. (Mit freundlicher Genehmigung der Fa. Zimmer)

Rekonstruktionen der individuellen Geometrie durchgeführt werden (■ Tab. 2.9, ■ Abb. 2.167 und ■ Abb. 2.168). Somit kann die Breite der verschiedenen anatomischen Varianten am proximalen Femur nahezu vollständig ausgeglichen werden.

Babisch (2013) weist in seinem Beitrag der Möglichkeit der patientenindividuellen Hüftgelenkrekonstruktion auf den großen Vorteil der Fitmore-Prothese gegenüber anderen Kurzschaftprothesen hin. Durch die Vielzahl unterschiedlicher

■ **Tab. 2.9** Schaftfamilien der Fitmore-Prothese

Schaftfamilie	Offsetbereich [mm]	CCD-Winkel
A	31–39	140°
B	37–45	137°
B extended	44–52	129°
C	51–59	127°

Schaftformen und -größen lassen sich Offset und Beinlängendifferenzen planerisch bei orthograder Schaftpositionierung exzellent berücksichtigen. Allenfalls bei einem extrem steilen Schenkelhals mit geringem Offset wie bei einer Coxa valga et antetorta bleibt ein Missverhältnis zwischen der zu rekonstruierenden Geometrie und der Fitmore-Planung bestehen. In diesen Fällen gelingt die Rekonstruktion der individuellen Anatomie mit dem Fitmore-Schaft nur mittels valgischer Positionierung des Schafts. Es sollten bei diesen extremen Raritäten auf konventionelle Stielprothesen zurückgegriffen werden.

2.12.2 Indikationen und Kontraindikationen

Die Anwender der Fitmore-Hüftschaftprothese sehen den großen Vorteil der Prothese im sehr breiten Einsatzspektrum. Im Gegensatz zu anderen Kurzschaftprothesen, die häufig eine Limitierung in der Indikationsbreite aufweisen, ist das Indikationsspektrum der Fitmore-Stielprothese weit. Dabei muss betont bleiben, dass laut Daten des Bundesverbands Medizintechnologie (BVMed) der Fitmore-Schaft nicht als Kurzschaft, sondern als kürzerer Schaft gewertet wird. Aufgrund der meta-diaphysären Fixation der Prothese sind Kontraindikationen allenfalls bei sehr osteoporotischen Knochenstrukturen zu verstehen. Osteopener Knochen stellt kein Ausschlusskriterium dar. Der älteste von uns mit der Fitmore-Schaftprothese versorgte Patient war zum Zeitpunkt des chirurgischen Eingriffs bereits 86 Jahre. Somit stellt das Alter kein generelles Ausschlusskriterium dar.

Schenkelhalsfrakturen sollten insbesondere beim älteren Patienten in der Indikation ausgeschlossen

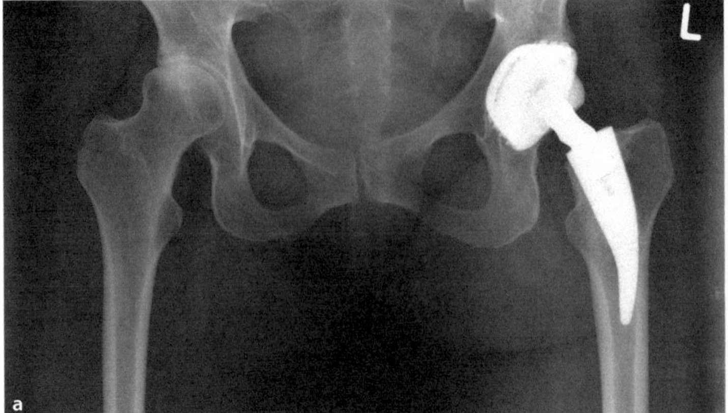

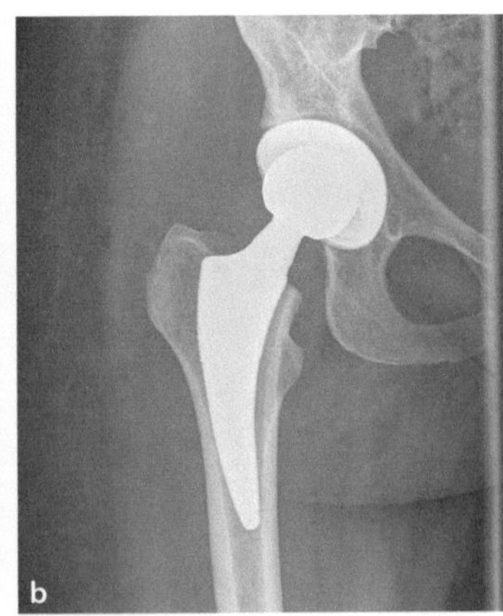

Abb. 2.167a,b 53-jährige Patientin mit sekundärer Koxarthrose bei Hüftdysplasie. **a** Zustand nach modularer Kurzschaftprothesenimplantation an der linken Hüfte, Beinlängendifferenz 1 cm, **b** operative Versorgung mit einer Fitmore-Prothese der Schaftfamilie A, Größe 4. Sowohl das Offset als auch der CCD-Winkel konnten durch präoperative Planung und Festlegung der Schaftfamilie rekonstruiert werden mit Ausgleich der Beinlängendifferenz

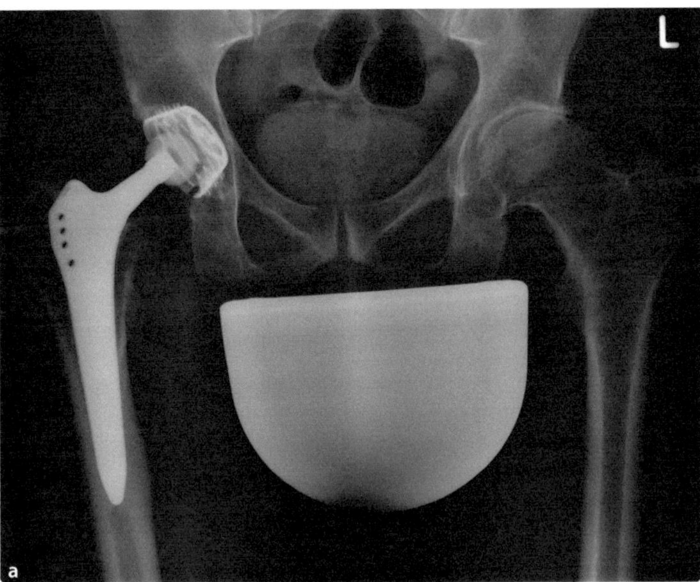

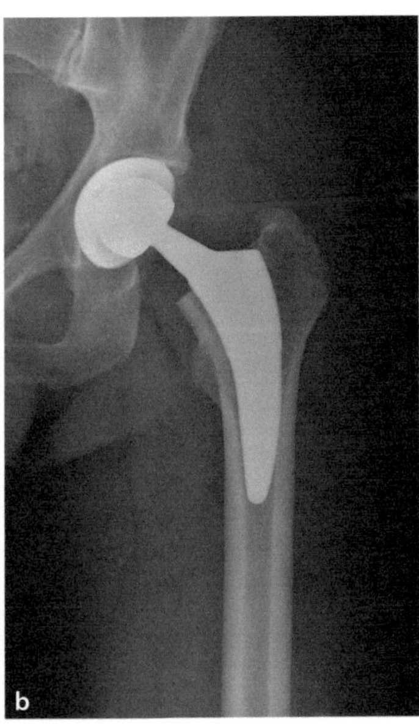

Abb. 2.168a,b Linksseitige degenerative Koxarthrose bei einem 76-jährigen Patienten. **a** Zustand nach operative Versorgung der rechten Hüfte mittels Geradschaftprothese, distale Krafteinleitung und „stress shielding" mit proximaler Knochendichteminderung, **b** Rekonstruktion der individuellen Anatomie mit der Fitmore-Stielprothese der Schaftfamilie B extended

werden. Dies ist bedingt durch die mangelhafte Abstützung des fehlenden Kalkars. Bei Voroperationen nach Marknagelexplantation und Konvertierung auf zementfreie Prothesen sind Geradschaftprothesen vorzuziehen. Ebenso sollte bei hohen Dysplasiekoxarthrosen mit geplanter subtrochantärer femoraler Verkürzungsosteotomie aufgrund der eher proximalen Fixation der Fitmore-Schaftprothese den distal verankernden Geradschaftprothesen der Vorzug gegeben werden.

Auch in der Revisionschirurgie an der Hüfte konnte der Fitmore-Schaft bereits eingesetzt

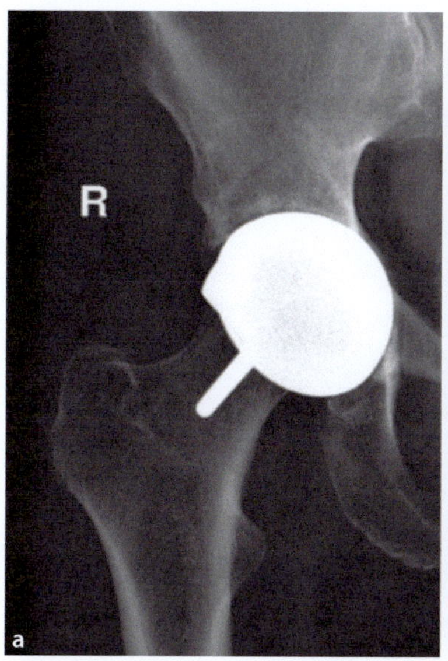

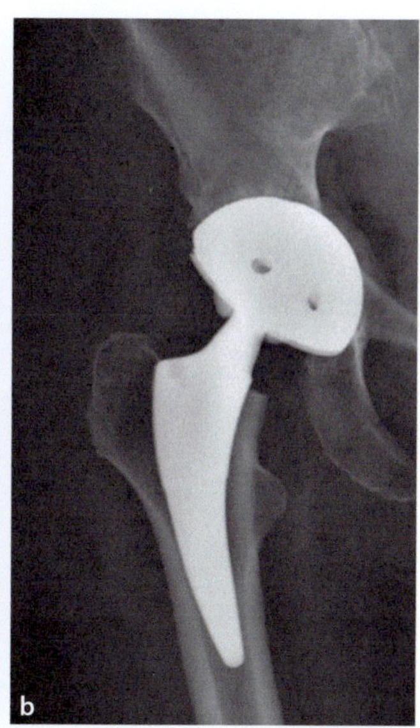

Abb. 2.169 **a** Zustand nach Hüftoberflächenersatz bei einer 53-jährigen Patientin mit extremen Reibegeräuschen und Schmerzen im rechten Hüftgelenk, **b** Revision über einen posterioren Zugang auf eine zementfreie Fitmore-Prothese der Schaftfamilie B

werden: Bei 3 von uns durchgeführten Konvertierungen von Hüftoberflächenprothesen auf konventionelle zementfreie Prothesen wurde die Fitmore-Stielprothese erfolgreich eingesetzt (Abb. 2.169). In diesen Revisionsfällen erfolgte die Planung der Fitmore-Prothese an der kontralateralen, nicht operierten Hüftseite. In einem weiteren Fall einer auswärtig fehlimplantierten Femurschaftprothese mit konsekutiver Beinverlängerung ipsilateral von 3 cm wurde in der Revision der Fitmore-Schaft bei intaktem Kalkar gewählt. Grundsätzlich sollte der Schaft jedoch der primären Hüftchirurgie vorbehalten bleiben.

2.12.3 Operative Zugänge

Grundsätzlich besteht bei der Wahl des operativen Zugangs an der Hüfte in Verbindung mit der Fitmore-Schaftprothese keine Einschränkung. Eigene Untersuchungsergebnisse bestätigen eine geeignete Implantationsform durch den kurvierten Prothesenschaft, insbesondere bei einem minimalinvasiven anterolateralen Vorgehen. Hierbei wurde an unserem Patientengut zunächst ein anterolateraler Zugang in Seit- oder Rückenlage (zuletzt ausschließlich in Seitenlage) genutzt. Yerasimides (2010) beschreibt die erfolgreiche Implantation des Fitmore-Schafts auch in Verbindung mit einem minimalinvasiven anterioren Zugang in Rückenlage („anterior supine"). Durch die Anpassung des Schafts an den Kalkar lässt sich die Prothese auch bei minderinvasiven Eingriffen über standardisierte Zugängen implantieren. Gute Erfahrungen mit der Prothesenimplantation über einen posterioren Zugang im Revisionsfall nach Konvertierung von Hüftoberflächenprothesen konnten mit dem Fitmore-Schaft ebenfalls gesammelt werden.

Somit sind sämtliche Zugänge mit dem Vorteil der knochensparenden Implantation ohne Verletzung der ossären trochantären Strukturen oder der glutealen muskulären Ansätze mit der Fitmore-Schaftprothese realisierbar. Die postoperative Nachbehandlung erfolgt stets standardisiert: Die Vollbelastung der Hüfte wird bei intraoperativer Primärstabilität empfohlen.

2.12.4 Klinische Daten

Von August 2008 bis Ende 2015 wurden an unserer Klinik mehr als 1300 Hüftoperationen mit der Fitmore-Schaftprothese durchgeführt. Azetabulär wurde in den überwiegenden Fällen eine zementfreie hemisphärische Pfanne Typ Allofit (Fa. Zimmer) verwendet. In weit über 80 % der Fälle erfolgte die Implantation einer Fitmore-Prothese der Schaftfamilie B (73 %)

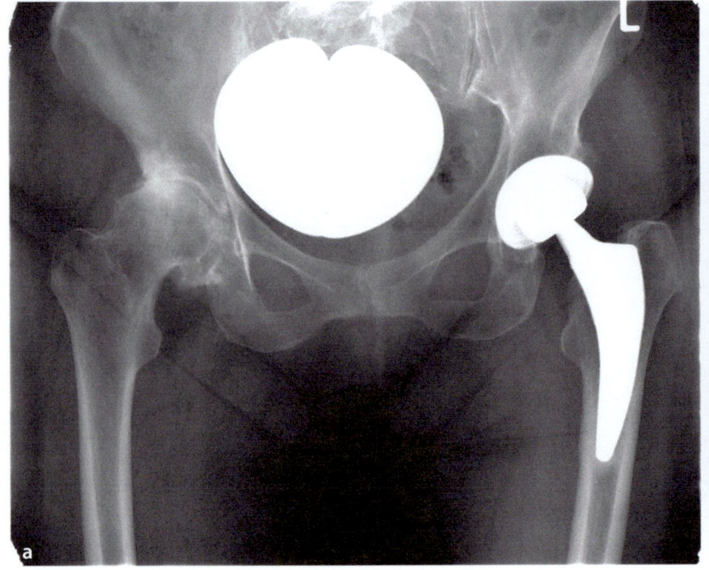

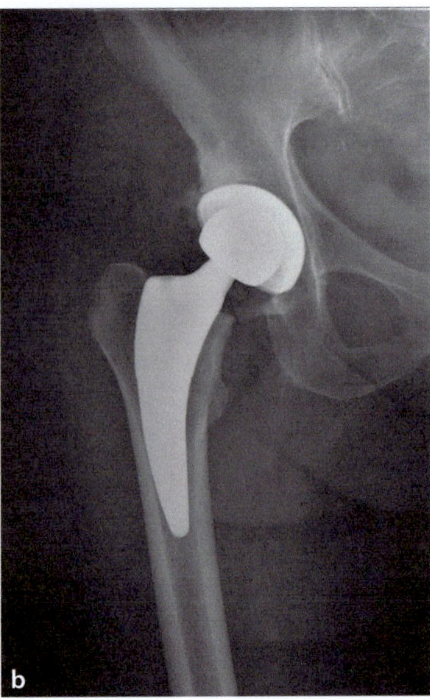

Abb. 2.170 **a** Rechtsseitige Koxarthrose bei sekundärer Dysplasiekoxarthrose 21 Monate nach linksseitiger Fitmore-Prothesen-Implantation: distale Kortikalishypertrophie im Bereich der Prothesenspitze, **b** postoperative Verlaufskontrolle nach Fitmore-Prothesen-Implantation mit hoher Kalkarresektion zur Prothesenabstützung

oder B-extended (16 %). Die Versorgung mittels einer Prothese der Schaftfamilie C lag bei unter 1 %.

Die ersten 113 Fälle wurden klinisch und radiologisch prospektiv verfolgt mit einem Verlauf von nunmehr über 7 Jahren. In einer vergleichenden Studie wurden die ersten 45 Fitmore-Prothesen, die über einen MIS-Zugang in Seitenlage analysiert und mit einem modifizierten anterolateralen Zugang in Rückenlage bei weiteren 68 Patienten verglichen. Das Indikationsspektrum der ersten 113 Protheseninplantation ist breit: Neben degenerativer Koxarthrose wurden Patienten aufgrund einer sekundären Dysplasiekoxarthrose (Abb. 2.170), einer avaskulären Nekrose oder einer Deformität im proximalen Femur operiert.

Der Harris-Hip Score konnte in der Gruppe der Patienten, die in Seitlage über einen MIS-Zugang operiert wurden, von 43,5 auf primär durchschnittlich 97,3 Punkte verbessert werden. Die Patientengruppe, die über einen MIS-Zugang in Rückenlage operiert wurde, konnte im Harris-Hip-Score von 42,2 auf durchschnittlich 98,2 Punkte optimiert werden. 24 Monate postoperativ blieben die durchschnittlichen Werte des HHS mit 96,8 Punkten bzw. 97,1 Punkte stabil. Eine statistische Differenz in der klinischen Bewertung zwischen beiden Zugängen war nicht signifikant.

In 5 Fällen erfolgten im kurzfristigen Verlauf Revisionen: In einem Fall aufgrund einer Luxation der Prothese nach Fehlpositionierung der azetabulären Komponente, in 3 Fällen aufgrund früher periprothetischer Fraktur (Abb. 2.171) sowie in einem Fall aufgrund symptomatischer Sinterung der Stielprothese in einem Verlauf von 9 Monaten postoperativ (Abb. 2.172). Sämtliche periprothetischen Frakturen waren auf iatrogene Fehler zurückzuführen: Retrospektiv wiesen alle Fälle eine zu tiefe Resektion des Schenkelhalses unmittelbar über dem Trochanter minor auf (Abb. 2.171b). Auf eine ausreichende Kalkarlänge bei der Prothesenimplantation ist zu achten, um eine sichere proximale Abstützung der Prothese zu gewährleisten. Falls intraoperativ eine zu geringe verbleibende Schenkelhalshöhe offensichtlich wird, ist eine Konvertierung auf eine distal verankernde Prothese unumgänglich. In einem der 3 Fälle mit periprothetischer Fraktur wurde eine Geradschaftprothese, in den beiden übrigen Fällen Revisionsprothesen mit der Überbrückung des Defekts und additiver Cerclage durchgeführt (Abb. 2.171c).

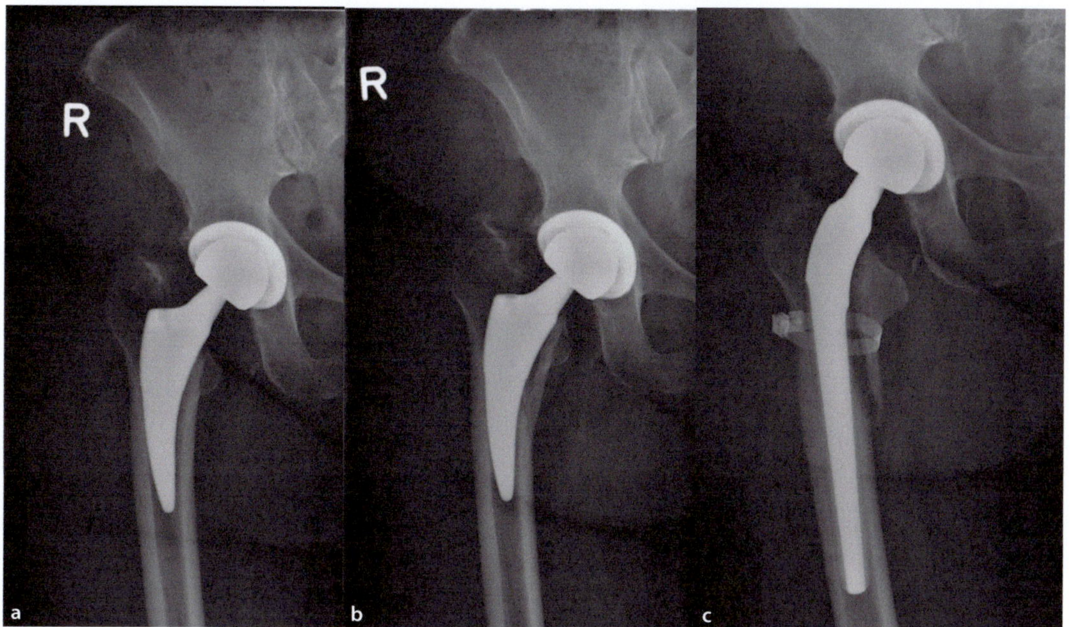

Abb. 2.171 a 73-jährige Patientin mit periprothetischer Fraktur nach Fitmore-Schaft-Implantation. b Die Resektion des Kalkars erfolgte auf einer zu geringen Höhe. c Revision auf Langschaftprothese mit additiver Cerclage. Bei zu tiefer Schenkelhalsresektion ist eine Implantation der Fitmore-Prothese ungeeignet

2.12.5 Revisionsmöglichkeiten

Revisionen mit dem Fitmore-Schaft waren unseren Erfahrungen nach unproblematisch. Die Extraktion der Prothese war stets problemlos, bei Lockerung oder periprothetischer Fraktur ließ sich der Fitmore-Schaft gut entfernen. Größere kortikale oder spongiöse Knochenverluste waren bei Extraktion der Prothese nicht ersichtlich. In einem Fall einer aseptischen Sinterung des Schafts 9 Monate postoperativ erfolgte der Wechsel auf eine konventionelle distal verankernde Schaftprothese (Abb. 2.172). In 3 Fällen einer periprothetischen Fraktur nach Fitmore-Prothesen-Implantation erfolgte bei 2 Patienten die Revision auf eine modulare Langschaftprothese, bei einer 65-jährigen Patienten wurde die Konvertierung auf eine konventionelle Geradschaftprothese mit zusätzlicher Cerclage des frakturierten Knochens vorgenommen. In diesem Fall musste die Entlastung für 6 Wochen zur Konsolidierung der Knochenstruktur erfolgen, während nach Revision auf eine Langschaftprothese die Belastung primär erfolgen kann. Die revidierten Fälle konnten im kurzfristigen Verlauf eine gute Verheilung der Fraktur mit sekundärer Osseointegration der Prothese aufweisen.

2.12.6 Zusammenfassung

Unter differenzierter Planung kann mit der Fitmore-Schaftprothese die anatomische Varianz am proximalen Femur bei primärer und sekundärer Koxarthrose optimiert rekonstruiert werden. Sowohl das Offset der Hüftgelenkgeometrie als auch die endofemorale Größe kann durch die Vielzahl an Schaftprothesen optimal berücksichtigt bzw. wiederhergestellt werden. Dabei sind diese unabhängig voneinander zu rekonstruieren. Im Vergleich zu anderen Kurzschaftprothesen lassen sich somit durch eine differenzierte präoperative Planung klinisch relevante Beinlängendifferenzen oder ein fehleingestelltes Offset vermeiden. Durch individuelle Planung und geeignete Auswahl der Schaftfamilie lässt sich die Anlagerung der Prothese an den Kalkar bestmöglich garantieren. Durch die mediale

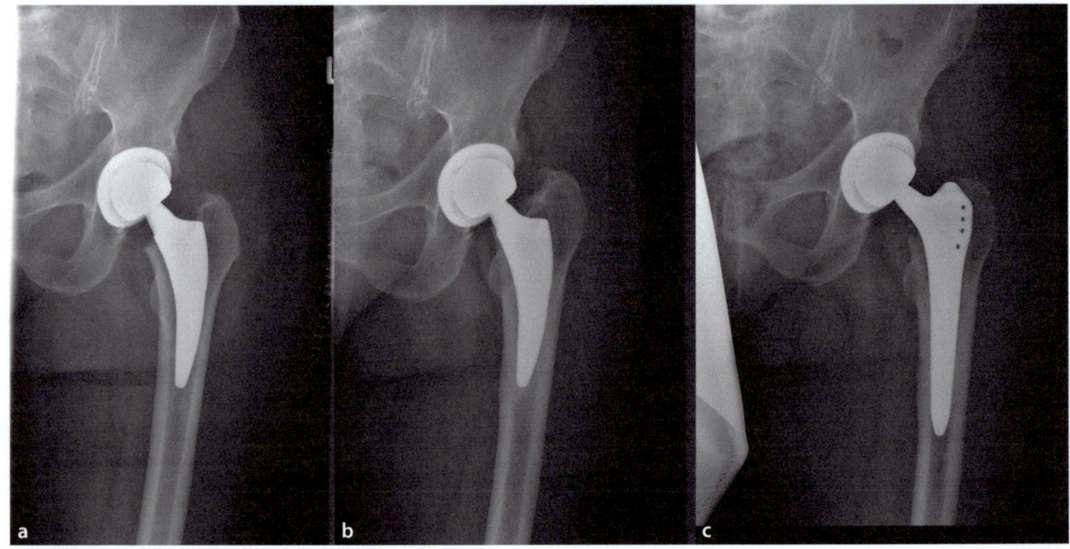

Abb. 2.172 **a** Zustand nach Implantation einer Fitmore-Prothesen der Schaftfamilie B, **b** in der postoperativen Verlaufsphase nach 9 Monaten symptomatische Sinterung der Stielprothese, **c** aseptische Wechseloperation auf Geradschaftprothese mit distaler Verankerung

Abstützung der Prothese mit geeignetem proximalem Sitz wird in allen Fällen die primäre Vollbelastung angestrebt.

Ergebnisse von Untersuchungen zur periprothetischen Knochendichteveränderung per nativradiologischer oder DEXA-Analyse wurden erstmals in der jüngst veröffentlichten Studie von Freitag et al. (2016) vorgestellt. Diese bestätigen im Vergleich zu einer Geradschaftprothese die eher proximale Krafteinleitung beim Fitmore-Schaft. In beiden Gruppen besteht ein Jahr postoperativ eine Reduktion der Knochendichte in der Gruen-Zone 7 von 17,2 % (Fitmore) versus 16,7 % (Geradschaftprothese). Der Knochenabbau in Zone 6 ist jedoch signifikant geringer in der Gruppe der Patienten, die mit dem Fitmore-Schaft operiert wurden (4,7 %).

Eine additive distale Krafteinleitung beweisen kurzfristige radiologische Untersuchungen des eigenen Patientenkollektivs. Diese weisen kortikale Veränderungen im Sinne von Hypertrophien im Bereich der Prothesenschulter oder im Bereich der Stielspitze auf (Abb. 2.170). Diese sind in der Regel asymptomatisch. Maier et al. (2015) konnten bei 100 Hüftoperationenn mit Fitmore-Prothese in 63 % kortikale Veränderungen in den Gruen-Zonen 3 und 5 nachweisen. Dabei gaben nur 2 der betroffenen Patienten eine diskrete Schmerzsymptomatik im Bereich des Oberschenkels an. Es besteht die Vermutung, dass die hohe Rigidität des Fitmore-Schafts im Gegensatz zum CLS-Schaft, insbesondere in mediolaterale Richtung, die kortikale Veränderung im diaphysären periprothetischen Knochen bedingt (Pepke et al. 2014).

Zur Fitmore-Hüftprothese liegen an unserer Klinik stabile Ergebnisse von mehr als 1300 Prothesenträgern vor. Bei über 98 % der Patienten konnten gute bis sehr gute Ergebnisse erreicht werden. Dies rechtfertigt die konsequente klinische Weiterführung dieser Stielprothese. Aufgrund der guten Erfahrungen hat sich diese Prothese mit meta-diaphysärer Verklemmung zum Standardschaft an unserer Klinik entwickelt. Das gebogene Design der Stielprothese ermöglicht ein minimalinvasives Operieren, was insbesondere den älteren Patienten zugute kommt. Die hohe Variabilität der Hüftgelenkgeometrie kann durch akkurate präoperative Planung bei einer definierten Anzahl von verschiedenen Prothesenstielen mit Krafteinleitung in die proximale periprothetische Region wiederhergestellt werden. Die suffizienten mittelfristigen Resultate des Fitmore-Schafts in der hüftendoprothetischen Versorgung lassen ein gutes langfristiges Ergebnis erwarten. Die Prothese stellt somit definitiv eine Alternative zu den Geradschaftprothesen dar (Roth et al. 2014).

2.13 BreXis

Georg Köster, Zisis Poulidis

Der BreXis-Schaft ist ein Kurzschaft mit metaphysärer Verankerung unter Teilerhalt des Schenkelhalses. Der dreifach konische Schaft mit einem facettierten trapezoidalen Querschnitt ermöglicht eine sichere Verklemmung und Rotationsstabilität. Die Oberfläche mit einer Titan-Hydroxylapatit-Beschichtung und Vertiefungen dient der sekundären Osseointegration. Die gebogene Form erlaubt eine Verankerung am Kalkar mit variabler Einstellung und damit eine Rekonstruktion von Offset und Beinlänge. Der BreXis Schaft erfüllt die Ansprüche eines modernen Kurzschaftimplantats. Mit ihm gelingen unter Verwendung einer Offsetvariante die adäquate Rekonstruktion der Biomechanik des Hüftgelenks und das gleichzeitige Erreichen guter klinischer Resultate.

In einer prospektiven Studie wurden die ersten 70 von 304 in unserer Klinik eingesetzten Implantate mit einer Mindestnachuntersuchungszeit von 24 Monaten klinisch und radiologisch evaluiert. Die erhobenen klinischen Scores belegen die gute Funktion des Implantats. Der physische SF12-Score stieg durchschnittlich von präoperativ 31 auf postoperativ 49, der mentale von 44 auf 53, der Harris-Hip-Score von 46,8 auf 91,2 und der UCLA Activity Score von 4,9 auf 7,6.

Das knöcherne Remodelling zeigte in allen Fällen eine gute ossäre Integration ohne Zeichen eines relevanten „stress shielding“. Das femoroazetabuläre Gesamt-Offset wurde mit einer minimalen Reduktion von durchschnittlich −0,68 mm im Vergleich zur nicht operierten Gegenseite rekonstruiert. Die Offset-Differenz prä- zu postoperativ betrug auf der operierten Seite −1,9 mm. Die radiologisch gemessene postoperative Beinlängendifferenz lag durchschnittlich bei 3 mm und betrug bei 82 % der Patienten weniger als 5 mm.

2.13.1 Einleitung

Das Prinzip der zementfreien Schaftverankerung hat sich in der Hüftendoprothetik bewährt und erfolgreich etabliert. Grundlage des Erfolgs ist die primäre und sekundäre Stabilität der seit mehr als 30 Jahren zum Einsatz kommenden konischen Geradschäfte aus einer Titanlegierung mit aufgerauter Oberfläche (Aldinger et al. 2009, Kolb et al. 2012, Vidalain 2011). Ungeachtet der beachtlichen Ergebnisse führt die diaphysäre bzw. metadiaphysäre Verankerung dieser Implantate zu einem „stress shielding“ mit proximalem Knochenabbau. Das femorale Offset ist mit einem Geradschaftdesign nicht variabel rekonstruierbar. Zur Verankerung muss die Integrität von Knochen und ansetzenden Muskeln am Trochanter major kompromittiert werden.

Mit dem Ziel der Optimierung dieses Verankerungsprinzips wurden unter Beibehaltung wichtiger Vorteile verschiedene Kurzschaftprothesen entwickelt, die sich im Wesentlichen bezüglich ihrer Verankerungstrecke und der Resektionshöhe unterscheiden. Für die unterschiedlichen Kurzschaftdesigns wird generell der geringere Knochenverlust gegenüber Standardimplantaten als Vorteil aufgeführt. Dieser kann bei einer erforderlichen Revisionsoperation am Femur von Nutzen sein. Dieser relative Substanzgewinn ist zum einen durch das reduzierte Implantatvolumen bedingt. Zum anderen soll die proximale Krafteinleitung des Designs das „stress shielding“ verhindern und damit auch dauerhaft die Knochenqualität im metaphysären Anteil günstig beeinflussen (Salemyr et al. 2015).

Die Schonung der Hüftabduktoren bei der Implantation von Kurzschäften, die aus dem durch die Implantatform bedingten Erhalt der lateralen Trochanteranteile resultiert, soll zu besseren funktionellen Ergebnissen führen (Hube et al. 2004). Schließlich wird der Vorzug von Kurzschäften bei minimalinvasiven Zugängen beschrieben (Wohlrab et al. 2008).

Problematisch erscheinen vor allem die primäre Stabilität bei kürzerer Verankerungsstrecke sowie die Möglichkeit zur Rekonstruktion des korrekten Offsets (Morlock und Bishop 2011). Die Reduktion der Größe des Implantats führt auch zu einer Reduktion des Interface zwischen Implantat und Knochen, was die sekundäre Osseointegration kompromittiert. Die Relevanz dieser Eigenschaften konnte bisher durch fehlende Langzeitergebnisse noch nicht evaluiert werden.

Auf der Basis von Erfahrungen und Erkenntnissen mit Kurzschaftprothesen der ersten (CFP, Mayo) und zweiten Generation (Metha, Nanos) erfolgte die Entwicklung eines Kurzschafts mit Verankerung im metaphysären proximalen Femur und Teilerhalt des Schenkelhalses. Ziel war es, durch eine Optimierung von Form und Implantatoberfläche die Primär- und Sekundärstabilität zu verbessern und ein physiologisches Offset und die Beinlänge mit einer Designvariante zu rekonstruieren.

2.13.2 Design-Rationale

Die Grundform des BreXis-Schafts ist dreifach konisch und erlaubt so eine keilförmige Verklemmung in der Metaphyse sowohl in anteroposteriorer als auch in mediolateraler Richtung. Das Maß der Konizität wurde aus computertomographischen Serienmessungen am menschlichen Femur abgeleitet.

Die gebogene Form des BreXis-Schafts erlaubt eine langstreckige Verankerung am Calcar femoris sowie eine daraus resultierende Rekonstruktion der Anatomie einschließlich des Offsets. Diese Form schont die knöchernen Strukturen im Bereich des Trochanter major und gleichzeitig die Insertionsstelle der Hüftabduktoren. Das im Vergleich zu Standardschäften reduzierte Implantatvolumen und der bei der Implantation mögliche Erhalt von spongiösem Knochen im Bereich der Metaphyse führt darüber hinaus zu einem relativen Substanzgewinn. Der aus der Form und der intramedullären Positionierung resultierende Knochenerhalt dient zum einen der Optimierung von Krafteinleitung und Kraftübertragung, zum anderen der Schaffung besserer Voraussetzungen für einen möglichen Wechsel.

Der Querschnitt des Schafts ist trapezoidal. Er ist damit an die asymmetrische Ovalität des proximalen Femurmarkraums und des kortikalen Rings des medialen Schenkelhalses, der seine Eintrittsstelle markiert, adaptiert. Sowohl die mediale als auch die laterale Fläche sind facettiert. Dies ebenso wie die Kanten des Trapezkörpers erhöht die Rotationsstabilität. An der ventralen und dorsalen Fläche wurden zusätzlich Vertiefungen eingebracht. Sie vergrößern die Oberflächen und sollen einer vertikalen Migration entgegenwirken (■ Abb. 2.173).

Die Oberfläche des Implantats ist mit einer Titan-Hydroxylapatit-Beschichtung versehen (Medipure dual Ti-S/HA-Beschichtung). Sie wird mit einem speziellen Vakuumplasmaspritzverfahren aufgebracht. Die Rauigkeit der Beschichtung und die Eigenschaften des Hydroxylapatits dienen der Verbesserung der Osteokonduktivität der Oberfläche und damit der Optimierung der sekundären knöchernen Integration.

Die Spitze des Schafts ist poliert. Hierdurch soll die distale Krafteinleitung über ein knöchernes Anwachsen in diesem Bereich vermieden und damit sowohl einem „prosthesis-tip-pain" als auch einem vermehrtem proximalen „stress shielding" entgegengewirkt werden. Ebenso poliert ist der Prothesenhals. Dieses dient der weiteren Erhöhung seiner Festigkeit sowie der Korrosionsbeständigkeit. Der Konus für die Aufnahme des Kugelkopfes ist ein 12/14-Standardkonus. Der unterhalb des Konus liegende Schenkelhalsanteil wurde zur Vergrößerung des Bewegungsumfangs (ROM) verjüngt.

Der BreXis-Schaft besteht aus der Titanschmiedelegierung Ti6-Al-4 V (ISO 5832-3), dem bewährten Werkstoff für zementfrei zu verankernde Implantate (Head et al. 1995). Insgesamt stehen 10 verschiedene Größen zur Verfügung. Die Länge, gemessen von der Schaftspitze bis zur -schulter, nimmt dabei kontinuierlich von 85,5 mm auf

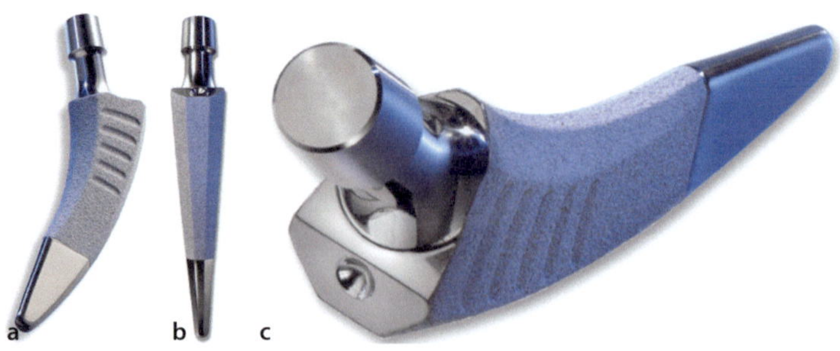

■ **Abb. 2.173a–c** Der BreXis-Schaft ist charakterisiert durch seine gebogene, dreifach konische Form, den facettierten trapezoidalen Querschnitt und die Oberfläche mit Vertiefungen sowie Titan-Hydroxylapatit-Plasma-Beschichtung

115,9 mm zu. Der Name BreXis ist von dem lateinischen Wort brevis (= kurz, klein) abgeleitet. Das V des Wortes brevis wird horizontal gespiegelt und unter das v gestellt, sodass sich ein X ergibt.

2.13.3 Theoretische Grundlagen

Der BreXis-Schaft unterscheidet sich von den bewährten zementfreien Geradschäften des Typs Zweymüller oder Spotorno im Wesentlichen durch 4 Merkmale:

- die reduzierte Länge
- die stärkere Konizität in anteroposteriorer Ebene
- die trapezoide Form im Querschnitt mit deutlich breiterer Fläche lateral als medial in den proximalen Abschnitten
- die Reduktion der lateralen Prothesenschulter

Mit der Reduktion der Länge verringert sich der Hebelarm, was bei Belastung einer Verkippung im Varussinne und damit einer möglichen Relativbewegung zwischen Implantat und Knochen entgegenwirkt. Die Kräfte, die bei dieser Belastung auftreten, werden im Wesentlichen durch das Gewicht des Patienten, seine Aktivitäten, die Varus-/Valgusorientierung des Implantats im Femur sowie die Kopf- und Halslänge bestimmt (Bergmann et al. 2010). Diese Kräfte müssen durch die proximale Verklemmung kompensiert werden. Dies geschieht zum einen durch die dreifach konische Keilform des Implantats. Da aber nicht nur rein axiale Kräfte auf diesen Keil wirken, die zu einer symmetrischen Verklemmung führen, müssen auch die anderen Kräfte (Scher- und Rotationskräfte) aufgefangen werden. Nur bei optimiertem „press-fit" kommt es zu keiner Separation des Schafts im Implantatbett (Bishop et al. 2010).

Das Prinzip der dreifach konischen Verklemmung hat sich klinisch beim Kurzschaft vom Mayo-Typ bewährt (Falez et al. 2008, Köster et al. 2007, Rading und Köster 2011). Knochendichtemessungen zeigen allerdings, dass bei Kurzschäften diesen Typs im Verlauf die Knochendichte in den proximalen Regionen etwas abnimmt und somit eine unmittelbar proximale Krafteinleitung offensichtlich nicht stattfindet (Chen et al. 2009, Götze et al. 2010, Lerch et al. 2012).

Der BreXis-Schaft ist so konzipiert, dass der mediale Schenkelhalsanteil bzw. der kortikale Ring am Übergang vom Schenkelhals zum metaphysären intertrochantären Abschnitt erhalten wird. Dieses Element dient zusätzlich der Verbesserung der Torsionsstabilität, wie aus biomechanischen Untersuchungen von Whiteside et al. (1995) abzuleiten ist.

Die Rekonstruktion des Offsets ist eine Voraussetzung für die adäquate Funktion des Gelenks. Das Offset beeinflusst sowohl die Kraftentwicklung der Abduktoren als auch die Stabilität und den Bewegungsumfang (Lecerf et al. 2009, Matsushita et al. 2009). Die Form des BreXis-Schafts erlaubt eine anatomisch adaptierte Einstellung des Prothesenhals-Schaft-Winkels (analog zum vorbestehenden CCD-Winkel) und damit gleichzeitig eine Rekonstruktion des Offsets. Die Offset-Rekonstruktion wird über die variable Einstellung des Schafts und die Höhe der Schenkelhalsresektion bestimmt (Jerosch et al. 2012, Mihalko et al. 2009).

Primär nicht angestrebt wird mit dem Schaft die Rekonstruktion pathologischer Offset-Einstellungen. Hierzu gehört die ausgeprägte Coxa valga mit einem CCD-Winkel von über 145°. Führt eine solche pathologische Anantomie dazu, dass aufgrund der steilen Orientierung der Kalkarregion eine gewünschte Reduktion des CCD- bzw. Prothesenhals-Femurschaft-Winkels nicht möglich ist, sollte der Einsatz des Implantats nur in begründeten Ausnahmefällen angestrebt werden.

Bei einer Coxa vara mit einem CCD-Winkel von weniger als 120° ist der Einsatz des BreXis-Schafts ebenfalls sorgfältig zu prüfen. Hier gelingt in der Regel die Anlage an die mediale Schaftkortikalis nur unvollständig. Die reduzierte Abstützung sowie die varische Einstellung des Schafts und die damit erhöhten Hebelkräfte müssen durch „press-fit", eine entsprechende Knochenqualität und eine Reduktion der Belastungen kompensiert werden.

Die Spitze des BreXis-Schafts ermöglicht eine intramedulläre Abstützung an der lateralen Schaftkortikalis. Diese wirkt der varischen Abkippung entgegen. Sie soll jedoch nur so lange wirken, bis eine sekundäre Einheilung des Implantats erfolgt ist. Um eine direkte Einheilung des Implantats an dieser Stelle zu vermeiden, ist die Oberfläche hier poliert. Eine knöcherne Einheilung würde zu einer Krafteinleitung an der Schaftspitze führen, was nicht angestrebt wird. Die Elastizität des Femurs in dieser Region soll ebenso erhalten bleiben wie die Krafteinleitung in die proximalen Abschnitte, um einem „stress shielding" entgegenzuwirken. Diese Eigenschaften wurden im Rahmen der Entwicklung durch Finite-Elemente-Untersuchungen erfasst.

Für die Beschichtung des BreXis-Schafts wurde das Vakuumplasmaspritzverfahren (VPS) verwendet, welches neben dem atmosphärischen Plasmaspritzverfahren (APS) für orthopädische Implantate aus metallischen Werkstoffen zum Einsatz kommt. Die aufgeraute Titanbeschichtung erzeugt einen ausreichenden mechanischen Kraft-/Formschluss (Primärstabilität), der anschließend durch einen stoffschlüssigen Verbund ersetzt werden soll (Sekundärstabilität). Durch das zusätzlich aufgebrachte Hydroxylapatit wird das Anwachsen von Knochen und damit die sekundäre Stabilisierung gefördert. Durch das VPS-Verfahren wird eine mechanisch stabile, dichte, phasenreine und kristalline HA-Beschichtung erzeugt, die eine Übertragung von Druck-, Zug- und Scherkräften vom Knochen auf das Implantat zulässt (Ha und Wintermantel 2009).

2.13.4 Indikationen und Kontraindikationen

Zu den Indikationen für die Implantation eines BreXis-Schafts zählen die fortgeschrittene primäre Koxarthrose, die sekundäre Koxarthrose bei Hüftdysplasie, Hüftkopfnekrosen, Zustand nach Trauma, Morbus Perthes oder Epiphysiolysis capitis femoris sowie entsprechende Hüftgelenkaffektionen bei Erkrankungen des rheumatischen Formenkreises (z. B. bei rheumatoider Arthritis, Spondylitis ankylosans, Psoriasisarthritis u. a.). Weitere Indikationen können sich aus Folgezuständen vorangegangener Operationen (z. B. Osteosynthese, Gelenkrekonstruktion, Arthrodese, Hemiarthroplastik oder Implantation einer Hüftgelenktotalendoprothese) ergeben.

Kontraindikationen für den Einsatz des BreXis-Schafts entsprechend den üblichen Kontraindikationen für die Implantation einer Hüftendoprothese. Hierzu zählen insbesondere akute oder chronische Infektionen (lokal oder systemisch), schwere Muskel-, Nerven- oder Gefäßerkrankungen, die die betroffene Extremität gefährden, fehlende Knochensubstanz oder mangelhafte Knochenqualität, die den stabilen Sitz des Schaftimplantats kompromittiert, sowie jede relevante Begleiterkrankung, die die Funktion des Implantats gefährden kann.

Die metaphysäre Verankerung erfordert eine angemessene Knochenqualität in dieser Region. Bekanntermaßen nimmt diese mit zunehmendem Alter und bei manifester Osteoporose ab. Die primäre Indikation für den BreXis-Schaft sehen wir deshalb bei Patienten mit einem Alter unter 65 Jahren. Auch wenn in Einzelfällen die Indikation bereits ausgeweitet wurde, ohne dass Komplikationen auftraten, lässt es die Datenlage auch bei vergleichbaren Implantaten bisher nicht zu, diesbezüglich eindeutige Empfehlungen auszusprechen. Das Gleiche gilt für die klinisch manifeste Osteoporose. Für beides sollte die Indikation sorgfältig abgewogen und der Vorteil gegenüber bewährten Standardimplantaten geprüft werden.

Wurde bisher auf mögliche Risiken bei der Implantation bei übergewichtigen Patienten hingewiesen, so ergeben sich aufgrund der bisherigen Erfahrungen dafür keine Belege. Im eigenen Kollektiv betrug der Anteil an Übergewichtigen (BMI 26–30) 34 % und an adipösen Patienten (BMI <31) 27 %. In beiden Gruppen traten weder intraoperativ noch in den ersten 2 Jahren postoperativ vermehrt Komplikationen auf.

Aufgrund unserer Erfahrungen stellen die Coxa valga mit einem CCD-Winkel von mehr als 145° sowie die Coxa vara mit einem CCD-Winkel von weniger als 120° keine definitiven Kontraindikationen dar. Knochenqualität und -form müssen allerdings auch hier die Umsetzung des Verankerungsprinzips ermöglichen. Eine Rekonstruktion der pathologischen biomechanischen Verhältnisse wird dabei weder zu realisieren noch angestrebt sein, sodass in solchen Fällen eine Änderung des Offsets einkalkuliert werden muss.

2.13.5 Präoperative Planung

Die präoperative Planung des BeXis-Schafts erfolgt an Röntgenbildern des Beckens in anteroposteriorer und der zu operierenden Hüfte in axialer Projektion. Geplant werden Beinlänge, Pfannengröße und -position, Rotationszentrum, Offset,

Größe, Position und Passform des Schafts sowie die Schenkelhalsresektion.

Schritt 1 Die Planung beginnt mit der Bestimmung der präoperativen Beinlängendifferenz in der Beckenübersichtsaufnahme. Parallel zu einer Linie, die den Unterrand der beiden Tränenfiguren (alternativ: die untere Begrenzung der Sitzbeine) verbindet, wird eine Linie durch die Mitte der jeweiligen Trochanter minores gelegt. Die Differenz kann an dem Trochanter minor der zu operierenden Seite abgemessen und für einen etwaigen Längenausgleich berücksichtigt werden. Hierbei sind Beinlängendifferenzen, die sich nicht aus einer Veränderung im Hüftgelenk ergeben, zu berücksichtigen.

Schritt 2 Die Azetabulumkomponente wird in üblicher Weise bezüglich korrekter Größe und Position anhand der Beckenübersichtsaufnahme und ggf. der axialen Aufnahme geplant.

Schritt 3 Nach Festlegung des Rotationszentrums, wird ein Schaft der entsprechenden Größe so eingepasst, dass er mit einer mittleren Kopfgröße das Rotationszentrum trifft und die Beinlänge sowie das Offset rekonstruiert. Der Schaft soll dabei in der a.-p.-Projektion dem Kalkar möglichst flächig und im distalen Bereich der Kortikalis lateral anliegen. Durch Drehung/Kippung des Schafts kann das Offset dem gewünschten Maß angeglichen werden. Die so erreichte Schaftposition bestimmt die Resektionshöhe und den Resektionswinkel, der nun eingezeichnet werden kann. In der axialen Projektion soll der Schaft so eingepasst werden, dass er proximal ventral und dorsal Kontakt hat. Die Schaftspitze kommt je nach Antetorsion des Schenkelhalses bzw. des intertrochantären Markraums zentral oder an der dorsalen Kortikalis zu liegen (◘ Abb. 2.174).

Bei einer varischen Einstellung des Schenkelhalses ist das Offset in der Regel größer als bei einer valgischen. Demzufolge liegt die Schenkhalsresektion bei der Coxa vara medialer bzw. proximaler als bei der Coxa valga. Die Schaftachse der Femurkomponente im Verhältnis zur Femurschaftachse variiert je nach Offset-Rekonstruktion mit unterschiedlicher Schaftlage und Resektionshöhe (◘ Abb. 2.179). Bei der Planung des Offset ist eine gleichzeitige Veränderung des azetabulären Anteils zu berücksichtigen, aus der sich das Gesamt-Offset ergibt.

2.13.6 Mögliche operative Zugänge und Operationstechnik

Der BreXis-Schaft kann über die gängigen operativen Zugangswege implantiert werden. Neben Standardzugängen wie dem anterolateralen (Watson-Jones), dem transglutealen (Bauer) und dem posterioren

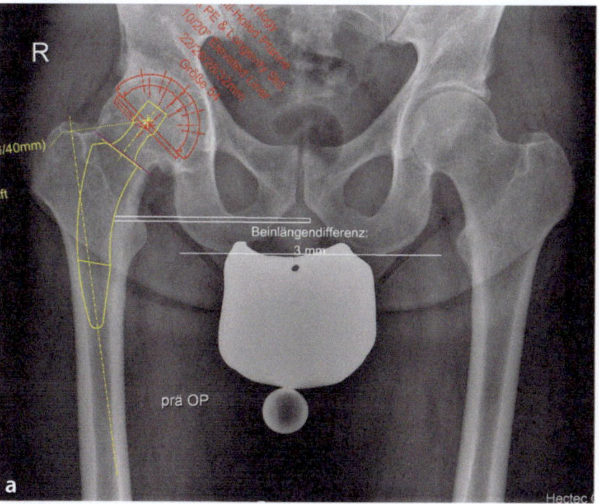

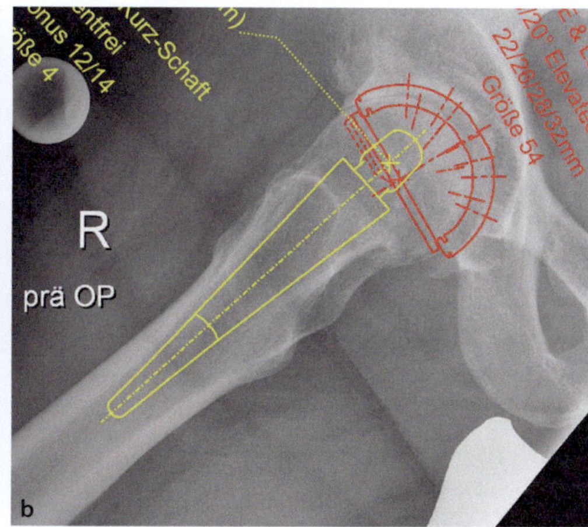

◘ **Abb. 2.174a,b** Präoperative Planung. **a** Präoperativ werden Beinlängen, femorales und azetabuläres Offset sowie die Größe und Position der Komponenten geplant. Die Schaftposition bestimmt die Resektionshöhe und den Resektionswinkel am Schenkelhals. **b** Die Planung in der axialen Sicht dient der Veranschaulichung von Schaftgöße und -position in dieser Ebene

Zugang eignet sich das Implantat insbesondere für minimalinvasive Zugänge sowohl von anterior als auch von lateral und posterior. Bei allen Zugangswegen ist die korrekte Resektion am Schenkelhals entsprechend der präoperativen Planung relevant für die Positionierung des Implantats im Femur und damit für die Erreichung der geplanten Rekonstruktion des Offsets und der Beinlänge.

Nach Sondieren des Markraums mit der Eröffnungsahle wird die erste Raspel (Größe 0) eingebracht. Es folgt die Bearbeitung mit Raspeln aufsteigender Größe, bis die optimale Dimensionierung erreicht wurde. Intraoperative Durchleuchtungskontrollen können helfen, die optimale Schaftgröße- und position zu finden. Alternativ zu den Schaftraspeln gibt es auch Kompaktoren, die den intramedullären Knochen verdichten. Hierbei wird der Weg für das Implantat vorgeformt und gleichzeitig die Spongiosa verdichtet. Diese Option bietet sich insbesondere bei weicherem Knochen an (◘ Abb. 2.175).

2.13.7 Klinische Daten

Der BreXis-Schaft ist ein junges Implantat, das zunächst in ausgewählten Zentren in Deutschland und Italien unter kontrollierten Bedingungen zum Einsatz kam. In unserer Klinik wurden seit Einführung 2011 insgesamt 304 Schäfte eingesetzt.

Material und Methode

In einer prospektiven Studie wurden aktuell die ersten 70 konsekutiv implantierten Schäfte mit einem Follow-up von mindestens 2 Jahren (Durchschnitt 26 Monate) klinisch und radiologisch nachuntersucht. Das Implantat erhielten mit wenigen Ausnahmen Patienten in einem Alter von 60 Jahren und jünger, bei denen die Indikation zur Implantation einer Hüftgelenktotalendoprothese gestellt wurde und keine Kontraindikation zum Einbau der Kurzschaftprothese bestand. Die zugrunde liegenden Diagnosen waren eine primäre Koxarthrose (53 Fälle), eine Dysplasiekoxarthrose (11 Fälle), eine Hüftkopfnekrose (2 Fälle), eine rheumatoide Arthritis (2 Fälle) und eine Spondylitis ankylosans (2 Fälle). Von den Dysplasiefällen hatten 2 Patienten eine vorangegangene Varisationsosteotomie. Die Implantation erfolgte in 50 Fällen in Kombination mit einer sphärischen Press-fit-Pfanne vom Typ Trilogy und einem hochvernetzten Polyenthylen-Inlay vom Typ Longevity (Fa. Zimmer) sowie in 20 Fällen mit einer sphärischen Press-fit-Pfanne Typ BSC und einem Keramik-Inlay (Fa. Stemcup). Alle Operation wurde über einen anterolateralen Zugang durchgeführt.

Das Kollektiv umfasste 24 Frauen und 46 Männer. Das Durchschnittsalter betrug zum Zeitpunkt der Operation 51,4 Jahre (21–66 Jahre). Das Körpergewicht der Patienten lag zwischen 48 und 139 kg mit einem Durchschnitt von 84 kg, der BMI zwischen 18 und 44 (Durchschnitt 27); 19 Patienten (27 %) hatten einen BMI von 31 und mehr (Adipositas), weitere 24 (34 %) einen BMI zwischen 26 und 30 (Übergewicht).

Ermittelt wurden die klinischen Ergebnisse (Harris-Hip-Score, SF12, UCLA Activity Score), die postoperative Rekonstruktion der Biomechanik (femorales, azetabulares und Gesamt-Offset, Beinlänge) sowie röntgenologische Veränderungen im Verlauf (Hypertrophie, Atrophie, Kalkarabrundung, Lysesäume, Ausbildung einer kortikalen Konsole, Migration) in 14 Gruen-Zonen modifiziert nach Johnston. Dokumentiert wurden weiterhin intra- und postoperative Komplikationen.

Ergebnisse

Die klinischen Ergebnisse nach 2 Jahren zeigten eine sehr hohe Patientenzufriedenheit mit einem Anstieg des physischen SF12-Scores von 31 (Standardabweichung [SD] 8,6) auf 49 (SD 8,3) und des mentale SF13-Scores von 44 (SD 12,6) auf 54 (SD 7,4). Der UCLA Activity Score stieg von präoperativ 4,9 (SD 2,1) auf postoperativ 7,6 (SD 1,4) an, was einer deutlichen Aktivitätssteigerung im Patientenkollektiv entspricht. Der Harris-Hip-Score stieg von präoperativ 46 (SD 18,8) auf postoperativ 92 (SD 11,7) an (◘ Abb. 2.176).

Das femoroazetabuläre Gesamt-Offset wurde auf der operierten Seite geringfügig um durchschnittlich 1,9 mm (SD: 4,8 mm, −12 mm bis +16 mm) reduziert, wobei das femorale Offset um durchschnittlich 3,1 mm (SD: 7,3 mm) vergrößert und das azetabuläre um 5,21 mm (SD: 4,9 mm) reduziert wurde (◘ Abb. 2.177a). Das femorale Offset wurde lediglich in 4 Fällen um mehr als 5 mm reduziert. Betrachtet

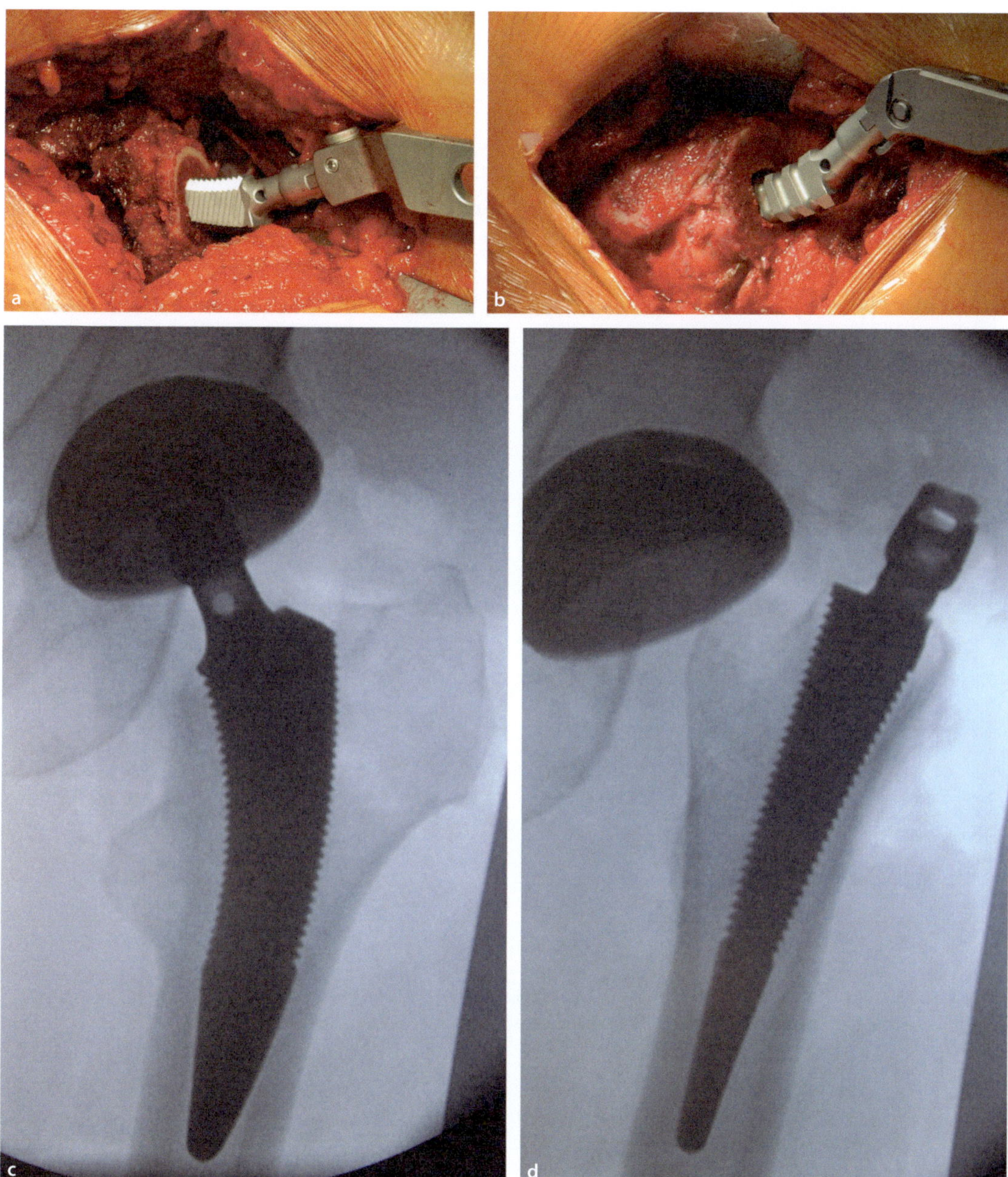

Abb. 2.175a–d Das Implantatlager kann sowohl mit einer Raspel (a) als auch mit einem Kompaktor (b) bearbeitet werden. Eine intraoperative Bildwandlerkontrolle in a.-p. (c) und axialer (d) Projektion hilft, die korrekte Lage und Größe anhand der liegenden Raspel bzw. des Kompaktors vor Implantation des definitiven Schafts zu erfassen

man das Gesamt-Offset der nicht operierten Gegenseite (n=54) als zu rekonstruierende Zielgröße, so wurde diese mit einer minimalen durchschnittlichen Reduktion von 0,68 mm (SD: 0,71 mm) erreicht (Abb. 2.177b).

Die im Röntgenbild gemessene Beinlängendifferenz wurde im Durchschnitt von präoperativ 4,4 mm (SD: 4,3 mm, −23 mm bis +7 mm) auf postoperativ 3,1 mm (SD: 3,3 mm; −11 mm bis +14 mm) gesenkt. 82 % der Patienten hatte postoperativ eine

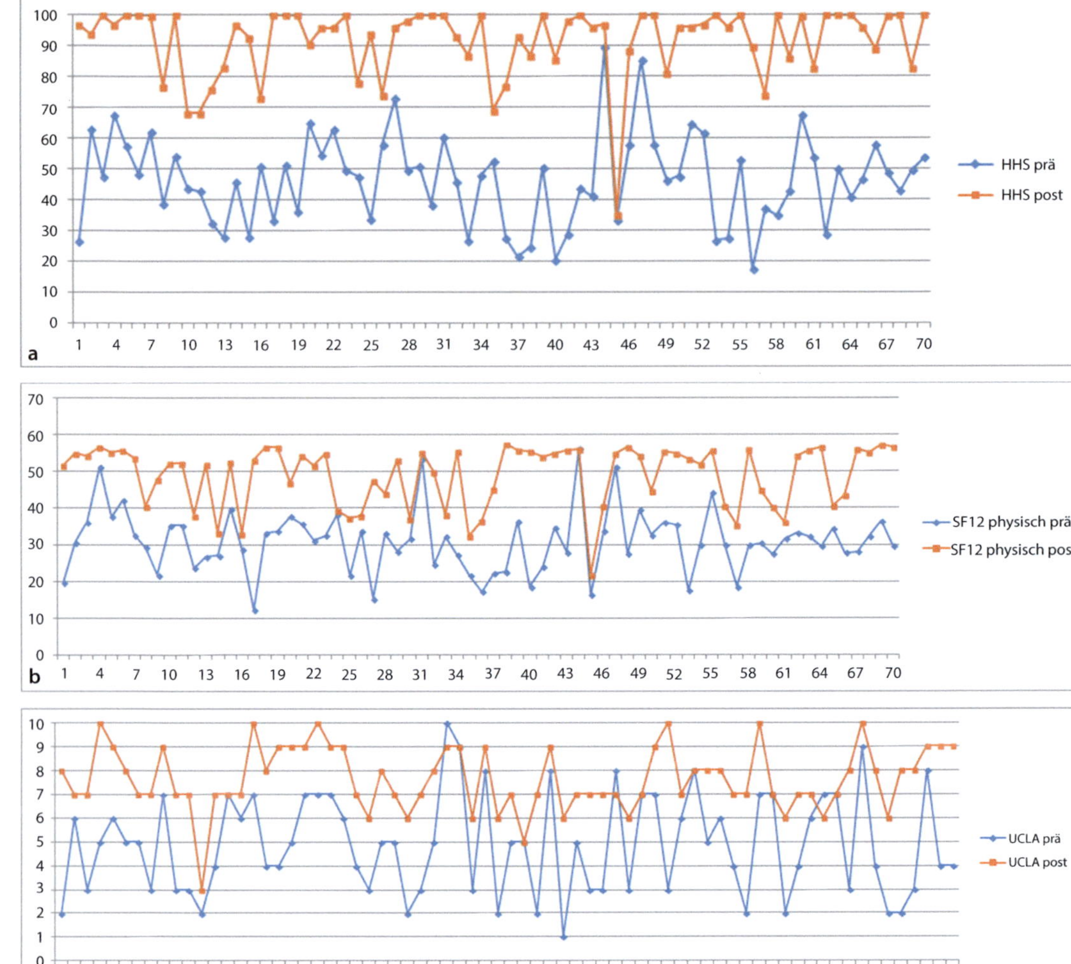

Abb. 2.176 a–c Die klinischen Ergebnisse zeigen die deutliche Verbesserung des Harris-Hip-Scores (**a**), SF12- (**b**) und UCLA Activity Score (**c**) in den weitaus meisten der 70 Fälle postoperativ (im Mittel 24 Monate)

röntgenologisch gemessene Beinlängendifferenz von 5 mm und weniger. Ein Wert von mehr als 10 mm lag lediglich in 3 Fällen vor (2-mal 11 mm, 1-mal 14 mm). Insgesamt konnte die Biomechanik des Hüftgelenks adäquat rekonstruiert werden (Abb. 2.178). Die variable Offset-Einstellung gelang durch die entsprechende Positionierung des Schafts und die Wahl der Resktionshöhe des Schenkelhalses (Abb. 2.179).

Die radiologische Analyse zeigte in allen Fällen eine gute Osseointegration des Schafts. Lediglich an der polierten Schaftspitze war in 62 Fällen (88,6 %) ein Saum von weniger als 1 mm Breite sichtbar, was dem beabsichtigten Effekt der Vermeidung einer Krafteinleitung an dieser Stelle entspricht. In den distalen Arealen der mittleren Zonen des Schafts kam es zu einer geringfügigen Dichtezunahme der Spongiosa ohne kortikale Hypertrophie als ein Zeichen einer knöchernen Integration (Zone 2: 91 %, Zone 6: 80 %, Zone 9: 53 %, Zone 13: 41 %). Atrophien waren nicht zu beobachten. In 42 Fällen (60 %) war eine Abrundung des Calcar femoris zu verzeichnen (Abb. 2.180). In den ersten 2 Jahren wurden keine Zeichen eines relevanten „stress

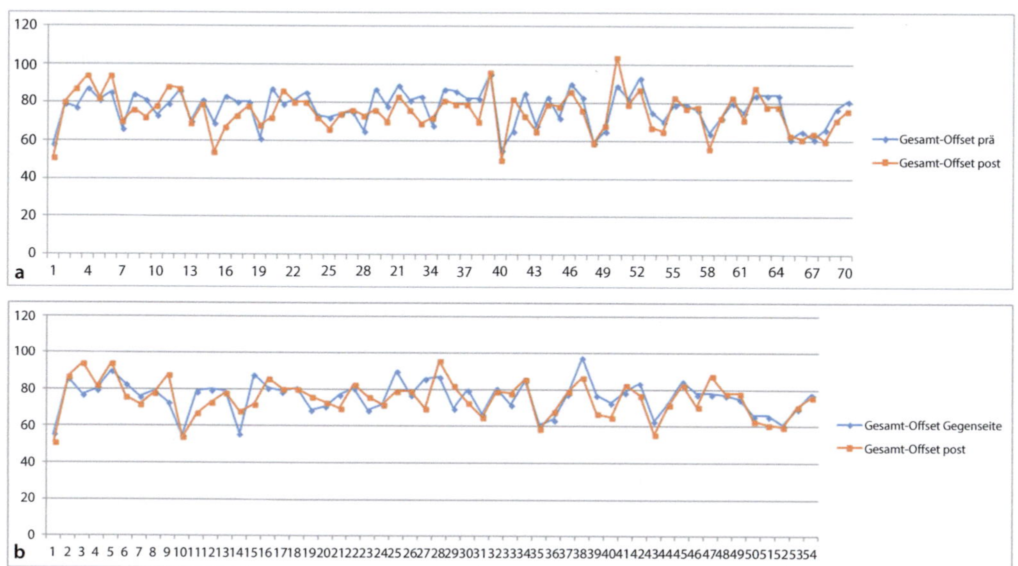

Abb. 2.177a,b Adäquate Rekonstruktion des Gesamt-Offsets (azetabulär und femoral) sowohl im Vergleich zur präoperativen Situation (**a**) als auch im Vergleich zur nicht operierten Gegenseite (**b**)

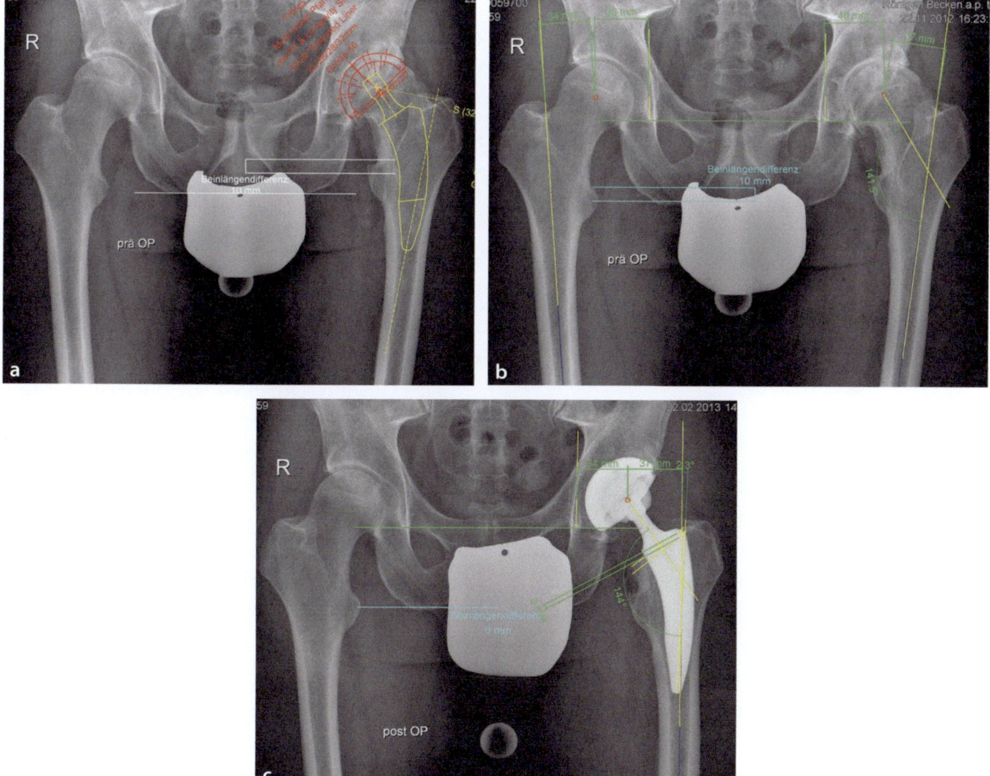

Abb. 2.178a–c Beckenübersichtsaufnahmen mit päoperativer Planung (**a**) sowie Vermessungen von Offset und Beinlängendifferenz prä- (**b**) und postoperativ (**c**) demonstrieren die korrekte Rekonstruktion der Biomechanik des Hüftgelenks

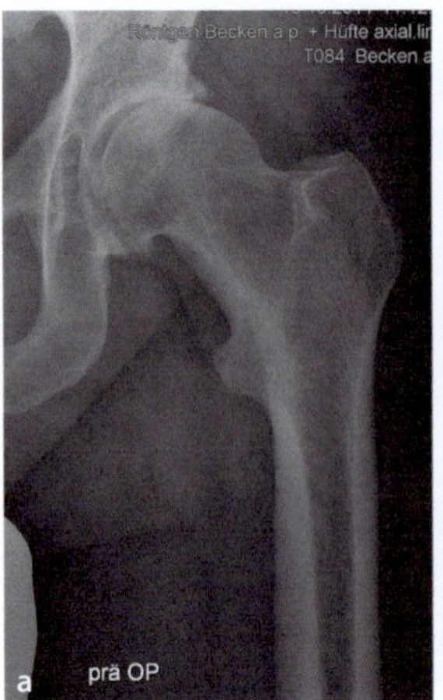

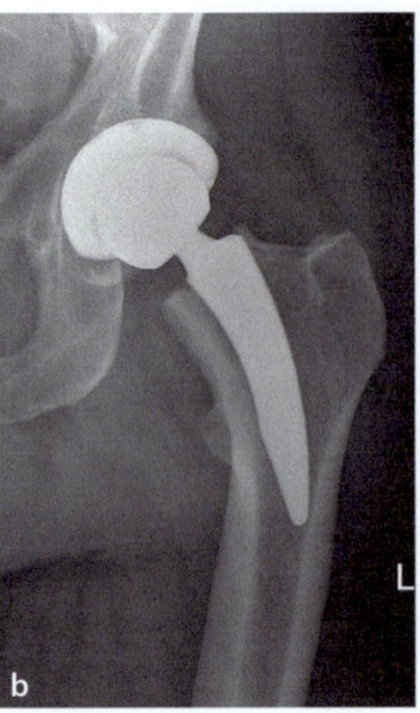

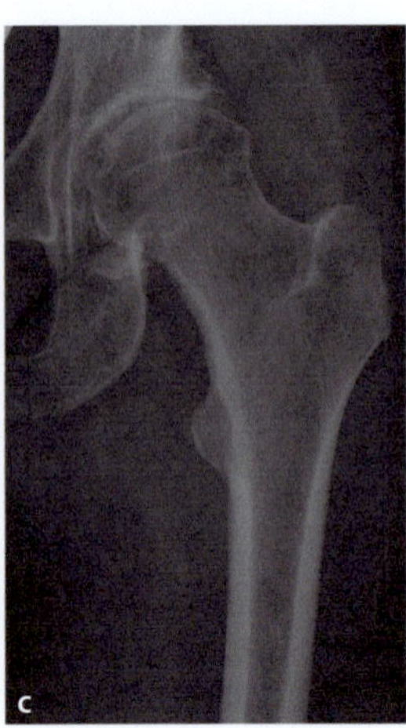

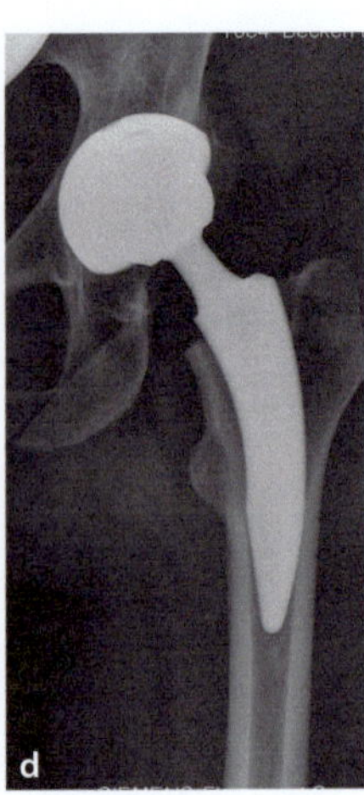

Abb. 2.179a–d Prä- und postoperative Röntgenbilder einer varischen Hüfte mit großem Offset (**a, b**) sowie einer valgischen Hüfte mit kleinem Offset (**c, d**) veranschaulichen die Variabilität bei der Rekonstruktion der Biomechanik durch die Schaftpositionierung und die Schenkelhalsresektionshöhe, die bei der varisch eingestellten Hüfte höher bzw. medialer liegt

shielding“ wie eine proximale Atrophie oder distale Hypertrophie gesehen. Lediglich ein Schaft migrierte initial postoperativ um 2 mm, er war jedoch in den weiteren Kontrollen sowie nach 24 Monaten stabil ohne weiteres Einsinken oder Zeichen einer Lockerung.

Hinweise für eine aseptische Lockerung oder einen Infekt ergaben sich bei keinem Patienten. Bei einem Patienten kam es intraoperativ zu einer Fissur am Schenkelhals, die mit einer Drahtcerclage versorgt wurde und folgenlos ausheilte. Weitere intra- oder postoperative Komplikationen wurden nicht beobachtet. Dieses betrifft insbesondere auch die Patienten mit Übergewicht und Adipositas.

Diskussion

Die klinischen Resultate nach 2 Jahren erfüllen in jeder Beziehung die Anforderungen an ein neues Implantat, welches vorzugsweise bei jungen und aktiven Patienten zum Einsatz kommt. Der deutliche Anstieg des Harris-Hip-Scores sowie des physischen und mentalen SF12-Scores belegen dies ebenso wie die im UCLA Activity Score zum Ausdruck kommende Steigerung der körperlichen Aktivität der Patienten nach dem Eingriff.

Die radiologischen Auswertungen innerhalb der ersten 2 Jahre zeigen insgesamt nur geringgradige Knochenumbauvorgänge und damit keine Zeichen eines relevanten „stress shielding“. Das Knochenremodelling um den Schaft führt weder zu einer sichtbaren Atrophie in den proximalen Zonen noch zu einer distalen kortikalen Hypertrophie. Die minimale Zunahme der Spongiosadichte in den distalen Bereichen der mittleren Zonen sowie die Abrundung des Kalkars im Bereich der Resektion sind Hinweise dafür, dass ein gewisses Knochenremodelling stattfindet, wie es auch bei anderen Kurzschäften mit vergleichbarem Verankerungsprinzip beschrieben wurde (Brinkmann et al. 2015). Es ist jedoch deutlich geringer ausgeprägt als bei einem Kurzschaft mit Schenkelhalsresektion (Chen et al. 2009, Köster et al. 2007).

Das Gesamt-Offset wurde durchschnittlich im Vergleich zum präoperativen Offset nur minimal reduziert. Dabei wurde das femorale Offset erhöht und das azetabuläre verringert. Die klinische Relevanz der Veränderung des Gesamt-Offsets nach endoprothetischer Versorgung der Hüfte wurde bisher wenig erforscht. Es gibt lediglich Hinweise dafür, dass eine Reduktion des femoralen Offsets von mehr als 5 mm bzw. 15 % zu schlechteren klinischen Ergebnissen bzw. einer Veränderung des Gangbilds führt (Cassidy et al 2012, Sariali et al. 2014). In dem untersuchten Kollektiv kam es lediglich in 4 Fällen zu einer femoralen Offset-Reduktion von mehr als 5 mm. Die geringe Reduktion des Gesamt-Offsets ergab sich aus der Verringerung des

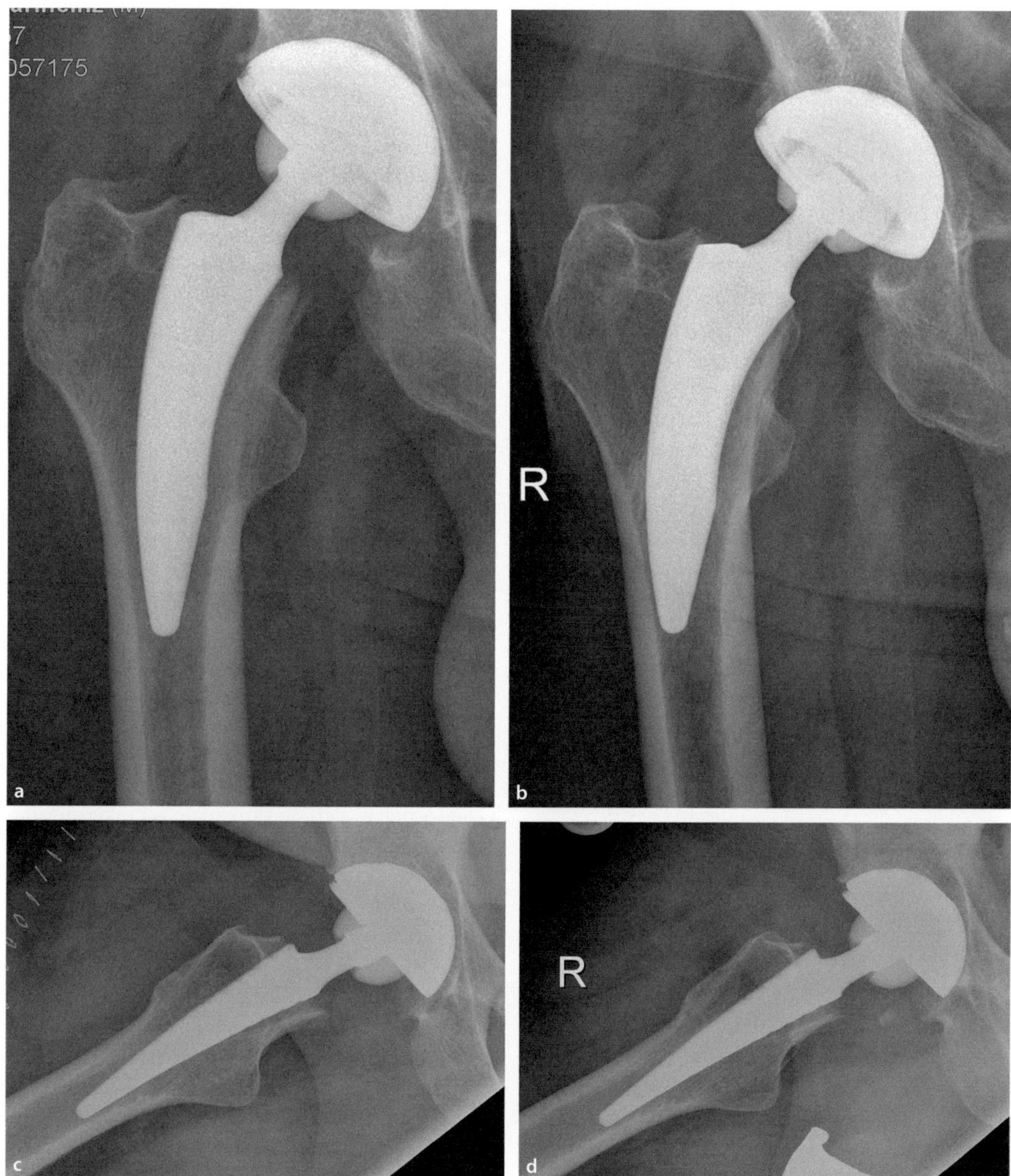

Abb. 2.180a–d Röntgenbilder a.-p. (**a, b**) und axial (**c, d**) unmittelbar postoperativ sowie nach 25 Monaten zeigen repräsentativ das typische minimale Remodelling mit Abrundung des Kalkars und einer geringen Verdichtung der Spongiosa in den distalen Bereich der mittleren Zonen ohne Zeichen einer Atrophie oder kortikalen Hypertrophie

azetabulären Anteils. Wir gehen davon aus, dass ein nicht unerheblicher Anteil der Patienten bedingt durch die Hüftpathologie präoperativ über kein physiologisches Offset verfügt. Es wurde deshalb das Offset der nicht operierten Gegenseite als Referenz verwendet. Hier zeigt sich eine noch genauere Rekonstruktion mit einer minimalen Reduktion des Gesamt-Offsets von nur 0,68 mm.

Die präoperativ bestehende durchschnittliche Beinlängendifferenz konnte reduziert werden. Die residuelle Differenz lag in 82 % der Fälle unter einem Ausmaß, das von den Patienten wahrgenommen wird und damit das klinische Ergebnis negativ beeinflusst (Sykes et al. 2015).

Der BreXis-Kurzschaft erfüllt mit seinem Design die Kriterien eines Kurzschafts mit metaphysärer Verankerung unter Teilerhalt des Schenkelhalses. Material, Oberflächenbeschaffenheit und Design beruhen auf Erfahrungen mit bewährten zementfreien Geradschäften sowie den ersten Generationen von Kurzschäften. Das seit 2011 im klinischen Einsatz befindliche Implantat hat sich in den ersten Jahren der klinischen Anwendung bewährt. Mit nur einer Offset-Variante lässt sich die Biomechanik des Hüftgelenks adäquat rekonstruieren. Die bisher erzielten klinischen Ergebnisse belegen die gute Funktion, die mit dem Schaft erzielt werden kann.

2.14 Tri-Lock BPS

Christian Ries, Christian Heisel

Das 2008 modifizierte Design der Tri-Lock BPS (Fa. DePuy) basiert auf dem seit 30 Jahren mit gutem bis sehr gutem klinischen Erfolg implantierten Original-Tri-Lock-Schaft. Es handelt sich bei diesem Prothesenmodell um eine kragenlose, keilförmige Prothese, welche sich mediolateral im proximalen Femur verklemmt. Die Tri-Lock BPS wurde an der Prothesenschulter etwas verschmälert und insgesamt gekürzt. Hierdurch soll die Implantation vereinfacht und der Knochen im distalen Markraum geschont werden. Durch eine Beschichtung des proximalen Prothesenschafts mit dem neuartigen Gription, dessen Mikrotextur die Anhaftung von Osteoblasten fördert, wird die Osseointegration des Prothesenschafts begünstigt und die primäre Stabilität erhöht. Ob das neue Design an die Erfolge des originalen Tri-Lock-Schafts – mit einer Überlebensrate von 96 % nach 15 Jahren – anknüpfen kann, muss sich zeigen. Im frühen Nachuntersuchungszeitraum lassen sich auch für die modifizierte Tri-Lock BPS gute bis sehr gute Ergebnisse feststellen, ohne Anhalt für ein Frühversagen des Implantats.

2.14.1 Design-Rationale

Das Design des originalen Tri-Lock-Schafts basiert auf dem in den 1980er- und 1990er-Jahren häufig verwendeten und gut etablierten Müller-Schaft (Havinga et al. 2001, Acklin et al. 2001, Swanson et al. 1984). Der Müller-Schaft besteht aus Kobalt-Chrom, wird zementiert implantiert und besteht aus einem kragenlosen, sich nach distal verjüngenden Schaft. Der originale Tri-Lock-Schaft kann zur zweiten Generation der proximal beschichteten, zementlosen Designs gezählt werden. Die erste Generation der zementlosen Schäfte, wie zum Beispiel der Harris-Galante-Schaft (Fa. Zimmer), war mit einer hohen Rate an Oberschenkelschmerz und distalen Osteolysen sowie einer hohen Lockerungsrate (bis 11 %) vergesellschaftet (Martell et al. 1993, Clohisy et al. 1999, Goetz et al. 1994, Dorr et al. 1997). Modifikationen im Schaftdesign und in der Beschichtungsfläche sollten bei der Entwicklung des originalen Tri-Lock-Schafts zur Verbesserung des operativen Ergebnisses führen.

Der originale Schaft kann als Single-wedge-Prothese beschrieben werden, welche sich in der mediolateralen Ebene metaphysär kortikal verklemmt – nicht jedoch anteroposterior. Der sich nach distal verjüngende Schaft fördert die proximale Verankerung und dient zugleich als Führungshilfe bei der Implantation. Der Schaftkörper bildet in der Frontalebene einen konstanten mediolateralen Keil von 6°. Durch die Keilform des Schafts kommt es zur proximalen mediolateralen Verklemmung. Durch seine mediolateral breite und in der anteroposterioren Ansicht flache Form wird die Rotationsstabilität begünstigt. Ursprünglich standen 7 verschiedene Schaftgrößen für die passgenaue femorale Implantation in der Frontalebene zur Verfügung. Die Größen variierten nur in der mediolateralen Implantatbreite, anteroposterior waren alle Größen gleich flach (Burt et al. 1998).

Das originale Tri-Lock-Design war zunächst nur als Monoblock mit fixiertem Kopf-Hals-Segment erhältlich. Um den anatomischen Verhältnissen gerecht zu werden, wurde Mitte der 1980er-Jahre ein modulares Kopf-Hals-Segment eingeführt, wodurch die Länge flexibel eingestellt und das Offset (Standard vs. lateralisiert) rekonstruiert werden konnte. Im Jahr 1998 wurde der originale Tri-Lock-Schaft aus Titan auf den Markt gebracht.

Die proximalen 5/8 des Schafts sind in der originalen Tri-Lock-Schaftkomponente mit Porocoat beschichtet. Die Beschichtung der Prothese ist nur dort vorhanden, wo die Prothese kortikal verklemmt und der knöcherne Einwuchs gefördert werden soll. Durch die poröse Beschichtung soll eine stabile Fixierung der Prothese ermöglicht werden, ohne dass Zement zur Anwendung kommt. Für ein sich nach distal verjüngendes Schaftdesign konnte eine sehr gute Rotationsstabilität und auch axiale Stabilität nachgewiesen werden. Im Vergleich zwischen zementierten und sich nach distal verjüngenden Schäften mit poröser Beschichtung konnte kein Unterschied festgestellt werden (Sharkey et al 1990).

Das Prinzip der Osseointegration beschreibt das Einwachsen von Lamellenknochen an Implantaten ohne anteilig fibrosierendes Gewebe (Albrektsson et al. 1981). Dieser Prozess nimmt zwischen 4 und 12 Wochen in Anspruch und kann bis zu 3 Jahre andauern. Voraussetzung für die Osseointegration ist ein adäquater Knochenkontakt mit festem Implantatsitz (Galante et al. 1971) und geringen Mikrobewegungen (Engh et al. 1992, Pilliar et al. 1986, Jasty et al. 1997). Das kragenlose Design ist ebenso von Bedeutung, da hierdurch ein geringes Nachsintern des keilförmigen Schafts unter Belastung möglich ist, sodass eine stabile mediolaterale Verklemmung im spongiösen Knochen für die sichere Osseointegration begünstigt wird.

Der femorale Markraum wird bei der Präparation des Schaftlagers nur mit Ahlen geweitet. Durch das flache Design in der anteroposterioren Ebene wird die Spongiosa nicht komplett verdrängt. Ein Aufraspeln des distalen Markraums erfolgt nicht. Die distale endostale Blutversorgung wird somit theoretisch nicht negativ beeinflusst. Der Tri-Lock-Schaft ist daher weniger invasiv als Schäfte mit einer diaphysären Verankerung (Hozack et al. 1990).

Das Tri-Lock-BPS-Design wurde 2008 mit dem Ziel modifiziert, Knochen zu sparen, die Implantation zu vereinfachen bzw. die Hüftabduktoren zu schonen und die Bewegungsfreiheit zu verbessern (◻ Abb. 2.181). Das grundlegende bereits erfolgreiche Schaftdesgin der originalen Tri-Lock-Prothese wurde nicht geändert. Die Schaftlänge wurde gekürzt und die Schaftspitze abgerundet. Hierdurch soll die Implantation – insbesondere bei adipöseren Patienten – vereinfacht werden. Durch das kürzere Schaftdesign wird distal im Markraum der spongiöse Knochen geschont. Zudem können auch femorale Konfigurationen mit einem sehr engen diaphysären Markraum (Dorr-Typ A) besser adressiert werden. Bei einem längeren Schaft würde ansonsten die Gefahr bestehen, dass sich dieser distal verklemmt, wodurch die proximale Beschichtung nicht mehr ausreichenden metaphysären Knochenkontakt hätte. Die Osseointegration würde somit negativ beeinflusst. Der Tri-Lock-Schaft ist also keine klassische Kurzschaftprothese. Durch seinen glatten, nicht beschichteten diaphysären Anteil ist das Verankerungsprinzip mit der proximalen Krafteinleitung in der Metaphyse ähnlich der Verankerung eines klassischen Kurzschafts. Die Kraftübertragung erfolgt hauptsächlich über den Kalkar, der Schaft dient alleine der korrekten Ausrichtung der Prothese bei der Implantation.

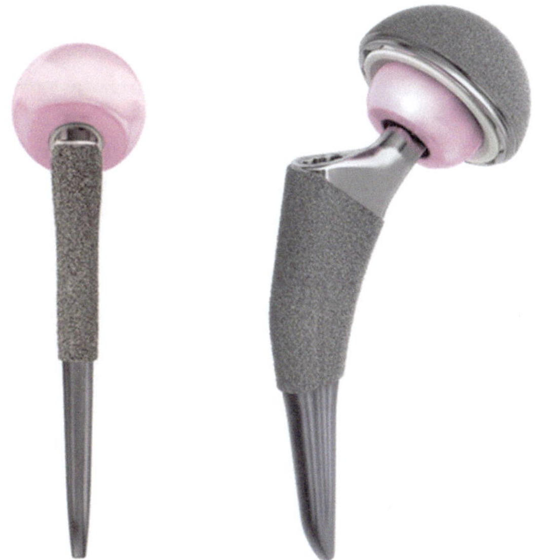

◻ **Abb. 2.181** Modifiziertes Tri-Lock-BPS-Prothesendesign. (Mit freundlicher Genehmigung der Fa. DePuy)

Die primäre Rotationsstabilität und proximale metaphysäre Verankerung ist durch die schmale Geometrie der Prothesenschulter gegeben. Eine präzise Anpassung der Schaftkomponente an die Anatomie des Femurs ist möglich. Der proximale femorale Markraum wird an der breitesten Stelle ausgefüllt (Schaftdesign breiter in der mediolateralen Ebene als in der anteroposterioren Ebene).

Die Beschichtungsfläche des Schafts relativ zu seiner Länge wurde 2008 ebenfalls nicht geändert. Die Beschichtung wurde allerdings durch das neuartige aus Reintitan bestehende Gription ersetzt. Es gibt 2 verschiedene Offset-Varianten des Schafts. Progressive duale Offsets mit direkter Lateralisierung sollen die Rekonstruktion der Anatomie vereinfachen. Das Offset vergrößert sich hierbei proportional zur Schaftgröße. Der CCD-Winkel beträgt konstant 130°. Hierdurch lässt sich die Weichteilspannung verändern, ohne dass dies die Beinlänge beeinflusst. Der standardisierte 12/14-Konus lässt die freie Kombination mit allen Gleitlagerpaarungen des Pinnacle-Hüftpfannensystems zu.

2.14.2 Biomechanische Untersuchungen und FE-Analysen

Das Design der originalen Tri-Lock-Prothese ist seit über 30 Jahren erfolgreich im klinischen Alltag etabliert (Burt et al. 1998, Teloken et al. 2002, Pellegrini et al. 1992, Healy et al. 2009). Die 2008 modifizierte Tri-Lock-BPS-Prothese wurde im proximalen Prothesenschaft mit Gription beschichtet. Die Beschichtungsfläche des Schafts relativ zu seiner Länge wurde nicht geändert. Gription hat einen berechneten Reibungskoeffizienten von 1,2. Dieser liegt somit höher als der Reibungskoeffizient für poröses Tantalum und Plasmaspray und verbessert die primäre Stabilität (Karageorgiou et al. 2005). Die Mikrotextur des Gription fördert die Anhaftung von Osteoblasten (Karageorgiou et al. 2005). Durch seine hohe Volumenporosität (63 %) wird zudem die Sauerstoffanreicherung und Revaskularisation des Knochengewebes erhöht (Produktinformation, DePuy International 2010). Die durchschnittliche Porengröße des Gription beträgt 300 µm, dies hat sich nachweislich als optimale Größe für die Förderung der Osseointegration bewährt (Bobyn et al. 1980). Der Schaft ist seit 1998 aus Titan erhältlich und hat sich im klinischen Alltag bewährt (Healy et al. 2009). Gription besteht aus Reintitan und weist neben seiner guten Biokompatibilität ein niedriges Elastizitätsmodul auf (Matsuno et al. 2001). Dieses bedingt die Reduktion des „stress shiedling", was sich wiederum positiv auf die Osseointegration auswirkt.

2.14.3 Indikationen und Kontraindikationen

Zementfreie Hüfttotalendoprothesen wie auch der originale Tri-Lock-Schaft haben sich hinsichtlich ihrer Standzeit im Langzeitverlauf bewährt (Burt et al. 1998, Teloken et al. 2002, Pellegrini et al. 1992, Healy et al. 2009). Die Verbesserung der Funktionalität und Mobilität sowie die Schmerzreduktion sind übergeordnete Ziele des endoprothetischen Gelenkersatzes. Gerade bei jüngeren Patienten, bei denen eine potenzielle Revisionsoperation in Betracht gezogen werden muss, stellen knochensparende Kurzschaftprothesen eine gute Alternative dar. Wichtig für den Implantationserfolg dieser Prothesen ist eine gute Knochenqualität, die eine feste Verankerung und somit eine ausreichende Primärstabilität gewährleistet. Daher eignet sich der endoprothetische Gelenkersatz mittels Kurzschaftprothese nicht für Patienten mit einer Knochenstoffwechselstörung oder einer manifesten Osteoporose. Hier wird die Implantation eines Standardimplantats empfohlen.

Da die Knochenqualität für den Operationserfolg eine entscheidende Rolle spielt, wird eine Kurzschaftprothese mit proximaler metaphysärer Verankerung eher bei jüngeren Patienten Anwendung finden (<70 Jahre). Der intraoperative Eindruck im Hinblick auf die erreichte Press-fit-Stabilität – die mediolaterale Schaftverklemmung – ist entscheidend. Die Konfiguration des proximalen Femurs muss zudem Berücksichtigung finden. Femora mit einer „Ofenrohrform" (Dorr-Typ C) mit somit ausgedünnter mediolateraler Kortikalis und weitem distalen Markraum erfordern für das Erreichen der proximalen Press-fit-Stabilität die Implantation größerer Schäfte. Hierdurch kann sich das Risiko für iatrogene intraoperative Frakturen bei der Schaftimplantation erhöhen. Dies kann ebenso bei einem Dorr-Typ A der Fall sein, da der diaphysäre Markraum hier im Gegensatz eher eng ist, was die Kräfte im proximalen Femur bei der Schaftimplantation auch schon bei kleineren Schaftgrößen erhöht. Im Zweifel sollte auf ein Standardimplantat gewechselt werden.

Das individuelle Aktivitätslevel des Patienten und der funktionelle Anspruch sind ebenso in die Indikationsstellung mit einzubeziehen wie der allgemeine Gesundheitszustand und der Body-Mass-Index (BMI).

- **Kontraindikationen**
  - Knochenstoffwechselstörung bzw. manifeste Osteoporose
  - schwere Gelenkdeformitäten
  - massive Adipositas
  - ausgeprägte Hypotrophie der das Hüftgelenk umgebenden Muskulatur

2.14.4 Mögliche operative Zugänge

Der Operateur ist in der Wahl seines Zugangs bei der Implantation der Tri-Lock-BPS-Kurzschaftprothese nicht eingeschränkt. Alle konventionellen und auch minimalinvasiven Zugangswege sind anwendbar. Für die richtige Implantation des Schafts ist lediglich die gute Darstellung des femoralen Knochenkanals wichtig. Ein moderates dorsales Kapselrelease kann hilfreich sein. Die Resektionshöhe des Schenkelhalses wird oberhalb des Trochanter minor geplant und intraoperativ entsprechend umgesetzt. Der Schenkelhals wird in Bezug auf die femorale Schaftachse in einem 50°-Winkel osteotomiert. Zur Unterstützung der Festlegung der richtigen Resektionsebene und -höhe wird vom Hersteller eine Sägeschablone angeboten (◘ Abb. 2.182). Diese lässt sich entweder am Trochanter major oder durch die präoperativ geplante Distanz ausgehend vom Trochanter minor orientierend positionieren.

Der femorale Markraum wird mit Handahlen bis zur geplanten Schaftgröße erweitert. Rotationsbewegungen sind zu vermeiden. Die richtige Größe ist dann erreicht, wenn sich die Ahle in der mediolateralen Ebene endostal verklemmt und sich nicht mehr durch eine moderat ausgeführte Rotation bewegen lässt (◘ Abb. 2.183). Für die Primärstabilität der Tri-Lock-BPS-Prothese ist die mediolaterale endostale Abstützung ausschlaggebend. Da sich die Prothese nicht wie zum Beispiel Kragenprothesen am Kalkar abstützt, muss das Schaftende der Tri-Lock BPS nicht zwingend auf Resektionshöhe zu liegen kommen. Idealerweise sollte das Schaftende 1–2 mm oberhalb der Resektionshöhe stehen. Hierdurch wird eine gute Rotationsstabilität im proximalen Femur erreicht, was eine Nachsinterung des Schafts unter Belastung unwahrscheinlicher macht.

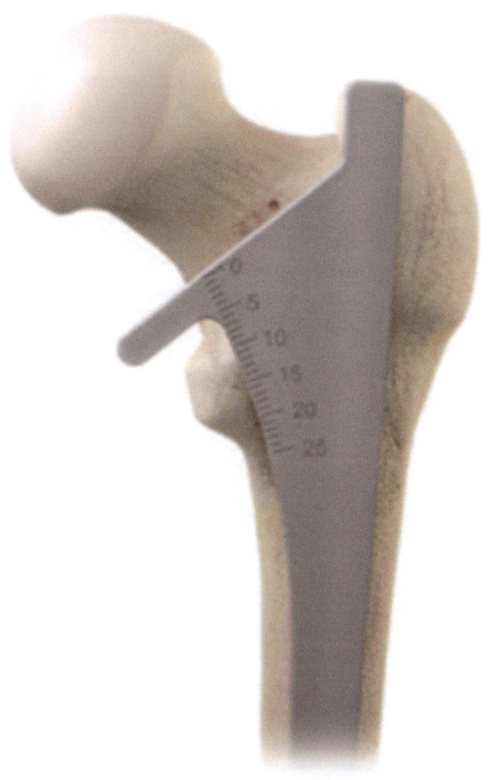

◘ **Abb. 2.182** Ausrichtung der Schnittschablone am Schenkelhals zur Festlegung der richtigen Resektionshöhe. Der Winkel der Osteotomie in Relation zur Femurachse sollte etwa 50° betragen. Die Höhe wird entsprechend der Planung festgelegt (entweder ausgehend vom Trochanter minor oder mit der Spitze der Schablone am Trochanter major anliegend). (Mit freundlicher Genehmigung der Fa. DePuy)

Bei der Implantation von Kurzschaftprothesen besteht das potenzielle Risiko der vermehrten Varus- oder Valguspositionierung. Diese Gefahr ist bei der Tri-Lock durch den verlängerten Schaft deutlich minimiert.

2.14.5 Klinische Daten

Der originale, aus Kobalt-Chrom bestehende Tri-Lock-Schaft zeigt seit seiner Einführung im Jahr 1981 im Langzeitverlauf gute bis sehr gute Ergebnisse. Burt et al. (1998) analysierten das operative Ergebnis von

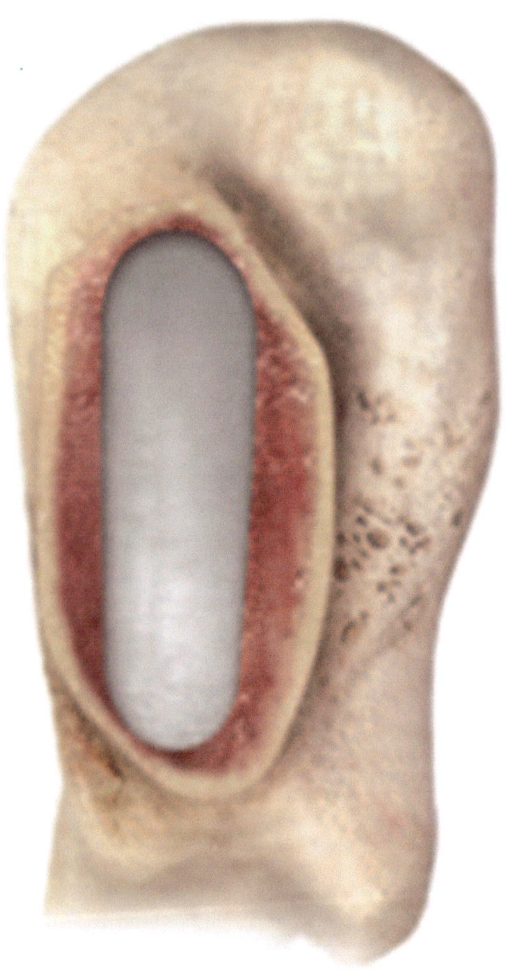

Abb. 2.183 Mediolaterale Verklemmung der Prothese im proximalen Femur. Durch das flache anteroposteriore Design wird der spongiöse Markraum nicht vollständig verdrängt. (Mit freundlicher Genehmigung der Fa. DePuy)

74 Tri-Lock-Schäften (50 Männer, 24 Frauen, ∅ 62 Jahre), welche zwischen 1983 und 1986 implantiert wurden. Im mittleren Nachuntersuchungszeitraum von 10 Jahren (8,3–11,6 Jahre) konnte eine Überlebensrate von 95 % (Revision als Endpunkt) bzw. 93 % (Lockerungssäume als Endpunkt) aufgezeigt werden. Die Autoren stellten in 11 % der Fälle osteolytische Veränderungen im proximalen Femur – in der Nähe zum Gelenkspalt – fest, welche sich allerdings nicht kompromittierend auf die Implantatstabilität auswirkten.

Die Arbeitsgruppe um Teloken (2002) konnte über einen durchschnittlichen Nachuntersuchungszeitraum von 15 Jahren (14,5–16,9 Jahre) ebenfalls gute bis sehr gute Ergebnisse für den Tri-Lock-Schaft nachweisen. Die Autoren schlossen insgesamt 67 implantierte – aus Kobalt-Chrom bestehende – Tri-Lock-Schäfte (41 Männer, 17 Frauen, ∅ 50,4 Jahre, ∅ 73,7 kg) in ihre Studie ein. Insgesamt wurden 96 % der implantierten Tri-Lock-Schäfte nach 15 Jahren Standzeit als stabil und knöchern fest verankert eingestuft. Bei 5 Implantaten wurde eine Schaftsinterung von mehr als 3 mm festgestellt. Die vorliegende Sinterung trat bei allen 5 Schäften innerhalb der ersten 2 Jahre nach Implantation auf; 3 der Schäfte wuchsen anschließend knöchern fest ein. Die Revisionsrate aufgrund einer mechanischen Ursache (Schaftlockerung [n=2] oder radiologische Lockerungszeichen [n=1]) nach 15 Jahren betrug 4,5 %. In 4 % der Fälle zeigten sich proximale Osteolysen (Gruen-Zone 7), ohne dass die Schaftstabilität beeinflusst wurde. Distale Osteolysen wurden weder in der vorliegenden Studie (Teloken et al. 2002) noch in anderen Studien (Burt et al. 1998, Pellegrini et al. 1992) festgestellt. Die Autoren beobachteten allerdings ein „stress shielding" bei 96 % der implantierten Schäfte.

Im Jahr 1998 wurde der Tri-Lock-Schaft aus Titan eingeführt. Healy et al. (2009) verglichen im Rahmen einer prospektiven Studie mit 390 implantierten Tri-Lock-Schäften (202 Männer, 188 Frauen, ∅ 65,2 Jahre) das operative Ergebnis beider Materialen (199 Kobalt-Chrom-Schäfte vs. 191 Titanschäfte). Für alle Implantate konnte der klinische und radiologische Verlauf über einen durchschnittlichen Nachuntersuchungszeitraum von 4,7 Jahren (2,0–8,9 Jahre) erzielt werden. Die Überlebensrate nach 8,9 Jahren betrug im vorliegenden Kollektiv 99,5 %. Zwischen den Kohorten konnte kein signifikanter Unterschied festgestellt werden. Die Inzidenz von Oberschenkelschmerzen (insgesamt 4,9 %) nach Implantation eines Kobalt-Chrom-Schaftes (6,5 %) war allerdings doppelt so hoch wie die bei Titanschäften (3,1 %) – wenn auch nicht signifikant. Das Auftreten von Oberschenkelschmerzen korrelierte mit guter Knochenqualität und der Morphologie des proximalen Femurs (Dorr-Typ A und B), ohne dass die Größe des Schafts einen Einfluss hatte. Aufgrund des Ergebnisses favorisieren die Autoren der Studie den Tri-Lock-Schaft aus Titan.

Der originale Tri-Lock-Schaft wurde 2008 modifiziert. Das bereits erfolgreich etablierte Design und die grundsätzliche Geometrie wurden nicht wesentlich verändert. Neben der Verschmälerung der lateralen Prothesenschulter und einer Kürzung des Schafts wurde die ursprüngliche Beschichtung der Prothese mit Porocoat durch das neue Gription ersetzt. Im Rahmen einer Pilotstudie (Healy 2011) wurde die modifizierte Tri-Lock BPS zwischen März 2008 und April 2009 57-mal, bei insgesamt 56 konsekutiven Patienten implantiert (34 Männer, 22 Frauen, Ø 65,4 Jahre, Ø BMI 27,9 kg/m^2). Der Nachuntersuchungszeitraum betrug mindestens ein Jahr. Es zeigte sich eine signifikante Schmerzreduktion (VAS prä-OP 6,6 Punkte vs. post-OP 0,5 Punkte) sowie eine signifikante Verbesserung des Harris-Hip-Scores (prä-OP 51,8 Punkte vs. post-OP 85,1 Punkte). In der radiologischen Kontrolle konnten keine Lockerung, Nachsinterung, Positionsänderung und kein Implantatversagen festgestellt werden.

Die frühen Ergebnisse wurden in einer aktuellen Studie von Sperati et al. (2014) bestätigt. Die Autoren schlossen 101 Patienten (47 Männer, 54 Frauen, Ø 63 Jahre), welche zwischen Januar 2010 und Dezember 2013 mit einer Tri-Lock BPS operativ versorgt wurden, in ihre Studie ein. Der mittlere Nachuntersuchungszeitraum betrug 27,3 Monate. Bei einem Patienten musste die Schaftkomponente aufgrund einer aseptischen Lockerung revidiert werden. Dieser Patient war allerdings beruflich bedingt schwerer körperlicher Arbeit ausgesetzt, was von den Autoren als begünstigender Faktor für die Lockerung angesehen wurde. Bei den übrigen Patienten ließ sich eine schnelle Wiederherstellung der Funktion und Mobilität feststellen.

In Zusammenschau der dargestellten Ergebnisse kann für den originalen Tri-Lock-Schaft ein gutes bis sehr gutes Ergebnis über einen langen Nachuntersuchungszeitraum angenommen werden. Die Verbesserung der Funktionalität und Mobilität sowie die Schmerzreduktion gelingen mit dieser knochensparenden Kurzschaftprothese reproduzierbar und mit gutem Langzeitergebnis. Auch für den modifizierten Tri-Lock-BPS-Schaft zeigen sich gute klinische und radiologische Ergebnisse ohne Anhalt für ein Frühversagen. Langzeitstudien müssen zeigen, ob auch das modifizierte Implantat die guten bis sehr guten Ergebnisse seines Vorgängers erreichen kann.

2.14.6 Revisionsmöglichkeiten

Die Tri-Lock-BPS-Prothese fördert durch ihre Gription-Beschichtung die Osseointegration im proximalen metaphysären Femur. Bei knöchern fest verankertem Schaft ist durch die eigentlich gewünschte Osseointegration im Revisionsfall möglicherweise das Risiko der knöchernen Destruktion beim Ausschlagen des Implantats erhöht. Durch axiale Ausschlagbewegungen sollte es im Normalfall möglich sein, das Implantat zu entfernen. Rotationsbewegungen sind wie bei der Schaftimplantation auch zur Frakturprophylaxe zu vermeiden. Aufgrund der knochensparenden Implantationstechnik ist im Revisionsfall in der Regel genügend Knochensubstanz für die stabile und sichere Implantation des neuen Prothesenschafts vorhanden.

2.15 Alteon

Scott J. Dunitz

Der steigende Bedarf an Implantationen von Hüftendoprothesen für jüngere und aktivere Patienten fordert von der orthopädischen Gemeinschaft, verbesserte Techniken zum Erhalt der nativen Knochen- und Weichgewebeanatomie zu finden. Die Alteon-Schenkelhalsprothese hat das Ziel, basierend auf dem Konzept anderer halserhaltender Schäfte weitere Verbesserungen zu implementieren. Dazu wurde ein Design gewählt, das eine besonders zuverlässige Fixierung mit einem leichten Einführen der Prothese kombinieren soll. Die sehr guten kurzfristigen Ergebnisse, die zum jetzigen Zeitpunkt mit bisherigen Kurzschaftdesigns vergleichbar sind, sind erste Indizien für ebenso gute Ergebnisse nach bis zu 25 Jahren.

Hüftarthrose ist eine lebensverändernde bewegungseinschränkende Krankheit. Die Inzidenz nimmt mit unserer alternden Bevölkerung kontinuierlich zu. Darüber hinaus diagnostizieren wir Arthrose immer häufiger bei jüngeren aktiveren Patienten. Es passiert nicht selten, Patienten im Alter zwischen 30 und 50 Jahren mit Schmerzen und eingeschränkter Funktion in der Sprechstunde zu sehen.

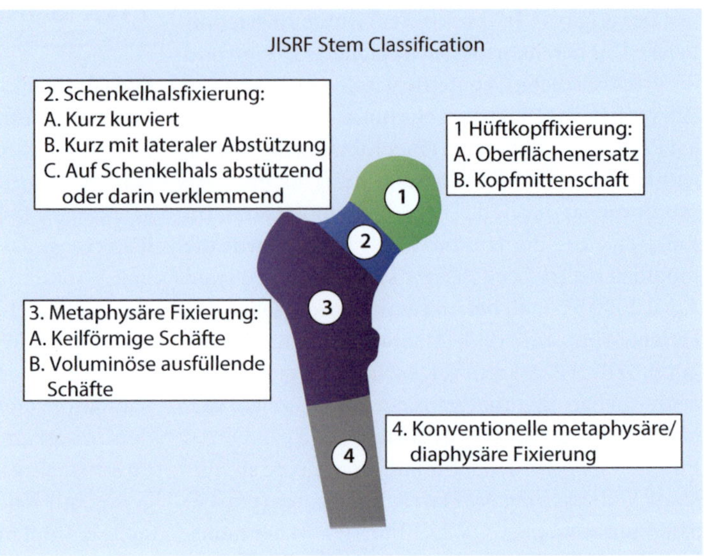

Abb. 2.184 Klassifizierung von Hüftschäften

Der Hüftgelenkersatz ist eine verlässliche und hervorragende Alternative, um diesen Patienten zu helfen, mit weniger Schmerzen und einer verbesserten Funktion zu leben. Zu den Vorteilen dieser Operation zählt, dass sie sowohl sozio- als auch gesundheitsökonomisch eine sehr kostengünstige Behandlungsoption darstellt. Darüber hinaus wissen wir, dass die 20-Jahresüberlebensrate sehr hoch ist. Durch die Weiterentwicklung der Oberflächen der Gleitpartner (v. a. Polyethylens) konnte erreicht werden, dass die 10-Jahresüberlebensrate bei nahezu 100 % liegt (Jenkins und Clement 2013).

Bei der Behandlung der zunehmend jüngeren Patienten müssen wir unser Augenmerk allerdings auf die Überlebensrate jenseits der 20 Jahre richten. Noch wichtiger ist die Beantwortung der Frage, wie wir im Fall eines Versagens der primären Versorgung am besten eine Revision durchführen, ohne die Funktion des Patienten zu kompromittieren. Im Idealfall benötigen wir eine chirurgische Option, die ein Maximum an Knochen erhält, die zügige Integration der Prothese im Knochen ermöglicht und doch einfach zu entfernen ist, ohne gesunde, native Anatomie zu zerstören. Der Schaft sollte zudem ein leichtes Einführen mit geringstmöglicher Gewebezerstörung (minimalinvasive Operationstechnik) ermöglichen. Die Idee einer knochenerhaltenden Hüftprothese ist nicht neu. Daher soll ein Klassifizierungssystem uns helfen, die verschiedenen Konzepte von Femurimplantaten auf dem Markt zu verstehen (JISRF 2012, Abb. 2.184).

- Das System mit dem größten femoralen Knochenerhalt ist der Oberflächenersatz am Hüftgelenk. Dieser gewann in den 1990er-Jahren an Popularität, entwickelte aber Probleme, die jetzt dazu führten, dass viele dieser Prothesen in den Vereinigten Staaten vom Markt genommen wurden. Heutzutage gibt es nur noch wenige Anwender dieser Prothese, da die Risiken gegenüber den Vorteilen überwiegen und wir, obwohl wir Oberschenkelknochen bewahren, tatsächlich den Verlust von azetabulärem Knochen erhöhen, was ein sehr großes Problem sein kann, wenn eine Revision erforderlich wird.
- Die Fixierung auf Höhe der Kopfmitte ist ein weiteres knochensparendes Konzept. Sie hat in den Vereinigten Staaten jedoch nur stark eingeschränkte Anwendung gefunden, und die Literatur liefert bisher keine Belege, die Vertrauen für den Einsatz auf einer regelmäßigen Basis geben (Kim et al. 2012).
- Schenkelhalserhaltende Prothesen sind ein schnell wachsendes Segment im Hüftprothesenmarkt. Sie sind ebenfalls nicht neu, aber etwas umstritten. Die diesem Konzept zugrunde liegenden Design-Rationalen, die in diesem Kapitel besprochen werden, sind

solide und werden von mehreren Langzeitstudien gestützt (Fritz et al. 2013, Goebel und Shultz2009, Hutt und Harb 2014).

- Schließlich sind viele Kurzschäfte auf dem Markt, die dem Konzept der metaphysären Verankerung folgen. Sie umfassen gerade, anatomische und keilförmige Schäfte. Sie sind im Grunde eine Weiterentwicklung herkömmlicher Hüftschäfte, mit dem einzigen Unterschied der geringeren Schaftlänge. Sie haben keine besonderen Konstruktionsmerkmale, die eine alternative Methode der Fixierung darstellen (Waugh und Charnley 1990).

In diesem Kapitel werden wir einen kurzen im Schenkelhals verankernden Schaft beschreiben, der einzigartige Stabilität und Fixationstechniken bietet. Er ermöglicht den Erhalt von femoralem Knochen, vorteilhafte proximale Krafteinleitung und exzellente Primärstabilität mit der Folge einer schnellen Osseointegration. Im Fall des Versagens erlaubt er eine komplikationsarme Revision bei geringerem Verlust nativer Knochensubstanz am Femur.

2.15.1 Design-Rational

Die Alteon-Schenkelhalsprothese (Fa. Exactech) zählt zu den Prothesen, die im Schenkelhals verankern. Die Idee geht zurück auf Professor Pipino, der bereits im Jahr 1979 einen kurzen gebogenen Schenkelhalsschaft propagierte, der durch ein „fit and fill" im Schenkelhals stabilisiert wird (Pipino 2004). Sein Konzept war es, Knochen zu bewahren und mittels „gewebeschonender" Technik Knochen und Weichgewebe zu schonen. Seine Ergebnisse wiesen eine Überlebensrate von mehr als 90 % nach 6 Jahren auf. Zur gleichen Zeit entwickelte in den Vereinigten Staaten Dr. Bernard Morrey einen ähnlichen halserhaltenden kurzen Hüftschaft an der Mayo Clinic (Miner et al. 2001). Dieser wird als der Mayo-Schaft bezeichnet. Sein Konzept war die Schaffung einer im Hals verankerten Prothese, die auf einer 3-Punkt-Fixierung beruht, um gute Primärstabilität zu gewährleisten. Seine 10-Jahresergebnisse haben einen mehr als 90-prozentigen Erfolg gezeigt. Der Schaft hat diaphysär ein keilförmiges Design, das eine 3-Punkt-Fixierung sowohl in der koronalen als auch in der sagittalen Ebene bewirkt (◘ Abb. 2.185).

Die Idee der Alteon-Schenkelhalsprothese ist es, basierend auf dem Konzept anderer halserhaltender Schäfte weitere Verbesserungen zu implementieren. Zu den Vorzügen dieses Schafts zählen unter anderem:

- Beseitigen des Mismatch zwischen proximalem und distalem Femur
- Erhalt proximaler Knochensubstanz
- weniger invasives chirurgisches Vorgehen und geringere Weichteilbelastung
- Bewahren des Trochanterbetts bzw. Sattelbereichs des proximalen Femurs
- Reduktion des „stress shielding"
- Reduktion der Intensität des femoralen Raspelns und des Instrumentenbedarfs

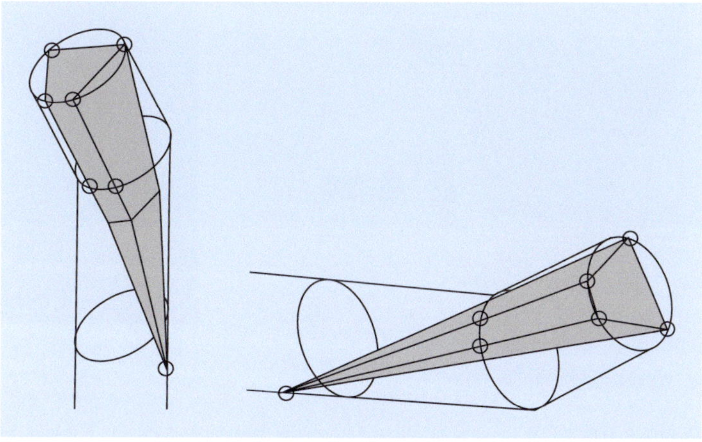

◘ **Abb. 2.185** Prinzip der 3-Punkt-Fixierung. Ein doppelt keilförmiger Schaft mit 2 gewinkelt aneinandergesetzen Zylindern, die das proximale Femur simulieren, wird an mehreren Punkten in der a.-p. und lateralen Projektion verklemmt. (Aus Morrey et al. 2000, mit freundlicher Genehmigung)

2.15.2 Theoretische Grundlagen

Biomechanische Untersuchungen

Die Biomechanik dieses Schafts bezieht die natürliche Trabekelstruktur des Knochens und seine trabekuläre Ausrichtung ein, um funktionelle Stabilität zu erreichen. Der Schenkelhals und die angrenzende mediale Seite des Oberschenkels im Bereich des Kalkars weisen die stabilsten Knochenstrukturen mit höchster Belastbarkeit auf. Darüber hinaus kann auch die Ebene des Trochanter major über Zugspannung Last tragen, wie Peter Walker und Joseph Fetto gezeigt haben (Fetto et al. 1999, Walker und Culligan 1999, ◘ Abb. 2.186).

Um die Kraft in den proximalen medialen Kalkar einzuleiten, wurde der Alteon-Schaft mit einer Geometrie gestaltet, die eine 50°-Halsresektion erfordert. Das proximal trapezförmige Design sorgt für Rotationsstabilität, was eine schnellere biologische Fixierung begünstigt. Die Alteon-Schenkelhalsprothese ermöglicht durch die weit proximale Resektionslinie den Erhalt eines wesentlichen Teils des Oberschenkelhalses; der Mittelwert des Abstands der Resektion vom Trochanter minor beträgt 27 mm. Des Weiteren bewahrt der kurze Schaft auch lateral metaphysären und diaphysären Knochen (◘ Abb. 2.187).

Die Alteon-Schenkelhalsprothese wurde als kragenloser trapezförmiger und dreifach keilförmig verjüngter Schaft entworfen. Dies ermöglicht eine 3-Punkt-Fixierung des Schafts sowohl in sagittaler als auch koronarer Ebene, was Voraussetzung einer stabilen Press-fit-Prothese ist und eine frühe Osseointegration ermöglicht. Neben der Lasteinleitung in den medialen Schenkelhals wird gleichzeitig Last in das laterale Femur eingeleitet – eine Region, die Walker als zusätzlichen Bereich für auftretende Druckspannung auf den Knochen beschreibt. Zusätzlich wird der Weichteilmantel im Bereich des Sattels des Schenkelhalses bewahrt und geschützt (◘ Abb. 2.188).

Die Alteon-Schenkelhalsprothese folgt durch den Erhalt des Schenkelhalses der natürlichen

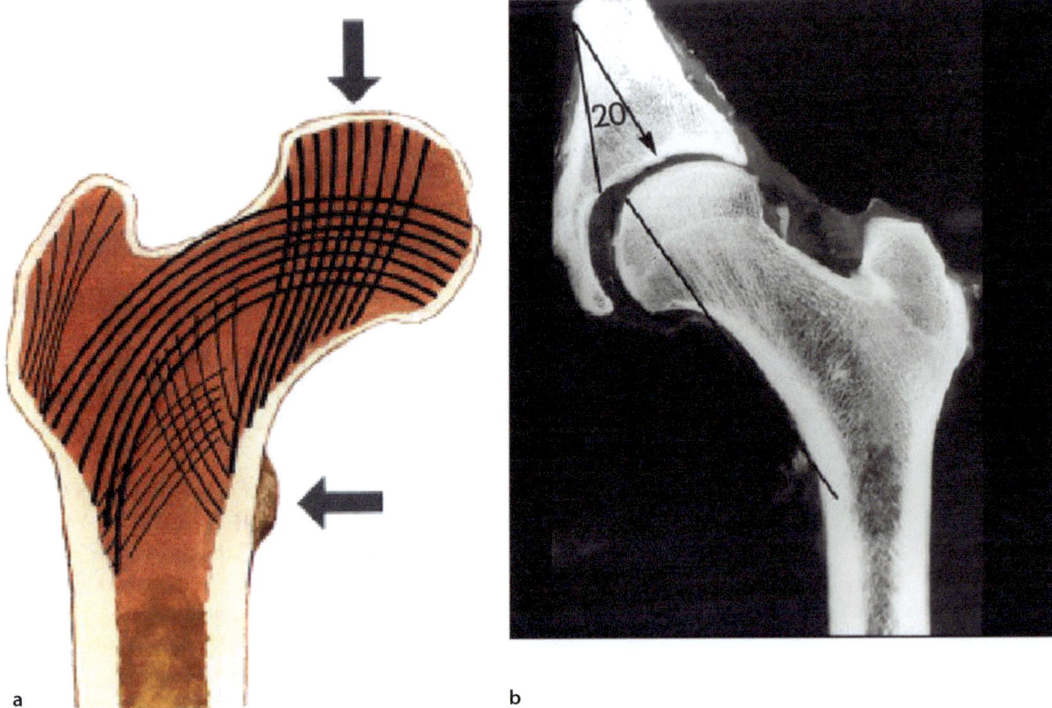

◘ **Abb. 2.186a,b** Schematische und röntgenologische Darstellung von Trabekelstruktur, Knochendichte und Lastlinien

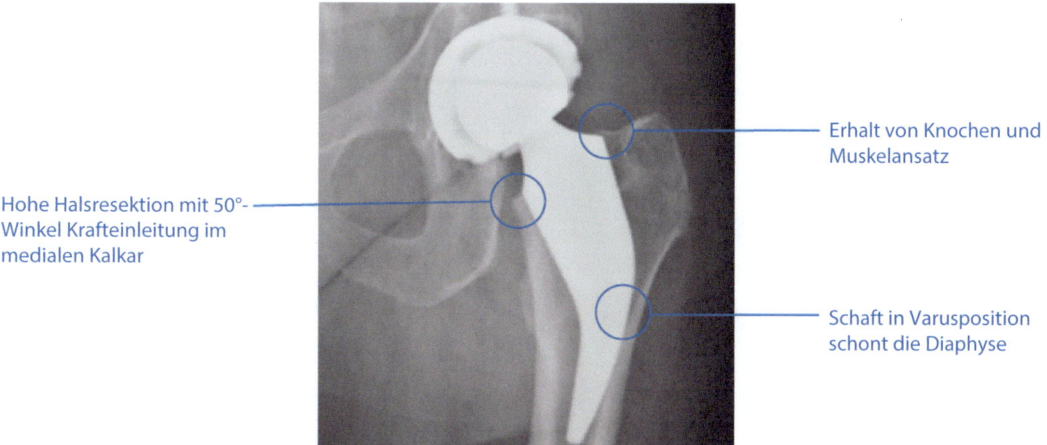

Abb. 2.187 Alteon-Schaft mit 50°-Resektion und Varusposition und erhaltenem Knochen und Muskel

Anteversion des nativen Oberschenkelhalses. Es ergibt sich eine koronare 3-Punkt-Fixierung durch Lasteinleitung in den posterioren Schenkelhals, das anteriore metaphysäre Femur und die posteriore proximale Diaphyse. Um die 3-Punkt-Fixierung zu gewährleisten, stellt die einzigartige laterale metaphysäre Kurvatur einen lateralen Punktkontakt unabhängig von Varus- oder Valgusanatomie sicher. Eine in zahlreichen Studien bewährte proximale Plasmaspraybeschichtung fördert die biologische Fixierung. Unter anderem haben Tierversuche eine frühe biologische Integration innerhalb von 4 Wochen gezeigt. Die Beschichtung bewirkt ein Übermaß von 0,5 mm im Femur, wodurch eine hohe Primärstabilität erreicht wird (Abb. 2.189).

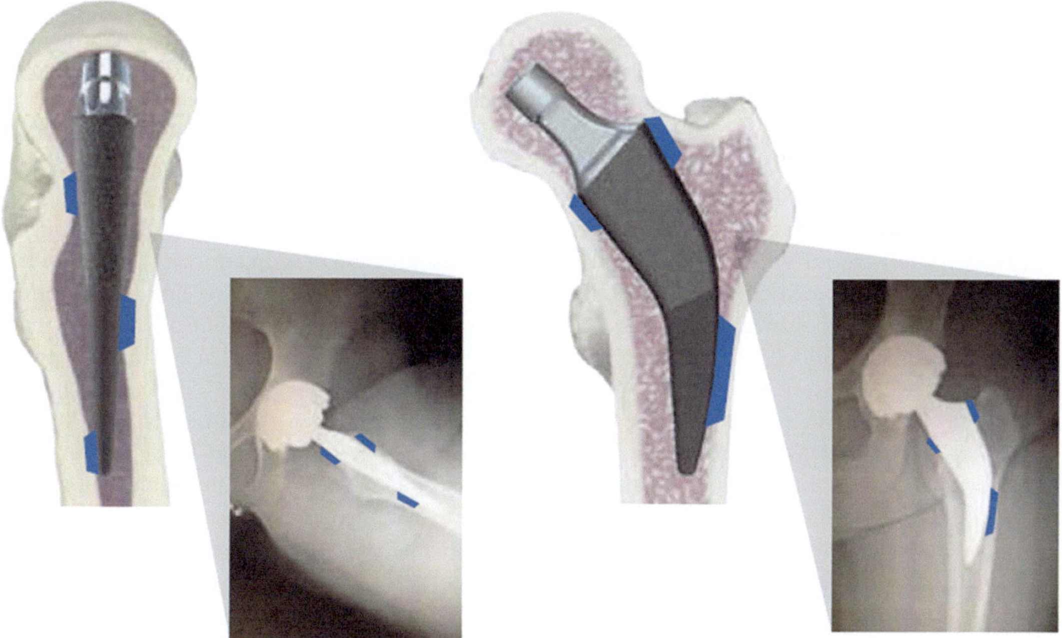

Abb. 2.188 3-Punkt-Fixierung des Alteon-Schafts in sagittaler und koronarer Ebene

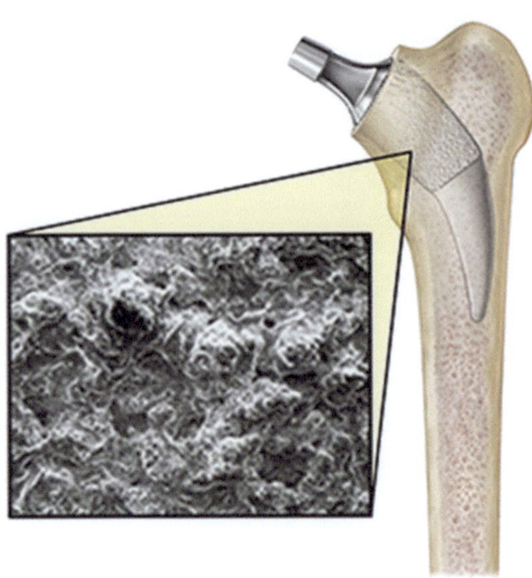

Abb. 2.189 Plasmaspraybeschichtung. (Mit freundlicher Genehmigung der Fa. Exactech)

FE-Analysen

Im Verlauf der gesamten Entwicklung wurden mechanische Tests und Finite-Elemente-Analysen durchgeführt, um das Prothesenkonzept zu überprüfen. Ein Versuchsaufbau untersuchte die Alteon-Schenkelhalsprothese im Vergleich zum Element-Femurschaft (Fa. Exactech), einem Standardschaft (Typ Corail) mit mehr als 25 Jahren klinischer Historie. Beide Schäfte wurden bis zum Bruch belastet. Der Alteon-Schaft brach am medialen Kalkar unter 2000 lbf (8,9 kN) axialer Stoßbelastung. Beim Element-Schaft trat der Bruch bereits bei 1500 lbf (6,7 kN) axialer Stoßbelastung auf. Auch wenn die Alteon-Schenkelhalsprothese bei höherer Last als der Element-Schaft versagt hat, ist anzumerken, dass beide Lasten größer sind als die Lasten, die klinisch relevant sind.

Eine FE-Analyse des vermeintlich schwächsten Implantats (Worst-case-Szenario: Alteon-Schenkelhalsprothese Größe 2 lateralisiert in Kombination mit extra langem Kopf (+10 mm) gemäß ISO 7206-4 fixiert und belastet, ergab das in Abb. 2.190 dargestellte Belastungsmuster. Spannungen auf der Ebene der Fixierung lagen innerhalb der Zugfestigkeitsgrenze des Substratmaterials. In Verbindung mit physischen Ermüdungstests des distalen Schaftanteils nach der gleichen Spezifikation ist dieses Ergebnis ein weiterer Beweis für die strukturelle Integrität des Schaftdesigns.

2.15.3 Indikationen und Kontraindikationen

Die Alteon-Schenkelhalsprothese eignet sich ausgezeichnet für Patienten, bei denen eine Hüftendoprothese indiziert ist. Der Schaft kann bei Patienten jeden Alters und sogar bei allen Knochentypen verwendet werden. Er ist insbesondere bei jungen Patienten ideal geeignet, bei denen einerseits zum Beispiel im beruflichen Kontext eine schnelle Wiederherstellung der Funktion hilfreich und andererseits die Wahrscheinlichkeit, eine Revision zu erleben, am größten ist. Anwender des Systems sind vom Design des Schafts beeindruckt, das eine einfache Wiederherstellung der Anatomie ermöglicht. Insbesondere scheint die Wiederherstellung des physiologischen Offsets dadurch erleichtert zu werden, dass der Schaft der individuellen Anteversion jedes einzelnen Patienten folgt.

Während der Lernkurve sollte der Patient jungen bis mittleren Alters sein und einen Femurtyp A nach Dorr und normalen BMI haben. Auch ist es empfehlenswert, in dieser Phase Schenkelhälse mit hohem Offset zu vermeiden. Das spezifische Alteon-Design erleichtert insbesondere bei Anwendung minimalinvasiver Zugänge das Einführen des Schafts. Es gibt eine Gruppe von Patienten, die ideale Kandidaten für die Alteon-Schenkelhalsprothese sind: Missbildungen des proximalen Femur aufgrund vorangegangener Traumata oder Entwicklungsstörungen sind ausgezeichnete Indikationen für dieses Prothesendesign. Hierdurch wird eine Implantation einer Femurschaftprothese ohne die sonst notwendige Osteotomie des proximalen Femurs ermöglicht (Abb. 2.191).

Alle chirurgischen Verfahren sind mit Risiken assoziiert. Osteoporotischer Knochen und der Femurtyp C nach Dorr („Ofenrohr") erfordern besondere Aufmerksamkeit. Das Risiko einer Fraktur des proximalen Femurhalses muss dabei ebenso in Betracht gezogen werden wie das Risiko einer Knochenperforation. Zudem erfordert die Implantation durch einen direkten anterioren Zugang die Berücksichtigung der Besonderheiten dieses Vorgehens. Aus diesen Gründen wird empfohlen, diese besondere

Abb. 2.190 FE-Analyse einer Alteon-Schenkelhalsprothese Größe 2 lateralisiert in Kombination mit extra langem Kopf (+10 mm) gemäß ISO 7206-4. (Mit freundlicher Genehmigung der Fa. Exactech)

162-201-02_long_2_R4_WITH_142-128-10_sim : SOL 101 Result
Subcase - Static Loads 1, Static Step 1
Stress - Element-Nodal, Averaged, Max Principal
Min : -8.66E+004, Max : 2.19E+005, Units = lbf/in^2(Psi)
Deformation : Displacement - Nodal Manaitude

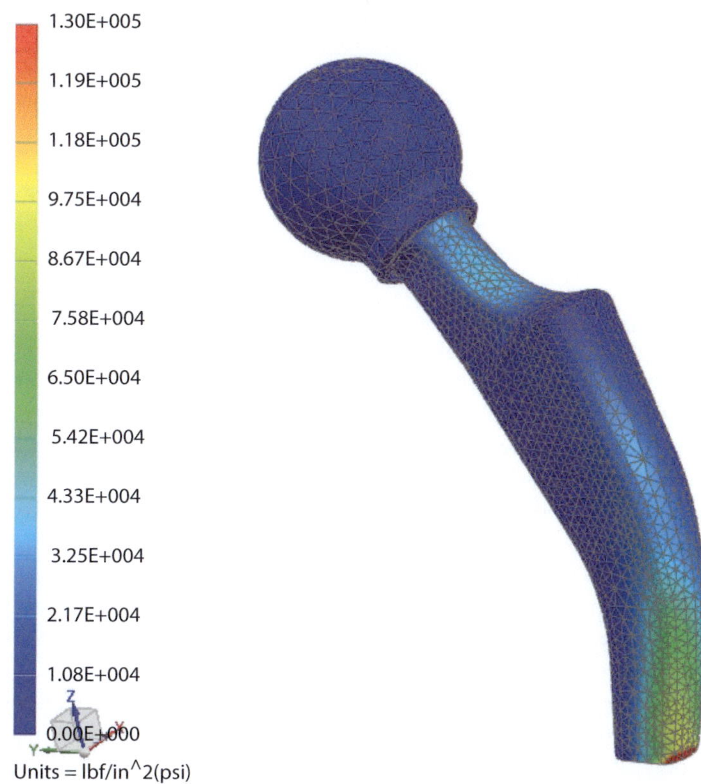

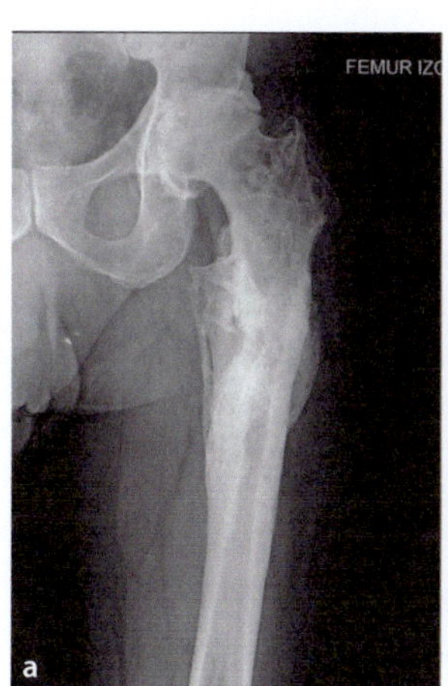

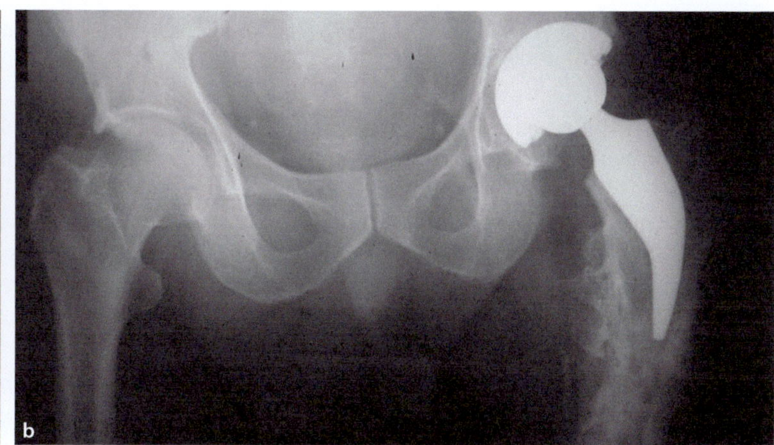

Abb. 2.191a,b Männlicher Patient, 64 Jahre: optimale Lösung bei schwieriger präoperativer Anatomie aufgrund traumatischer bzw. pathologischer Fehlbildung

Prothese in der frühen Lernkurve nicht bei Patienten einzusetzen, die unter den genannten Symptomen leiden.

2.15.4 Mögliche operative Zugänge und Operationstechnik

Die Alteon-Schenkelhalsprothese kann mit jedem gängigen Zugang implantiert werden. Ihre Länge und die Resektionsebene des Schenkelhalses prädestiniert sie für einen minimalinvasiven Zugang, gleichgültig, ob es sich um ein miniposterioren oder minianterolateralen oder direkten anterioren Zugang handelt.

Angesichts des zunehmenden Interesses an muskelspaltenden Techniken stellt der Alteon-Schaft ein ideales Implantat für einen direkten anterioren Zugang dar, sei es mit oder ohne die Verwendung eines speziellen Tisches oder spezieller Retraktoren. Durch den weitgehenden Erhalt des Schenkelhalses erfordert die Implantation weniger Präparation und minimiert die Notwendigkeit eines Release der externen Rotatoren einschließlich der Piriformis-Sehne. Der Autor hat bisher mehrere hundert Schäfte dieses Typs bei Patienten einer großen Bandbreite von Größen und Alter implantiert. Im Lauf der letzten 5 Jahre wurde ein direkter anteriorer Zugang verwendet, der während einiger Besuche in Deutschland erlernt und verfeinert wurde. Der Erfahrungshorizont des Autors umfasst dabei Standardhüftprothesen und andere auf dem Markt verfügbare Kurzschaftprothesen. Das Schaftdesign und die Instrumentierung der Alteon-Schenkelhalsprothese erlauben es, die Hüftendoprothetik mit einem viel kleineren Einschnitt und weniger Weichteilrelease zu implantieren (◘ Abb. 2.192).

Die Instrumente sind für eine ausschließliche Raspeltechnik konzipiert, bei der Verdichtungsahlen verwendet werden, um die spongiöse Knochenmasse proximal zu verdichten und so die Primärstabilität und Osseointegration zu fördern. Die einzigartige Technik, die Ahle in den antevertierten Hals zu stoßen, erlaubt es, in Varusstellung zu beginnen und die spätere Position des Schafts in der Varus-/Valgusebene durch die Anatomie des nativen Femur zu bestimmen (◘ Abb. 2.193 und ◘ Abb. 2.194).

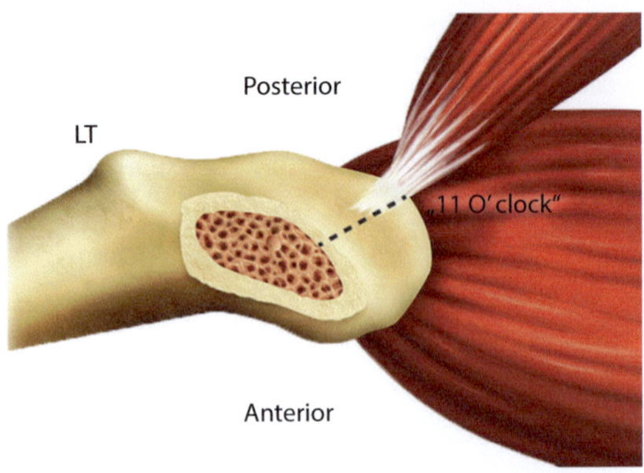

◘ **Abb. 2.192** Anteriorer Zugang. *LT* Trochander minor. (Mit freundlicher Genehmigung der Fa. Exactech)

2.15.5 Klinische Daten

Derzeit läuft eine prospektive Beobachtungsstudie, um die frühen klinischen Ergebnisse von Patienten zu bewerten, denen eine Alteon-Schenkelhalsprothese implantiert wurde. Patientenbezogene Ergebnisse sind für die Bewertung der Leistungsfähigkeit des Konzepts von entscheidender Bedeutung. Die Studie wird zwischen 100 und 200 Hüften beobachten, die prospektiv in einem Zeitraum von einem Jahr für ein Follow-up von mindestens 2 Jahren erfasst werden. Die Nachuntersuchung der Patienten wird eine klinische Bewertung (Harris-Hip-Score, Komplikationen), eine radiologische Analyse und eine Selbstevaluation der Patienten (Oxford-Hip-Score, Zufriedenheit) umfassen. Ziele der Studie sind im Detail:

- Bewertung der klinischen Ergebnisse mit Harris-Hip-Score (HHS) und Oxford-Hip-Score (OHS)
- unabhängige radiologische Analysen, einschließlich Aufhellungen, massive Resorption des Kalkars, Einsinken des Schafts, Stammposition (varus/valgus), Osteolyse, Lockerung und Osseointegration
- speziell auf die Alteon-Schenkelhalsprothese bezogene Komplikationen

Die ersten frühen klinischen Ergebnisse bei der Behandlung von Osteoarthritis/degenerativer Arthritis bei Patienten mit einem mittleren Alter von 59 Jahren und einem durchschnittlichen Gewicht von 102 kg mit der Alteon-Schenkelhalsprothese zeigten

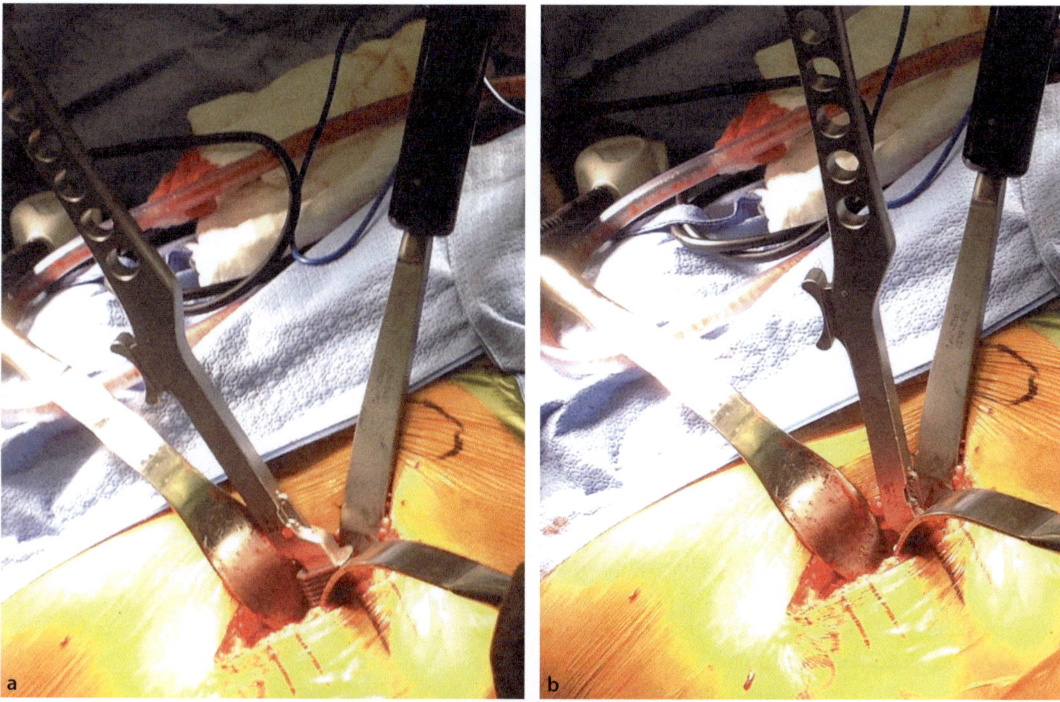

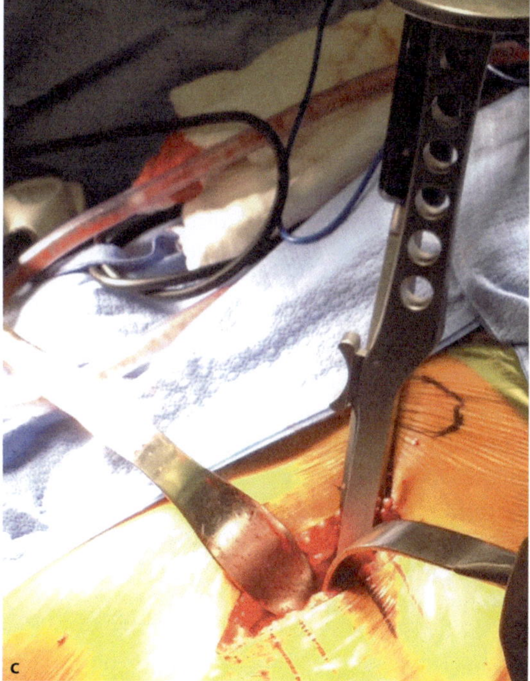

Abb. 2.193a–c Raspeln bei direkt anteriorem Zugang

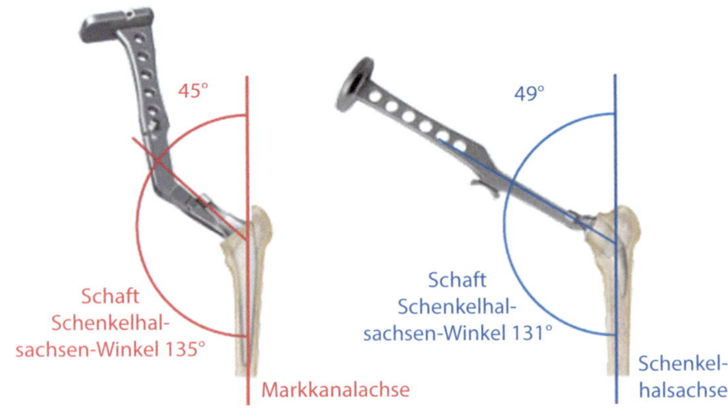

Abb. 2.194 Vergleich der Fräsereinwirkwinkel zwischen einem herkömmlichen System (Exactech Novation Element) und der Exactech Schenkelhalsprothese: Während der herkömmliche Schaft entlang des Femurschaftkanals präpariert und eingebracht wird, erfolgt dies bei der Schenkelhalsprothese über den Schenkelhals. (Mit freundlicher Genehmigung der Fa. Exactech)

gute Erfolge, wie die verbesserten Werte des HHS und OHS unterstreichen. Präoperativ wurde im Schnitt ein HHS von 44,4 und ein OHS von 18,8 ermittelt. In den 1-Jahresergebnissen dieser Studiengruppe verbesserte sich der HHS auf 95,6 und der OHS auf 42,2 (Abb. 2.195). Ein Erhalt des Schenkelhalses wurde in diesen frühen Fällen mit einem Abstand der mittleren Resektion vom Trochanter minor von etwa 27 mm erreicht. Weitere klinische Studien laufen.

2.15.6 Revisionsmöglichkeiten

Obwohl die Alteon-Schenkelhalsprothese entwickelt wurde, um eine maximale Überlebensrate zu erreichen, können Ereignisse auftreten, die zum Versagen der Prothese führen. Dies gilt vor allem angesichts der zunehmenden Zahl jüngerer Patienten, die sich dieser Operation unterziehen. Der hier beschriebene Schaft ermöglicht eine besonders einfache Revision. Sir John Charnley, Vater der modernen Hüftendoprothetik, entwickelte die Technik der Trochanterosteotomie (Waugh und Charnley 1990). Diese wurde für primäre Hüfttotalendoprothesen viele Jahre mit niedrigem Komplikationsrisiko angewandt. Kommen moderne Fixationstechniken zur Anwendung, ist das Risiko einer Nichtheilung der Osteotomie minimal.

Die Alteon-Schenkelhalsprothese hat im Bereich der proximalen Metaphyse nur bis zur Ebene des Trochanter minor eine poröse Beschichtung. Der distale Doppelkeil des Titanschafts ist weder gestrahlt, noch mit Plasmaspray oder Hydroxylapatit beschichtet. Dadurch wird ein leichteres Entfernen eines gut fixierten Schafts mittels einer einfachen Trochanterosteotomie ermöglicht, ohne dass es einer destruktiven erweiterten Trochanterosteotomie nach Wayne Paprosky bedarf (Miner et al. 2001). Darüber hinaus wird es durch den Erhalt des Schenkelhalses einfacher, den kurzen Schaft zu einem diaphysär verankerten oder Fit-fill-Standardschaft zu revidieren (Abb. 2.196).

2.15.7 Fazit

Die Implantation von Hüftendoprothesen bleibt eine der erfolgreichsten heutzutage durchgeführten Operationen. Der steigende Bedarf dieser Operation für jüngere und aktivere Patienten fordert von der orthopädischen Gemeinschaft, verbesserte Techniken zum Erhalt der nativen Knochen- und Weichgewebeanatomie zu finden. Die Alteon-Schenkelhalsprothese hat hervorragende kurzfristige Ergebnisse gezeigt, die derzeit vergleichbar sind mit bisherigen Kurzschaftdesigns, die über bis zu 25 Jahre hervorragende Ergebnisse erzielt haben. Das einzigartige Design und die Art der Fixierung verbunden mit dem leichten Einführen lässt diesen Schaft eine ausgezeichnete Wahl bei der Behandlung von Patienten mit Osteoarthritis der Hüfte sein.

2.16 Profemur Preserve

Manuel Ribas Fernandez

Der Profemur-Preserve-Schaft repräsentiert eine neue Generation von Fit-and-fill-Kurzschäften, die zu den „trochanterschonenden" Kurzschäften

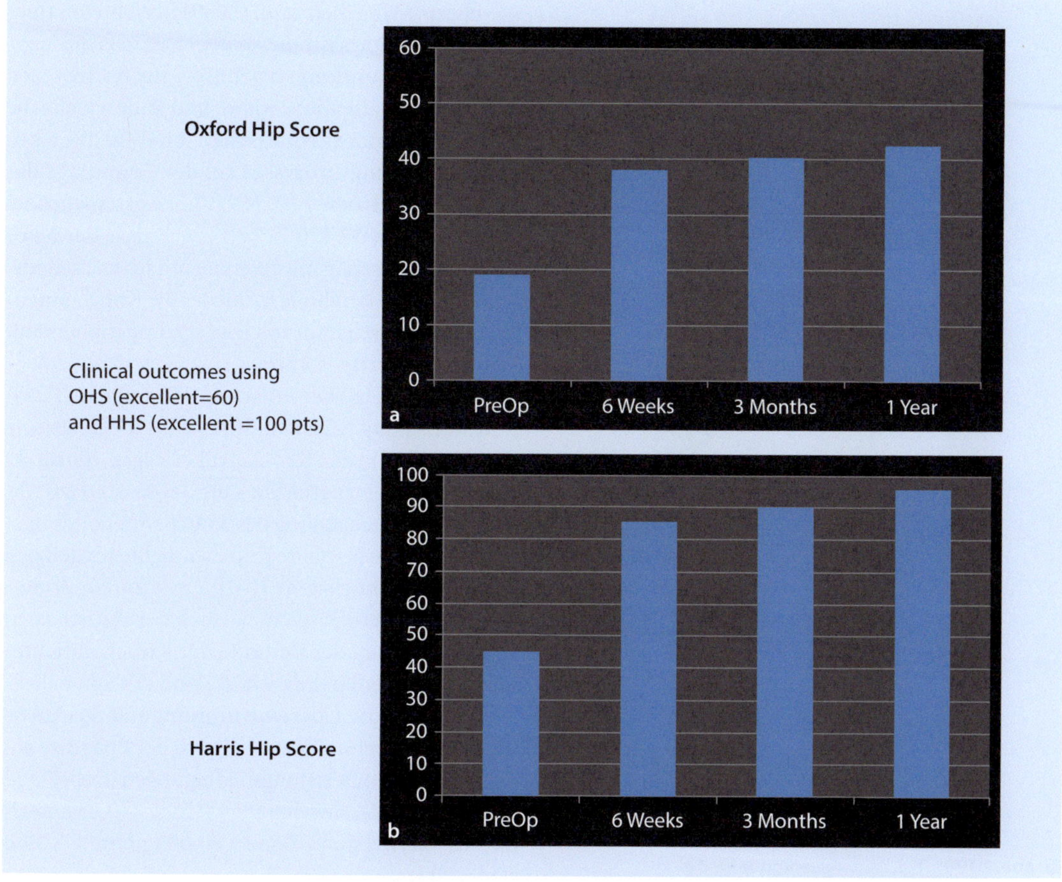

Abb. 2.195a,b Frühe klinische Outcomes. **a** Oxford-Hip-Score, **b** Harris-Hip-Score

gehören und bei denen, genauso wie beim Standardhüftgelenksersatz, eine Kalkarosteotomie durchgeführt wird. Durch die leicht gebogene, dreidimensional konische Form – stärker ausgeprägt als bei anderen Vertretern dieser Kurzschaftproduktfamilie – wird der Trochanter major geschont, und der Schaft nimmt nur einen geringen Teil des oberen Femurs sowie des Metaphysenkanals ein. Durch eine Plasmaspraybeschichtung von 1 mm Dicke wird eine hohe primäre Stabilität gewährleistet. Profemur Preserve ist ein vielseitig verwendbares Implantat, das bei der gesamten Bandbreite unterschiedlicher anatomischer Ausformungen des Femurs eingesetzt werden kann. Klinische Beobachtungen über kurze Zeiträume deuten auf ein äußerst vielversprechendes System mit hoher Knochenneubildungsrate hin. Es kann also von einer verlängerten Lebensdauer der Prothese ausgegangen werden bzw. von einer positiven Abweichung vom Richtwert des NICE (National Institute for Health and Clinical Excellence), bei dem eine Prothesenüberlebensrate von 95 % nach 10 Jahren angenommen wird.

2.16.1 Einführung

Kurzschaftprothesen weisen gemeinsame Merkmale auf. Jedoch ist keine dieser Prothesen gleich der anderen, und daher erfüllen sie die folgenden Postulate nicht in gleicher Weise:

- geringere Knocheninvasivität im Vergleich zu herkömmlichen Schäften
- Erhalt der Knochensubstanz, sodass später eine Revision mit einem herkömmlichen Schaft möglich ist

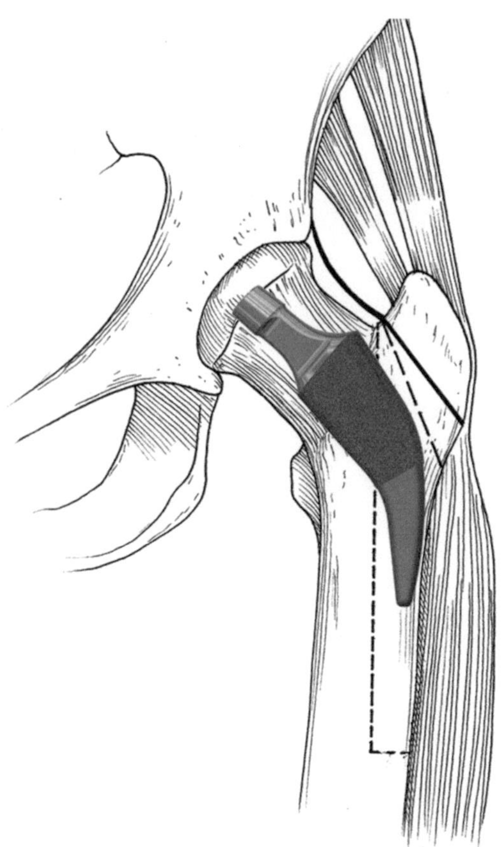

Abb. 2.196 Trochanterosteotomie für die Schenkelhalsprothese. (Mit freundlicher Genehmigung der Fa. Exactech)

- stärkere physiologische Knochenneubildung aufgrund der Kräfte, die auf den oberen Femur einwirken (Morray et al. 2000)
- dadurch Verminderung der Gefahr eines Stress-shielding-Effekts und einer Überbelastung (Huiskes et al. 1992, Chen et al. 2009)

Im Idealfall führen solche Implantate in ihrer Umgebung zu einer positiven Bilanz von Knochenauf- und Knochenabbau bzw. zu einer Zunahme der Knochenneubildung. Für eine biomechanische Validierung dieses Schlüsselkonzepts wären jedoch eine direkte Erhebung von Daten zur Knochenneubildung bei Empfängern von Hüftgelenktotalendoprothesen sowie eine systematische Analyse der Ergebnisse notwendig.

Hsiang-Ho Chen et al. (2009) berichteten über eine Kombinationsstudie, in der einerseits die langfristigen Behandlungsergebnisse nach Einsetzen einer Kurzschaftendoprothese und andererseits die Ergebnisse einer theoretischen Analyse des Knochenneubildungsprozesses auf der Grundlage der Zonen nach Gruen et al. (1979) bewertet wurden. Dabei wurden die klinischen Ergebnisse der Knochendichtemessung mit einer quantitativen theoretischen Analyse kombiniert, mit der die Knochenneubildungseigenschaften von Femurkomponenten mit Kurzschaft beurteilt wurden.

Gemäß dem theoretischen Modell der Belastungsverteilung nach von Mises wird die Belastung an den Stellen in den Knochen übertragen, die direkt an die Kortikalis angrenzen – im Gegensatz dazu war bei dieser Untersuchung des Knochenneubildungsprozesses die scheinbare Knochendichte tendenziell in Zone 3 am höchsten (1,10 g/cm^3) und in Zone 1 am geringsten (0,37 g/cm^3). Nach der statistischen Normalisierung der Befunde der Knochendichtemessung (gegenüber denen in Zone 4) zeigten diese jedoch eine gute Übereinstimmung mit den theoretischen Berechnungen bezüglich der Reaktion auf die veränderten Belastungsbedingungen. Dabei fand sich die höchste Abweichung in Zone 7 (0,23 g/cm^3) und die geringste in Zone 1 (0,003 g/cm^3) (Chen et al. 2009).

Das klinische Messergebnis stimmte mit der theoretischen Vorhersage überein, die nahelegte, dass die Knochenneubildung nach dem Hüftgelenkersatz vor allem durch die Veränderungen in der Belastungsverteilung, die durch die mechanische Rahmenbedingungen verursacht sind, gesteuert wird. Die Veränderungen wurden durch die Konstruktionseigenschaften des Implantats mit kurzem Schaft bestimmt: In den Bereichen, in denen ein enger Kontakt zwischen dem Implantat und der Kortikalis bestand (Zonen 2 und 3) trat eine hohe Belastung auf, die mit einer hohen Knochendichte einherging. In anderen Bereichen, in denen es nur zu einer äußerst geringen Belastungsübertragung kam, wurde ein signifikanter Knochenabbau festgestellt.

Im Vergleich zur herkömmlichen Femurkomponente mit langem Schaft erzeugt die Kurzschaftprothese eine deutlich geringere Knochenresorption. In dieser Studie wurde ein durchschnittlicher Knochenverlust von 3,3 % festgestellt. Im Gegensatz dazu lag der typische Knochenverlust bei Implantaten mit langem Schaft bei ca. 20 % (Huiskes et al. 1992). Dieses Ergebnis sprach für das Konstruktionsmerkmal des Kurzschafts bei der Hüftgelenkendoprothese: Es wird angenommen, dass mit der Femoralkomponente mit Kurzschaft proximaler Knochen erhalten wird und dass es zu einer höheren Belastungsübertragung auf den proximalen Femur kommt, was zu einer Verminderung des Stress-shielding-Effekts in diesem Bereich führt (Morrey et al. 2000).

2.16.2 Design-Rational

Der Profemur-Preserve-Schaft repräsentiert eine neue Generation von Fit-and-fill-Kurzschäften, die zur Produktfamilie der Kurzschäfte gehört, mit denen bei der Halsresektion der Trochanter geschont wird. Im Vergleich zu anderen Modellen dieser Produktfamilie weist der Preserve einige Besonderheiten auf.

Die kegelstumpfförmige dreifach konische Form erhöht die primäre Stabilität, minimiert die Mikrobewegungen, den Stress-shielding-Effekt und die Überbelastung des Knochens und begünstigt so die Integration in den Knochen (dreifach konischer Schaft). Sein gegenüber der Frontalebene abgewinkelter metaphysärer Teil und die verkleinerte laterale Schulter sorgen dafür, dass der Trochanter major unversehrt bleibt, und erleichtern das Einsetzen des Schafts. Dadurch ist dieses Implantat sehr gut für minimalinvasive Implantationstechniken geeignet. Außerdem wird durch die geringere Materialmenge der Knochenerhalt unterstützt und die Implantation vereinfacht.

Der Schaft ist mit einem konischen Titan-Plasma-Spray beschichtet, wobei durch die Beschichtung in den proximalen Zweidritteln 1 mm hinzukommt (0,5 mm pro Seite in der Frontal- und Sagittalebene), jedoch nur 0,2 mm pro Seite im distalen Drittel. Dies ermöglicht die primäre Stabilität durch Press-fit-Verankerung. Die sandgestrahlte distale Oberfläche soll die Anlagerung an den Knochen und die Scratch-fit-Fixierung begünstigen (◘ Abb. 2.197).

Im oberen Bereich des Implantats befindet sich eine Einschlagsplattform, damit das Einsetzen des Implantats mit maximaler Genauigkeit erfolgen kann. Diese Einschlagsplattform besitzt eine Vertiefung und einen ovaler Schlitz, die für das unidirektionale Einsetzen bzw. die Rotationskontrolle während der Implantation des Schafts vorgesehen sind (◘ Abb. 2.197).

Kalkarschonung und modulare Steckhälse sorgen für eine bessere Anpassungsfähigkeit an unterschiedliche Femurorphologien verglichen mit anderen Modellen. Beispielsweise ist die Verwendung von kleineren Größen bei Coxa vara nicht notwendig, dadurch wird eine vollständige primäre Stabilität erzielt, ohne dass die Länge beeinträchtigt wird.

Unter Berücksichtigung aktueller Trends und um eine maximale Anpassungsfähigkeit zu erzielen stehen die Preserve-Schäfte in 2 Ausführungen zur Verfügung: modulare Steckhälse und Monoblockmodelle (Classic) mit CCD-Winkeln von 127° und 135°. Beide Modelle werden in den Größen 1–12 angeboten (◘ Abb. 2.198 und ◘ Tab. 2.10).

Das modulare Halssystem wird seit über 25 Jahren weltweit verwendet, weil damit eine Anpassung an unterschiedliche Femurmorphologien, Offsets, CCD-Winkel, Beinlängen und Prothesenausführungen möglich ist. Vor Kurzem berichtete Sommers (2015) über niedrige Serumspiegel von Kobalt bei einer zufällig ausgewählten Population von Patienten mit einer gut funktionierenden Hüftgelenkendoprothese mit modularem Hals und Keramik-Keramik-Gleitpaarung. Die Werte lagen bei 1,21 μg/l bei einseitigem und bei 2,2 μg/l bei beidseitigem totalem Hüftgelenkersatz. Bei keinem Patienten lag der Kobaltspiegel über 2,4 μg/l. Bei keinem Patienten konnte Chrom im Blut nachgewiesen werden. Außerdem gab es keine Unterschiede bei den Kobaltwerten zwischen Hüftprothesen mit kurzem Steckhals und solchen mit langem Steckhals. (◘ Abb. 2.199). Dafür gibt es anatomisch-biomechanische Ursachen mit dokumentierten Fallserien, über die ausführlich berichtet wurde.

Einerseits ist das Offset bei allen Menschen unterschiedlich, er liegt nach Davey bzw. später Charles et al. (2005) zwischen 27 und 57 mm, der CCD-Winkel liegt zwischen 105,7 und 154,5°, wobei nur eine geringe Korrelation zwischen dem oberen Femur und dem endomedullären Kanal besteht (Noble et al. 1988). Andererseits gibt es hier signifikante Unterschiede zwischen der männlichen und der weiblichen Anatomie (Wang et al. 2004, Traina et al. 2009).

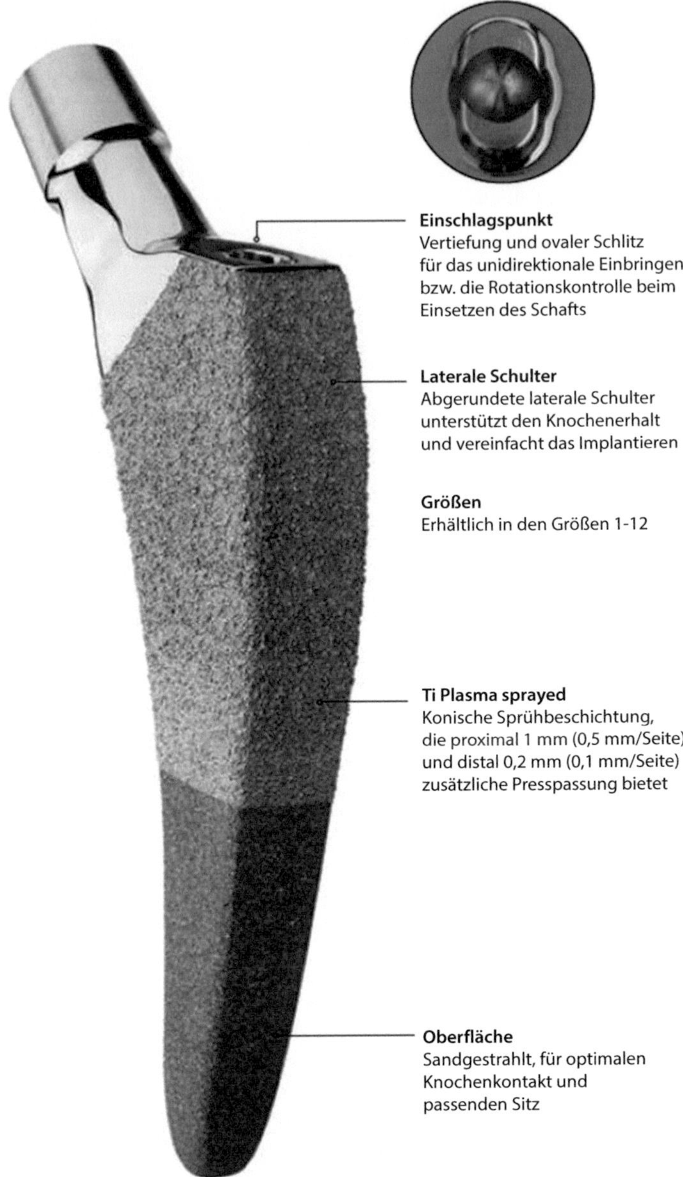

Abb. 2.197 Profemur Preserve: dreidimensional konischer, Titan-Plasma-beschichteter und sandgestrahlter Kurzschaft. Die wichtigsten Merkmale sind hervorgehoben. (Mit freundlicher Genehmigung der Fa. MicroPort Orthopedics)

Beim Vergleich der anthropometrischen Merkmale von Männern und Frauen fällt auf, dass Männer im Vergleich zu Frauen einen weiteren inneren Kanal, einen größeren CCD-Winkel, einen längeren Femurhals, ein größeres Offset und eine geringere Antetorsion aufweisen. Bei Frauen ist der innere Kanal enger, der CCD-Winkel kleiner, der Femurhals kürzer, das Offset kleiner und die Antetorsion stärker (Traina et al. 2009).

In einer retrospektiven Studie präsentierten Traina et al. (2004) eine Fallserie von 1734 Patienten mit Hüftgelenkendoprothesen, bei denen modulare Hälse, anatomisch geformte Schäfte (Anca-Fit) und Keramik-Keramik-Gleitpaarungen verwendet wurden. Das Durchschnittsalter lag bei 55,5 Jahren, 53,3 % der Patienten waren weiblich, bei 66 % lag eine Arthrose vor und bei 24 % war die Erkrankung die Folge einer angeborenen Hüftdysplasie. Es wurden

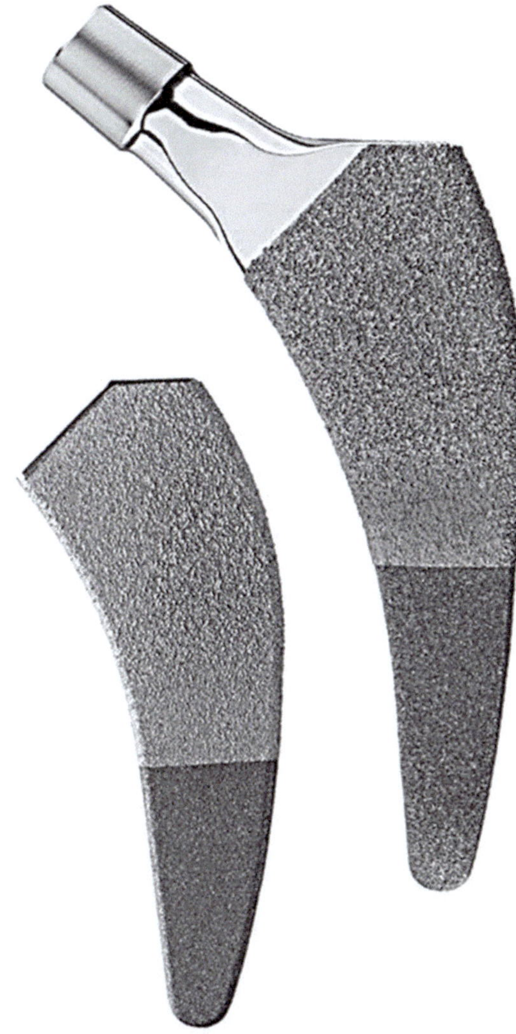

Abb. 2.198 Ausführungen des Profemur Preserve: Monoblock (Classic) und modulare Version. (Mit freundlicher Genehmigung der Fa. MicroPort Orthopedics)

keine Halsfrakturen angegeben. Die Dislokationsrate lag bei 1,4 %, und es wurde über eine Überlebensrate der Prothesen von 97,5 % nach 8 Jahren berichtet.

Tab. 2.10 Korrekturtabelle zur Zentrierung des Femurkopfs

Kopfgröße	Korrektur der Halslänge [mm]	Korrektur von Offset und Beinlänge [mm]	
		Gerade	8° Varus
Kurz (S)	−3,5	−2,5/−2,5	−2,8/−2,1
Mittel (M)	0	±0/±0	±0/±0
Lang (L)	3,5	+2,5/+2,5	+2,8/+2,1
XL	7	+4,9/+4,9	+5,6/+4,2
XXL	10,5	+7,4/+7,4	+8,4/+6,3

Bei 18 von 1734 Hüften war eine Revisionsoperation wegen Dislokation, Lockerung, Infektion, Femurfraktur oder Beinlängendifferenz (Beinverkürzung) erforderlich.

Traina und Toni (2011) berichteten über eine Fallserie von 61 Patienten mit Hüftgelenkersatz wegen Arthrose und Hüftgelenksdysplasie mit einer Nachbeobachtungsdauer von 11 Jahren. Dabei betrug die Prothesenüberlebensrate 97,5 %, und es wurden keine Dislokationen angegeben. In der Literatur gibt es einige Fallberichte über Frakturen am modularen Hals und sogar über korrosionsbedingte Frakturen. In allen diesen Berichten sind die Fallzahlen im Vergleich zu anderen Studien gering (Wright et al. 2010, Wilson et al. 2010, Atwood et al. 2010), daher kann nicht vollständig geklärt werden, warum solche Fälle vorkommen; dieses Thema wird weiterhin überwiegend kontrovers diskutiert. Es könnte sein, dass dabei Korrosion, große Femurkopfkomponenten mit langen modularen Hälsen, Metall-Metall-Gleitpaarungen, Adipositas und das Aktivitätsniveau zusammenwirken (Michael und Levine 2012).

Wir verwenden Profemur Preserve seit 2002 und haben während dieser Zeit signifikante klinische und funktionelle Verbesserungen bei geringer

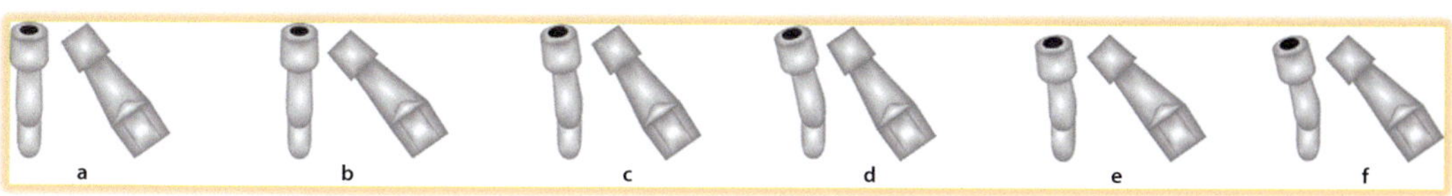

Abb. 2.199a–f System der modularen Profemur-Hälse. **a** Gerade, **b** Varus/Valgus (VV), **c** Ante-/Retrotorsion (AR) 8°, **d** Ante-/Retrotorsion 15°, **e** AR/VV1, **f** AR/VV2

mittel- und langfristiger Komplikationsrate festgestellt. Wir gehen davon aus, dass diese anerkannte Hüftgelenktotalendoprothese (TEP) mit modularem Steckhalssystem in Kombination mit einem individualisierten Primärkonstrukt entsprechend der präoperativen Indikation und Planung in einer Fallserie von 589 TEP vielversprechende mittel- und langfristige Ergebnisse erbringen wird.

Es ist sehr wichtig zu betonen, dass die Dislokationsrate extrem niedrig war (0,001) und dass in dieser eigenen Fallserie keine Halsfrakturen aufgetreten sind. Bei dieser Serie wurde eine geringe mittelfristige Revisionsrate (Nachkontrolle nach durchschnittlich 7,7 Jahren) von 1,86 % festgestellt: In der Mehrzahl handelte es sich dabei um den Austausch des Femurkopfes bei 7,7 % Metall-auf-Metall-Gleitpaarungen, also aus Gründen, die nichts mit dem modularen Steckhalssystem zu tun hatten. Dadurch entstanden Bedenken bezüglich der Prothesenüberlebensrate bei Metall-auf-Metall-Gleitpaarungen in Verbindung mit großen Femurköpfen. Wir können dieses Phänomen allerdings nicht feststellen. Dies kann mit der hervorragenden Implantatpositionierung und der daraus folgenden guten Funktion der Gleitlager zusammenhängen (◘ Abb. 2.200).

2.16.3 Klinische Daten

Pardubsky et al. (2014) berichteten retrospektiv über eine erste Serie von 96 eingesetzten Hüft-TEP bei 91 Patienten. Der Hüftgelenkersatz erfolgte in den Jahren 2012 bis 2013 mit einem zementfreien Profemur-Preserve-Modell und einem modularen Hals (Fa. MicroPort). Untersuchungen anhand des Oxford-Hip-Scores, der UCLA-Skala und des Euro-Qol-GenHealth-Scores wurden jeweils vor der Operation und ein Jahr nach der Operation durchgeführt. Außerdem erfolgte eine Beurteilung anhand von Röntgenbildern postoperativ sowie Pardubsky Jahr nach der Operation. Das Durchschnittsalter der Patienten lag bei 52,9 Jahren (22–70 Jahre). Klinisch waren die meisten Patienten schmerzfrei, und die Hüftscores hatten sich signifikant verbessert. Jedoch wurde in einem signifikanten Prozentsatz röntgenologisch eine Strahlendurchlässigkeit am distalen Ende des Schafts festgestellt.

Bis heute wurden mehr als 300 dieser Schäfte in unserer Einrichtung implantiert. Auswahlkriterien für die Implantation dieses Systems sind: ein Wert über –1 im T-Score, Femurtyp A oder B nach Dorr, Alter <75 Jahren und BMI <30. Im Jahr 2014 haben

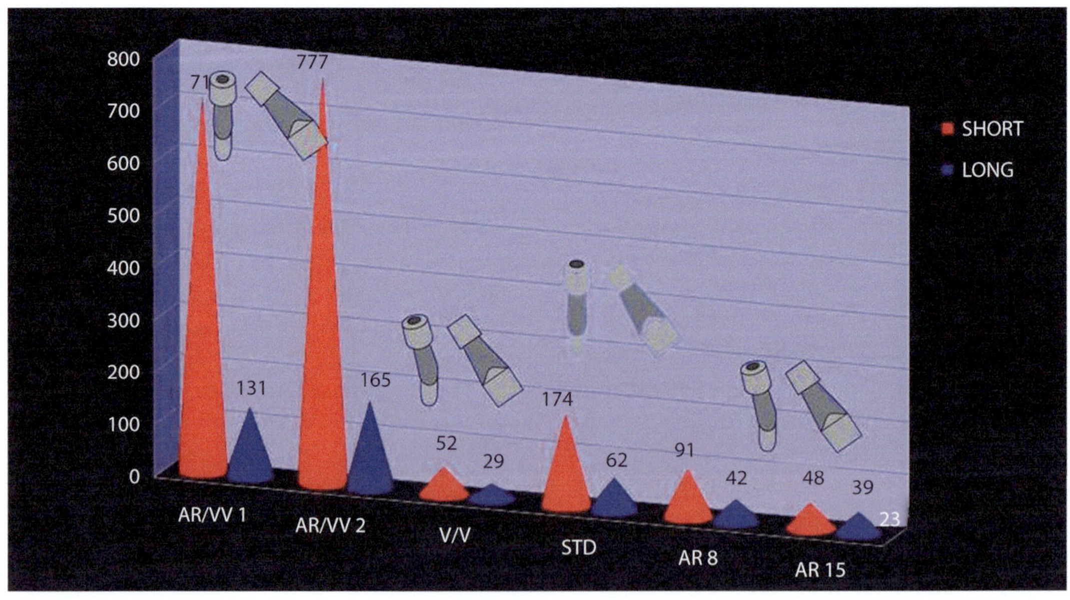

◘ **Abb. 2.200** Aufteilung der modularen Hälse in einer Fallserie von 589 Hüften ab 2002 (eigene Fallserie). Zu beachten ist, dass die am häufigsten eingesetzten modularen Hälse kurze Varus-/Valgushälse (6°) in Kombination mit einer Ante-/Retrotorsionsvariante (4°) waren

wir über unsere vorläufigen 2-Jahresergebnisse mit diesem neuen trochanterschonenden Kurzschaft mit modularem Halssystem berichtet (Ribas et al. 2015, Lavigne und Vendittoli 2015). Dabei ging es um die klinischen und funktionellen Ergebnisse sowie um die radiologischen Befunde auf nativen Aufnahmen. Teil dieser Studie ist eine Fallserie mit 62 Hüftprothesen bei 59 Patienten. Die durchschnittliche Nachbeobachtungsdauer lag bei 21,4 Monaten (11–31 Monate). Bei allen Patienten wurde gemäß der präoperativen Planung ein neuer zementfreier trochanterschonender Kurzschaft mit modularem Hals aus einer Titanlegierung (Profemur Preserve) unter Verwendung eines posterioren „minimal-offenen" Zugangs eingesetzt. Eine Nachkontrolle erfolgte nach 2, 4, 6, und 12 Monaten. Nach Abschluss dieser Phase wurden die Patienten routinemäßig nach 10–12 Monaten nachuntersucht.

Prä- und postoperativ wurden die Ergebnisse des WOMAC-Fragebogens, die Hüftscores nach Merle D'Aubigne und nach Harris sowie die Einstufung auf der UCLA-Aktivitätsskala in der Krankenakte vermerkt. Zur klinischen Beurteilung wurden jeweils die aktuellsten präoperativen bzw. Nachuntersuchungsscores verwendet. Zur Beurteilung der statistischen Signifikanz wurde der Wilcoxon-Test (SPSS 13) eingesetzt. Ein p-Wert <0,05 wurde als signifikant angesehen. Es wurden sowohl Komplikationen als auch das Vorhandensein von radioluzenten Linien, eine röntgenologisch erkennbare Veränderung der trabekulären Strukturen sowie alle Auffälligkeiten in den Gruen-Zonen 1–7 vermerkt.

Abgesehen von 3 Fällen wurden alle Schäfte im Rahmen einer primären totalen Hüftgelenkersatzoperation implantiert. In den 3 Fällen handelte es sich um Revisionsoperationen an der Hüfte: in einem Fall nach fehlgeschlagenem Oberflächenersatz, in 2 Fällen bei schmerzhaft fehlpositioniertem Standardschaft bei einem jungen Erwachsenen mit ausreichend guter metaphysärer Knochensubstanz für die Implantation eines Kurzschafts. Bei allen Patienten wurde eine Keramik-Keramik Gleitpaarung verwendet. In 48 Fällen lag eine Arthrose vor, in 8 Fällen eine avaskuläre Nekrose, in 4 eine posttraumatische Hüftschädigung und in 2 Fällen eine angeborene Hüftdysplasie.

Bis heute wurde in keinem Fall eine Halsfraktur oder eine Schaftsenkung gesehen. Bei einem Patienten trat eine traumatische Dislokation einer Hüftprothese mit Keramik-Keramik-Gleitpaarung auf, bei der eine Revision mit Einsetzen eines Dual-mobility-Systems erforderlich war. Der Mittelwert des WOMAC-Scores verbesserte sich von 42,2 (29–51) Punkten auf 96,7 (66–100, p<0,001), der des Merle-D'Aubigne-Scores von 11,8 (10–14) Punkten auf 17,1 (16–18, p<0,01) und der des Harris-Hip-Scores von 37,4 (26–66) Punkten auf 93,8 (61–100, p<0,001). 27 von 59 Patienten (45,7 %) übten 1-oder 2-mal pro Woche eine gelenkschonende Sportart aus und berichteten über eine um einen Punkt geringere Aktivität im Vergleich zum Zeitraum vor der Operation. Dies hing speziell mit dem Wechsel zu einer gelenkschonenden Sportart zusammen (das betraf 18 von 27, also 66 % der sportlich aktiven Patienten); bei diesen Patienten lag der Wert auf der UCLA-Aktivitätsskala im Durchschnitt bei 7,1 (R ±1,1, KI 95 %).

Bei 13 von 59 Hüften wurden radioluzente Anzeichen in einem Bereich unter 1 mm in Zone 4 ohne weitere Veränderungen festgestellt. Bei 38 von 62 Hüften wurde eine Verdichtung der trabekulären Struktur im Röntgenbild in den Zonen 2, 3, 5 und 6 festgestellt, dabei fanden sich jedoch keine Anzeichen für eine Insufflation der Kortikalis. In Bezug auf den Endpunkt Prothesenüberlebensrate nach 2 Jahren ergab sich für den Hüftgelenkersatz ein Wert von 98,4 %. Bisher musste jedoch noch kein Schaft ausgetauscht werden. (In dem Fall, bei dem wegen Instabilität ein Ersatz der Pfanne durch ein Dual-mobility-System erforderlich war, war der Schaft intakt.) Insbesondere scheint dieses Implantat die 45 % der Patienten in dieser ausgewählten Population, die gelenkschonende Sport- und Freizeitaktivitäten betreiben, zunächst nicht zu beeinträchtigen. Weitere Ergebnisse sind jedoch notwendig, um dies genauer zu untersuchen. Außerdem möchten wir betonen, dass bis jetzt in keinem weiteren Fall eine Revision erforderlich war (◘ Abb. 2.201 und ◘ Abb. 2.202).

Lavigne und Vendittoli (2015) berichteten vor Kurzem über ähnliche Beobachtungen hinsichtlich nicht vorhandener Anzeichen für einen Stress-shielding-Effekt auf Röntgenbildern. Die Autoren stellten eine Fallserie mit zweijähriger Nachbeobachtung von 285 künstlichen Hüftgelenken bei 275 Patienten vor (136 Frauen, 139 Männer), bei denen dieser kurze, zementfreie, sandgestrahlte Femurschaft aus

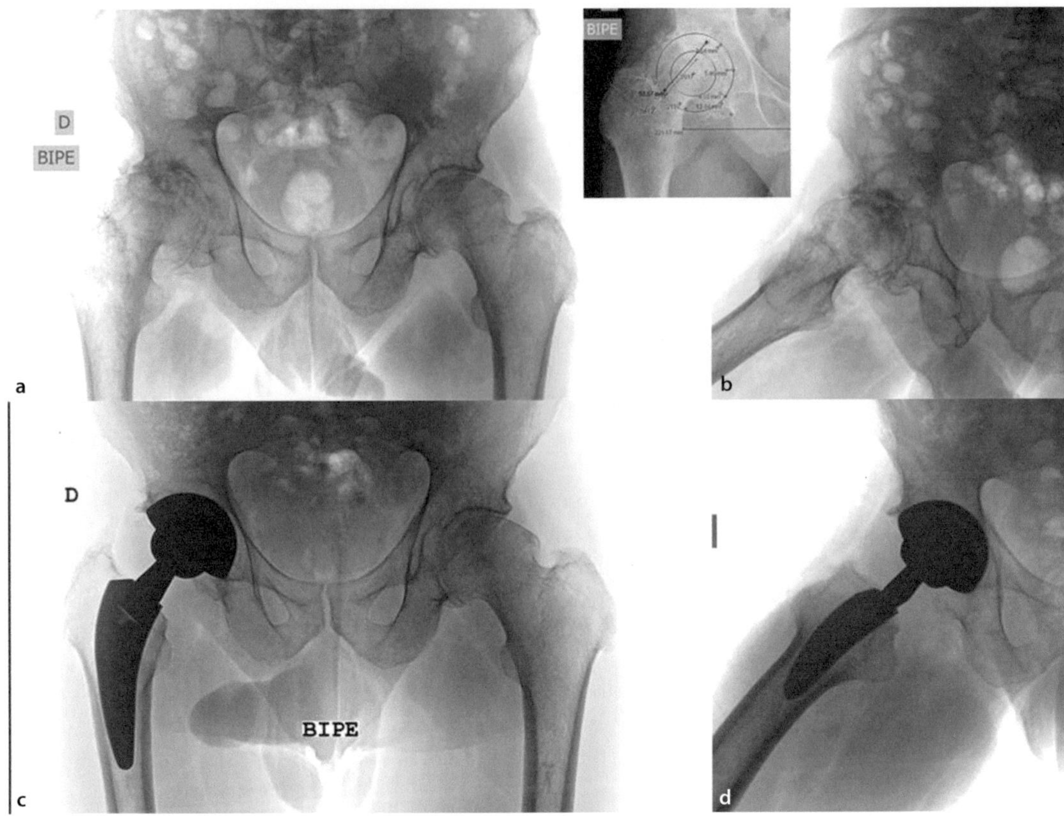

Abb. 2.201a–d Patient mit schwer degenerativ veränderter Hüfte mit Verkürzung und Außenrotation (**a**). Intraoperative Planung (**b**) sowie a.-p. (**c**) und axiale Aufnahmen (**d**) im Stehen 2 Jahre nach der Operation. Hier ist die durch das implantierte System erreichte Korrektur zu erkennen

Titan mit abgewinkelter, rechteckiger dreidimensional konischer Form verwendet worden war. Das Durchschnittsalter lag bei 63,9 Jahren und der mittlere BMI betrug 28,1. Die Operation erfolgte über einen miniposterioren oder einen anterolateralen Zugang. In 82 % der Fälle war die primäre Indikation eine Arthrose. Nach frühestens 2 Jahren lag der mittlere WOMAC-Index bei 7 und der Wert für den Harris-Hip-Score bei 96 (Schmerzscore 43).

Bei 87 Schäften wich die Ausrichtung nicht mehr als 5° von der Neutralstellung ab. Bei einem Schaft kam es zu einer Absenkung um 2 mm, bei der letzten Nachuntersuchung war jedoch eine Integration in den Knochen erkennbar. In einem Fall wurde eine kortikale Hypertrophie festgestellt. Kein Patient klagte über Schmerzen. In 7 Fällen kam es intraoperativ zu einer Fissur am Femur (dies betraf die kleinsten Schäfte), die jeweils mit Draht stabilisiert wurde (Huiskes et al. 1992, Sommers 2015). In einem Fall trat eine Dislokation auf, es gab keine Infektionen, jedoch 2 traumatisch bedingte postoperative periprothetische Frakturen, wobei in einem dieser Fälle eine Revisionsoperation mit Einsetzen eines herkömmlichen Primärschafts erforderlich war, sowie eine Pfannenkippung nach einem Sturz. Daraus zog Sommers (2015) den Schluss, dass die klinischen Ergebnisse vielversprechend seien; eine laufende RSA-Studie soll die Stabilität des Systems bestätigen.

Erklärung zu möglichen Interessenkonflikten: Der Autor erklärt, dass er als Chirurg mit dem Unternehmen MicroPort Scientific Corporation zusammenarbeitet, aber für dieses Manuskript keine finanzielle Unterstützung erhalten hat.

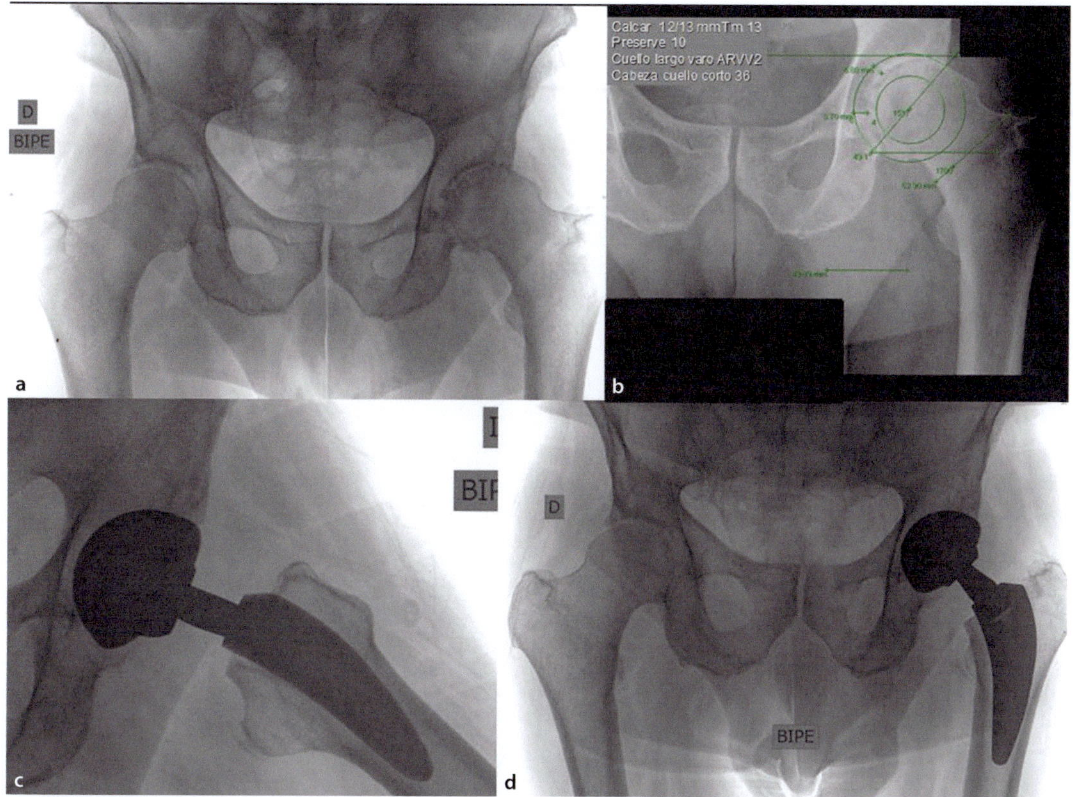

Abb. 2.202a–d Patient mit Arthrose der linken Hüfte (a). Intraoperative Planung (**b**) sowie a.-p. (**c**) und axiale Aufnahmen (**d**) im Stehen ein Jahr nach der Operation. Hier ist die durch das implantierte System erreichte Korrektur zu erkennen

2.17 A2-Schaft

Mario Frank, Ulrich Bücken

Kurzschäfte zeigen insgesamt Vorteile in der weichteilschonenden und knochensparenden Implantationsmöglichkeit und der metaphysären Lastübertragung. Darüber hinaus bleibt die Knochenstruktur im Verankerungsbereich für Standardprothesen im Fall einer sekundären Revision erhalten. Zudem gelten Kurzschäfte in der minimalinvasiven Chirurgie als außerordentlich benutzerfreundlich. Trotz der sehr guten klinischen Ergebnisse und des teilweise hohen Größenspektrums inklusive Offsetvarianten von bestehenden System wird eine mangelnde anatomische Anpassungsfähigkeit und daraus resultierende Reaktion (wie z. B. „stress shielding" und Hypertrophien) kritisiert. Der A2-Kurzschaft basiert auf einem bewährten dreifachkonischen Verankerungsprinzip mit trapezoidem Querschnitt. Ziel der Entwicklung war eine Optimierung der bestehenden Kurzschäfte hinsichtlich einer verbesserten anatomischen Anpassungsfähigkeit mit langstreckiger medialer Auflage am Kalkar, guter Passform und Rekonstruktionsmöglichkeit für ein breites Spektrum an Femurformen. Um dies zu realisieren, wurden anatomische Daten erhoben, Geometrien von bestehenden Systemen analysiert und bezüglich Anpassungsfähigkeit an die hohe Variabilität des proximalen Femurs optimiert. Das A2-Schaftsystem basiert auf 2 verschiedenen Grundkörpern (Typ G und Typ B) in je 10 feinabgestimmten Größen, welche Unterschiede im Halswinkel, an der Kalkarauflage und im Winkel der Prothesenspitze aufweisen.

2

2.17.1 Design-Rationale

Bezüglich der Verankerungsphilosophie können die heute am Markt befindlichen Modelle grob in 2 Gruppen aufgeteilt werden (◘ Abb. 2.203). Gemeinsam gilt für die meisten Modelle, dass sie im spongiösen Verankerungsbereich über eine Beschichtung mit Titan-Plasma-Spray und Kalziumphosphat verfügen und mehrheitlich einen trapezoiden Schaftquerschnitt aufweisen (◘ Abb. 2.204).

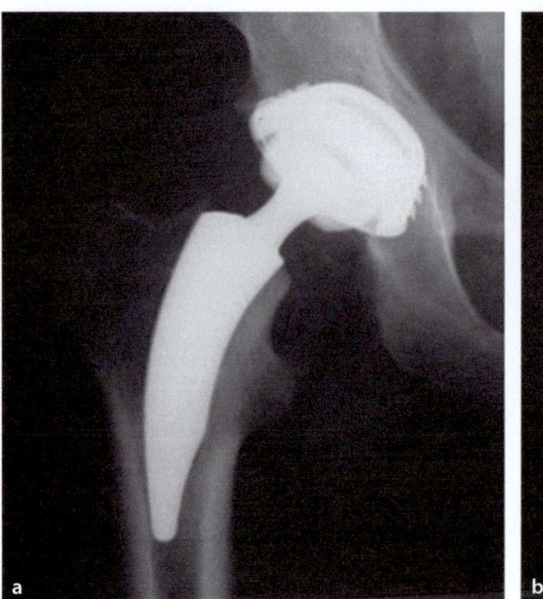

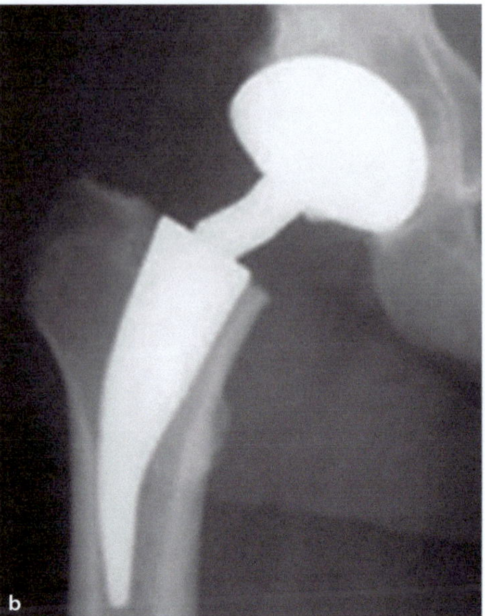

◘ **Abb. 2.203a,b** Auflage am Kalkarbogen und Abstützung distal des Trochanter minor an der lateralen Kortikalis

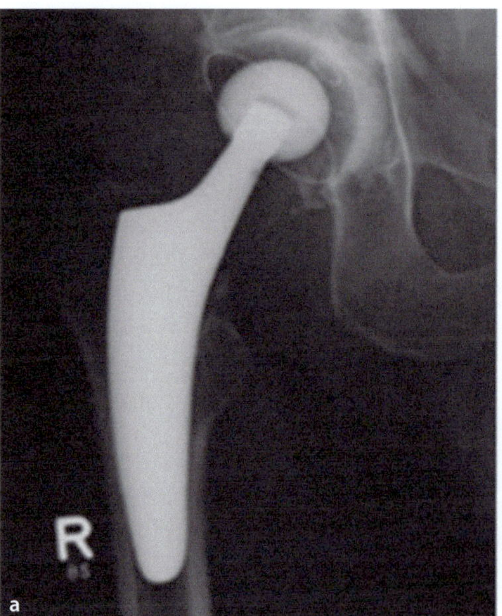

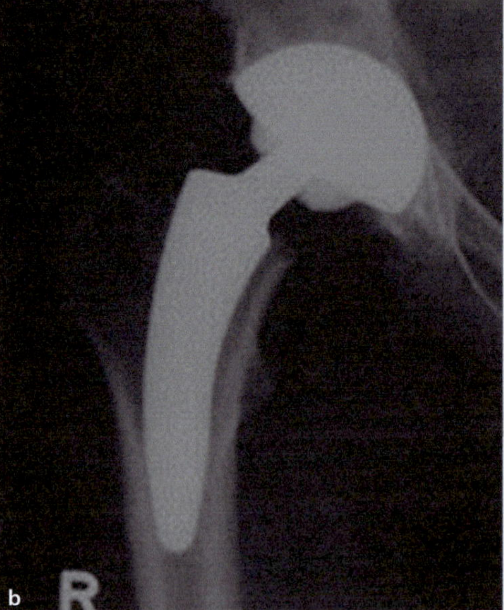

◘ **Abb. 2.204a,b** Kortikale methaphysäre konische Verklemmung mit teilweiser Auflage am Kalkar

Insgesamt stehen bereits gute mittelfristige klinische Ergebnisse von den etablierten Systemen zur Verfügung (Van Oldenrijk et al. 2014). Verbesserungspotenziale ergeben sich aus Berichten über Probleme mit Beinlängendifferenzen und Offsetveränderungen sowie Nachsinken von Schäften und Fissuren (Schmidutz et al. 2012, Castelli und Rizzi 2014). Darüber hinaus werden trotz der teilweise hohen Variabiltät eine mangelnde anatomische Anpassungsfähigkeit und daraus entstehende Indikationseinschränkungen kritisiert (Gruner und Heller 2015). Dies liegt im Wesentlichen darin begründet, dass die für Kurzschäfte wichtige Leit- und Verankerungsstruktur am Kalkarbogen eine hohe Varianz (von sehr flachen großen bis stark gekrümmten Radien) aufweist (◻ Abb. 2.205, ◻ Abb. 2.206, ◻ Abb. 2.207). Dadurch wird die Position des Schafts hinsichtlich Rekonstruktion der Gelenkgeometrie stark beeinflusst.

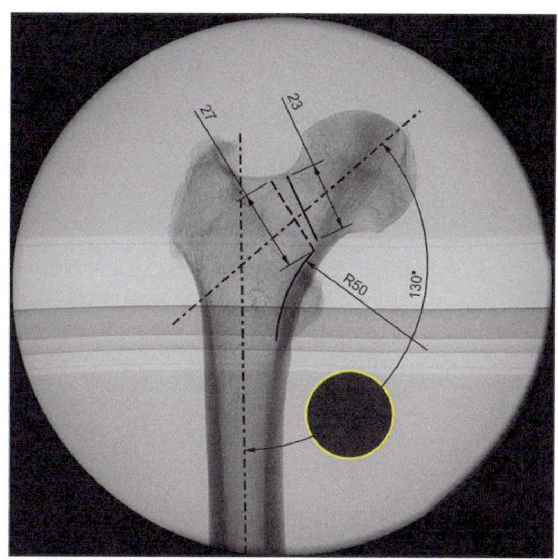

◻ **Abb. 2.206** Coxa norma, CCD-Winkel 130°, Kalkarradius 50 mm

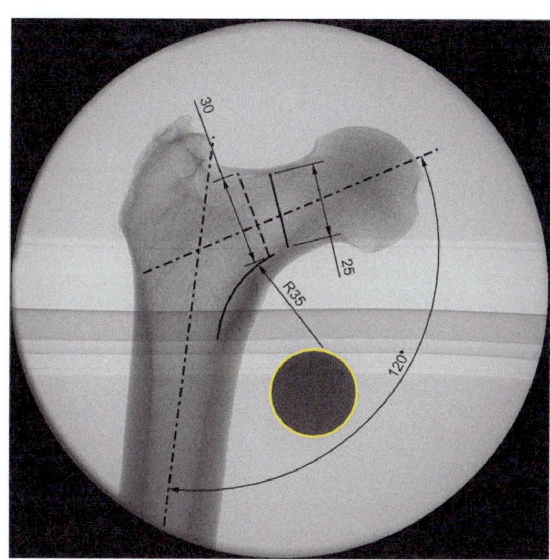

◻ **Abb. 2.207** Coxa vara, CCD-Winkel 120°, Kalkarradius 34 mm

Anforderungen an das A2-Schaftdesign

Ziele der Entwicklung des A2-Kurzschafts waren eine verbesserte anatomische Anpassungsfähigkeit mit langstreckiger medialer Auflage am Kalkar, eine optimierte Passform, Erhalt des kortikalen Schenkelhalsrings und eine gute Rekonstruktionsmöglichkeit für ein breites Spektrum an Femurformen. Um dies zu realisieren, wurden auf Basis von anatomischen Daten und mithilfe von digitalen Planungssystemen verschiedene Schaftsilhouetten in diverse Femurformen virtuell implantiert und beurteilt. Die Analyse ergab, dass eine ideale Anpassung sowohl am Kalkar als auch an der lateralen Kortikalis nur mit verschiedenen Grundkörpern („two body philosophy“) erreicht werden kann (◻ Abb. 2.208 und ◻ Abb. 2.209).

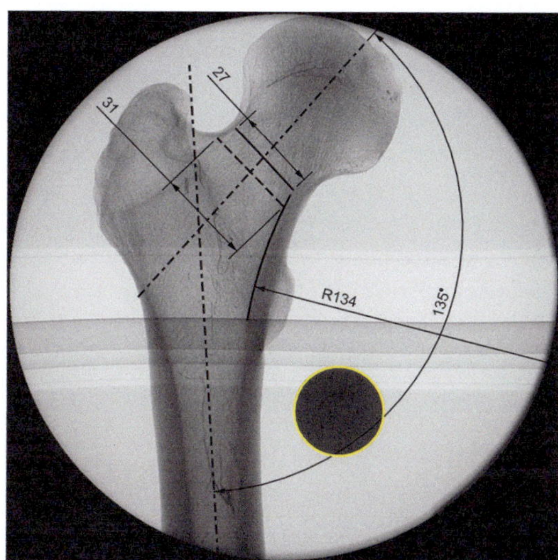

◻ **Abb. 2.205** Coxa valga, CCD-Winkel 135°, Kalkarradius 134 mm

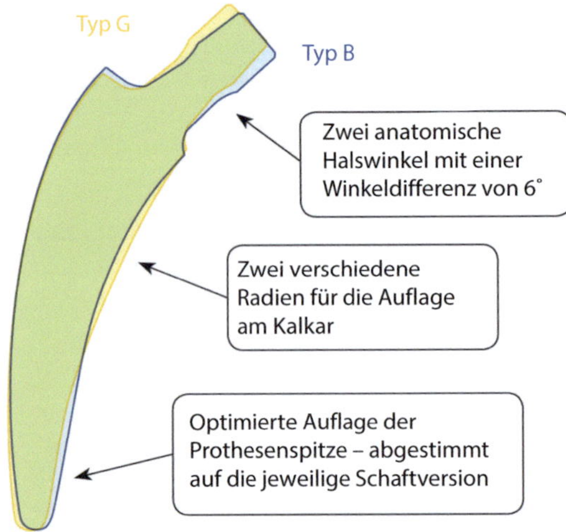

Abb. 2.208 Designmerkmale „two body philosophy"

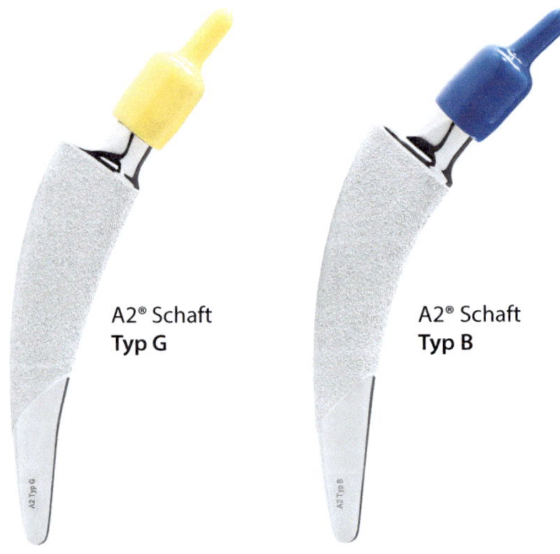

Abb. 2.209 A2-Schafttypen G und B

Das A2-Schaftsystem basiert auf 2 verschiedenen Grundkörpern (Typ G und Typ B), welche Unterschiede im Halswinkel, an der Kalkarauflage und im Winkel der Prothesenspitze aufweisen. Bewährte Verankerungskriterien wie die dreifach konische Verklemmung, der trapezförmige Querschnitt und die offenporige Titan-Plasma-Beschichtung im Verankerungsbereich wurden beibehalten. Pro Schaftvariante wurden 10 Größen (0–9) konzipiert. Zur besseren Unterscheidung der beiden Schaftvarianten wurde ein Farbcode (Typ G gelb, Typ B blau) definiert, welcher das System von der präoperativen Planung über das Instrumentarium bis zum definitiven Implantat kennzeichnet und begleitet.

Planung und Rekonstruktion

Entsprechend der Systemvorgaben wird eine Anlage in der a.-p.-Aufnahme am Calcar femoris sowie an der lateralen Kortikalis im distalen Prothesenbereich angestrebt. Im axialen Strahlengang soll eine proximale Verklemmung im ventralen und dorsalen Bereich sowie eine Abstützung der Prothesenspitze im Bereich der dorsalen Femurkortikalis erreicht werden. Auswahlmöglichkeiten bestehen zwischen den A2-Schaftvarianten Typ G bzw. Typ B und 4 Kugelkopflängen (S–XL). Tendenziell eignet sich der Schafttyp B (Abb. 2.210a,b) eher für normale und varische Femurformen und der Schafttyp G (Abb. 2.210c) von Standard- bis zu valgischen Femurformen.

2.17.2 Biomechanische Untersuchungen und FE-Analysen

Um die Eignung von neuen Prothesendesigns hinsichtlich Spannungsverteilung und daraus resultierenden Veränderungen im Knochenumbau zu detektieren, können Implantate und deren Wirkung vor Markteinführung numerisch simuliert werden. Die gewonnenen Daten führen zu mehr Transparenz und einer Reduktion des Risikos, ohne Patienten belasten zu müssen. Ziel der nachfolgenden Studie (Lerch 2016) in Kooperation mit der Medizinischen Hochschule Hannover war es, mögliche unerwünschte Effekte auf den periprothetischen Knochenumbau festzustellen sowie zu errechnen, ob die zu erwartende Knochendichteveränderung im tolerablen Rahmen liegt.

Material und Methode

Mit einem FE-Modell, welches vom Institut für Umformtechnik und Umformmaschinen (IFUM) der Leibniz Universität Hannover speziell zur Analyse von Kurzschaftprothesen erstellt und per prospektiver DEXA-Studie validiert wurde (Lerch

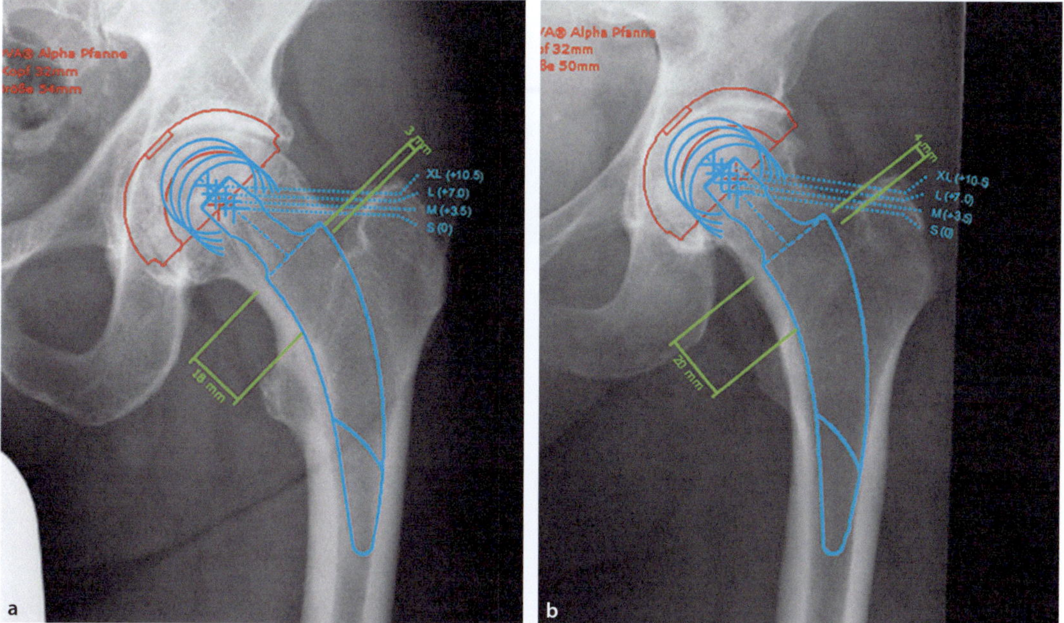

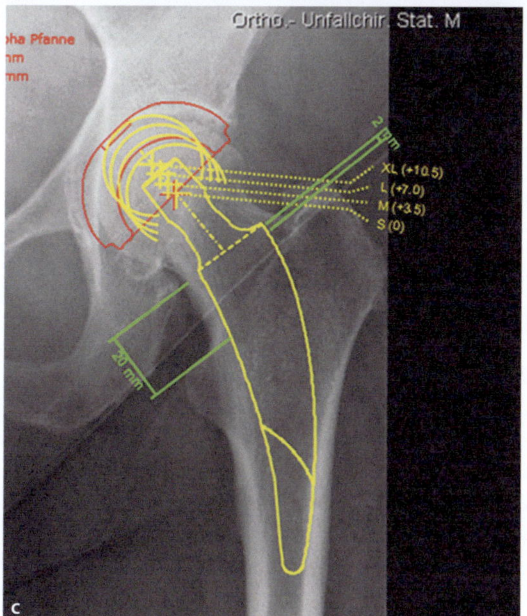

Abb. 2.210a–c Planungsbeispiele. **a** Coxa vara, Schafttyp B, **b** Coxa norma, Schafttyp B, **c** Coxa valga, Schafttyp G

et al. 2012), erfolgte die Simulation von Knochenumbauprozessen der beiden A2-Prothesentypen. Das Modell berücksichtigt den gesamten Gangzyklus und erfasst qualitative und quantitative Veränderungen der periprothetischen Knochendichte. Trotz der differenten Geometrie der beiden Prothesentypen erfolgte die virtuelle Implantation anhand der Implantationsempfehlungen in ein physiologisches Standardfemur, um die unterschiedlichen Knochenreaktionen abbilden zu können (Abb. 2.211).

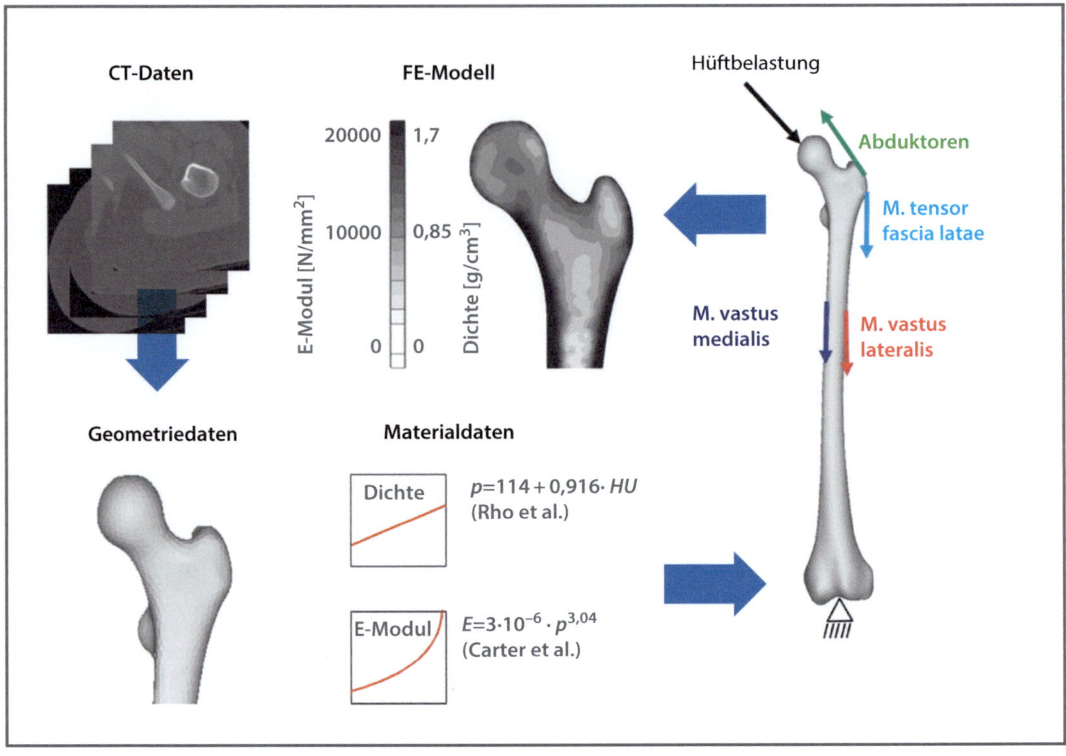

Abb. 2.211 Modellerstellung (Daten aus Heller et al. 2005)

Ergebnisse

Nach Erfüllung der Konvergenzkriterien wurde eine Gesamtdichtereduktion von 4,3 % errechnet. Eine betonte Dichtereduktion wurde bei beiden Prothesen (Typ B und G) im weit proximalen Kalkarbereich simuliert (Abb. 2.212). Bei beiden Typen wurde eine physiologische Lastverteilung ohne relevanten Lasttransfer nach distal gesehen. Eine leichte Dichteerhöhung am lateralen kortikalen Ring war in beiden Typen nachweisbar. Das Modell zeigte Reaktionen auf die dezenten Designunterschiede in den analysierten Zonen nach Gruen.

Mit dem Kurzschaftsystem A2 wurde erstmals ein Prothesendesign vor Markteinführung untersucht. Beide Prothesentypen weisen eine sehr geringe Gesamtdichtereduktion auf und zeigen somit einen knochensparenden Effekt. Es konnte kein unerwünschter Effekt wie distale Knochendichteerhöhung und fehlende proximale Abstützung gefunden werden. Die für Kurzschäfte wichtige Abstützung am lateralen kortikalen Ring kann als Indiz für die Sicherheit gegen eine valgische Sinterung gewertet werden. Die Trochanterregion weist ebenfalls eine sehr geringe Dichteabnahme auf. Am distalen Beschichtungsende sind keine Abstützreaktionen erkennbar. In allen Zonen liegt die Knochendichteabnahme im tolerablen Rahmen.

2.17.3 Indikationen und Kontraindikationen

- **Indikationen**
  - Junge und aktive Patienten mit fortgeschrittener Abnützung des Hüftgelenks aufgrund degenerativer und posttraumatischer Arthrose oder rheumatoider Arthritis
  - primäre und sekundäre Koxarthrosen
  - Fraktur oder avaskuläre Nekrose des Femurkopfes

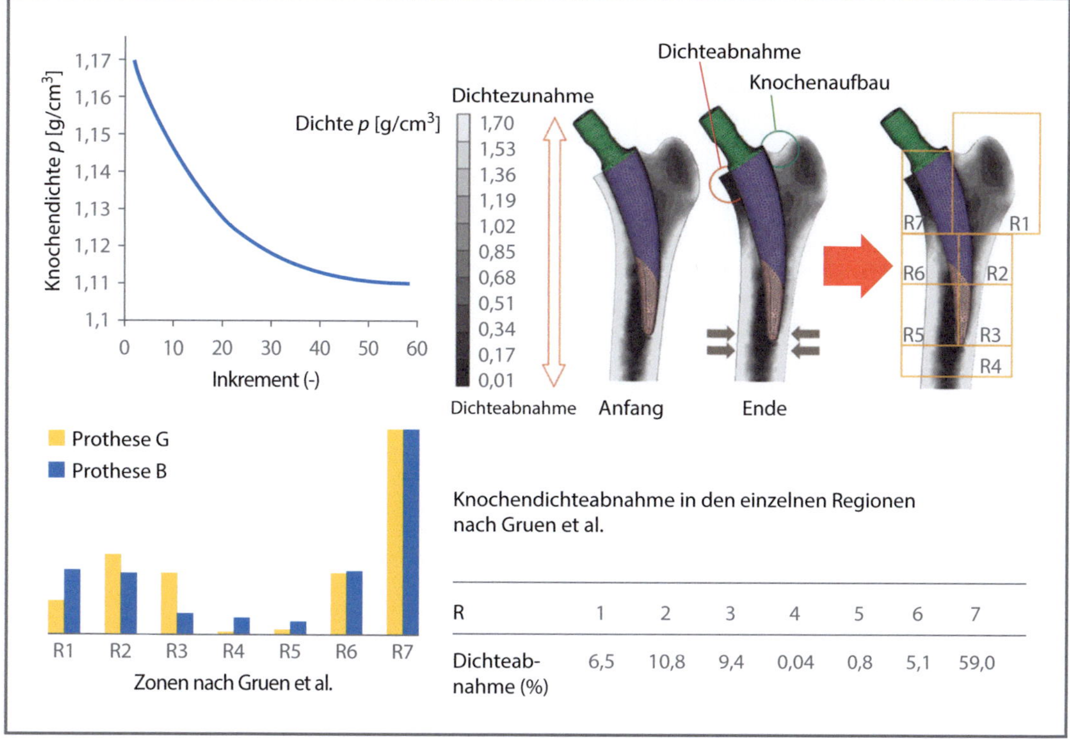

R	1	2	3	4	5	6	7
Dichteabnahme (%)	6,5	10,8	9,4	0,04	0,8	5,1	59,0

Abb. 2.212 Simulationsergebnisse des Knochenumbauprozesses

- **Kontraindikationen**
  - Akute oder chronische Infektionen, lokal oder systemisch
  - schwere Muskel-, Nerven- oder Gefäßerkrankungen, die die betroffene Extremität gefährden
  - fehlende Knochensubstanz oder mangelhafte Knochenqualität, die den stabilen Sitz der Prothese gefährdet
  - Voroperationen, aufgrund derer die vorgesehene Abstützung nicht mehr gewährleistet ist
  - ausgeprägte Coxa valga mit einem CCD-Winkel >145°
  - ausgeprägte Coxa vara mit einem CCD-Winkel <120°
  - jede Begleiterkrankung, die die Funktion des Implantats gefährden kann
  - Revision mit ausgedehnten Knochendefekten

- **Vorsichtsmaßnahmen und mögliche Einschränkungen**
  - Dysplasiekoxarthrose
  - starke Antetorsion des Schenkelhalses
  - weite Schenkelhalsformen
  - BMI >30

2.17.4 Mögliche operative Zugänge

Das A2-Schaftsystem kann mit allen bekannten chirurgischen Zugängen direkt anterior, anterolateral, lateral sowie von dorsal implantiert werden. Zur Schonung der Muskelansätze stehen dafür wahlweise verschiedene Raspel-/Adaptervarianten (gerade oder Doppel-Offset) mit Schlagplatte oder Kupplung für eine Raspelmaschine zur Verfügung (Abb. 2.213 und Tab. 2.11).

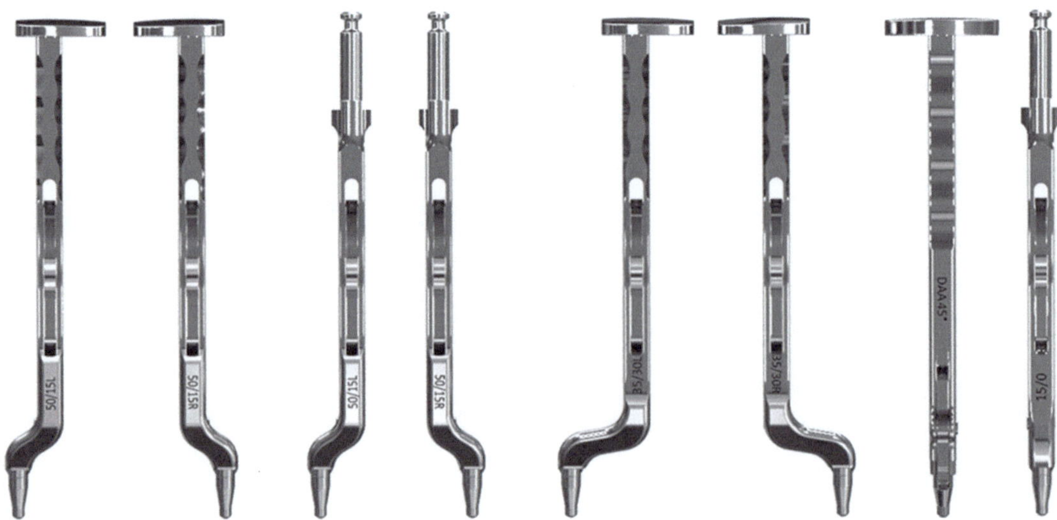

Abb. 2.213 Adaptervarianten

Tab. 2.11 A2-Schaftsystem

Raspeladapter	Schlagplatte	Gleithammer-kupplung
Doppeloffset 50/15	X	O
Doppeloffset 35/30	X	O
DAA 45°	X	X
Gerade 15/0	O	X

2.17.5 Klinische Daten

Das A2-Kurzschaftsystem besitzt seit Ende 2015 die Marktzulassung und CE-Zertifizierung. Im Rahmen der klinischen Evaluierung des Systems wurde mittels kontinuierlicher Marktbeobachtung in 10 Zentren in Deutschland über einen Zeitraum von jeweils 12 Wochen die Alltagstauglichkeit überprüft. In diese Dokumentation flossen bislang über 300 Versorgungen ein.

Die Verteilung der Schaftvarianten beträgt in dieser Versorgungsgruppe bei Typ B 68 % und bei Typ G 32 %. Intraoperative oder postoperative Komplikationen wurden keine registriert. Es trat keine Fissur auf, weder beim Raspelvorgang noch beim Einschlagen des Schafts. Nur in einem Fall konnte der kortikale Schenkelhalsring nicht erhalten werden.

Eine weitere Überprüfung des Systems wurde in 3 Zentren durchgeführt. Hier ging es neben den intra- und postoperativen Komplikationen im Wesentlichen um Fragen der anatomischen Rekonstruktion, der Beinlänge, der Raspel-/Schaftposition und der Anwenderfreundlichkeit des A2-Schaftsystems. Zur Bewertung wurde ein eigens entwickelter Fragebogen für die Beurteilung und Dokumentation zur Verfügung gestellt. Insgesamt wurden 58 Versorgungen in 3 Krankenhäusern im Rahmen einer konsekutiven Serie in einem Zeitraum von 4 Wochen erfasst.

Demographie der Patienten aus der Evaluierungsserie

Die Geschlechterverteilung lag bei 60 % weiblichen und 40 % männlichen Patienten. Bei 52 Patienten wurde das Alter dokumentiert. Der Altersdurchschnitt lag bei 64 Jahren. Die Spannweite lag bei 48–82 Jahren. Bei 43 Patienten wurde der BMI erfasst, er lag durchschnittlich bei 31. Die Spannweite des BMI betrug 22–40 (Abb. 2.214). Die Verteilung der operierten Seiten war ausgeglichen. In 30 Fällen wurde die rechte Seite und in 27 Fällen die linke Seite operiert. In einem Fall wurde die Seite nicht angegeben.

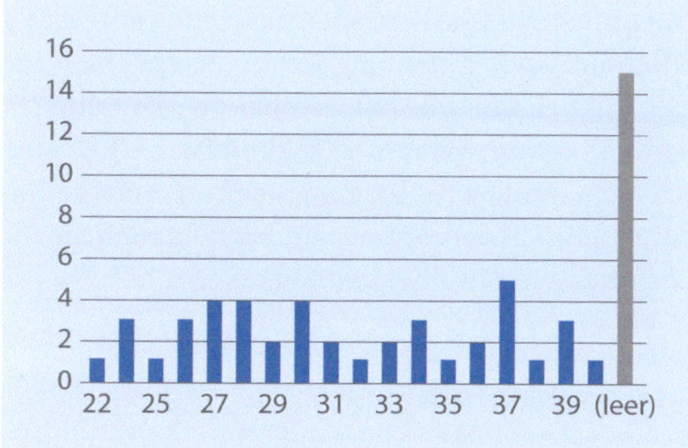

Abb. 2.214 BMI der in die Evaluierungsserie eingeschlossenen Patienten

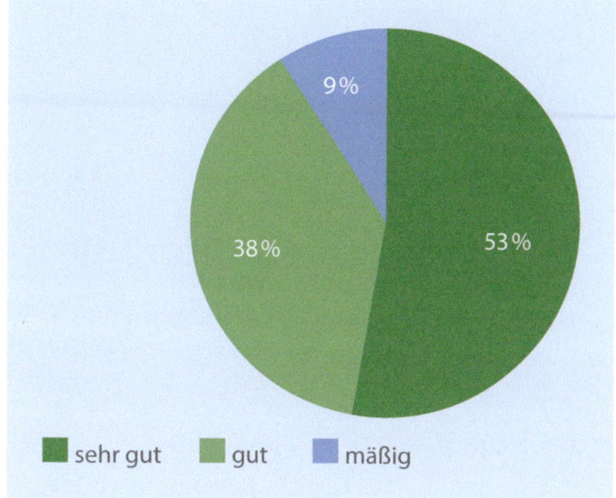

Abb. 2.216 Auflage am Kalkar

Ergebnis

Die Rekonstruktion der Gelenkgeometrie wurde nach Implantation durch die klinische und radiologische Beurteilung des Offsets und der Beinlänge bewertet (Abb. 2.215). Das Offset wurde in 71 % (41 Fällen) als passend, in 24 % (14 Fälle) als leicht vergrößert und in 2 Fällen (3 %) als leicht verkleinert angegeben. Die Beinlänge wurde in 93 % als passend oder gut (Differenz <5 mm) und in 5 % als akzeptabel (Differenz 5–12 mm) bewertet.

Zur Verifizierung der Passform des Schafdesigns wurden die Auflage am Kalkar und der Erhalt des kortikalen Schenkelhalsrings beurteilt (Abb. 2.216 und Abb. 2.217). In 91 % der Fälle wurde die Auflage als sehr gut oder gut eingeschätzt, bei 5 Fällen war eine reduzierte Auflage gegeben. Der kortikale Ring an der Schenkelhalsresektion konnte in 98 % (57 Fällen) erhalten bleiben. Nur in einem Fall wurde angegeben, dass der Ring durchbrochen wurde.

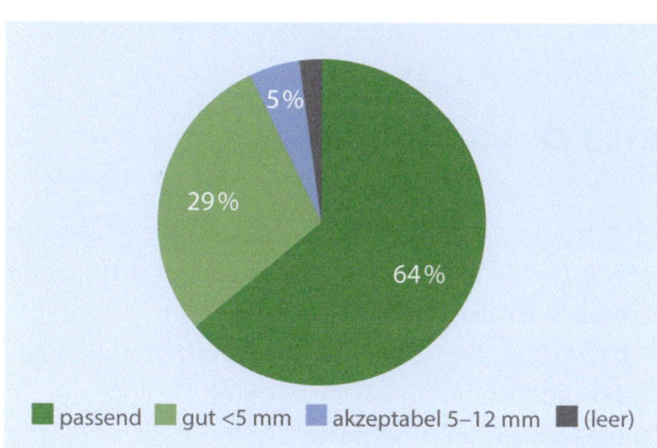

Abb. 2.215 Rekonstruktion der Beinlänge

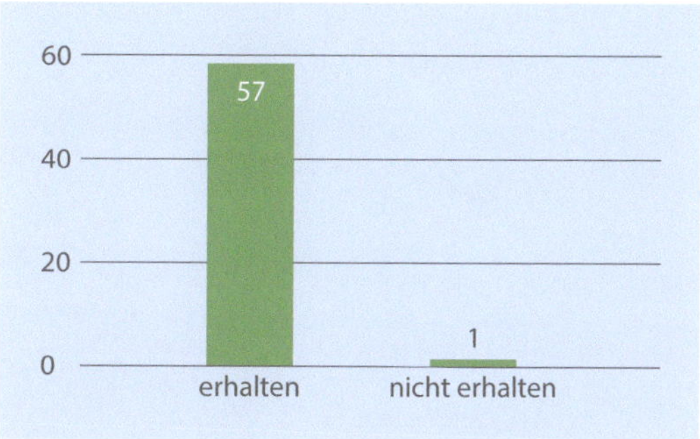

Abb. 2.217 Erhalt des kortikalen Schenkelhalsrings

Im A2-Instrumentarium erfüllt die Schaftraspel gleichzeitig die Aufgabe eines Manipulierschafts. Aus diesem Grund ist die Übereinstimmung von Raspel- und Schaftposition ein wichtiges Kriterium für den operationstechnischen Ablauf. In 37 Fällen (64 %) wurde die Raspel-/Schaftposition ermittelt (Abb. 2.218). In allen Fällen lag der Wert des Schafts im angestrebten Fenster von 0 bis +4 mm zur Raspelposition. In 34 % bzw. 16 Fällen lag der Wert in der theoretischen Toleranzmitte (+2 mm).

Zusammenfassend zeigten die ersten dokumentierten Ergebnisse aus einer konsekutiven Serie unter Routinebedingungen keine Auffälligkeiten und bestätigen das Schaftdesign hinsichtlich Größenwahl, Anpassungsfähigkeit und Anwenderfreundlichkeit. Intraoperative Komplikationen sind in keinem einzigen Fall aufgetreten. Der kortikale Ring des Schenkelhalses konnte in 98 % der Fälle dieser

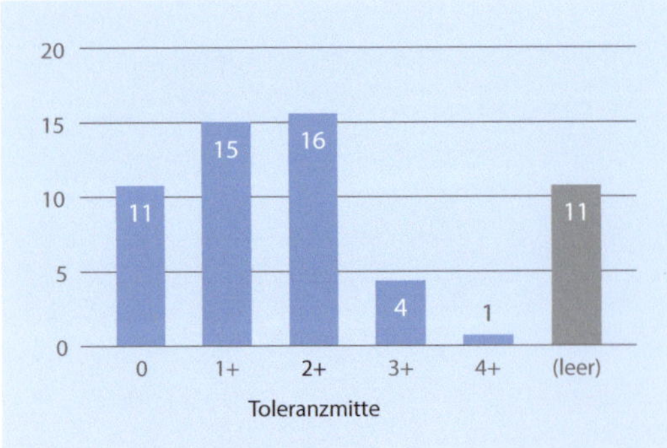

Abb. 2.218 Raspel-/Schaftposition

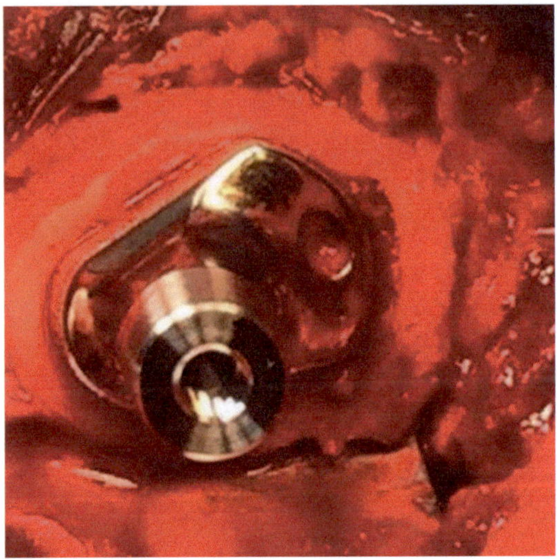

Abb. 2.219 Erhalt des kortikalen Schenkelhalsrings

Serie erhalten werden. In 91 % der Fälle wurde die Auflage des Prothesenschafts am Kalkar als sehr gut oder gut angegeben. Für die mittel- und langfristige klinische Beobachtung des Systems sind eine multizentrische Beobachtungstudie und eine RSA-Studie in Vorbereitung. Des Weiteren wurde das A2-Kurzschaftsystem im deutschen Endoprothesenregister EPRD integriert. Versorgungsbeispiele zeigen Abb. 2.220, Abb. 2.221 und Abb. 2.222.

2.17.6 Revisionsmöglichkeiten

Für die Schaftentfernung ist der A2-Schaft mit einem M6-Ausschlaggewinde im Halskonus ausgestattet (Abb. 2.223). Sollte zum Beispiel im Fall einer Infektion eine Prothesenentfernung notwendig sein, kann nach Entfernung des Prothesenkopfes eine M6-Ausziehschraube mit Gleithammerkupplung in den 12/14-Konus eingeschraubt und der Schaft ausschlagen werden. Bei bereits guter Osseointegration empfiehlt sich der Einsatz von Klingenmeißeln zur Lockerung des Prothesenschafts.

2.18 Collo-MIS

Ilan Elias, Manfred Krieg

Die COLLO-MIS-Prothese ist eine obligat schenkelhalserhaltende Kurzschaftprothese. Das heißt, dass für die sachgerechte Implantation zumindest ein Teil des Schenkelhalses erhalten bleiben muss. Die zementfreie Verankerung findet somit im Schenkelhals und in der Metaphyse statt. Das Schaftdesign ermöglicht, Knochenmasse zu erhalten und das Weichteilgewebe zu schonen, um damit eine schnelle funktionale Wiederherstellung der Hüfte zu erzielen. Diese Kurzschaftprothese trägt dem gesteigerten postoperativen Aktivitätsbedürfnis der Patienten Rechnung. Sie ist so konzipiert, dass sie sowohl für jüngere sportliche als auch für ältere aktive Patienten eingestzt werden kann. Insgesamt stehen dem Operateur 9 Schaftgrößen zur Verfügung. Die COLLO-MIS ist seit 2008 auf dem Markt und ist in Europa, Australien, Neuseeland, Israel und in Russland zugelasssen. Bisher sind weltweit mehrere Tausend Exemplare erfolgreich eingesetzt worden. Zurzeit liegen 5-Jahresergebnisse vor, und unter Beteiligung der Autoren läuft eine prospektive internationale Multicenterstudie, um das langfristige Outcome dieser Arthroplastik festzustellen.

2.18.1 Design-Rationale

Minimalinvasive Operationstechniken sind ein wesentlicher Bestandteil der heutigen modernen Hüftendoprothetik. Dabei gilt es, eine schonende Behandlung der periartikulären Weichteile einzuhalten und knochensubstanzsparend zu operieren. Grundvoraussetzung dafür stellt die Entwickung einer Endoprothese dar, deren Schaftdesign auf den Erhalt der Knochenmasse zielt und die Schonung des Weichteilgewebes so begünstigt, dass eine

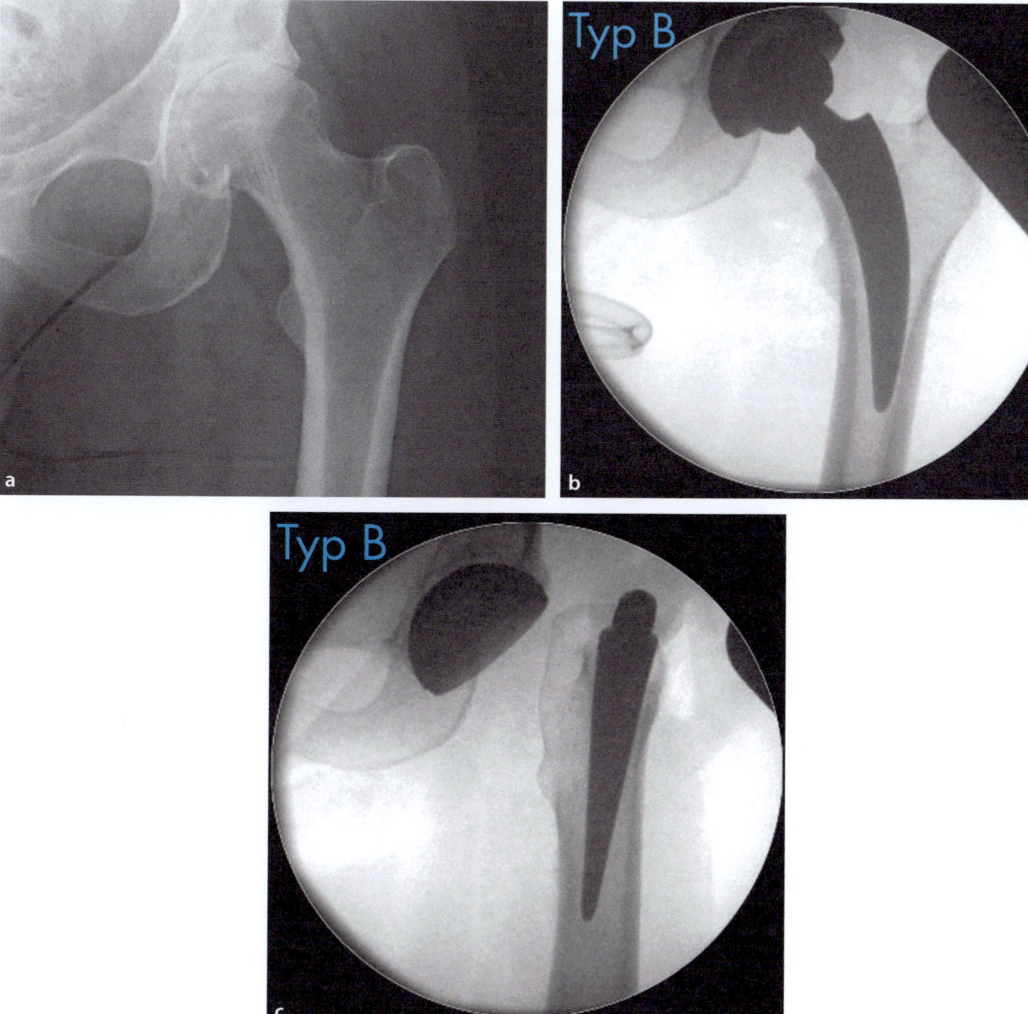

Abb. 2.220a–c Präoperative Situation (**a**) und intraoperative Röntgenkontrolle in 2 Ebenen (**b, c**)

raschere funktionale Wiederherstellung der Hüfte möglich ist.

Eine Endoprothese, die diesen Anforderungen entspricht, ist die Collo-MIS (Lima Corporate, San Daniele, Italien), welche eine schenkelhalserhaltende, nicht zementierte und nicht modulare Kurzschafthüftprothese ist (Abb. 2.224). Die zuverlässige Verankerung im Schenkelhals und in der Metaphyse tragen zur Primärstabilität des Implantats bei. Das Prothesendesign sorgt zusammen mit der porösen, hydroxylapatithaltigen Oberflächenstruktur für die Wiederherstellung regelrechter biomechanischer Verhältnisse sowie für eine optimale Osseointegration (Cetin 2013) und trägt damit zur verbesserten sekundären Stabilität bei. Außerdem können durch den teilweisen oder vollständigen Erhalt des Collum femoris, in Kombination mit den entsprechenden Prothesengrößen, Beinlängendifferenzen minimiert oder gänzlich ausgeglichen und CCD-Winkel, Offset sowie Antetorsion chirurgisch rekonstruiert werden (Jerosch 2013). Die rasche funktionale Rehabilitation des Patienten wird durch die Auswahl innovativer Gleitpaarungen (Materialien) und vor allem durch die Eignung des Implantatdesigns für muskelschonende sowie knochensparende operative Techniken unterstützt.

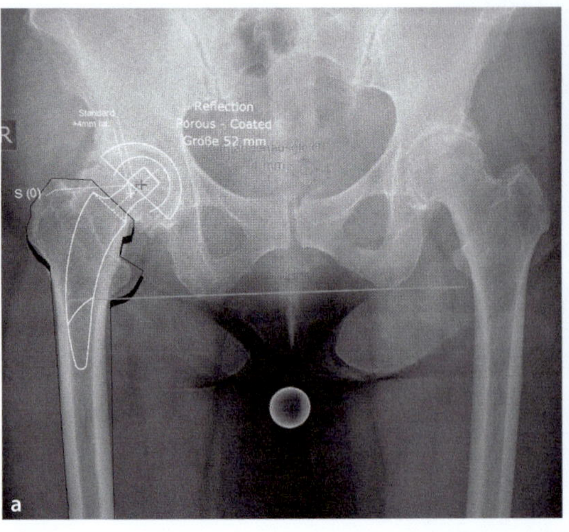

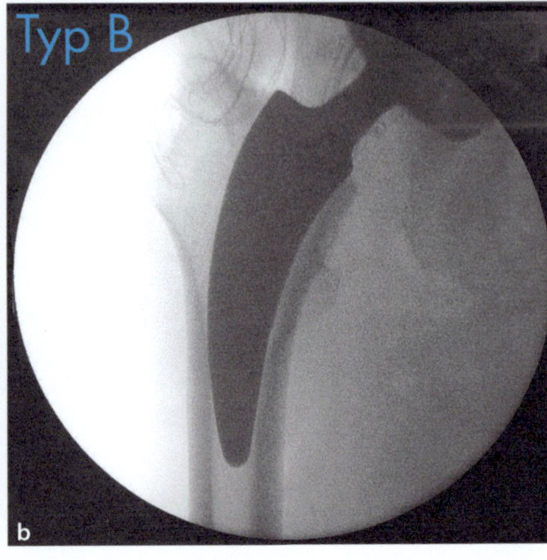

Abb. 2.221 Präoperatives Planungsbild (**a**) und intraoperative Röntgenkontrolle (**b**)

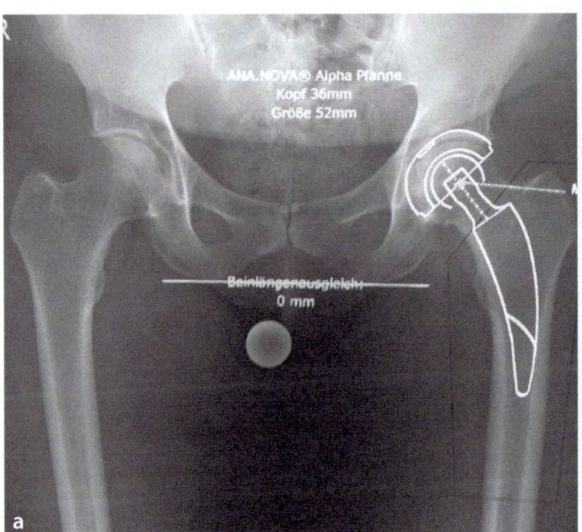

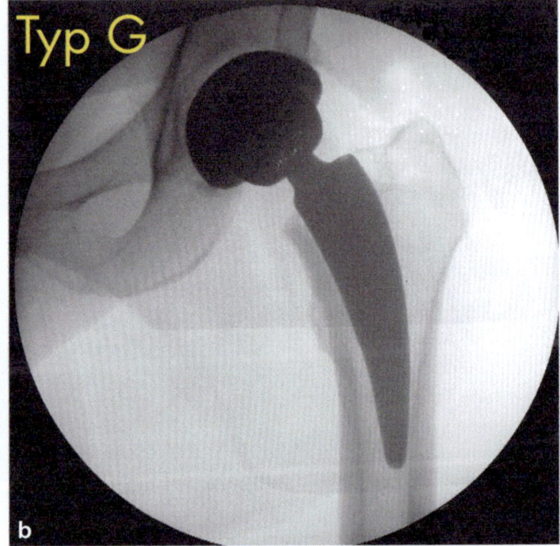

Abb. 2.222a,b Präoperatives Planungsbild (**a**) und intraoperative Röntgenkontrolle (**b**)

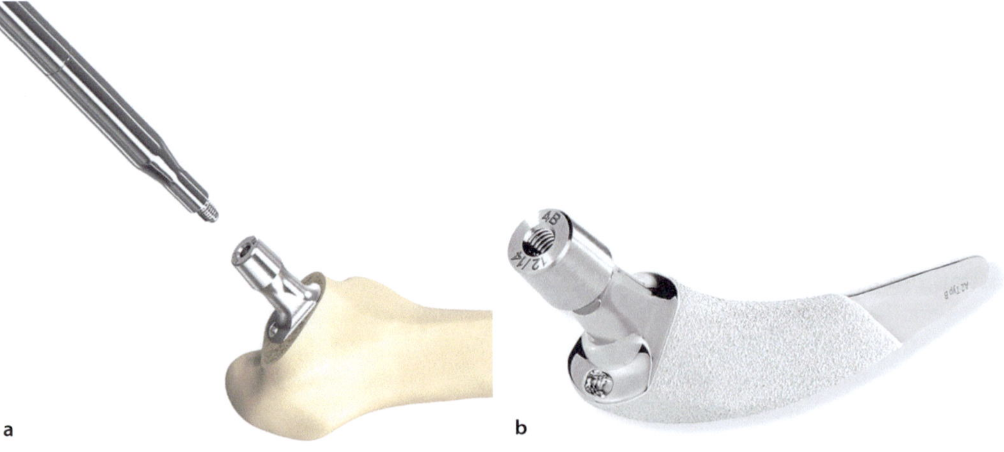

Abb. 2.223a,b M6-Ausschlagwinde

Abb. 2.224 Collo-MIS-Kurzschaftprothese mit Keramikkopf. (Mit freundlicher Genehmigung der Fa. Lima)

Das Besondere an der Collo-MIS-Prothese ist nicht nur, dass sie aus einem kurzen Schaft besteht, sondern dass sie im Grunde ohne Schulter und ohne Kragen konzipiert ist. Der relativ schmale Aufbau des Implantats ermöglicht das Einführen in den Femur durch kleine Hautschnitte und durch natürliche Muskellücken, ohne die Muskeln oder Sehnen zu durchtrennen oder zu schädigen. Er ermöglicht zudem den Erhalt der lateralen, metaphysären Spongiosa und damit verbunden eine Stabilisierung der Trochanterregion. Diese gewebeschonende, minimalinvasive Technik begünstigt eine unmittelbar postoperative funktionale Rehabilitation des Patienten und führt damit potenziell zu einer langfristig höheren Überlebensrate der Prothese (Tran et al. 2016). Zurzeit liegen 2- und 5-Jahresergebnisse mit dieser Kurzschaftendoprothese vor.

Geometrie des proximalen Femurs

Die Designentwicklung einer den Femurhals vollständig oder teilweise erhaltenden Kurzschaftendoprothese setzt eingehende Untersuchungen der anatomischen Verhältnisse am proximalen Femur voraus. Anhand von Röntgenaufnahmevermessungen wurden für ein breites Spektrum menschlicher Morphotypen die wichtigsten biomechanischen Parameter wie Offset, CCD-Winkel, Antetorsion, a.-p.-Halsmaße und Kopf-Hals-Ratio bestimmt (Lausten et al. 1989). Die erhobenen Daten wurden mit den Angaben in der Literatur verglichen und durch publizierte Maße zum Halsquerschnitt und zur Dicke des Kortikalisrings ergänzt. Die Ergebnisse wurden daraufhin durch CT-Aufnahmen validiert.

Die 3 Geometrieparameter CCD-Winkel, Offset und Antetorsion spielen eine entscheidende Rolle für das Design einer halserhaltenden Hüftendoprothese. Sie sind maßgebend für die Festlegung des Größenspektrums, des Halswinkels sowie der Länge und der distalen Form des Prothesenschafts. Unsere Studien (Giorgini 2006) ergaben in Verbindung mit einer Auswertung der publizierten Daten (Lausten et al. 1989, Husmann et al. 1997) einen mittleren Antetorsionswinkel von 14° (Schwankungsbereich 2–34°). Die Antetorsion des Femurhalses ist ein wichtiges Kriterium für die distale Form und Länge des Implantatschafts. Für den anatomischen CCD-Winkel wurde ein Mittelwert von ca.130° ermittelt (Schwankungsbereich 113–142°). Es wurde eine Korrelation zwischen CCD-Winkel und Offset festgestellt. Valgisierte Schenkelhälse haben einen geringeren Offset, varisierte einen größeren. Das mittlere Offset beträgt ca. 40 mm (Schwankungsbereich 23–60 mm) und nimmt mit der Größe des Femurs zu.

Anatomie des proximalen Femurs

Der Collo-MIS-Schaft ist zur Erzielung einer maximalen Primärstabilität so konzipiert, dass er exakt in den Querschnitt der Resektionsebene des Collum femoris eingepasst und genau dort verankert werden kann. Eine Analyse der Femurhalsquerschnitte nach Resektion am Kopf-Hals-Übergang zeigte eine starke Korrelation zwischen der Form des Querschnitts und der Femurgröße, was auch durch Literaturdaten bestätigt werden konnte (Zebaze et al. 2005). Kleinere Femora haben nahezu runde Querschnitte, bei den größeren werden diese zunehmend elliptisch. Diese Formveränderung des Querschnitts verläuft nicht linear, sondern abnehmend bis zur Erreichung eines Plateaus bei den größten Femora (Zebaze et al. 2005). Des Weiteren verändert sich die Querschnittsform über den Verlauf der Halslängsachse. Am Hals-Kopf-Übergang ist sie eher rund und nimmt in Richtung des Hals-Schaft-Übergangs immer mehr die Form einer ungleichmäßigen Ellipse an (◘ Abb. 2.225).

Beim Design des proximalen Schaftabschnitts einer vollständig halserhaltenden Endoprothese wie der Collo-MIS muss die Morphologie des kortikalen Knochenrings am Femurhals berücksichtigt werden. Das Collum femoris hat im Verlauf seiner Längsachse keine einheitliche kortikale Knochenwandstärke (Amin et al. 2007); nach inferior wird die Kortikalis dicker. Die mittlere Stärke im inferioren Abschnitt beträgt 3,6 mm (38 % mehr als in den anderen Abschnitten). Die Knochenstärke im inferioren Abschnitt nimmt mit dem Alter zu (+6 % bei Frauen). Die mittlere AP-Stärke beträgt 2,6 mm und

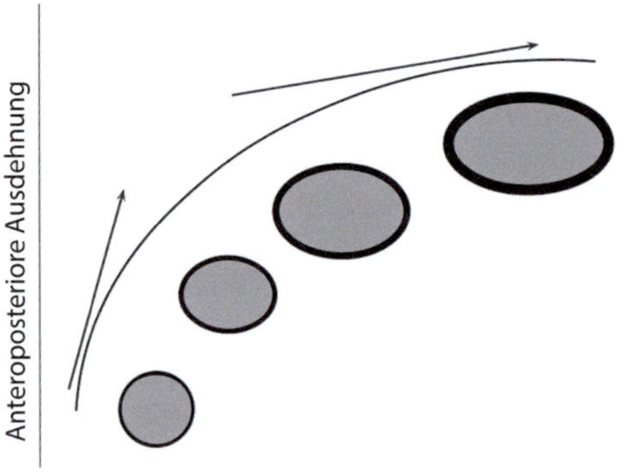

◘ **Abb. 2.225** Korrelation zwischen Femurhalsgeometrie, Femurgröße und Kortikalisstärke

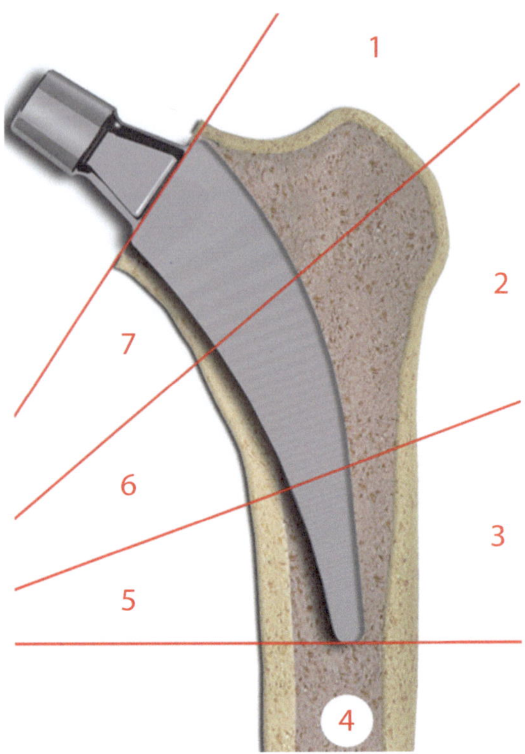

◘ **Abb. 2.226** Implantierte COLLO-MIS mit Zonen nach Gruen. (Mit freundlicher Genehmigung der Fa. Lima)

nimmt mit dem Alter ab (−7 % bei Patienten über 60 Jahre). Die signifikanteste altersabhängige Stärkenabnahme ist im superioren Teil des kortikalen Knochens festzustellen (−16 % bei Frauen). Insgesamt wirkt sich der mit der Zeit eintretende knöcherne Umbauprozess des kortikalen Rings des Femurhalses auf den inferioren Abschnitt weniger schwächend aus als auf die anderen Abschnitte. Diese Beobachtung legt nahe, das Design des proximalen Schafts für einen maximalen Kontakt und Kraftschluss im inferioren Anteil des Femurhalses auszulegen. ◘ Abb. 2.226 zeigt die Lage der COLLO-MIS im proximalen Femur sowie die Einteilung der Zonen nach Gruen.

2.18.2 Theoretische Grundlagen

Proximaler Querschnitt

Die Untersuchungsergebnisse bezüglich des Schenkelhalsquerschnitts (Zebaze et al. 2005) haben Eingang in das Design des proximalen

Abschnitts der Collo-MIS-Endoprothese gefunden. Als Geometrie mit optimaler Passung wurde ein elliptischer Querschnitt ermittelt. Diese elliptische Grundform wurde dann mit einem trapezförmigen Querschnitt überlagert, wodurch die anterioren und posterioren Flächen ein abgeschrägtes Profil erhalten. Die 2 Kanten, die Teil der antero- und posterolateralen Längsrippen sind, wirken dabei rotationsstabilisierend und verstärken den Presssitz im oberen Drittel des Querschnitts. Dadurch erhöht sich die Primärstabilität. Weiterhin fanden größenabhängige Unterschiede der anatomischen Femurhalsform Berücksichtigung. Der proximale Schaftquerschnitt variiert je nach Größe, wobei jedoch immer ein Steigerungsverhältnis von 1,25 zwischen den superior-inferioren und den anterior-posterioren Abmessungen eingehalten wird. Zur Erzielung einer optimalen Passung wurde eine maximale Querschnittszunahme zwischen 2 aufeinanderfolgenden Größen von 1,5 mm festgelegt.

Prothesenhals

Der Hals der Collo-MIS wurde im Hinblick auf die Minimierung des Risikos von Beinlängendifferenzen bei gleichzeitiger biomechanisch korrekter Rekonstruktion und Sicherstellung eines ausgezeichneten Bewegungsausmaßes konzipiert. Die Länge des Implantathalses wurde entsprechend verringert, ohne jedoch die Bandbreite der einsetzbaren keramischen Gleitpaarungen einzuschränken. Der Halsquerschnitt wurde in der anterior-posterioren Ebene angeschrägt, um einem Impingement vorzubeugen; zusätzlich wurde er nach superior verstärkt, um allen Lastzuständen gewachsen zu sein. Das für den vollständigen Erhalt des Fermurhalses konzipierte Implantat entspricht dem CCD-Winkel und der Halsantetorsion des Patienten, sodass die anatomischen Verhältnisse der Hüftbiomechanik wiederhergestellt werden können. Zwischen der Hals- und Schaftspitzenachse wurde ein Halswinkel von 135° gewählt, um eine neutrale Position des distalen Schaftendes zu erreichen. Hierdurch wird das Risiko eines Impingements an der lateralen Kortikalis bei varisierten Schenkelhälsen verringert. Bei der Festlegung des Längenunterschieds zwischen 2 aufeinanderfolgenden Größen wurden die Kompletterhaltung des Fermurhalses und der Abstand zum Rotationszentrum berücksichtigt.

Mediale Kurvatur

Für das Design der medialen Krümmung der Collo-MIS (◘ Abb. 2.227) wurde das anatomische Verhältnis zwischen Offset und CCD-Winkel untersucht. Unsere Ergebnisse zeigen, dass größere Femora größere mediale Radien aufweisen. Dementsprechend wurde der mediale Radius der Collo-MIS entsprechend einem größenabhängigen Schema so abgestuft, dass ein optimaler Schaftkontakt im Kalkarbereich des Femurs gewährleistet wird. Damit gehört die COLLO-MIS zu den kalkargeführten Kurzschaftprothesen (Mai et al. 2016). Ihre mediale Krümmung variiert je nach Prothesengröße und ermöglicht somit jeweils eine physiologische Kraftübertragung. Zur Überprüfung der Passung bei unterschiedlichen

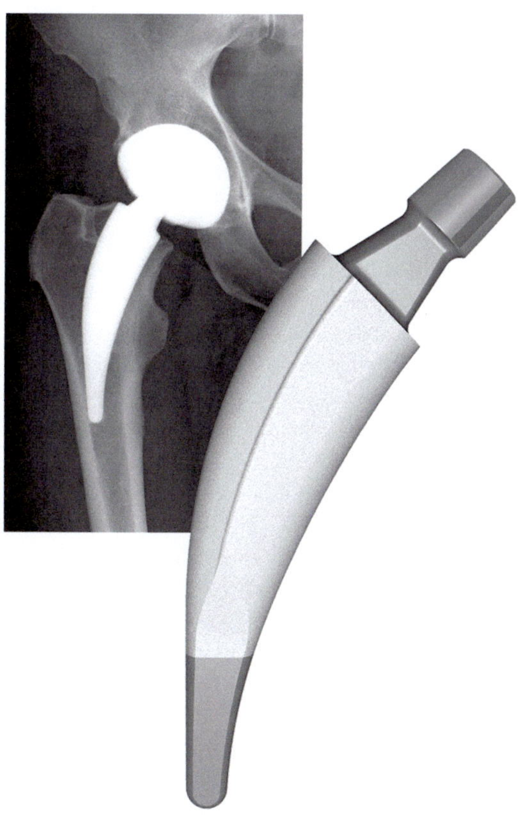

◘ **Abb. 2.227** Mediale Krümmung der Collo-MIS in a.-p.-Ansicht. (Mit freundlicher Genehmigung der Fa. Lima)

Morphotypen wurde dieses Konzept an Leichenhüften validiert.

Axiales Profil

Die Qualität der Primärstabilität ist ein wichtiges Kriterium für die unmittelbar postoperative Rehabilitation und die frühzeitige Wiederherstellung der Lebensqualität des Patienten. Der Collo-MIS-Schaft besitzt ein um 10° angeschrägtes Axialprofil, durch das ein sicherer Sitz im Femurhals erreicht wird. Die Geometrie des Implantats ist der anatomischen Antetorsion des Femurhalses angepasst. Der schlankere distale Schaftabschnitt sorgt dabei für ein leichteres Einbringen und verhindert ein Impingement an der Kortikalis. Die Länge des distalen Abschnitts nimmt mit zunehmenden Implantatgrößen zu (Abb. 2.228). Der Schaft ist im distalen Abschnitt poliert und abgerundet, um das Auftreten lokaler Spannungsspitzen zu minimieren, die bei Kontakten mit der Innenkortikalis Oberschenkelschmerzen hervorrufen können.

Größen

Aus den vorstehend erörterten Parametern und Merkmalen ergibt sich eine Reihe spezieller Anforderungen an das Design der Endoprothese. Die Prothesenfamilie der Collo-MIS besteht aus einem Portfolio mit 9 unterschiedlichen Schaftgrößen, die so gewählt wurden, dass diese Anforderungen bestmöglich erfüllt werden. Bei der Festlegung der optimalen Abstufung zwischen 2 aufeinanderfolgenden Größen galt es, Halslängen, Querschnittsmaße, Offsets und Kopfdurchmesser zu berücksichtigen. Mithilfe des von uns verwendeten Optimierungsverfahrens wurde eine Abstufung zwischen den Größen von 3 mm bei der Schaftlänge, 0,5 mm bei der Halslänge und 1 mm beim Gesamt-Offset festgelegt.

So besteht zum Beispiel die am häufigsten implantierte Größe #4 in unserer Multicenterstudie (23 % aller Studienteilnehmer) aus einer Schaftlänge von 86 mm, einer Halslänge von 28,5 mm bei 45 mm Offset. Die zweithäufigst eingesetzte Größe #5 (17 %) besteht dementsprechend aus einer Schaftlänge von 89 mm, einer Halslänge von 29 mm bei 46 mm Offset.

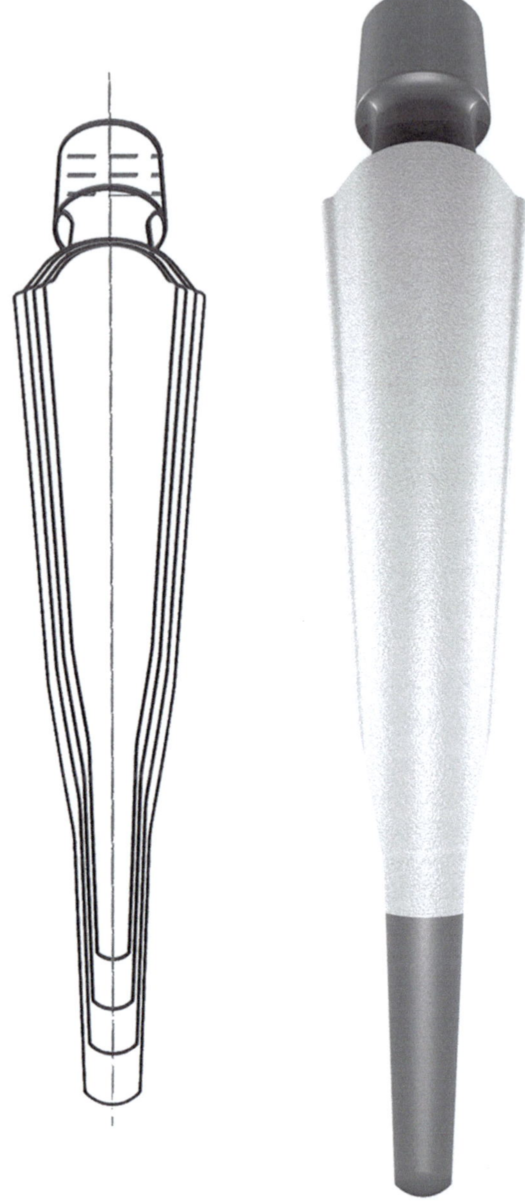

Abb. 2.228 Axiales Profil der Collo-MIS für verschiedene Größen. (Mit freundlicher Genehmigung der Fa. Lima)

Über 80 % aller Studienteilnehmer erhielten eine der Schaftgrößen #2 bis #6. Die insgesamt 9 verfügbaren Größen decken ein breites Spektrum der Halsmorphologien ab und sorgen dabei für eine optimale Stabilität und Wiederherstellung der physiologischen Biomechanik.

Oberflächenbeschichtung

Studien haben gezeigt, dass eine Hydroxylapatitschicht von 50–75 µm, im Gegensatz zu einer Schichtdicke von 100–200µm, zu einer erhöhten Ermüdungsbeständigkeit führt und dadurch das Bruchrisiko reduziert (Røkkum et al. 2002). Der Hersteller der Collo-Mis, Lima Corporate, hat eine spezielle Doppelbeschichtung aus Hydroxylapatit und porösem Titan (Poro-Titanium) als Oberflächenstruktur mit einer Schichtdicke von 55 µm entwickelt (◘ Abb. 2.229). Damit wird eine höhere Scherfestigkeit erreicht bei Minimierung des Risikos der Ablösung von HA-Patikeln.Diese innovative Oberfläche befindet sich auf dem proximalen und mittleren Abschnitt der Prothese. Diese Beschichtung schafft ein optimales Knochen-Implantat-Interface und sorgt für ein schnelles, gleichmäßiges und solides Einwachsen des Knochens (Dumbleton und Manley 2004).

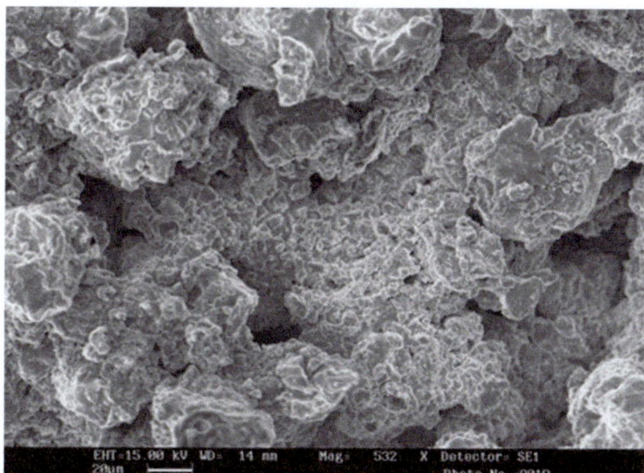

◘ **Abb. 2.229** Rasterelektronenmikroskopische Aufnahme der Poro-Titanium-HA-Oberfläche, 530-fache Vergrößerung. (Mit freundlicher Genehmigung der Fa. Lima)

2.18.3 Biomechanische Untersuchungen

Finite-Elemente-Analyse

Die Finite-Elemente-Analyse (FEA) ist eine gängige Methode zur Evaluierung der mechanischen Festigkeit eines Schaftdesigns. Der halsnahe Abschnitt der Collo-MIS ist der am stärksten belastete und daher auch am eingehendsten untersuchte Bereich des Implantatschaftes. Mittels FEA wurden laut Herstellerangaben die Spannungsspitzen und deren Verteilung über den Halsbereich unter Lastbedingungen nach der internationalen Norm ISO 7206-6 geprüft (Giorgini 2008). Die Ergebnisse der FEA wiesen eine gute Spannungsverteilung ohne lokale Spitzen sowie Maximalbeanspruchungen weit unterhalb der Materialermüdungsgrenzen auf.

Die FEA wurde auch zur Beurteilung der Lasteinleitung in den proximalen Femur eingesetzt (Giorgini 2008). Die In-vivo-Knochenbeanspruchung kann mithilfe der FEA nicht exakt beurteilt werden, da keine dynamische Last angelegt werden kann, denn das anisotrope Verhalten zweier komplexer Strukturen wie der Kortikalis und der Spongiosa lässt sich in einem Finite-Elemente-Modell nur schwer abbilden. Aus diesem Grund wurde eine Vergleichsanalyse zwischen einem intakten Femur als Referenz und einem Femur mit implantierter Prothese durchgeführt. Die Femurmodelle wurden in eine identische Position gebracht und unter denselben Lastbedingungen getestet. Die Spannungsverteilung in der Kortikalis und der Spongiosa des Femurs mit implantierter Collo-MIS-Prothese und des intakten Femurs erwies sich als vergleichbar, was als Nachweis der korrekten Wahl der Schaftform und -materialien gelten kann. Eine Primärstabilität in Verbindung mit einer physiologischen Beanspruchungsverteilung ist eine wesentliche Voraussetzung für die Wiederherstellung regelrechter biomechanischer Verhältnisse. Nur unter solchen Bedingungen kann ein optimales Einwachsen des Knochens erreicht werden – eine wichtige Voraussetzung für ein gutes klinisches Resultat.

Bewegungsausmaß

Das Bewegungsausmaß („range of motion" [ROM]) wurde mittels einer 3D-CAD-Analyse in einem Worst-case-Szenario überprüft, um den Nachweis zu erbringen, dass die Anforderungen der internationalen Norm ISO 1535:2008 erfüllt werden. Die Mindestanforderungen dieser Norm verlangen unter anderem ein Bewegungsausmaß von 100°Flexion/Extension, 60° Abduktion/Adduktion und 90° Innen-/Außenrotation. Die Prüfung ergab ROM-Werte, die weit über den Anforderungen dieser ISO-Norm lagen. Die COLLO-MIS-Prothese hat einen mechanischen Flexions-/

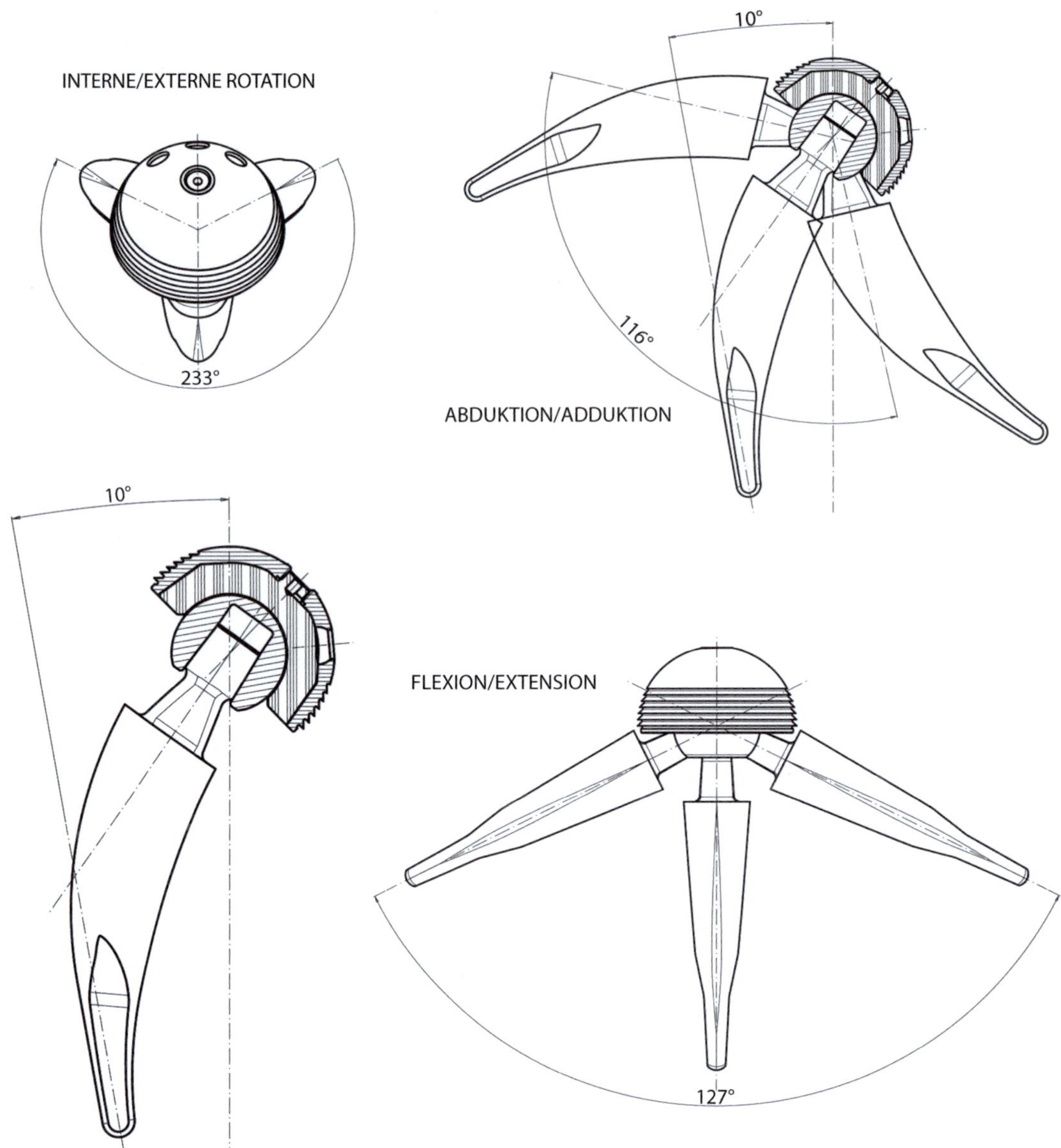

Abb. 2.230 Bewegungsumfang (ROM) der Collo-MIS-Prothese. (Mit freundlicher Genehmigung der Fa. Lima)

Extensionsradius von 127°, einen Abduktions-/Adduktionsradius von 116° sowie einen Innen-/Außenrotationsradius von 233° (Abb. 2.230). Dies lässt den Schluss zu, dass der Collo-MIS-Schaft die Mobilitätsbedürfnisse jüngerer Patienten und die hohen Erwartungen an den postoperativen Aktivitätsgrad erfüllen kann (Krieger 2013).

Mechanische Festigkeit

Zur Validierung der Dauerfestigkeit des Collo-MIS-Hals-Designs wurde die kritischste Schaftgröße Ermüdungstests nach ISO 7206-6 unterzogen. Diese Tests bestätigten die FEA-Ergebnisse und zeigten, dass die Beanspruchungen des Halsbereichs weit unterhalb der Dauerfestigkeitsgrenze von Ti6-Al-4 V lagen. Der Collo-MIS-Schaft verfügt somit über einen hohen Sicherheitsfaktor. Auch nach 10 Millionen Lastzyklen bis hin zu Belastungen über 5500 N trat kein Implantatbruch auf (Sbaiz 2008).

2.18.4 Indikationen und Kontraindikationen

Die Implantation der Collo-MIS-Prothese ist zur primären zementfreien Hüftarthroplastik indiziert, und zwar bei Patienten mit guter Knochensubstanz, bei primärer und sekundärer Koxarthrose, außerdem bei avaskulärer und posttraumatischer Osteonekrose des Caput femoris ohne den Schenkelhals betreffende schwere Deformitäten, Läsionen oder vorausgegangene Operationen. Neben dem Fehlen von Veränderungen im Schenkelhalsbereich und ausgeprägten Dysplasien ist vor allem eine geeignete Knochenqualität das primäre Einschlusskriterium.

Zu den absoluten Kontraindikationen gehören frühere Eingriffe, Frakturen, Infektionen sowie pathologische Veränderungen der Hüfte. Voraussetzung für die erfolgreiche Implantation ist eine gute Knochenqualität, weshalb eine nachgewiesene Osteoporose oder Osteomalazie ebenfalls eine absolute Kontraindikation darstellt. Weitere Kontraindikationen bestehen bei einer Coxa valga (CCD-Winkel >145°) und Coxa vara (CCD-Winkel <115°) sowie bei ausgeprägten Hüftdysplasien (Crowe-Stadium >II). Grenzen der Indikation stellen Patienten mit geminderter Knochenqualität aufgrund metabolischer Erkrankungen oder speziellen Pharmakotherapien (z. B. Glukokortikoidtherapie) dar. Hierzu zählen auch Patienten mit einer rheumatoiden Arthritis. Sollte sich intraoperativ der Verdacht auf eine Osteopenie oder Osteoporose bestätigen, muss ein Umstieg auf eine Standardlangschaftprothese erfolgen. Über diese Möglichkeit klären wir die Patienten im Vorfeld der Operation immer auf. Zwar eignen sich die Kurzschaftprothesen aufgrund des geringen Knochenverlusts besonders für junge und sportlich aktive Patienten (Cetin 2013), jedoch stellt ein fortgeschrittenes Alter allein keineswegs eine absolute Kontraindikation dar. Entscheidend ist immer die gegebene Knochenqualität des Femurs. Der Einsatz der Collo-MIS-Prothese wird nicht durch ein maximales Körpergewicht limitiert, zurückhaltender ist die Indikation jedoch bei einem BMI über 30 kg/m^2.

2.18.5 Mögliche operative Zugänge und Operationstechnik

Anterolateraler Zugang (ALMIS)

Das OP-Instrumentarium wie auch das Prothesendesign des Collo-MIS-Kurzschafts sind einerseits sowohl für konventionelle Zugänge geeignet, werden andererseits aber auch den Anforderungen der minimalinvasiven Techniken gerecht, je nach Präferenz des Operateurs. Bei der von uns angewandten Technik bei allen Studienteilnehmern handelt es sich um einen minimalinvasiven anterolateralen Zugang zwischen M. gluteus medius und M. tensor fasciae latae, ähnlich dem Zugang nach Watson-Jones. Dies ermöglicht eine Implantation ohne Durchtrennen von Muskulatur oder Sehnen. Um während der Schaftpräparation das zu operierende Bein in eine Viererposition unter das kontralaterale Bein legen zu können, werden beide Beine für die OP steril abgedeckt (Elias und Krieger 2013a).

Die Hautinzision erfolgt etwa im mittleren Drittel der Verbindunglinie zwischen Spina iliaca anterior superior und Trochanter major mit einer Länge von ca. 6–8 cm. Im Sinne eines „floating window" kann das Hautfenster während der Operation nach proximal oder distal gezogen werden. Der Faszienschnitt erfolgt annähernd parallel zum Hautschnitt am Übergang des M. tensor fasciae latae, ca. 1 cm posterior des Muskelbauches, um eine spätere Readaptation zu erleichtern. Nach Präparation der Hüftkapsel erfolgen 2 parallel verlaufende Osteotomien des Schenkelhalses, wobei die distale Osteotomie die subkapitale Resektionshöhe am Kopf-Hals-Übergang vorgibt. Ein minimaler Slope in der Schnittführung der Osteotomie ist je nach Varus- oder Valgusform des Schenkelhalses variierbar. In der Regel erfolgt jedoch die Osteotomie parallel zur Linie des Übergangs vom Femurkopf zum -hals.

Auf die Entnahme der Schenkelhalsscheibe folgt die Extraktion des Kopfes. Nach der Präparation und Implantation der Pfannenkomponente wird das Bein während der Schaftpräparation in Hyperextension und Adduktion unter das kontralaterale Bein gelagert. Dies ermöglicht eine Entspannung und somit

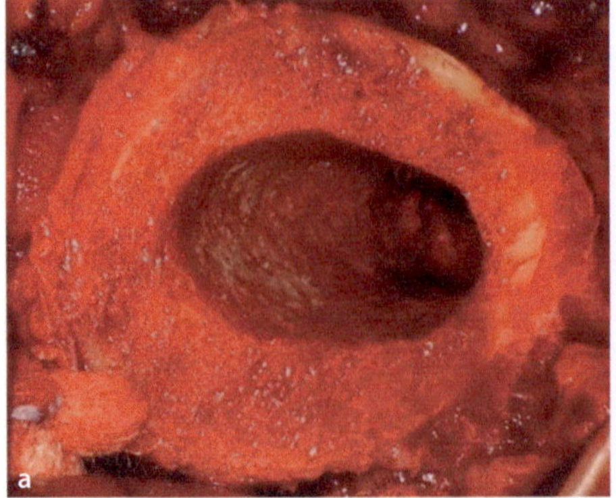

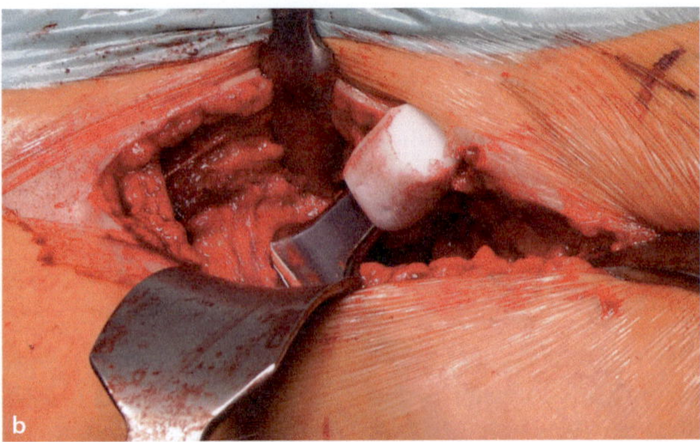

Abb. 2.231 **a** Ansicht auf den Collum-femoris-Stumpf nach Markraumpräparation, **b** Collo-MIS in situ, rotationsstabil verankert

Schonung des M. gluteus medius. Ein flacher Hohmann-Haken unterstützt den Trochanter major und schützt zusätzlich den M. gluteus medius, ein weiterer hält das Femur nach lateral. Bei zu weit proximal verlaufender Osteotomiehöhe ist an dieser Stelle eine Nachresektion des Schenkelhalses möglich. Die Eröffnung des Markraums mit einer stumpfen Ahle erfolgt in neutraler Position. Das Instrument wird manuell in den Markraum entlang des Adam-Bogens bis zum Diaphysenkanal eingebracht. Zur Vorbereitung des Implantatlagers wird zunächst die gebogene Raspel eingesetzt. Dies ermöglicht die Präparierung des medialen Bereiches, die für den korrekten Prothesensitz mit Anlage an den Adam-Bogen grundlegend ist und die Führung der folgenden Raspeln vorgibt (Abb. 2.231a).

Bei der Verwendung der Raspeln in aufsteigender Reihenfolge ist ein leichter Druck nach varus hilfreich, um eine valgische Fehlpositionierung und die damit verbundene Reduktion des Offsets sowie eine Beinverlängerung zu vermeiden. Eine Kontrolle der Rotation wird durch eine streng horizontale Lagerung des Beins vereinfacht.

Bei der Wahl der endgültigen Prothesengröße ist die Rotationsstabilität der zuletzt verwendeten größten Raspel bzw. des Kompaktors richtungsweisend. Auch dringt der Raspelkörper nicht unter die Osteotomieebene vor. Dem Einbringen der endgültigen Prothese geht eine Kontrolle der Lage der Raspel mit Probekopf unter Durchleuchtung voraus. Ein Überstand der Prothese um wenige Millimeter über die Resektionsebene hinaus kann durch eine adäquate vorangegangene Osteotomieführung reduziert werden, ist jedoch nicht als problematisch einzustufen. Entscheidend ist hier jedoch, dass das Implantat stabil verankert ist (Abb. 2.231b). Nach abschließender Kontrolle mit dem Bildwandler und, wenn in seltenen Fällen notwendig, tiefer Redon-Drainage erfolgt der schichtweise Wundverschluss.

Anteriorer Zugang (AMIS)

Außerhalb der Multicenterstudie haben die Autoren in den letzten 18 Monaten bei mehr als 100 Patienten die Collo-MIS-Prothese über den anterioren Zugang implantiert. Der OP-Verlauf ist wie oben beschrieben, allerdings mit dem Unterschied, dass der anteriore Zugang verwendet wurde. Dieser Zugang ist aufgrund der anatomischen Gegebenheiten der wohl gewebeschonendste Zugang der Hüfte. Lange Zeit wurde dieser Zugang nicht beachtet, da er aufgrund der gängigen Langschaftimplantatdesigns nicht verwendet werden konnte und weil die Lacuna vasorum, welche die femoralen Gefäße und Nerven beinhaltet, sich ganz in der Nähe befindet.

Allerdings lässt sich unter Beachtung bestimmter anatomischer Orientierungspunkte der vordere Zugang als sichere und standardisierte Methode verwenden. Dies bringt Vorteile sowohl für den Patienten als auch für den Chirurgen mit sich. Diese liegen in der kleinen Schnittführung und der kompletten Schonung der Glutealmuskulatur, da das Hüftgelenk durch die Muskellücke zwischen M. tensor fasciae latae und M. sartorius und dem darunter liegenden M. rectus femoris erreicht wird. Es bedarf keiner Durchtrennung der Muskeln und Sehnen, und man hat im Verlauf der Operation eine relativ kurze Strecke und einen direkten Visus auf die Hüftpfanne.

Der etwa 5–8 cm lange anteriore Hautschnitt erfolgt in sagittaler Richtung, ausgehend etwa 1 cm kaudal und 1 cm lateral der Spina illiaca anterior superior, am lateralen Rand des M. sartorius. Unterhalb des Hautschnitts gelangt man zur Fascia lata, welche zwischen M. tensor faciae latae und M. rectus femoris durchtrennt wird. Man kommt über die natürliche Muskellücke direkt auf die Kapsel des Hüftgelenks. Bei der Durchtrennung der Faszie sollte der N. cutaneus femoris lateralis geschont werden. Wir empfehlen, unter Beachtung der A. circumflexa femoris lateralis, die ggf. ligiert werden muss, das Kapselrelease sowohl ventral als auch dorsal durchzuführen. Dies ermöglicht eine exzellente Femurexposition, welche für die Präparation einer schenkelhalserhaltenden Prothese vorteilhaft ist. Der anteriore Zugang hat sich, unter Beachtung der Leitstrukturen, als eine sichere, sehr praktische und mit geringem Blutverlust behaftete Operationstechnik erwiesen (Cetin 2013).

Philosophie der Implantation der Collo-MIS-Prothese

Es gibt zurzeit keine klaren Definitionen zu Kurzschaftprothesen (Falez et al. 2015). Man kann jedoch die verschiedenen Implantate nach ihrem Verankerungsprinzip unterscheiden. So kann man schenkelhalserhaltende von nicht schenkelhalserhaltenden Systemen unterscheiden. Unter den schenkelhalserhaltenden Systemen gibt es solche, bei denen man für die Implantation das Collum femoris gänzlich erhalten muss, und andere Prothesen wie die Collo-MIS, bei der man das Collum femoris in jeder geplanten Höhe resezieren kann. Die Resektionshöhe liegt somit zwischen der Linie des Kopf-Hals Übergangs und der Fossa piriformis (Jerosch 2013). Die Collo-MIS ist damit eine schenkelhalserhaltende Endoprothese, die im Schenkelhals und in der Metaphyse verankert wird. Beim Präparieren des proximalen Femurs ist unbedingt darauf zu achten, dass zumindest ein Teil des Schenkelhalses erhalten bleibt. Dies ist für die Implantation der Collo-MIS unabdingbar! Durch eine hohe subkapitale Schenkelhalsresektion wird ein varischer CCD-Winkel rekonstruiert und durch eine tiefe Resektion ein valgischer Winkel (Jerosch 2013).

Die schenkelhalserhaltende Hüftendoprothetik bedarf einer individuell angepassten operativen Vorgehensweise. Die Philosophie des Collo-MIS-Systems ermöglicht dem Chirurgen, je nach Resektionshöhe des Schenkelhalses und der Prothesengröße die genaue Rekonstruktion des CCD-Winkels, des Offsets, der Antetorsion und der Beinlänge (◘ Abb. 2.232). Das System erfordert, dass der

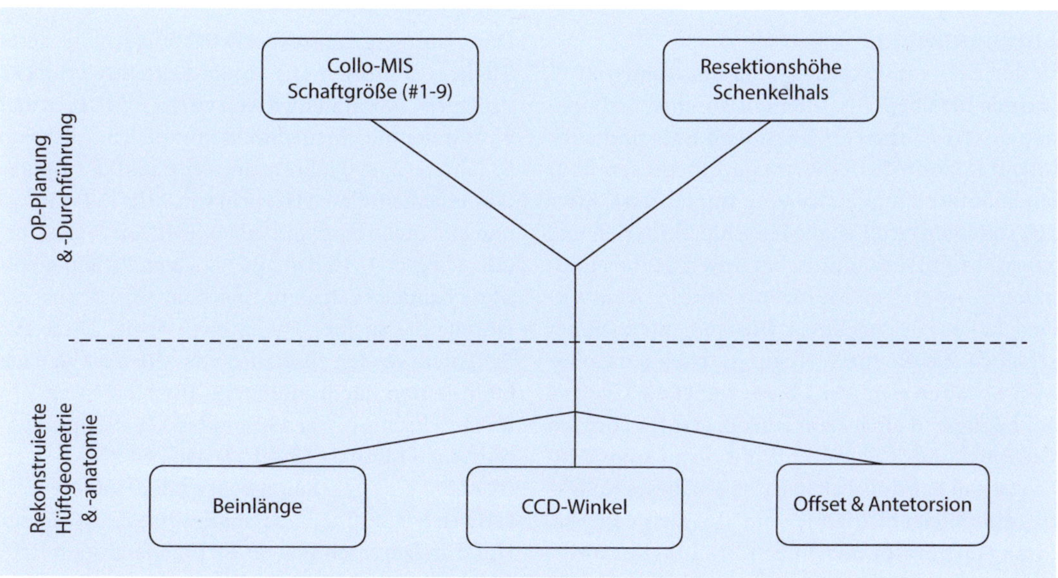

◘ **Abb. 2.232** Philosophie der Implantation der Collo-MIS-Prothese

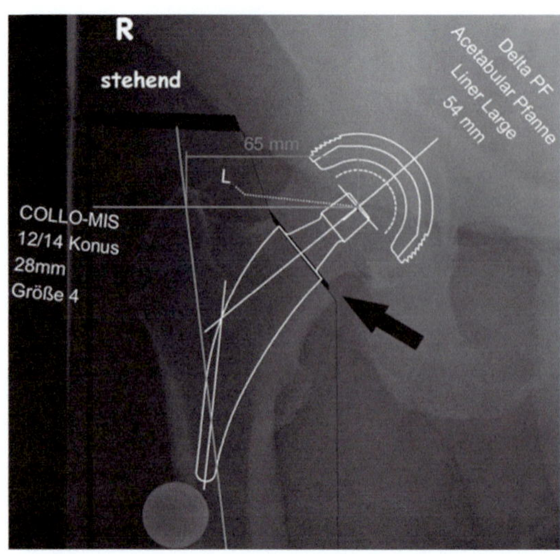

Abb. 2.233 Digitale Planung der Implantation der Collo-MIS-Prothese mit Resektionshöhe (schwarzer Pfeil)

Chirurg diese Prinzipien kennt und die Resektionshöhe des Schenkelhalses in die präoperative Planung einbezieht (Abb. 2.233). Der Vorteil ist, dass man somit eine individuelle Hüftgeometrie und -anatomie planen und chirurgisch rekonstruieren kann (Elias und Krieger 2013b).

2.18.6 Klinische Daten

Studiendesign

In der Zeit von Oktober 2008 bis August 2011 wurden bei über 600 Patienten durch 4 Orthopäden unseres Teams an 2 Kliniken uni- und auch bilateral Collo-MIS-Kurzschaftprothesen über einen anterolateralen Zugang implantiert. Etwa 300 Patienten erfüllten die Einschlusskriterien und gaben ihr Einverständnis, bei unserer internationalen prospektiven Multicenterstudie (Deutschland, Italien) teilzunehmen. Die Studienteilnehmer erhielten alle die zur Verfügung stehenden Collo-MIS-Schaftgrößen von 1 bis 9, wobei die Größe 4 am häufigsten eingesetzt wurde, gefolgt von den Größen 5 und 3. Zusammen mit dem Collo-MIS-Kurzschaft wurde bei allen Patienten dieses Kollektivs eine Press-fit-Pfanne vom Typ Delta-PF (Fa. Lima Corporate) mit einer Keramik-Keramik-Gleitpaarung eingesetzt.

2-Jahresergebnisse

Die 2-Jahresergebnisse der prospektiven Anwendungsbeobachtung liegen für ein Kollektiv aus 270 Patienten vor (Elias et al. 2014a,b). Diese Patientengruppe umfasste 137 Frauen und 133 Männer mit einem durchschnittlichen Alter von 63 Jahren (26–90 Jahre) zum Zeitpunkt der Operation, einem mittleren Gewicht von 80 kg (50–150 kg) und einem durchnittlichen BMI von 27,6 kg/m^2 (18–47 kg/m^2). Bei diesem Patientenkollektiv fanden präoperativ sowie 1, 6, 12 und 24 Monate postoperativ klinische (Harris-Hip-Score) und radiologische Kontrollen in Form einer Beckenübersichtsaufnahme und einer axialen Röntgenaufnahme statt. Bei den Nachuntersuchungen zeigten die Patienten insgesamt eine gute Beweglichkeit.

Während präoperativ 95 % der Patienten unter mittleren bis starken Schmerzen litten, konnte eine Schmerzfreiheit oder nur gelegentlich auftretender Schmerz bei 95 % ein Jahr postoperativ erzielt werden. Ein spezifischer Oberschenkelschmerz, wie bei einigen anderen Implantaten beschrieben, wurde bei keinem der Probanden festgestellt. Der HHS stieg von einem präoperativen Durchschnitt von 50 Punkten (13–91) auf durchschnittlich 94 Punkte (64–100) nach 6 Monaten und auf durchschnittlich 97 Punkte (62–100) nach 24 Monaten (Abb. 2.234).

5-Jahresergebnisse

Die 5-Jahresergebnisse (bei Redaktionsschluss dieses Buches) stammen aus einem Kollektiv von 197 Patienten (200 Hüften); davon waren 105 Frauen und 92 Männer mit einem durchschnittlichen Alter von 63 Jahren (26–90 Jahre) zum Zeitpunkt der Operation, einem mittleren Gewicht von 80 kg (50–150 kg) und einem durchschnittlichen BMI von 27,6 kg/m^2 (18–47 kg/m^2). Bei dem untersuchten Patientenkollektiv handelt es sich um eine Teilmenge der nach 2 Jahren untersuchten Patienten (s. oben). Diese 197 Patienten wurden zusätzlich ein weiteres Mal nach 60 Monaten nachuntersucht. Ihr HHS stieg von im Durchschnitt von 49 Punkten (15–91) präoperativ auf 94 Punkte (54–100) nach 60 Monaten an (Abb. 2.234). Die Beweglichkeit der Hüfte verbesserte sich signifikant, beispielsweise Beugung der Hüfte im Durchschnitt von 94° präoperativ auf 109°. Die Außenrotation verbesserte sich von 17 auf 30°,

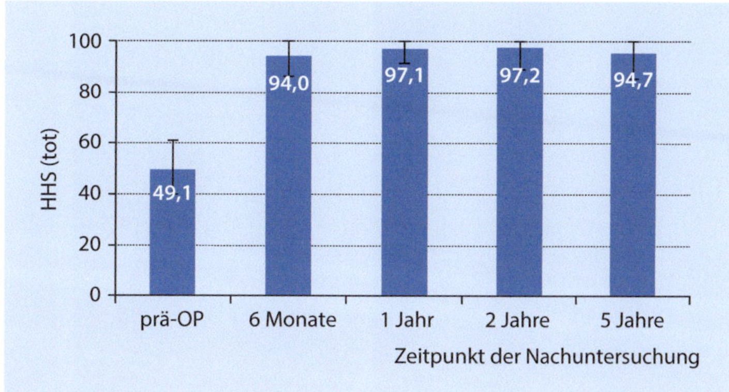

Abb. 2.234 Durchschnittlicher Harris-Hip-Score der Studienteilnehmer im Verlauf

die Abduktion von 22 auf 37° und die Adduktion von 14 auf 22° jeweils 5 Jahre post operationem.

Radiologisch zeigte sich bei allen Patienten nach 5 Jahren ein solides Einwachsen der Prothese in den Femur. Im Bereich der Metaphyse, vor allem im Gebiet des Trochanter major, zeigte sich bei fast allen Patienten neu gebildeter trabekulärer Knochen. Dies spricht für eine physiologische Krafteinwirkung der Prothese über den Femurhals in die Metaphyse. Das Trochanter-major-Massiv wurde durch die schenkelhalserhaltende OP-Technik sowie durch die kalkargeführte COLLO-MIS-Implantation geschont und zeigte röntgenologisch nach 5 Jahren keinen Knochenschwund, eher eine Dichtezunahme. Dies ist ein erheblicher Vorteil gegenüber konventionellen Hüftendoprothesen. Radiologisch gab es keine Hinweise auf ein Materialversagen, auf Dislokationen oder eine Lockerung der Collo-MIS-Prothese. Bei 2 Patienten zeigte sich eine Sklerosezone, und 54 Patienten (27 %) hatten nicht progressive Aufhellungslinien in der Röntgenbildgebung. Allerdings klagte keiner dieser Patienten über Oberschenkelschmerzen oder wies neurologische Auffälligkeiten auf.

Abb. 2.235 zeigt das Fallbeispiel eines 65-jährigen Patienten aus unserem Patientenkollektiv mit zugrunde liegender Koxarthrose und Collo-MIS-Arthroplastik links. Die Abb. 2.235b und c zeigen charakteristische radiologische postoperative Veränderungen der Knochenstruktur des Femurs. Als Zeichen der Osseointegration des Schaftes treten Verdichtungen im Bereich des Calcar femoris und an der lateralen Kortikalis, vor allem im distalen Abschnitt der oberflächenbeschichteten Fläche der Prothese (Gruen-Zonen 2 und 6). Zu erkennen ist außerdem eine regelrechte Position der Prothese in 2 Ebenen. Der Harry-Hip-Score bei diesem Patienten betrug beim 5-Jahres-Follow-up 100.

Komplikationen

Die beschriebene Studie und unsere Erfahrungen mit der Collo-MIS-Endoprothese zeigen, dass bei einem großen Teil der Patienten sehr gute klinische Ergebnisse erzielt wurden. Allerdings kam es im Gesamtkollektiv der Studienpatienten, die seit 2008 durch uns einen Collo-MIS-Kurzschaft erhalten hatten, zu 4 schaftassoziierten Komplikationen aufgrund von postoperativen Sinterungen. Klinisch stand hierbei eine Impingementsymptomatik im Vordergrund. In einem Fall wurde deshalb der Prothesenschaft gewechselt, in 3 weiteren Fällen genügte lediglich eine Kopfverlängerung mit Dekompression, um die Impingementsymptomatik zu beheben.

Anhand der „learning curve" kann man erkennen, dass nach einer Erfahrungsphase mit der Prothese, bei der anfänglich 4 Prothesen unterdimensioniert ausgewählt wurden, eine angemessene Prothesenimplantation durchgeführt werden konnte. Hierbei wurde die Erfahrung gemacht, dass die implantierte Prothese rotationsstabil sein muss, wenn sie im Schenkelhals verankert ist. Nachdem der Operateur die Rotationsstabilität intraoperativ überprüft hatte, kam es im späteren postoperativen Verlauf zu keinen Sinterungen des Implantats. Des Weiteren wurde ein Inlay-Wechsel aufgrund eines Inlay-Bruchs durchgeführt. Innerhalb dieses Kollektivs kam es außerdem bei 2 Patienten intraoperativ zu einer Schaftfissur, die durch eine Osteosynthese

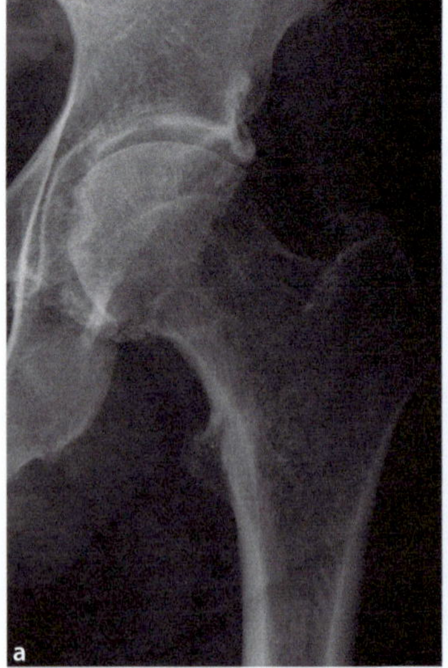

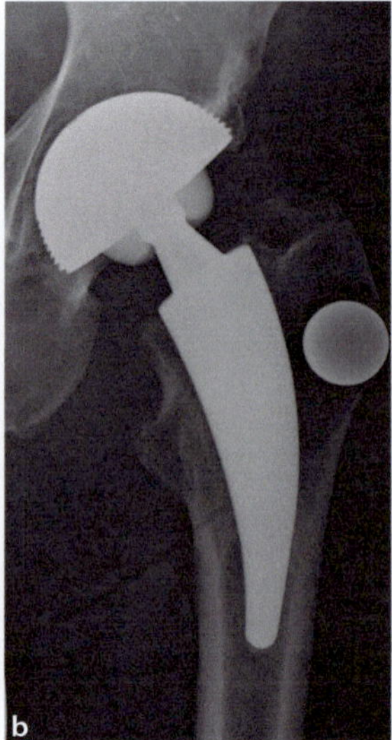

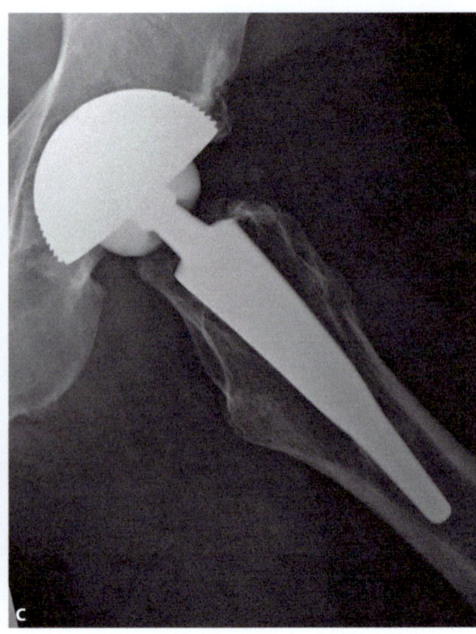

Abb. 2.235a–c Röntgenbilder der Hüfte eines 65-jährigen Patienten mit Koxarthrose links. **a** Ansicht a.-p., präoperativ, **b** Ansicht a.-p., Collo-MIS-Arthroplastik 5 Jahre postoperativ, **c** Ansicht axial

mittels Herbert-Schrauben überbrückt und zunächst mit einer Teilbelastung nachbehandelt wurde. Bei einem Probanden wurde eine hüftgelenknahe heterotrope Ossifikation festgestellt, jedoch ohne signifikante klinische Einschränkung.

2.18.7 Revisionsmöglichkeiten

Eine frühe oder späte Revision des Collo-MIS-Kurzschafts ist grundsätzlich möglich. Bei noch nicht erfolgter Osseointregration kann der Schaft mit dem in das Schenkelhalsgewinde eingedrehten Einschläger problemlos retrograd ausgeschlagen werden. Schwieriger gestaltet sich die Revision nach voller Osseointegration, z. B. bei septischer Revision im Rahmen einer hämatogenen Sepsis mit Spätinfekt. Hier bietet der Kurzschaft dennoch Vorteile im Vergleich zu einer konventionellen Geradschaftendoprothese, die distaler in den diaphysären Bereich hineinreicht. In einem solchen Fall kann die Nachresektion des Schenkelhalsstumpfes und die Präparation des dorsalen Schenkelhalses ohne größeren Aufwand erfolgen. Die im Rahmen der Osseointegration entstandene Osteosklerose rund um das Implantatbett muss während der Revision insbesondere nach lateral aufpräpariert werden, um das Einbringen eines geraden Langschafts zu ermöglichen.

Alles in allem ist eine Revision mit einem Kurzschaft bei gleichen klinischen Bedingungen im Vergleich zur Standardlangschaftprothese deutlich weniger traumatisch und potenziell weniger mit Komplikationen vergesellschaftet (Yu et al. 2016). Es entfallen Zemententfernungen, Fensterungen etc., und das perioperative Trauma ist deutlich reduziert – ein weiteres Argument pro Kurzschaft im Vergleich zur traditionellen Primärendoprothetik mit Langschaft. Aufgrund der minimalinvasiven Technik mit reduziertem Blutverlust und unmittelbarer Primärstabilität des Implantats eignet sich diese Operation bei einem selektierten Patientenkollektiv auch zur einzeitigen bilateralen endoprothetischen Versorgung. Abb. 2.236 zeigt das Fallbeispiel einer 67-jährigen Patientin aus unserem Patientenkollektiv mit zugrunde liegender Koxarthrose und ausgeprägten Deformitäten der Hüftköpfe beidseits. Die Patientin erhielt eine einzeitige bilaterale Collo-MIS-Arthroplastik. Abb. 2.236b zeigt Knochenverdichtungen an distalen oberflächenbeschichteten Abschnitten des Schafts (Gruen-Zonen 2 und 6) beidseits. Beide Collo-MIS-Prothesen befinden sich nach 5 Jahren in regelrechter Stellung.

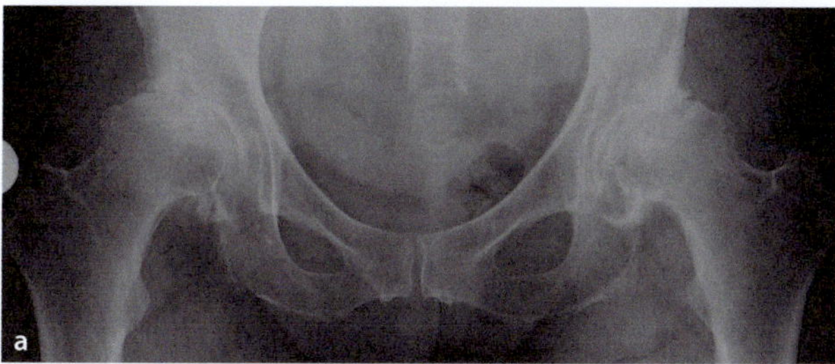
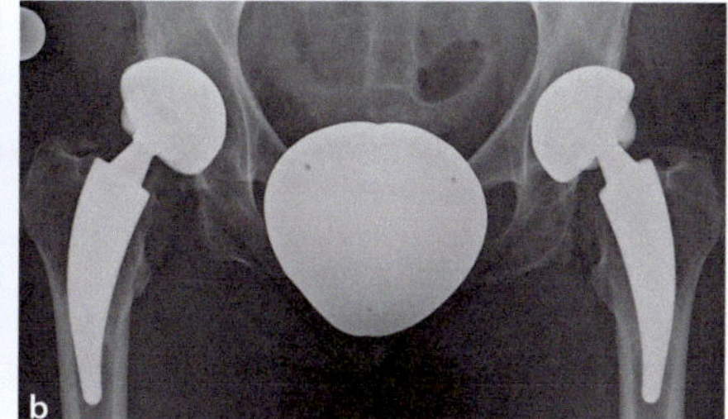

Abb. 2.236a,b Röntgenbilder der Hüfte einer 67-jährigen Patientin mit Koxarthrose beidseits. **a** Beckenübersichtsaufnahme präoperativ, **b** Collo-MIS-Arthroplastik beidseits 5 Jahre postoperativ

Ein weiterer Vorteil dieser Hüftarthroplastik ist, dass bei der Nachbehandlung bereits am Operationstag eine schmerzadaptierte Vollbelastung erwünscht und in der Regel auch durchführbar ist.

Aufgrund der geringen Weichteiltraumatisierung mit deutlich verkürzter Rekonvaleszenzphase ist nach einem durchschnittlichen stationären Aufenthalt von 3–7 Tagen eine ambulante physiotherapeutische Nachsorge möglich. Insgesamt zeigten fast alle Studienteilnehmer eine gute frühzeitige Rekonvaleszenz im Sinne eines „early recovery" sowie sehr gute klinische Ergebnisse nach 2 und nach 5 Jahren mit einer etwa 99 %igen Überlebensrate der Collo-MIS in diesem Zeitraum.

In unserer Klinik ist die Implantation dieser Kurzschaftprothese mittlerweile zu einer Standardoperationsmethode für die Hüftendoprothetik geworden. Nichtsdestotrotz gilt es, in Zukunft weitere Langzeitergebnisse nach über 10 Jahren zu ermitteln, um die Sicherheit und Qualität dieses relativ neuen operativen Verfahrens zu bestätigen.

Literatur

Literatur zu ▶ Abschn. 2.1

Birkenhauer B (2012) Report to the Spiron prosthesis (clininical results and 11 years experience). 11th annual scientific congress for orthopaedics and traumatology, Vietnamese Association of Orthopaedics and Trauma, 2–4. August 2012, Nah Tran/Vietnam

Birkenhauer B (2013) Spiron-Prothese. Vortrag anlässlich des 7. CoST OP-Kurs Hüftgelenk, Kurzschaft-Prothesen, 12.–13. April 2013, MEDucation Center Rhein-Ruhr

Birkenhauer B, Kistmacher H, Ries J (2004) Zementfreie Schenkelhalsprothese Typ Spiron – Konzeption und erste klinische Ergebnisse. Orthop 33: 1259–1266

Bornebursch L (2006) Der Keramik-Duokopf, ein neues Implantat in der Hüftchirurgie. Humanmedizinische Inaugural-Dissertation, Universität Heidelberg

Buckup K (2005) Hüftstudie zur individuellen Patientenzufriedenheit Dortmund (HipDo). Orthopädie, Klinikum Dortmund gGmbH

DOT (2000) Bonit. Die 2. Generation bioaktiver Calcium-Phosphat-Beschichtungen auf Implantaten – Eine zusammenfassnde Charakterisierung. DOT Dünnschicht und Oberflächentechnologie GmbH, Rostock

Ebbecke B (2003a) Knochenwachstum – Endlich verständlich. Universität Hannover, Institut für Baumechanik und Numerische Mechanik

Ebbecke B (2003b) Numerische Untersuchungen der Spiron-Prothese. Universität Hannover, Institut für Baumechanik und Numerische Mechanik

Fink U, Ungethüm M (1992) Metallische Prothesenwerkstoffe. In: Hipp E, Gradinger R, Ascherl R (Hrsg) Die zementlose Hüftprothese. Demeter, Gräfeling, S 14–17

Götze C (2014) Fitmore-Schaft. Vortrag anlässlich des 8. CoST OP-Kurs Hüftgelenk, Kurzschaft-Prothesen, 16.–17. Mai 2014, MEDucation Center Rhein-Ruhr

Götze C, Ehrenbrink J, Ehrenbrink H (2010) Bleibt der Krafteinfluss der Kurzschaftprothese auf den methaphysären proximalen Femur begrenzt? Osteodensitometrische Analysen der Nanos-Schaftendoprothese. Z Orthop Unfall 148 (4): 398–405

Hach V (2009) Die HELICA-Endoprothese – eine neue zementlose Hüft-Endoprothese beim Hund. Tierärztliche Praxis Kleintiere 2: 69–74

Henning F (2006) Trends in der Endoprothetik. Doppelt drehfähig, mit Keramik bleibt der Duokopfeffekt erhalten. Ceranews 1: 6

Hühn F (2005) Vergleich der Primärstabilität einer Schenkelhalsendoprothese Typ Spiron mit der einer konventionellen Geradschaftprothese Typ Zweymüller (Alloclassic TM SL) am Hundefemur – Eine biomechanische Studie. Veterinärmedizinische Inaugural-Dissertation, Universität Hannover

Hühn F, Gösling T, Engelke E, Birkenhauer B, Gerich T, Waibl H (2005) In-vitro-Vergleich der Maximalbelastung und Frakturformen von Femora des Hundes ohne oder mit zwei

unterschiedlichen zementfreien Hüftendoprothesen. Kleintierprax 11: 683–694
Huggler A, Jacob H (1995) Die Entwicklung der Druckscheibenprothese (DSP). In: Morscher E (Hrsg) Endoprothetik. Springer, Heidelberg, S 267–277
Kutzner K, Kovacevic M, Roeder C, et al. (2015) Reconstruction of femoro-acetabular offsets using a short-stem. International Orthopaedics (SICOT) 39: 1269–1275
Lerch M, Windhagen H, Ettinger M, et al. (2014) Reduziert die medial kurvierte Form der Nanos Kurzschaft Prothese das „stress shielding"? Eine Analyse der Knochenumbauprozesse basierend auf einem in-vivo validierten Finite Element Modell. German Medical Science GMS Publishing House, Düsseldorf, DocWI60–236
Lubinus P (2005) Die SP2-Schaft Endoprothese. Frankfurter Orthopädie Symposium
Menge M (2000) Acht Jahre Druckscheibenprothese – eine mittelfristige Bewertung. Orthop Praxis 36 (3): 143–151
Nackenhorst U (1997) Ein effizientes Finite Element Verfahren zur Simulation des beanspruchungsstimulierten Knochenwachstums. Tagungsband des Workshops „Die Methode der Finiten Elemente in der Biomedizin, Biomechanik und angrenzenden Gebieten", Ulm
Nackenhorst U, Schröder U (1997) Numerische Simulation des beanspruchungsinduzierten Knochenumbaus am Beispiel endoprothetisch versorgter Femura. Institut für Mechanik, Hamburg
Pipino F, Keller A (2006) Tissue-sparing surgery: 25 years' experience with femoral neck preserving hip arthroplasty. J Orthopaed Traumatol 7 (1): 36–41
Pipino F, Molfetta L (1993). Femoral neck preservation in total hip replacement. Ital J Orthop Traum 19 (1): 5–12
Pipino F, Molfetta L, Grandizio M (2000) Preservation of the femoral neck in hip arthroplasty: results of a 13- to 17-year follow-up. J Orthopaed Traumatol 1: 31–39
Renken S (2011) Vergleich der Implantation eines Hüftgelenkschaftes mit Bipolarkopf nach Schenkelhalsfraktur in konventioneller Technik nach Watson-Jones versus minimal invasiv direkt vorderem Zugang (DAA) in Bezug auf die Frühmobilisationsphase – Eine prospektiv randomisierte Studie. Inauguraldissertation, Universität zu Lübeck
Schenk RK, Wehrli U (1989) Zur Reaktion des Knochens auf eine zementfreie SL-Femur-Revisionsprothese. Histologische Befunde an einem fünfeinhalb Monate post operationem gewonnenen Autopsiepräparat. Orthopäde 18: 454–462
Sculco TP, Boettner F (2006) Minimally invasive total hip arthroplasty: the posterior approach. Instr Course Lect 55: 205–214
Statistisches Bundesamt (2012) Demographischer Wandel. Bundeszentrale für politische Bildung, Berlin
Sulzer Medica (1999) Allospine posterior – technical information biomechanical investigations. Sulzer Orthopedics, Winterthur
Wagner H, Wagner M (1995) Konische Schaftverankerung zementfreier Hüftprothese – Primärimplantation und Prothesenwechsel. In: Morscher E (Hrsg.) Endoprothetik. Springer, Heidelberg, S 278–288
Walker N, Alt F (1999) Klinische und radilogische Resultate der Druckscheibenprothese im Vergleich zur ESKA-Schenkelhalsprothese. Orthop Praxis 35 (7): 419–427
Wiebking U, Birkenhauer B, Krettek C, Gösling T (2011) Initial stability of a new uncemented short-stem prosthesis, Spiron, in dog bone. Technology and Health Care 19: 271–282
Ziefle M (2002) Numerische Untersuchungen der Druckscheiben Prothese. Universität Hannover, Institut für Baumechanik und Numerische Mechanik
Zweymüller K, Lintner F, Böhm G (1995) Die Entwicklung der zementfreien Hüftendoprothese von 1979–1994. In: Morscher E (Hrsg) Endoprothetik. Springer, Heidelberg, S 333–350

Literatur zu ▶ Abschn. 2.2

Bishop NE, Burton A, Maheson M, Morlock MM (2010) Biomechanics of short hip endoprostheses–the risk of bone failure increases with decreasing implant size. Clin Biomech (Bristol) 25: 666–74
Effenberger H, Imhof M, Witzel U et al (2005) Zementfreie Hüftschäfte. Aktueller Stand. Orthopäde 34: 477–500
Eingartner C, Heigele T, Dieter J et al (2003) Long-term results with the BiCONTACT system – aspects to investigate and to learn from. Int Orthop 27: 11–15
Maheson M, Honl M, Sullivan J, Kurth A, Pace N, Piriou P, Verheul R, Waller C (2009) The Silent Hip – a new solution in primary total hip arthroplasty. Manchester, BOA Meeting
Morgan EF, Lee JJ, Keaveny TM (2005) Sensitivity of multiple damage parameters to compressive overload in cortical bone. J Biomech Eng 127: 557–62
Reigstad O, Siewers P, Røkkum M et al (2008) Excellent long-term survival of an uncemented press-fit stem and screw cup in young patients: follow-up of 75 hips for 15–18 years. Acta Orthop 79: 194–202
Ries C, Schopf W, Dietrich F et al (2013) Anatomic reconstruction of hip joint biomechanics with the bone preserving Silent Micro Hip prosthesis. Z Orthop Unfall 151 (5): 497–502
Westphal FM, Bishop N, Honl M, et al (2006a) Migration and cyclic motion of a new short-stemmed hip prosthesis – a biomechanical in vitro study. Clin Biomech 21 834–40
Westphal FM, Bishop N, Puschel K, Morlock MM (2006b) Biomechanics of a new short-stemmed uncemented hip prosthesis: An in-vitro study in human bone. Hip Int 16 Suppl 3: 22–30

Literatur zu ▶ Abschn. 2.3

Anderl C (2015) 2-Jahres-Ergebnisse mit dem Optimys-Kurzschaft über den direkten anterolateralen Zugang. Orthopädie Rheumatol 5: 32–34
Babisch J (2012) Möglichkeiten der patientenindividuellen Hüftgelenkrekonstruktion und Knochenresektion bei Kurzschaftprothesen. In: Jerosch J (Hrsg) Kurzschaft-

endoprothesen: Wo liegen die Unterschiede? Deutscher Ärzte-Verlag, Köln

Bieger R, Ignatius A, Reichel H, Dürselen L (2013) Biomechanics of a short stem: In vitro primary stability and stress shielding of a conservative cementless hip stem. J Orthop Res 31: 1180–6

Brooker AF, Bowerman JW, Robinson RA, Riley LH (1973) Ectopic ossification following total hip replacement. Incidence and a method of classification. J Bone Joint Surg Am 55: 1629–32

Cinotti G, Della Rocca A, Sessa P, et al (2013) Thigh pain, subsidence and survival using a short cementless femoral stem with pure metaphyseal fixation at minimum 9-year follow-up. Orthop Traumatol Surg Res 99: 30–6

Freitag T, Kappe T, Fuchs M, et al (2014) Migration pattern of a femoral short-stem prosthesis: a 2-year EBRA-FCA-study. Arch Orthop Trauma Surg 134: 1003–8

Gruen TA, McNeice GM, Amstutz HC (1979) „Modes of failure" of cemented stem-type femoral components: a radiographic analysis of loosening. Clin Orthop Relat Res 17–27

Gustke K (2012) Short stems for total hip arthroplasty: initial experience with the Fitmore stem. J Bone Joint Surg Br 94: 47–51

Höhle P, Schröder SM, Pfeil J (2014) Comparison between preoperative digital planing and postoperative outcomes in 197 hip endoprosthesis cases using short stem prostheses. Clin Biomech 30 (1): 46–52

Jerosch J (2012) Kurzschaftendoprothesen: Wo liegen die Unterschiede? Deutscher Ärzte-Verlag, Köln

Kovacevic MP, Kutzner KP, Rehbein P, Pfeil J (2014a) Defining anatomic range of short-stem implantation – Calcar-guided restoration of individual CCD angle. EHS 11th Congress, Stockholm

Kovacevic MP, Pfeil J, Kutzner KP (2014b) Implantation of a new short stem in simultaneous bilateral hip arthroplasty – a prospective study on clinical and radiographic data of 54 consecutive patients. OUP 10: 456–461

Krismer M, Biedermann R, Stöckl B, et al (1999) The prediction of failure of the stem in THR by measurement of early migration using EBRA-FCA. Einzel-Bild-Roentgen-Analyse-femoral component analysis. J Bone Joint Surg Br 81: 273–80.

Kutzner KP, Kovacevic MP, Roeder C, et al (2014) Reconstruction of femoro-acetabular offsets using a short-stem. Int Orthop 39 (7): 1269–75

Kutzner KP, Pfeil D, Kovacevic MP, et al (2016a) Radiographic alterations in short-stem total hip arthroplasty: a 2-year follow-up study of 216 cases. Hip Int 26: 278–83

Kutzner KP, Hechtner M, Pfeil D, et al (2016b) Incidence of heterotopic ossification in minimal invasive short-stem THA using the modified anterolateral approach. Hip Int [Zur Publikation akzeptiert]

Kutzner KP, Kovacevic MP, Freitag T, et al (2016c) Influence of patient-related characteristics on early migration in calcar-guided short-stem total hip arthroplasty: a 2-year migration analysis using EBRA-FCA. J Orthop Surg Res 11: 29

Kutzner KP, Freitag T, Kovacevis MP, et al (2016d) One-stage bilateral versus unilateral short-stem total hip arthroplasty: comparison of migration patterns using Ein-Bild-Roentgen-Analysis Femoral-Component-Analysis. Int Orthop 1–6

Mai S, Pfeil J, Siebert W, Kutzner KP (2016) Kalkar-geführte Kurzschäfte in der Hüftendoprothetik – eine Übersicht. OUP 5: 342–347

Mai, S, Bosson D, Hein W, et al (2013) Erfahrungsbericht über 2 Jahre Anwendung des Kurzschafts Optimys. OUP online, doi: 10.3238/oup.2013.0180–0184

Pfeil J (2014) Comment je pose la prothèse optimys. Maitrise Orthopedique

Pfeil J, Siebert W, Grieshaber H (2012) Optimys. In: Jerosch J (Hrsg) Kurzschaftendoprothesen – Wo liegen die Unterschiede? Deutscher Ärzte-Verlag, Köln

Pfeil J (2010) Minimally Invasive Surgery in Total Hip Arthroplasty. Springer, Heidelberg

Salemyr M, Muren O, Ahl T, et al (2015) Lower periprosthetic bone loss and good fixation of an ultra-short stem compared to a conventional stem in uncemented total hip arthroplasty. Acta Orthop 1–8

Singh M, Nagrath AR, Maini PS (1970) Changes in trabecular pattern of the upper end of the femur as an index of osteoporosis. J Bone Joint Surg Am 52: 457–67

Literatur zu ► Abschn. 2.5

Albanese CV, et al (2006) Bone remodelling in THA: A comparative DXA scan study between conventional implants and a new stemless femoral component. A preliminary report. Hip International 1 (Suppl 3): S9–S15

Chen H, Morrey BF, et al (2009) Bone remodeling characteristics of a short-stemmed total hip replacement. J Arthroplast 24 (6): 945–950

Dabby D, et al. (2006) Metaphyseal prosthesis: An alternative to resurfacing total hip arthroplasty. The Israeli experience. JBJS Br 88-B (Supp 2): 338

Esslinger T, et al (2002) 2 years of clinical experience with the Mayo short-stem in hip arthroplasty. Abstract, 5th Congress of the European Hip Society, Baveno (Italy), 2002

Falez F, et al (2008) Perspectives on metaphyseal conservative stems. J Orthopaed Traumatol 9: 49–54

Gulow J, et al (2007) Kurzschäfte in der Hüftendoprothetik. Orthopäde 36: 353–359

Hagel A, et al (2008) Experience with the Mayo conservative hip system. Acta Chir Orthop Traumatol Cech 75: 288–292

Hein W, et al (2002) The Mayo hip system – clinical early results with a conservative femoral component. Abstract, 5th Congress of the European Hip Society, Baveno (Italy), 2002

Horton GA, et al (2001) Conservative hip replacement surgery, Current Opinion in Orthopedics 12: 60–63

Hube R, et al (2004) Frühfunktionelle Ergebnisse einer Kurzschaftprothese des Hüftgelenks mit metaphysär-intertrochantärer Verankerung. Orthopäde 33: 1249–1258

Jakubowitz E, et al (2009) Do short-stemmed-prostheses induce periprosthetic fractures earlier than standard hip stems? A biomechanical ex-vivo study of two diVerent stem designs. Arch Orthop Trauma Surg 129 (6): 849–55

Kamada S, et al (2011) Total hip arthroplasty using a short stem Stem design, position and size influence the development of bone trabeculae and appearance of radiolucent lines around the stem. Current Orthopedic Practice 22 (1): 52–58

Learmonth L, et al (2005) Conservative hip implants. Current Orthopedics 19: 255–262

Meldrum J, et al (2003) An assessment of the biological fixation. Iowa Orthop J 23: 103–107

Morrey BF, et al (1989) Short-stemmed uncemented femoral component. Clin Orthop Relat Res 249: 169–75

Morrey BF, et al (2000) Experimental and clinical performance of porous tantalum in orthopedic surgery. JBJS 82-B (7): 952–958

Oehme S, et al (2002) Erfahrungen mit der Mayo Schenkelhalsprothese. Orthopädische Praxis 38 (8): 526–30

Oehme S, et al (2006) Minimal invasive hip replacement with the Mayo hip stem. Hip International 14 (2): 117

Roth A, et al (2005) Verlauf der periprothetischen Knochendichte nach Hüfttotalendoprothesenimplantation in Abhängigkeit von Prothesentyp und knöcherner Ausgangssituation. Orthopäde 34: 334–344

Spotorno L, et al. (1993) The CLS system. Theoretical concept and results. Acta Orthop Belg 59 (Suppl 1): 144–48

Tadeusz AN, et al (2007) Total hip replacement in young patients with use of Mayo prosthesis – early result of treatment. Chir Narzadow Ruchu Ortop Pol 72: 319–321

Tsao A, et al (2003) Bone sparing surgical options for total hip replacemen. Biomed Sci Instrum Paper 050: 284–288

Wedemeyer C, et al (2008) Digital templating in total hip arthroplasty with the Mayo stem, Arch Orthop Trauma Surg 128: 1023–1029

Wohlrab D, et al (2004) Vorteile der minimalinvasiven Implantation von Hüfttotalendoprothesen in der frühen postoperativen Rehabilitationsphase. Z Orthop 142: 685–690

Zeh A, et al (2011) Mittelfristige Ergebnisse der Mayo-Kurzschaftprothese bei Hüftkopfnekrose. Z Orthop Unfall 149: 200–205

Literatur zu ► Abschn. 2.4

Briem D, Schneider M, Bogner N, Botha N, Gebauer M, Gehrke T, Schwantes B (2011) Mid-term results of 155 patients treated with a collum femoris preserving (cfp) short stem prosthesis. Int Orthop 35 (5): 655–60

Chen HH, Morrey BF, An KN, Luo ZP (2009) Bone remodeling characteristics of a short-stemmed total hip replacement. J Arthroplasty 24: 945–950

Gill IR, Gill K, Jayasekera N, Miller J (2008) Medium term results of the collum femoris preserving hydroxyapatite coated total hip replacement. Hip Int 18: 75–80

Gillies RM, Kohan L, Cordingley R (2007) Periprosthetic bone remodelling of a collum femoris preserving cementless titanium femoral hip replacement. Comput Methods Biomech Biomed Engin 10: 97–102

Hutt J, Harb Z, Gill I, Kashif F, Miller J, Dodd M (2014) Ten year results of the collum femoris preserving total hip replacement: a prospective cohort study of seventy five patients. Int Orthop 38 (5): 917–22

Jakubowitz E, Seeger JB, Lee C, Heisel C, Kretzer JP, Thomsen MN (2009) Do short-stemmed-prostheses induce periprosthetic fractures earlier than standard hip stems? A biomechanical ex-vivo study of two different stem designs. Arch Orthop Trauma Surg 129: 849–855

Kendoff D, Egidy C, Gebauer M, Gehrke T (2011) 11 year results of the CFP short stem prothesis in primary THA. Clinical and radiographic follow up. (unpublished data 2011)

Li M, Hu Y, Xie J (2014) Analysis of the complications of the collum femoris preserving (CFP) prostheses. Acta Orthop Traumatol Turc 48 (6): 623–7

Pipino F, Molfetta L (1993) Femoral neck preservation in total hip replacement. Ital J Orthop Traumatol 19: 5–12

Rohrl SM, Li MG, Pedersen E, Ullmark G, Nivbrant B (2006) Migration pattern of a short femoral neck preserving stem. Clin Orthop Relat Res 448: 73–78

Stea S, Bordini B, De Clerico M, Petropulacos K, Toni A (2009) First hip arthroplasty register in italy: 55,000 cases and 7 year follow-up. Int Orthop 33: 339–346

Stukenborg-Colsman C (2007) Femoral neck prostheses. Orthopäde 36: 347–352

Sumner DR, Galante JO (1992) Determinants of stress shielding: Design versus materials versus interface. Clin Orthop Relat Res 202–212

Literatur zu ► Abschn. 2.6

Australian Orthopaedic Association (2015) National Joint Replacement Registry. Demographics of Hip Arthroplasty, https://aoanjrr.sahmri.com

Bause L (2015) Short stem total hip arthroplasty in patients with rheumatoid arthritis. Orthopedics 38 (3 Suppl): S46–50

Braun A, Lazovic D, Zigan R (2007) Modular short stem prosthesis – implant positioning and the impact of navigation. Orthopedics 30 (10, Suppl): 144–7

Braun A, Sabah A (2009) Two-year results of a modular short hip stem prosthesis – a prospective study. Z Orthop Unfall 47: 700–6

Chammaï Y, Brax M (2015) Medium-term comparison of results in obese patients and non-obese hip prostheses with Metha short stem. Eur J Orthop Surg Traumatol 25 (3): 503–8

Chen D, Bertollo N, Lau A, Taki N, Nishino T, Mishima H, Kawamura H and Walsh WR (2011) Osseointegration of porous titanium implants with and without electrochenically deposited DCPD coating in an ovine model. J Orthop Surg Res 6: 56

Falez F, Casella F, Papalia M (2015) Current concepts, classification, and results in short stem hip arthroplasty. Orthopedics 38 (3 Suppl): S6–S13

Feyen H, Shimmin AJ (2014) Is the length of the femoral component important in primary total hip replacement? Bone Joint J 96-B (4): 442–448

Floerkemeier T, Gronewold J, Berner S, Olender G, Hurschler C, Windhagen H, von Lewinski G (2013) The influence of resection height on proximal femoral strain patterns after Metha short stem hip arthroplasty: an experimental study on composite femora. Int Orthop 37 (3): 369–77

Floerkemeier T, Tscheuschner N, Callies T, Ezechieli M, Floerkemeier S, Budde S, Windhagen H, Lewinski G (2012) Cementless short stem hip arthroplasty METHA as an encouraging option in adults with osteonecrosis of the femoral head. Arch Orthop Trauma Surg 132 (8): 1125–31

Fottner A et al (2011) Biomechanical evaluation of different offset versions of a cementless hip prosthesis by 3-dimensional measurement of micromotions. Clin Biomech (Bristol) 26 (8): 830–835

Götze C, Ehrenbrink J, Ehrenbrink H (2010) Is there a bone-preserving bone remodelling in short-stem prosthesis? DEXA analysis with the Nanos total hip arthroplasty. Z Orthop Unfall 148 (4): 398–405

Gronewold J, Berner S, Olender G, Hurschler C, Windhagen H, Lewinski G, Floerkemeier T (2014) Changes in strain patterns after implantation of a short stem with metaphyseal anchorage compared to a standard stem: an experimental study in synthetic bone. Ortho Rev 6: 5211

Gruner A, Heller KD (2015) Patient selection for shorter femoral stems. Orthopedics 38 (3 Suppl): S27–32

Grupp TM et al (2010) Modular titanium alloy neck adapter failures in hip replacement, failure mode analysis and influence of implant material. BMC Musculoskelet Disord 4 (11): 3

Gustke K (2012) Short stems for total hip arthroplasty: initial experience with the Fitmore stem. J Bone Joint Surg Br 94 (11 Suppl A): 47–51

Jahnke A, Engl S, Altmeyer C, Jakubowitz E, Seeger JB, Rickert M, Ishaque BA (2014) Changes of periprosthetic bone density after a cementless short hip stem: a clinical and radiological analysis. Int Orthop 38 (10): 2045–2050

Kohler S, Ratayski H, Zacher J (2010) Implant-related fractures of the femoral neck cone adapter of a modular shortstem hip prosthesis – patient management and operative technique. Z Orthop Unfall 149 (2): 185–90

Lazovic D, Zigan R (2006) Navigation of short-stem implants. Orthopedics 29 (10, Suppl): 125–9

Lerch M, Haar-Tran A, Windhagen A, Behrens BA, Wefstaedt P, Stukenborg-Colsman CM (2012) Bone remodelling around the Metha short stem in total hip arthroplasty: a prospective dual-energy X-ray absorptiometry study. International Orthopedics 36 (3): 533–538

Lewinski von G, Floerkemeier T (2015) 10-year experience with short stem total hip arthroplasty. Orthopedics 38 (3 Suppl): S51–6

Oh KJ, Mishra A, Yang JH (2014) Radiologic bone remodeling pattern around DCPD-coated, metaphyseal-loading cementless short stems in elderly patients. Orthopedics 37 (7): e649–55

Pozowski A, Ścigala K, Kierzek A, Paprocka-Borowicz M, Kuciel-Lewandowska J (2013) Analysis of the influence of a metha-type metaphysical stem on biomechanical parameters. Acta Bioeng Biomech 15 (2): 13–21

Schmidutz F, Graf T, Mazoochian F, Fottner A, Bauer-Melnyk A, Jansson V (2012) Migration analysis of a metaphyseal anchored short-stem hip prosthesis. Acta Orthop 83 (4): 360–5

Suksathien Y, Narkbunnam R, Sueajui J (2012) Initial clinical and radiographic results with the short stem THA. J Med Assoc Thai 95 Suppl 10: 26–31

Suksathien Y, Sueajui J (2015) The Short Stem THA Provides Promising Results in Patients with Osteonecrosis of the Femoral Head. J Med Assoc Thai 98 (8): 768–74

Synder M, Krajewski K, Sibinski M, Drobniewski M (2015) Periprosthetic bone remodeling around short stem. Orthopedics 38 (3 Suppl): S40–5

Thorey F, Hoefer C, Abdi-Tabari N, Lerch M, Budde S, Windhagen H (2013) Clinical results of the Metha short hip stem: a perspective for younger patients? Ortho Rev 5: E34

Walde HJ, Walde TA (2006) Minimally invasive orthopedic surgery: first results in navigated total hip arthroplasty. Orthopedics 29 (10, Suppl): 139–41

Wittenberg RH, Steffen R (2015) Comparative 5-year results of short hip total hip arthroplasty with Ti- or CoCr-Neck adapters. Orthopedics 38 (3 Suppl): S33–9

Wittenberg RH, Steffen R, Windhagen H, Bücking P, Wilcke A (2013) Five-year results of a cementless short-hip-stem prosthesis. Ortho Rev 5: E4

Literatur zu ▶ Abschn. 2.7

Amenabar T, Marimuthu K, Hawdon G et al (2015) Total hip arthroplasty using a short-stem prosthesis: Restoration of hip anatomy Journal of Orthopedic Surgery 23 (1): 90–4

Brinkmann V, Radetzki F, Delank K S et al (2015) A prospective randomized and dual energy X-ray absorptiometric study of migration and bone remodeling after implantation of two modern short-stemmes femoral prostheses. J Orthoped Traumatol 16: 237–243

Dangles CJ, Altstetter CJ (2010) Failure of the modular neck in a total hip arthroplasty. J Arthroplasty 25 (7): e5–7

Ehrenbrink J (2009) Einfluss des Kurzschaftdesigns der Nanos-Hüfttotalendoprothese auf den periprothetischen Knochenumbau. Eine osteodensitometrische Untersuchung 3 und 12 Monate postoperativ im Vergleich mit einem Standard-Geradschaftsystem. Dissertation, Universität Münster

Engelmann L (2010) Results after Implantation of the Nanos neck preserving stem. Presentation at the 58th Annual VSO Meeting Baden-Baden

Ettinger M, Ettinger P, Lerch M, Radtke K, Budde S, Ezechieli M, Becher C, Thorey F (2011) The Nanos short stem in total hip arthroplasty; a mid term follow-up. Hip Int 21 (5): 583–6

Ettinger M, Ettinger P, Ezechieli M et al (2013) CCD and offset after Nanos short stem in total hop arthroplasty. Technology and Health Care 21: 149–155

Fuchs GA (2006) Schnelle Beschwerdefreiheit, sehr gutes funktionelles Ergebnis. Erste Erfahrungen mit der neuen Nanos-Schenkelhalsprothese. Orthopädische Nachrichten 2: 10

Goetze C, Ehrenbrink J, Ehrenbrink H (2010) Bleibt der Krafteinfluss der Kurzschaftprothese auf den methaphysären proximalen Femur begrenzt? Osteodensitometrische Analysen der Nanos-Schaftendoprothese. Z Orthop Unfall 148: 398–405

Gruen TA, McNeice GM, Amstutz HC (1979) „Modes of failure" of cemented stem-type femoral components: a radiographic analysis of loosening. Clin Orthop Relat Res 141: 17–27

Kamada S, Naito M, Nakamura Y, Kiyama T (2011) Hip abductor muscle strength after total hip arthroplasty with short stems Arch Orthop Trauma Surg 131 (12): 1723–9

Kaptein, B. L., E. R. Valstar, et al (2003) A new model-based RSA method validated using CAD models and models from reversed engineering. J Biomech 36 (6): 873–882

Kaptein BL, Valstar ER, et al (2004) Evaluation of three pose estimation algorithms for model-based roentgen stereophotogrammetric analysis. Proc Inst Mech Eng H 218 (4): 231–238

Kaptein BL, Valstar ER, et al (2006) Model-based RSA of a femoral hip stem using surface and geometrical shape models. Clin Orthop Relat Res 448: 92–97

Kaipel M, Grabowieki P, Sinz K, Sinz G (2015) Migration characteristics and early clinicalresults of Nanos shortstem hip arthroplasty. Wien Klin Wochenschr 127 (9–10): 375–8

Kop AM, Swarts E (2009) Corrosion of a hip stem with a modular neck taper junction: a retrieval study of 16 cases. J Arthroplasty 24: 1019–1023

Kuhn H (2010) Nanos: protesi a stelo corto, a conservazione del collo. In: Falez (ed) La protesi d´anca nel paziente giovane attivo. CIC Edizioni Internazionali, p 123–134

Kuhn H (2011a) Total Hip Arthopasty through an anterolateral minimally invasive approach using the Nanos neck preserving hip stem. Podcast und Video (DVD), English/ Deutsch. Smith& Nephew Germany, www.smith-nephew.com

Kuhn H (2011b) The Nanos Experience. Presentation at H.I.P. International Congress, Hip Improvements and Proceedings, Toulouse, France September 2011

Kuhn H, Olivier A (2011) Using the Nanos Neck Preserving Stem Through an Anterolateral MIS Approach. In: Malhotra R (ed) Mastering Orthopedic Techniques – Total Hip Arthroplasty. Jaypee Brothers Medical Publishers Pvt. Ltd, p 279–297

Logroscino G, Ciriello V, D´Antonio E et al (2011) Bone integration of new stemless hip implants (proxima versus nanos) A DXA study: prelimimary results. Int J Immunopathol Pharmacol 24: 113–116

Manca A, Marchesini Reggiani L, Donzelli O (2010) La protesizzazione dell'anca in età pediatrica; 1° Italian User Meeting Stelo Nanos, Rome

Moussa K, Dinges H (2010) Nanos neck preserving stem, an alternative system in endoprothetic implantation in younger patients. Presentation at the 58th Annual VSO Meeting Baden-Baden

Oldenrijk van J, Molleman J, Klaver M et al (2014) Revision rate after short stem total hip arthroplasty. Acta Orthopaedica 85 (3): 250–258

Parente F (2010) 5 years clinical experience of a neck preserving stem. Mediterranean Hip Meeting, Athens

Speirs AD, Heller MO, Taylor WR, Duda GN, Perka C (2007) Influence of changes in stem positioning on femoral loading after THR using a short-stemmed hip implant. Clin Biomech (Bristol) 22 (4): 431–439

Szmuckler-Moncler S, Ahossi V, Pointaire P (2000) Evaluation of BONIT, a fully resorbable CaP coating obtained by electrochemical deposition, after 6 weeks of healing: A pilot study in the pig maxilla. Key Engineering Materials 162–165: 395–398

Tohtz SW, Heller MO, Taylor WR, Perka C, Duda, GN (2008) Zur Biomechanik der Hüfte – Relevanz der Schafttorsion für Hüftkontaktkraft und Krafteinleitung bei Kurzschaftprothesen. Orthopäde 37: 923–930

Turelli L (2010) Lo stelo Nanos nelle fratture mediali del collo femore nel paziente anziano; 1° Italian User Meeting Stelo Nanos; Rom

Valstar ER (2001) Digital roentgen stereophotogrammetry: development, validation, and clinical application. Dissertation, University Leiden. Pasmans, Den Haag

Willmund A (2007) Morphologische, spannungsoptimetrische und radiologische Untersuchungen mit dem Nanos Schaft. Inaugural-Dissertation, Universität Köln

Zeggel P (2000) A summarizing characterization of BONIT-FBR. Implants – International Magazine of Oral Implantology 1: 52–57

Zeh A et al (2013) A prospective dual-energy X-ray absorptiometry study of bone remodeling after implantation of the Nanos short-stem prostesis Acta Orthop (Belg) 79: 174–180

Literatur zu ▶ Abschn. 2.8

Aldinger C, Fischer A, Kurtz B (1983) Computer aided manufacturing of individual endoprotheses (Preliminary report). Arch Orthop Traumat Surg 102: 31–35

Aldinger P, Tsai S, Bergin A (2009) CoCr and Ti-6AL-4 V Modular Neck Fatigue testing. Smith & Nephew Society for Biomaterials, San Antonio, April 22–25, Poster No. 479. http://www.fda.gov/cdrh/maude.html

Gruber G (2003) Die Adaptiva-Hüftendoprothese – ein robotergefräster Individualschaft. In: Konermann W, Haaker R (Hrsg) Navigation und Robotik in der Gelenk- und Wirbelsäulenchirurgie. Springer, Heidelberg, S 173–180

Haaker R et al (2007) Der direkt anteriore minimalinvasive Zugang (AMIS) mit Extensionshilfe und Navigation. MOT 5: 7–14

Haaker R (2013) Der SMF-Schaft von Smith & Nephew. In: Jerosch J (Hrsg) Kurzschaftprothesen – wo liegen die Unterschiede. Deutscher Ärzte-Verlag, Köln, S 87–98

Widmer KH, Zurfluh B (2004) Compliant positioning of total hip components for optimal range of motion. J Orthop Res 22: 815–821

Literatur zu ► Abschn. 2.9

Ebbecke B (2006) Theoretische und algorithmische Konzepte zur Beschreibung des beanspruchungsadaptiven Knochenwachstums. Dissertation, Institut für Baumechanik und Numerische Mechanik, Universität Hannover

Ebbecke B, Nackenhorts U (2005) Simulation of stress adaptive bone remodelling. Journal of Structural Mechanics 38: 177–180

Engh CA, Bobyn JD, Glassman AH (1987) Porous-coated hip replacement. The factors governing bone ingrowth, stress shielding, and clinical results. JBJS Br 69 (1): 45–55

Implantcast (2008) ACCIS Design-Rationale. www.implantcast.de

Krämer KL, Maichl FP (1993) Scores, Bewertungsschemata und Klassifikationen in Orthopädie und Traumatologie. Thieme, Stuttgart

Morrey BF, Adams RA, Kessler M (2000) A conservative femoral replacement for total hip arthroplasty. JBJS-Br 82-B: 952–958

Literatur zu ► Abschn. 2.10

Barrack RL, Butler RA, Laster DR, Andrews P (2001) Stem design and dislocation after revision total hip arthroplasty: clinical results and computer modeling. J Arthroplasty 16 (8): 8–12

Brodén C, Mukka S, Muren O, Eisler T, Boden H, Stark A, Sköldenberg O (2015) High risk of early periprosthetic fractures after primary hip arthroplasty in elderly patients using a cemented, tapered, polished stem – An observational, prospective cohort study on 1,403 hips with 47 fractures after mean follow-up time of 4 years. Acta Orthopaedica 86 (2): 169–174

Brown TE, Larson B, Shen F, Moskal JT (2002) Thigh pain after cementless total hip arthroplasty: evaluation and management. J Am Acad Orthop Surg 10: 385–392

Burkart BC, Bourne RB, Rorabeck CH, Kirk PG (1993) Thigh pain in cementless total hip arthroplasty. A comparison of two systems at 2 years' follow-up. Clin North Am 24: 645–653

Chen HH, Morrey BF, An KN, Luo ZP (2009) Bone remodeling characteristics of a short-stemmed total hip replacement. J Arthroplasty 24: 945–950

Engh CA, Bobyn JD, Glassman AH (1987) Porous-coated hip replacement. The factors governing bone ingrowth, stress shielding, and clinical results. J Bone Joint Surg Br 69: 45–55

Götze C (2013) Fitmore. In: Jerosch J (Hrsg) Kurzschaftendoprothesen – Wo liegen die Unterschiede. Deutscher Ärzte-Verlag, Köln, S 177

Hughes SS, Furia JP, Smith P, Pellegrini VD Jr (1995) Atrophy of the proximal part of the femur after total hip arthroplasty without cement. A quantitative comparison of cobalt-chromium and titanium femoral stems with use of dual x-ray absorptiometry. J Bone Joint Surg Am 77: 231–239

Huiskes R, Weinans H, van Rietbergen B (1992) The relationship between stress shielding and bone resorption around total hip stems and the effects of flexible materials. Clin Orthop Relat Res 274: 124–134

Jahnke A, Engl S, Altmeyer C, Jakubowitz E, Seeger JB, Rickert M, Ishaque BA (2014) Changes of periprosthetic bone density after a cementless short hip stem: a clinical and radiological analysis. Int Orthop 38 (10): 2045–2050

Janda W, Hübl M, Stöckl B, Thaler M, Labek G (2010) Performance of the Zweymüller total hip arthroplasty system: a literature review including arthroplasty register data. Eur Orthop Traumatol 1: 9–15

Jerosch J (2011) Is shorter really better? Philosophy of short stem prosthesis designs. Orthopade 40: 1075–1083

Jerosch J, Theising C, Fadel ME (2006) Antero-lateral minimal invasive (ALMI) approach for total hip arthroplasty technique and early results. Arch Orthop Trauma Surg 126 (3):164–173

Kawamura H, Dunbar MJ, Murray P, Bourne RB, Rorabeck CH (2001) The porous coated anatomic total hip replacement. A ten to fourteen-year follow-up study of a cementless total hip arthroplasty. J Bone Joint Surg Am 83: 1333–1338

Korovessis P, Repantis T, Zafiropoulos A (2011) High medium-term survivorship and durability of Zweymüller-Plus total hip arthroplasty. Arch Orthop Trauma Surg 131: 603–611

Mishra AK, Skinner HB, Davidson JA (1997) Stem loosening and thigh pain in THA: are they related to prosthesis stiffness? Orthopedics 20: 58–61

Raj D, Coupe BD, Keene GS (2008) Stem fracture of a collarless, polished, double-taper cemented femoral prosthesis: A case report. Acta Orthop Belg 74: 697–699

Scifert CF, Noble PC, Brown TD, Bartz RL, Kadakia N, Sugano N, Johnston RC, Pedersen DR, Callaghan JJ (2001) Experimental and computational simulation of total hip arthroplasty dislocation. Orthop Clin North Am 32 (4): 553–567

Watts CD, Abdel MP, Lewallen DG, Berry DJ, Hanssen AD (2015) Increased risk of periprosthetic femur fractures associated with a unique cementless stem design. Clin Orthop Relat Res 473 (6): 2045–2053

Widmer KH, Zurfluh B (2004) Compliant positioning of total hip components for optimal range of motion. J Orthop Res 22 (4): 815–821

Literatur zu ► Abschn. 2.11

Bergmann G, Graichen F, Rohlmann A (1993) Hip joint loading during walking and running, measured in two patients. J Biomech 26 (8): 969–90

Breil-With A, von Engelhardt LV, Grasselli C, Jerosch J (2016) 5- bis 6 Jahresergebnisse einer MiniHip-Kurzschaftprothese. OUP 5: 370–375

Carter DR, Hayes WC (1977) The compressive behaviour of bone as a two-phase porous structure. J Bone Joint Surg Am 59: 954–962

2

Duda GN, Heller M, Albinger J, Schluz O, Schneider E, Claes L (1998) Influence of muscle forces on femoral strain distribution. J Biomech 31: 841–846

Effenberger H, Imhoff M, Witzel W, Rehat S (2005) Zementfreie Hüftschäfte – aktueller Stand. Orthopäde 34: 477–502

Ercan A (2015) Postoperative Knochendichteveränderung bei einer schenkelhalsteilerhaltenden Kurzschaftprothese MiniHip. Dissertation, Universität Düsseldorf

Green JR, Nemzek JA, Arnoczky SP, Johnson LL, Balas MS (1999) The effect of bone compaction on early fixation of porous-coated implants. J Arthroplasty 14 (1): 91–7

Heller MO, Bergmann G, Deuretzbacher G, Dürselen L, Pohl M, Claes L, Haas NP, Duda GN (2001) Musculo-skeletal loading conditions at the hip during walking and stair climbing. J Biomech 34: 883–893

Heller MO, Bergmann G, Kassi J-P, Claes L, Haas NP, Duda GN (2004) Determination of muscle loading at the hip joint for use in pre-clinical testing. Journal of Biomechnics 38: 1155–1163

Jerosch J (2011) Ist kürzer wirklich besser? Philosophie der Kurzschaftendoporthesen. Orthopäde 40: 1075–1083

Jerosch J, Funken S (2004) Veränderung des Offsets nach Implantation von Hüftalloarthroplastiken? Unfallchirurg 107: 475–482

Jerosch J, Glameyer H (2009) Anatomische Anforderungen an ein Kurzschaftsystem (Mini-Hip). Orthopädische Praxis 45: 74–81

Jerosch J, Plitz W (2009) Anatomische und biomechanische Grundlagen eines neuen Kurzschaftsystems. 57. Jahrestagung der Vereinigung Süddeutscher Orthopäden, 30.4.–3.5.2009, Baden-Baden

Jerosch J, Grasselli C, Kothny PC, Litzkow D, Hennecke T (2011) Reproduction of the anatomy (offset, CCD, leg length) with a modern short stem hip design – a radiological study. Z Orthop Unfal 150 (1): 206

Schidlo C, Becker C, Jansson V, Refior J (1999) Änderung des CCD-Winkels sowie des femoralen Antetorsionswinkels durch Hüftprothesenimplantation. Z Orthop 137: 259–264

Seeger JB, Stallmann N, Jerosch J (2015) Short and medium term results of cementless short stem prosthesis MiniHip. Deutscher Kongress für Orthopädie und Unfallchirurgie, Berlin, 20.–23.10.2015

Steinberg B, Harris WH (1992) The offset problem in total hip arthroplasty. Cont Orthop 24: 556–562

Literatur zu ▶ Abschn. 2.12

Aldinger G, Fischer A, Kurtz B (1984) Computer assisted production of individual anatomic endoprosthesis. Z Orthop Ihre Grenzgeb 122: 733–6

Asayama I, Chamnongkich S, Simpson KJ, Kinsey TL, Mahoney OM (2005) Reconstructed hip joint position and abductor muscle strength after total hip arthroplasty. J Arthroplasty 20: 414–420

Babisch J (2013) Möglichkeiten der patientenindividuellen Hüftgelenksrekonstruktion und Knochenresektion bei Kurzschaftprothesen. In: Jerosch J (Hrsg) Kurzschaftendoprothesen. Wo liegen die Unterschiede? Deutscher Ärzte-Verlag, Köln

Bieger R, Ignatius A, Decking R, Reichel H, Dürselen L (2011) Primary stability and strain distribution of cementless hip stems as a function of implant design. Clin Biomech 27: 158–164

Freitag T, Hein MA, Wernerus D, Reichel H, Bieger R (2016) Bone remodelling after femoral short stem implantation in total hip arthroplasty: 1-year results from a randomized DEXA study. Arch Orthop Trauma Surg 136: 125–130

Götze C, Steens W, Vieth V, Premba C, Claes L, Steinbeck J (2002) Primary stability in cementless femoral stems: custom-made versus conventional femoral prosthesis. Clin Biomech 17: 267–273

Götze C, Rosenbaum D, Hoedemaker J, Böttner F, Steens W (2009) Is there a need of custom-made prosthesis for total hip arthroplasty. Gait analysis, clinical, and radiographic analysis of customized femoral components. Arch Orthop Trauma Surg 129: 267–74

Lecerf G, Fessy M, Philippot R, Massin P, Giraud F, Flecher X (2009) Femoral offset: Anatomical concept, definition, assessment, implications for preoperative templating and hip arthroplasty. Orthop Traumatol Surg 95: 210–219

Noble PC, Lindahl LJ, Jay JL, Davidson J, Tullos HS (1986). Analysis of the design variables for optimizing the fit of press-fit femoral stem. Orthop Trans 10: 398

Maier MW, Streit MR, Innmann MM, Krüger M, Nadorf J, Kretzer JP, Ewerbeck V, Gotterbarm T (2015) Cortical hypertrophy with a short, curved uncemented hip stem does not have any clinical impact during early follow-up. BMC 16: 371

Pepke W, Nadorf J, Everbeck V, Streit MR, Kinikel S, Gotterbaum T, Maier MW, Kretzer JP (2014) Primary stability of the Fitmore stem: biomechanical comparison. Int Orthop 38: 483–488

Roth P, Perka C, Mayer HO, Preininger B, Ziebula F, Matziolis G, Hube R (2014). Reproducibility of femoral offset following short stem and straight stem total hip arthroplasty. Orthopedics 37: 678–84

Sakalkale D, Sharkey P, Eng K, Hozack W, Rothman R (2001). Effect of femoral component offset on polyethylene wear in total hip arthroplasty. Clin Orthop Relat Res 388: 125

Sarin VK, Pratt WR, Bradley GW (2005) Accurate femur repositioning is critical during intraoperative total hip arthroplasty length and offset assessment. J Arthroplasty 20: 887–891

Yerasimides JG (2010) Use of the Fitmore hip stem bone-preserving system for the minimally invasive anterior-supine approach in hip replacement. Am J Orthop 39: 13–16

Widmer KH, Majewski M (2005) The impact of the CCD-angle on range of motion and cup positioning in total hip arthroplasty. Clin Biomech 20: 723–728

Literatur zu ► Abschn. 2.13

Aldinger PR, Jung AW, Pritsch M, Breusch S, Thomsen M, Ewerbeck V, Parsch D (2009) Uncemented grit-blasted straight tapered titanium stems in patients younger than fifty-five years of age. Fifteen to twenty-year results. J Bone Joint Surg (Am) 91 (6): 1432–1439

Bergmann G, Graichen F, Rohlmann A, Bender A, Heinlein B, Duda GN, Heller MO, Morlock MM (2010) Realistic loads for testing hip implants. Biomed Mater Eng 20: 65–75

Bishop NE, Burton A, Maheson M, Morlock MM (2010) Biomechanics of short hip endoprostheses-the risk of bone failure increases with decreasing implant size. Clin Biomech (Bristol, Avon) 25: 666–674

Brinkmann V, Radetzki F, Delank KS, Wohlrab D, Zeh AJ (2015) A prospective randomized radiographic and dual-energy X-ray absorptiometric study of migration and bone remodeling after implantation of two modern short-stemmed femoral prostheses. Orthop Traumatol 16: 237–243

Cassidy KA, Noticewala MS, Macaulay W, Lee JH, Geller JA (2012) Effect of femoral offset on pain and function after total hip arthroplasty. J Arthroplasty 27: 1863–1869

Chen HH, Morrey BF, An KN, Luo ZP (2009) Bone remodeling characteristics of a short-stemmed total hip replacement. J Arthroplasty 24: 945–950

Falez F, Casella G, Panegrossi F, Favetti F, Barresi C (2008) Perspectives on metaphyseal conservative stems. J Orthopaed Traumatol 9: 49–54

Götze C, Ehrenbrink J, Ehrenbrink H (2010) Bleibt der Krafteinfluss der Kurzschaftprothese auf den methaphysären proximalen Femur begrenzt? Osteodensitometrische Analysen der Nanos-Schaftendoprothese. Z Orthop Unfall 148: 398–405

Ha SW, Wintermantel E (2009) Biokompatible keramische Werkstoffe. Hydroxylapatit. In: Wintermantel E, Ha SW (Hrsg) Medizintechnik Life Science Engineering. Springer, Heidelberg, S 281–291

Head WC, Bauk DJ, Emerson RH Jr (1995) Titanium as the material of choice for cementless femoral components in total hip arthroplasty. Clin Orthop Relat Res 311: 85–90

Hube R, Zaage M, Hein W, Reichel H (2004) Frühfunktionelle Ergebnisse einer Kurzschaftprothese des Hüftgelenks mit metaphysär-intertrochantärer Verankerung. Orthopäde 33: 1249–1258

Jerosch J, Grasselli C, Kothny C, Litzkow D, Hennecke T (2012) Postoperative Veränderungen von Offset, CCD-Winkel und Beinlänge nach Implantation einer metaphysär fixierten Kurzschaftprothese – eine radiologische Untersuchung. Z Orthop Unfall 150: 20–26

Kolb A, Grübl A, Schneckener CD, Chiari C, Kaider A, Lass R, Windhager R (2012). Cementless total hip arthroplasty with the rectangular titanium Zweymüller stem: a concise follow-up, at a minimum of twenty years, of previous reports. J Bone Joint Surg Am 94 (18): 1681–1684

Köster G, Sofer D, Rühl M, Rading S (2007) Knochenumbauvorgänge nach Implantation einer Kurzschaftprothese. Deutscher Kongress für Orthopädie und Unfallchirurgie, Berlin, 24.–27. Oktober 2007

Lecerf G, Fessy MH, Philippot R, Massin P, Giraud F, Flecher X, Girard J, Mertl P, Marchetti E, Stindel E (2009) Femoral offset: anatomical concept, definition, assessment, implications for preoperative templating and hip arthroplasty. Orthop Traumatol Surg Res 95: 210–219

Lerch M, von der Haar-Tran A, Windhagen H, Behrens BA, Wefstaedt P, Stukenborg-Colsman CM (2012) Bone remodelling around the Metha short stem in total hip arthroplasty: a prospective dual-energy X-ray absorptiometry study. Int Orthop 36: 533–538

Matsushita A, Nakashima Y, Jingushi S, Yamamoto T, Kuraoka A, Iwamoto Y (2009) Effects of the femoral offset and the head size on the safe range of motion in total hip arthroplasty. J Arthroplasty 24: 646–651

Mihalko WM, Saleh KJ, Heller MO, Mollard B, König C, Kammerzell S (2009) Femoral neck cut level affects positioning of modular short-stem implant. Orthopedics 32 (10 Suppl): 18–21

Morlock MM, Bishop N (2011) Zur Biomechanik von Kurzschaftprothesen. Orthopädie im Profil 1: 10–11

Rading S, Köster G (2011) Knochenremodeling 6 Jahre nach Implantation der Kurzschaftprothese Typ Mayo. 59. Jahrestagung der Vereinigung Süddeutscher Orthopäden und Unfallchirurgen e.V., Baden-Baden, 28.4–1.5.2011

Salemyr M, Muren O, Ahl T, Bodén H, Eisler T, Stark A, Sköldenberg O (2015) Lower periprosthetic bone loss and good fixation of an ultra-short stem compared to a conventional stem in uncemented total hip arthroplasty. Acta Orthop 14: 1–8

Sariali E, Klouche S, Mouttet A, Pascal-Moussellard H (2014) The effect of femoral offset modification on gait after total hip arthroplasty. Acta Orthop 85 (2): 123–127

Sykes A, Hill J, Orr J, Humphreys P, Rooney A, Morrow E, Beverland D (2015) Patients' perception of leg length discrepancy post total hip arthroplasty. Hip Int [Epub ahead of print]

Vidalain JP (2011) Twenty-year results of the cementless Corail stem. Int Orthop 35 (2): 189–94

Whiteside LA, White SE, McCarthy DS (1995) Effect of neck resection on torsional stability of cementless total hip replacement. Am J Orthop 24: 766–770

Wohlrab D, Droege JW, Mendel T, Brehme K, Riedl K, Leuchte S, Hein W (2008) Minimally invasive vs. transgluteal total hip replacement. A 3-month follow-up of a prospective randomized clinical study. Orthopäde 37: 1121–1126

Literatur zu ► Abschn. 2.14

Acklin YP et al (2001) Nine year results of Müller cemented titanium Straight Stems in total hip replacement. Arch Orthop Trauma Surg 121 (7): 391–398

Albrektsson T et al (1981) Osseointegrated tita-niumimplants. Requirements for en-suring a long-lasting, direct bone-

to-implant anchorage in man. Acta Orthop Scand 52: 155–70
Bobyn JD, et al (1980) The optimum pore size for the fixation of porous surfaced metal implants by the ingrowth of bone. Clin Orthop Relat Res 150: 263–270
Burt CF et al (1998) A femoral component without cement in total hip arthro-plasty. A study of the Tri-Lock component with an average ten year duration of follow up. J Bone Joint Surg 80-A: 952–960
Clohisy JC, Harris WH (1999) The Harris-Galante uncemented femoral component in primary total hip replacement at 10 years. J Arthroplasty 14: 915–7
DePuy International (2010) Tri-Lock Bone Preservation Stem. Produktinformation. DePuy International, Leeds
Dorr LD, Lewonowski K, Lucero M, Harris M, Wan Z (1997) Failure mechanisms of anatomic porous replacement I cementless total hip replacement. Clin Or-thop 334: 157–67
Engh CA et al (1992) Quantification of implant micromotion, strain shielding, and bone resorption with porouscoated anatomic medullary locking femoral pros-theses. Clin Orthop Relat. Res 285: 13–29
Galante J (1971) Sintered fiber metal composites as a basis for attachment of im-plants to bone. J Bone Joint Surg Am 53: 101–14
Goetz DD, Smith EJ, Harris WH (1994) The prevalence of femoral osteolysis as-sociated with components inserted with or without cement in total hip re-placements. A retrospective matched-pair series. J Bone Joint Surg Am 76: 1121–9
Havinga M (2001) Results with the M.E. Müller cemented, straight-stem total hip prosthesis: a 10-year historical cohort study in 180 women. J Arthroplast 16 (1): 33–36
Healy LW (2011) Clinical results of the Tri-Lock Bone Preserving Stem at one year follow-up. DePuy Healy White Paper 0612–89–103 v1, issued: 09/2011
Healy LW et al (2009) Prospective, randomized comparison of cobalt-chrome and titanium Tri-Lock femoral stems. J Arthroplasty 24; 831–836
Hozack WJ, Booth RE Jr (1990) Clinical and radiographic results with the Trilock femoral component – a wedge-fit porous ingrowth stem design. Semin Arthro-plasty 1: 64–69
Jasty M et al (1997) In vivo skeletal responses to porous-surfa-ced implants subject-ed to small induced motions. J Bone Joint Surg Am 79: 707–714
Karageorgiou et al (2005) Porosity of 3D biomaterial scaffolds and osteogenesis. Biomaterials 26: 54–74
Martell JM, Pierson RH 3rd, Jacobs JJ, Rosenberg AG, Maley M, Galante JO (1993) Primary total hip reconstruction with a titanium fiber-coated prosthesis inserted without cement. J Bone Joint Surg Am 75: 554–71
Matsuno H, et al (2001) Biocompatibility and Osteogenesis of Refractory Metal Im-plants, Titanium, Hafnium, Niobium, Tantalum and Rhenium. Biomaterials 22 (11): 1253–62
Pellegrini VD Jr et al (1992) A collarless cobalt-chrome femoral component in uncemented total hip arthroplasty. Five-to eight-year follow-up. J Bone Joint Surg Br 74: 814–821
Pilliar RM et al (1986) Observations on the effect of movement on bone ingrowth into porous-surfaced implants. Clin Orthop Relat. Res 208: 108–113
Sharkey PF et al (1990) Initial stability of a collarless wedge-shaped prosthesis in the femoral canal. Semin Arthroplasty 1: 87–90
Sperati G, Ceri L (2014) Total hip arthroplasty using Tri-Lock DePuy bone preservation femoral stem: our experience. Acta Biomed 85:66–70
Swanson R, Evarts CM (1984) Dual-Lock Total Hip Arthroplasty: A preliminary Expe-rience. Clin Orthop Rel Res 191: 224–231.
Teloken MA et al (2002) Ten to fifteen year follow-up after total hip arthroplasty with a tapered cobalt-chromium femoral component (Tri-Lock) inserted without cement. J Bone Joint Surg 84-A: 2140–2144

Literatur zu ► Abschn. 2.15

Calaghan J (2009) Ceramic on crosslinked polyethylene in total hip replacement. Iowa Orthopaedic Journal 29: 1–4
Fetto JF, Bettinger A (1999) Re-examination of the hip biomechanics during unilateral stance. Hip Int 9: 71–80
Fritz T, Hoefer C (2013) Clinical results of the Metha short hip stem: A perspective for younger patients? Ortho Rev 5 (4): e34
Ghera S, Pavan L (2009) The DePuy Proxima Hip: a short stem for total hip arthroplasty. Early experience and technical considerations. Hip International 19 (3): 215–20
Goebel D, Shultz W (2009) The Mayo cementless femoral component in active patients with osteoarthritis. Hip International 19 (3): 206–10
Jenkins PJ, Clement ND (2013) Predicting the cost effectiveness of total hip and knee replacement; a health economic analysis. JBJ 95-B: 115–21
Hutt J, Harb Z (2014) Ten year results of the collum femoris preserving hip replacement: a prospective Cohort study of seventy five patients. Int Orthop 38 (5): 917–922
JISRF (2012) A classification system for short stem uncemented THA. Joint Implant Surgery and Research Foundation (JISRF) Chagrin Plaza #118, Chagrin Falls, OH, 44022; CME ICJR Poster 4, 27.–29.4.2012, Coronado, CA
Kim YH, Kim JS, Joo JH, Park JW (2012) A prospective short term outcome study of a short metaphyseal fitting total hip arthroplasty. J Arthroplasty 27 (1): 88–94
Miner T, Momberger N, Paprosky W (2001) The extended trochanteric osteotomy in revision hip arthroplasty: A critical review of 166 cases at mean 3 year, 9 month follow up. J Arthroplasty 16 (8): 188–194
Morrey BF, Adams RA, Kessler M (2000) A Conservative femoral replacement for total hip arthroplasty. A prospective study. J Bone Joint Surgery Br 82 (7): 952–8
Pipino F (2004) CFP prosthetic stem in min-invasive total hip arthroplasty. J Orthop Traumatol 5 (3): 165–71
Walker PS, Culligan S (1999) The effect of a lateral flare feature on uncemeted hip stems. Hip Institute 9: 71–80
Waugh W, Charnley J (1990) The man and the hip. Springer, New York

Literatur zu ► Abschn. 2.16

Atwood SA, Patten EW, Bozic JJ, Pruitt LLA, Ries MD (2010) Corrosion-induced fracture of a fracture of a double-modular hip prosthesis. A case report. JBJS 92 (6): 1522–1525

Charles MN, Bourne RB, Davey JR, Greenwald AS, Morrey BF, Rorabeck CH (2005) Soft-tissue balancing of the hip: the role of femoral offset restoration. Instr Course Lect 54: 131–41

Chen H-H, Morrey BF, An K-N, Luo Z-P (2009) Bone Remodeling Characteristics of a Short-Stemmed Total Hip Replacement. J Arthroplasty 24 (6): 945–50

Gruen TA, McNeice GM, Amstutz HC (1979) „Modes of failure" of cemented stem-type femoral components: a radiographic analysis of loosening. Clin Orthop Relat Res 141: 17–27

Huiskes R, Weinans H, van Rietbergen B (1992) The relationship between stress shielding and bone resorption around total hip stems and the effects of flexible materials. Clin Orthop 274: 124–34

Lavigne M, Vendittoli F (2015) Oral communication presented at the Congress of SOFCOT 2015, Paris.

Michael BE, Levine BR (2012) Fracture of the modular femoral neck component in total hip arthroplasty. J Arthroplasty 28 (1): 196.e1–196.e5

Morrey BF, Adams RA, Kessler M (2000) Bone remodeling characteristics of a short-stemmed total hip replacement. JBJS 82B: 952–957

Noble PC, Alexander JW, Lindahl LJ, Yew DT, Granberry WM, Tullos HS (1988) The anatomic basis of femoral component design. Clin Ortho Rel Res 235): 148–65

Pardubsky R, Sprowson A, Sarantos K, Foguet P (2014) La première expérience des PTH avec la tige courte Profemur Preserve et col modulaire chez les patients jeunes et actifs. Rev Chir Orthop Traumat 100 (7): 285–89

Ribas M (2012) Modular necks in total hip replacement. White paper 2013 and oral communication presented at the annual EFORT congress in Berlin 2012

Ribas M, Cardenas C, Bellotti V, Astarita E, Moya E (2015) Preliminary results of a new trochanter sparing short stem system in selected population. Proceedings, E-Poster presented at 36th Annual SICOT Orthopaedic World Congress, Guangzhou, 17.–19.9.2015

Sommers JF (2015) Metal ion levels in ceramic-on-ceramic THR with modular necks: analysis of cobalt and chromium serum levels in 30 healthy patients. Hip-Int 25 (5): 484–7

Traina F, Baleani M, Viceconti M, Toni A (2004) Modular neck primary prosthesis: experimental and clinical outcomes. Scientific Exhibit, 71st AAOS Annual Meeting, San Francisco

Traina F, De Clerico M, Biondi F, Pilla F, Tassinari E, Toni A (2009) Sex differences in hip morphology: is stem modularity effective for THA? JBJS Am 91: 121–128

Traina F, De Fine M, Tassinari E, Sudanese A, Calderoni P, Toni A (2011) Modular neck protheses in DDH patients: 11-year results. J Ortho Sci 16: 14–20

Wang SC, Brede C, Lange D, Poster CS, Lange AW, Kohoyda-Inglis C, Sochor MR, Ipaktchi K, Rowe SA, Patel S, Garton HJ (2004) Gender differences in hip anatomy: possible implications for injury tolerance in frontal collisions. Annu Proc Assoc Adv Automot Med 48: 287–301

Wilson DAJ, Dumber MJ, Aminault JD, Furhat Z (2010) Early failure of a modular femoral neck total hip arthroplasty component. JBJS 92 (6): 1514–1517

Wright CG, Sporer S, Urban R, Jacobs J (2010) Fracture of a modular neck after total hip arthroplasty. JBJS 92 (6): 1518–1521

Literatur zu ► Abschn. 2.17

Castelli CC, Rizzi L (2014) Short stems in total hip replacement: current status and future. Hip Int 24 (Suppl 10): S25–8

Gruner A, Heller KD (2015) Patient selection for shorter femoral stems. Orthopedics 38 (3 Suppl): S27–32

Lerch M (2016) Ergebnissen einer „pre-launch" Finite Element Analyse eines neuen H-TEP Kurzschaftsystems mit zwei Schafttypen zur optimierten Lasteinleitung. ImplanTec Deutschland GmbH, Lüdinghausen

Lerch M, Kurtz A, Stukenborg-Colsman C, Nolte I, Weigel N, Bouguecha A, Behrens BA (2012) Bone remodeling after total hip arthroplasty with a short stemmed metaphyseal loading implant: finite element analysis validated by a prospective DEXA investigation. J Orthop Res 30 (11): 1822–9

Heller MO, Bergmann G, Kassi JP, Claes L, Haas NP, Duda GN (2005) Determination of muscle loading at the hip joint for use in pre-clinical testing. J Biomech 38 (5): 1155–63

Schmidutz F, Beirer M, Weber P, Mazoochian F, Fottner A, Jansson V (2012) Biomechanical reconstruction of the hip: comparison between modular short-stem hip arthroplasty and conventional total hip arthroplasty. Int Orthop 36 (7): 1341–7

Van Oldenrijk J, Molleman J, Klaver M, Poolmann R, Haverkamp D (2014) Revision rate after short-stem total hip arthroplasty; A systematic review of 49 clinical studies. Acta Orthopaedica 85 (3): 250–258

Literatur zu ► Abschn. 2.18

Amin S, Atkinson E, Camp J, et al (2007) regional differences in femoral neck cortical thickness with aging: implications for hip fracture risk. Presentation at „Osteoporosis Treatment and Epidemiologic Updates", 71th Annual Scientific Meeting, American College of Rheumatology (ACR), Boston, MA. Nov 6–11 2007

Cetin E (2013) Die SPORT-HIP: Das minimal invasive Hüftkonzept für den vorderen Zugang. http://orthopaedie-unfallchirurgie.universimed.com/artikel/die-sport-hip-das-minimal-invasive-h%C3%BCftkonzept-f%C3%BCr-den-vorderen, abgerufen 18.7.2016

Dumbleton J, Manley MT (2004) Hydroxyapatite-Coated Prostheses in Total Hip and Knee Arthroplasty. J Bone Joint Surg Am 86: 2526–2540

Elias I, Krieger M (2013a) Patient Specific Approaches: Antero Lateral Minimal Invasiv Surgery. Trends, Challenges and the Future in Total Hip Replacement. Presentation at Lima Corporate Annual Scientific Meeting, Nov. 2013, Amsterdam, NL

Elias I, Krieger M (2013b) Fixation Philosophies: Leaving the classical stem Philosophies for shorter stems. Trends, Challenges and the Future in Total Hip Replacement. Lima Corporate Annual Scientific Meeting, Nov. 2013, Amsterdam, NL

Elias I, Krieger M, Ley C, et al (2014a) Two years outcomes of total hip arthroplasty using a short stem with femoral neck anchoring. Presentation at 10th Central European Orthopaedic Congress (CEOC), Split, Croatia

Elias I, Krieger M, Rinaldi G, et al (2014b) Two years outcomes of total hip replacement using a short stem with femoral neck anchoring. Presentation at 15th EFORT Congress, London, UK

Falez F, Casella F, Papalia M (2015) Current concepts, classification, and results in short stem hip arthroplasty. Orthopedics 38 (3): p6–13

Giorgini L (2006) Proximal femur measurement analysis. Report held on file at Lima Corporate

Giorgini L (2008) FEM analysis of the Collo-MIS implant according to ISO7206-6 and FEM analysis of the Collo-MIS implant compared to anatomical situation. Reports held on file at Lima Corporate

Husmann O, Rubin PJ, Leyvraz PF et al (1979) 3D Morphology of the proximal Femour. J Arthrop 12: 444–450

Jerosch J (2013) Kurzschaft ist nicht gleich Kurzschaft – Eine Klassifikation der Kurzschaftprothesen. OUP 1: 7–8

Krieger M (2013) Collo-MIS. In: Jerosch J (Hrsg) Kurzschaftendoprothesen. Wo liegen die Unterschiede? Deutscher Ärzte-Verlag, Köln, S 123–138

Lausten GS, Jorgensen F, Boesen J (1989) Measurements of anteversion of the fermoral neck. JBJS [Br] 71 (2): 237–9

Mai S, Pfeil J, Siebert W, et al (2016) Kalkar-geführte Kurzschäfte in der Hüftendoprothetik – eine Übersicht. OUP 6: 342–347

Røkkum M, Reigstad A, Johansson CB (2002) HA particles can be released from well-fixed HA-coated stems. Acta Orthopaedica Scandinavica 73 (3): 298–306

Sbaiz F (2008) Collo-MIS fatigue test report according to ISO-7206 standard. Report held on file at Lima Corporate Lto

Tran P, Zhang BX, Lade JA, et al (2016) Periprosthetic bone remodeling after novel short-stem neck-sparing total hip arthroplasty. J Arthroplasty pii: S0883-5403(16)30122–X

Yu H, Liu H, Jia M, et al (2016) A comparison of a short versus a conventional femoral cementless stem in total hip arthroplasty in patients 70 years and older. J Orthop Surg Res 11: 33

Zebaze RMD, Jones A, Welsh F, et al (2005) Femoral neck shape and the spatial distribution of its mineral mass varies with its size: Clinical and biomechanical implications. Bone 37: 243–252

Erratum

Erratum zu:
Jerosch (Hg.): *Kurzschaftendoprothesen an der Hüfte*

Wir machen darauf aufmerksam, dass die jetzt zur Verfügung gestellte Fassung sich von der zunächst veröffentlichten Fassung unterscheidet. Ursache dafür ist, dass aufgrund eines Versehens als Autor des Kapitels 1.8 (DEXA-Analysen bei Hüftprothesen) Herr Professor Henning Windhagen genannt wurde.

Tatsächlich hat aber Herr Dr. Ahmet Ercan (Kliniken Maria Hilf, Mönchengladbach) diesen Beitrag verfasst.

Das Kapitel 1.8 wurde außerdem ergänzt durch einen Verweis auf die Dissertation von Dr. Ercan, die 2015 eingereicht und 2017 veröffentlicht wurde.

Die aktualisierte Onlineversion des Kapitels kann hier abgerufen werden
DOI 10.1007/978-3-662-52744-3_1

J. Jerosch (Hrsg.), *Kurzschaftendoprothesen an der Hüfte*,
DOI 10.1007/978-3-662-52744-3_3

Serviceteil

J. Jerosch (Hrsg.), *Kurzschaftendoprothesen an der Hüfte,*
DOI 10.1007/978-3-662-52744-3

Stichwortverzeichnis